医学核心课程学习精要与强化训练

生理学学习指导

主　编　余华荣

副主编　呼海燕

编　者　（按姓氏汉语拼音排序）

艾　青（重庆医科大学）　　陈　笛（重庆医科大学）

冯　敏（重庆医科大学）　　呼海燕（成都医学院）

黄春霞（重庆医科大学）　　申晶晶（重庆医科大学）

涂　柳（重庆医科大学）　　汪志群（重庆医科大学）

王莎莉（重庆医科大学）　　武向梅（重庆医科大学）

杨　戎（重庆医科大学）　　余　畅（重庆医科大学）

余华荣（重庆医科大学）

秘　书　耿艳清（重庆医科大学）

科学出版社

北　京

内 容 简 介

本书主要着重于教学大纲所要求重点掌握内容，结合教学过程中的重点和难点以及各类考试中经常涉及的内容进行编写。全书共十二章，每章的目的要求：从生理学教学大纲的角度对学生提出基本要求；教材精要：是编者根据多年教学实践对本课程的重点、难点的归纳和总结，内容编写力求提纲挈领、言简意赅；强化训练题：包括名词解释、填空题、选择题和问答题等不同类型和不同要求的题目；参考答案：供读者自我测评时参阅。相信读者在学习生理学课程的同时，通过对本书的学习，能够起到巩固课堂知识，提高能力素质的作用，尤其是对于增加应对各级各类考试的能力，会有较大的帮助。

本书可供医学院校临床医学专业“5+3”学生、各专业本科学生以及考研人员使用，同时也可供医学院校的专科生以及参加各种医学考试的医生参考。

图书在版编目（CIP）数据

生理学学习指导 / 余华荣主编. —北京：科学出版社，2017.7
（医学核心课程学习精要与强化训练）
ISBN 978-7-03-053116-2

Ⅰ. ①生…　Ⅱ. ①余…　Ⅲ. ①人体生理学–医学院校–教学参考资料　Ⅳ. ①R33

中国版本图书馆 CIP 数据核字（2017）第 126221 号

责任编辑：王　颖 / 责任校对：郭瑞芝
责任印制：赵　博 / 封面设计：范　唯

科学出版社 出版
北京东黄城根北街 16 号
邮政编码：100717
http://www.sciencep.com

天津市新科印刷有限公司印刷

科学出版社发行　各地新华书店经销
*
2017 年 7 月第　一　版　开本：787×1092　1/16
2024 年11月第七次印刷　印张：14 1/4
字数：444 000

定价：49.80 元

（如有印装质量问题，我社负责调换）

前　　言

生理学不仅是一门重要的医学基础课程，为高等医学院校学生的必修课，同时也是医学研究生入学考试中西医综合的重要组成部分和重要的专业基础课程。为了帮助学生掌握生理学的基本理论、基本知识，理解和巩固生理学知识，自我检测学习效果，促进对生理学知识的强化和应用，我们编写了此书。

本书是与《生理学》（第八版）相配套的考试辅导教材。本书是以章为序进行编排的，共分十二章，每章包含了该章的目的要求、教材精要、强化训练题、参考答案等几个部分。本书可供医学院校临床医学专业“5+3”学生、各专业本科学生以及考研人员使用，同时也可供医学院校的专科生以及参加各种医学考试的医生参考。

本书的编者都是生理学教学工作一线的有丰富教学经验的教师。编者结合自己多年的教学经验对各自编写的部分都有一些自己的体会和思考，付出了辛勤的劳动。在此表示衷心感谢。另外，由于本书编写时间仓促，同时加上我们的水平有限，难免有缺点和不足，在此，恳请同行和读者予以批评、指正，不胜感激。

余华荣
2017年3月

目　　录

第一章　绪　论

【目的要求】

1. 掌握　①机体的内环境和稳态的概念及生理意义。②人体生理功能活动的调节方式。

2. 熟悉　①生理学研究的三个水平。②人体生理功能自动调控中反馈机制的重要意义。

3. 了解　人体生理学的研究对象、方法和任务。

【教材精要】

第一节　生理学的任务和研究方法

一、生理学及其任务

生理学（physiology）是生物科学的一个分支，是研究生物体及其各组成部分正常功能活动规律的一门科学。生理学的任务是阐明机体及其各组成部分所表现出的各种正常的功能活动规律及其产生机制，机体内外环境变化对这些功能活动的影响，以及机体为适应环境变化和维持整体生命活动所作出的相应调节。

二、生理学和医学的关系

生理学的发展和医学的发展是紧密联系在一起的，医学中关于疾病的理论研究都以人体生理学为基础，反过来，临床实践也能检验生理学理论是否正确，并进一步丰富和发展生理学理论。在现代医学课程体系中，人体生理学是一门重要的基础医学理论课程。

三、生理学的研究方法

生理学是一门实验性科学，所有知识都来自临床实践和实验研究。生理学实验是在人工创造的一定条件下，对生命现象进行客观观察和分析，以获取生理学知识的一种研究手段。进行生理学实验时，往往需要对完整机体或某一器官、组织或细胞的某一特定功能活动进行孤立的分析，并测试各种因素对它的影响。实验往往会给机体造成一定的损害，甚至危及生命。因此，生理学实验主要在动物身上进行。仅在不损害健康并得到受试者本人同意的情况下，人体实验才允许有限进行。动物实验包括急性动物实验和慢性动物实验。人体实验由于受到伦理学的限制，目前主要进行人群资料调查。

四、生理学研究的不同水平

一般来说，人体生理学的研究是从以下三个不同水平进行的。

（一）细胞、分子水平

以细胞及构成细胞的分子为研究对象，观察其亚微结构的功能和细胞内生物分子的物理化学过程。在这个水平上研究和获取知识的学科称为普通生物学（general physiology），现称为细胞和分子生理学（cellular and molecular physiology）。

（二）器官、系统水平

人们对生理学的研究最早是从器官和系统水平开始的。以器官、系统为研究对象，观察其功能和调节机制。在这个水平上研究和获取知识的学科称为器官生理学。

（三）整体水平

以完整的机体为研究对象，观察和分析在各种生理条件下不同的器官、系统之间相互联系、相互协调的规律。

以上三个水平的研究相互联系、相互补充，对于阐明生物体功能活动的规律都是不可缺少的。

第二节　机体的内环境和稳态

细胞是机体最基本的结构单位，在细胞内、外均有液体存在，称为体液（body fluid）。正常成年人的体液量约占体重的 60%。细胞内液（intracellular fluid）是指分布在细胞内的液体，占体重的 2/3；分布于细胞外的液体则称为细胞外液（extracellular fluid），占体重的 1/3。细胞外液是细胞直接接触和赖以生存的环境，称为机体的内环境（internal environment）。内环境理化性质的相对恒定，是维持人体正常生命活动的必要条件。在机体的调整下，内环境的理化性质，如温度、pH、渗透压和各种液体成分等的相对稳定状态，称为稳态（homeostasis）。稳态是一种动态平衡状态。

第三节　机体生理功能的调节

一、生理功能的调节方式

机体对各种功能活动的调节方式主要有三种，即神经调节、体液调节和自身调节，其中神经调节起主导作用。

（一）神经调节

机体通过神经系统而影响生理功能的一种调节方式，称为神经调节（nervous regulation）。神经调节的基本方式是反射（reflex）。高等动物机体在中枢神经系统的参与下，对内外环境所做出的规律性应答，称为反射。反射是高级的、适应意义明显的反应活动，它不同于普通细胞、组织或器官对刺激所做出的简单的反应。完成反射所必需的结构称为反射弧（reflex arc）。通常构成反射弧的 5 个环节是：感受器、传入神经、反射中枢、传出神经、效应器。神经调节的特点是反应迅速、部位准确、作用局限而短暂。人类和动物具有多种反射，大致可分为两大类，即条件反射和非条件反射。

（二）体液调节

体内某些特殊的化学物质通过体液途径而影响生理功能，这种调节方式被称为体液调节（humoral regulation）。组织细胞活动时产生的二氧化碳、乳酸等代谢产物不断地向细胞外排放，在局部组织液中扩散，影响邻近组织细胞等的活动，这也是一种调节，称为局部性体液调节。体液调节的特点是作用部位广泛，缓慢而持久。

人体内多数内分泌腺或内分泌细胞接受神经的支配，在这种情况下，体液调节便成为神经调节反射弧的传出部分，这种调节称为神经-体液调节（neurohumoral regulation）。

（三）自身调节

当环境因素发生变化时，机体某些组织或器官不依赖于神经和体液的调节而产生的适应性反应，称为自身调节（autoregulation）。自身调节是机体调节的辅助方式，其调节幅度、范围都较小，对刺激的感受性也较低。

二、体内的控制系统

应用控制论原理对人体的功能活动进行分析时，是把人体各种调节功能都看作是自动控制系统。将神经、体液调节中的调节部分（如神经中枢）看作是控制部分，将效应器或靶器官看作是受控部分，将受控部分的状态或所产生的效应称为输出变量。在控制部分和受控部分之间，信号通过不同形式（化学或电）传递信息。信息是指某种信号的量或序列所包含的意义。

一个自动控制系统主要是由控制与受控两部分组成，二者组成一个闭合回路，存在着双向联系，即由控制部分发出控制信息到达受控部分，改变受控部分的功能状态，受控部分也不断有信息传回到控制部分。由受控部分发出到达控制部分的反映受控部分输出变量情况变化的信息，称为反馈信息。控制部分根据反馈信息的量来纠正和调整它所发出控制信息的量，从而达到精确的调节目的。

在自动控制系统中，根据反馈信息的作用效果将反馈分为两类：负反馈和正反馈。

在反馈调节中，反馈信息的作用与控制信息的作用方向相反，因而可以纠正控制信息的效应，这一类反馈调节称为负反馈（negative feedback）。例如，人体的体温调节就是一个负反馈调节。负反馈调节的意义是维持稳态，因而是一个可逆的过程。

在另一类反馈调节中，从受控部分发出的反馈信息进一步促进与加强控制部分活动，这类反馈调节称为正反馈（positive feedback）。正反馈过程一旦发动起来，就逐步加强、加速，直至反应过程完成，如排尿、分娩、血液凝固等。正反馈控制的过程是不可逆的、不断加强的过程，它的意义在于促进、加速反应的彻底完成。负反馈调节是人体的一种重要调节方式，但是这种调节只有在输出变量出现偏差后才能起作用，因而调节过程中存在滞后和波动等缺点。在控制系统中，当干扰信号作用于受控部分引起输出变量发生变化的同时，还可通过监视装置直接作用于控制系统，这就可能在输出变量未发生偏差前即可对可能出现的偏差发出纠正信号，干扰信号对控制部分的直接作用称为前馈（feed-forward）。它可以避免负反馈的滞后和波动两个缺点。

【强化训练题】

一、名词解释

1. 内环境（internal environment）
2. 神经调节（nervous regulation）
3. 细胞内液（intracellular fluid）
4. 体液（body fluid）
5. 稳态（homeostasis）
6. 反射（reflex）
7. 反射弧（reflex arc）
8. 神经分泌（neurosecretion）
9. 体液调节（humoral regulation）
10. 神经-体液调节（neurohumoral regulation）
11. 旁分泌调节（paracrine regulation）
12. 自身调节（autoregulation）

13. 反馈（feedback）
14. 正反馈（positive feedback）
15. 负反馈（negative feedback）
16. 前馈（feed-forward）

二、填空题

1. 生理学的研究对象是_____，可从_____、_____和_____三个水平研究生命过程。
2. 体液按其在体内的分布可分为_____和_____两大类，其中_____所占比重较大，占到体液的2/3。
3. 机体生理功能的调节方式是_____、_____和_____。其中最主要的调节方式是_____。
4. 神经系统活动的基本方式是_____，其结构基础称为_____，它是由_____、_____、_____、_____和_____组成。
5. 机体的内环境是指_____，维持内环境_____相对恒定的状态称为稳态。
6. 观察运动时呼吸和血压的变化属于_____水平的研究；研究小肠的消化和吸收属于_____水平的研究；对胃黏膜上皮细胞的研究，属于_____水平的研究，所获得的这方面知识，称为_____。
7. 由受控部分发出到达控制部分的反映受控部分输出变量情况变化的信息，称为_____。
8. 神经调节具有_____、_____、_____的特点。
9. 自身调节的特点是_____、_____、_____。
10. 按性质和作用可将反馈分为_____和_____两类。
11. 从控制论的观点分析，控制系统可分为_____系统、_____系统和_____系统三大类。一个自动控制系统主要由_____与_____两部分组成。
12. 反馈控制系统是_____系统，因而具有自动控制能力，其中_____在维持内环境稳定中具有重要意义，而在病理情况下出现的恶性循环则属于_____。
13. 负反馈的两个缺点是_____和_____。
14. 动物维持体温相对恒定的基本调节方式是_____。
15._____调节在维持机体生理功能的稳态中具有重要作用。
16. 在控制系统中，当干扰信号作用于受控系统，在引起输出变量发生变化的同时，还可通过_____直接作用于_____，这就可能在输出变量未发生偏差前，即可对可能出现的偏差发出纠正信号。

三、选择题

A 型题

1. 人体生理学是研究
A. 人体物理变化的规律
B. 人体化学变化的规律
C. 正常人体功能活动的规律
D. 异常人体功能活动的规律
E. 人体与环境之间的关系
2. 机体中细胞生活的内环境是指
A. 细胞外液 B. 细胞内液 C. 脑脊液
D. 组织液 E. 血浆
3. 内环境的稳态是指
A. 维持细胞外液理化性质恒定不变
B. 维持细胞内液理化性质恒定不变
C. 维持细胞内液化学成分相对恒定
D. 维持细胞内液理化性质相对恒定
E. 维持细胞外液理化性质相对恒定
4. 关于内环境稳态的叙述，错误的是
A. 内环境的理化性质保持绝对平衡的状态
B. 由机体内部各种调节机制维持的动态平衡过程
C. 维持内环境理化性质相对恒定的状态
D. 机体一切调节活动最终的生物学意义在于维持内环境的相对恒定
E. 揭示了生命活动的一个最重要的规律
5. 人体生理功能调节最主要的形式是
A. 神经调节 B. 体液调节 C. 正反馈
D. 负反馈 E. 自身调节
6. 对维持内环境稳态起重要作用的调节方式是
A. 体液调节 B. 自身调节 C. 正反馈调节
D. 负反馈调节 E. 前馈控制
7. 神经调节的基本方式是
A. 适应 B. 反应 C. 反射
D. 正反馈调节 E. 负反馈调节
8. 神经调节的特点是
A. 调节幅度小 B. 反应速度慢
C. 作用广泛和持久 D. 调节的敏感性差
E. 作用迅速、准确和短暂
9. 在下列各种情况中，属于自身调节的是
A. 血糖水平维持相对恒定
B. 血液 pH 维持相对恒定
C. 体温维持相对恒定
D. 全身血压维持相对恒定
E. 当平均动脉压在一定范围内变化时，肾血流量维持相对恒定
10. 在寒冷环境中，甲状腺激素分泌增多是由于
A. 神经调节 B. 体液调节 C. 自身调节
D. 旁分泌调节 E. 神经-体液调节
11. 在自动控制系统中，反馈信息是指
A. 控制部分发出的信息
B. 受控变量的改变情况 C. 外界干扰的情况
D. 调定点的改变情况 E. 中枢的紧张性

12. 下列生理过程中，不属于正反馈调节的是
A. 排尿反射 B. 排便反射 C. 血液凝固
D. 分娩过程 E. 动脉压力感受性反射
13. 下列生理过程中，属于正反馈调节的是
A. 体温调节 B. 血液凝固 C. 肺牵张反射
D. 血糖浓度的调节 E. 动脉压力感受性反射
14. 神经调节和体液调节相比，下述各项中错误的是
A. 神经调节发生快 B. 神经调节作用时间短
C. 神经调节的范围比较小
D. 神经调节的基本方式是反应
E. 神经调节起主导作用
15. 下列关于负反馈调节的叙述，错误的是
A. 是一个闭环系统
B. 与神经调节和体液调节无关
C. 反馈信息与控制信息的作用性质相反
D. 反馈信号能增强控制部分的活动
E. 是维持内环境稳态的重要调节形式
16. 训练过的狗能对铃声做出分泌唾液的反应属于
A. 条件反射 B. 非条件反射 C. 正反馈
D. 条件反射和非条件反射 E. 自身调节
17. 破坏中枢神经系统，下列现象将消失的是
A. 反应 B. 兴奋 C. 反射 D. 反馈 E. 抑制
18. 体液调节的特点是
A. 调节幅度大 B. 作用广泛而持久
C. 调节的敏感性强 D. 反应迅速而准确
E. 幅度和范围都小
19. 从功能调节的反馈过程看，反射弧是一种
A. 开放回路 B. 半开放回路 C. 闭合回路
D. 直线通路 E. 单线联系
20. 正反馈调节的作用是使
A. 内环境的理化性质保持相对稳定
B. 体内激素水平不致过高
C. 血压保持相对稳定
D. 人体某些功能一旦发动，就逐渐加强直到完成
E. 生理机能维持稳定
21. 最能反映内环境稳态的体液部分是
A. 细胞内液 B. 血浆 C. 尿液
D. 淋巴液 E. 脑脊液
22. 在一个自动控制系统中，从受控部分到达控制部分的信息称为
A. 参考信息 B. 偏差信息 C. 反馈信息
D. 控制信息 E. 干扰

B 型题

（23～27）
A. 神经调节 B. 体液调节 C. 自身调节
D. 负反馈调节 E. 正反馈调节
23. 维持机体稳态的重要调节过程是
24. 正常分娩过程，属于
25. 见到可口的食物，引起唾液分泌，这一过程主要属于
26. 一定范围内增加骨骼肌的初长度可以增强肌肉的收缩张力，属于
27. 生长激素分泌后对体内各种细胞发挥作用，属于
（28～32）
A. 感受器 B. 传入神经 C. 中枢
D. 传出神经 E. 效应器
28. 视网膜的视杆细胞属于
29. 减压反射中的窦神经属于
30. 骨骼肌、平滑肌和腺体属于
31. 交感缩血管神经属于
32. 脊髓背根神经属于
（33～36）
A. 控制系统 B. 受控系统 C. 检测系统
D. 控制信息 E. 反馈信息
33. 在心血管系统调节中，心脏和血管是
34. 自主神经系统在心血管系统调节中属于
35. 兔的主动脉弓神经（减压神经）传入冲动是
36. 心迷走神经冲动属于

C 型题

（37～39）
A. 外环境 B. 内环境 C. 两者都是
D. 两者都不是
37. 脑脊液属于
38. 血浆属于
39. 细胞内液属于
（40～42）
A. 条件反射 B. 非条件反射 C. 两者都是
D. 两者都不是
40. 手摸烫的东西，引起手的回缩，属于
41. 望梅止渴，属于
42. 回心血量增多使心肌收缩增强，属于
（43～45）
A. 正反馈 B. 负反馈 C. 两者都是
D. 两者都不是
43. 维持血压稳定的减压反射属于
44. 血液凝固属于
45. 吞咽反射属于

X 型题

46. 反射弧的组成部分包括
A. 感受器 B. 效应器 C. 突触
D. 中枢 E. 传出神经

47. 关于反射的描述，正确的是
A. 反射必须有中枢神经系统的参与
B. 结构基础为反射弧
C. 反射的传出途径可以通过体液环节
D. 没有大脑则不能发生反射 E.没有脊髓则不能发生反射
48. 神经调节的特点是
A. 反应速度快 B. 作用持续时间短
C. 局限而精确 D. 基本方式是反射
E. 是最主要的调节方式
49. 下列属于器官系统水平研究的是
A. 化学突触传递的原理
B. 胃黏膜上皮细胞的生理特性
C. 情绪激动时心脏活动的变化
D. 小肠的消化和吸收
E. 消化道平滑肌的运动规律
50. 体液调节的特点是
A. 反应速度慢 B. 作用广泛
C. 作用持续时间长 D. 作用迅速 E.作用短暂
51. 以下哪些不是自身调节的特点
A. 准确 B. 稳定 C. 局限
D. 灵敏度较高 E. 调节幅度较大
52. 下列存在正反馈调节的现象有
A. 排尿过程 B. 分娩过程
C. 肺牵张反射 D. 血液凝固过程
E. 心室肌细胞动作电位 0 期去极时的 Na^+内流
53. 正反馈调节的特点，下例叙述正确的是
A. 破坏原先的平衡状态
B. 能使整个系统处于再生状态
C. 一旦发动起来就逐步加强
D. 在病理情况下，出现较多
E. 是一个开环系统
54. 前馈控制系统中，下列描述正确的是
A. 前馈可避免负反馈调节中出现的滞后
B. 干扰信号对控制部分的直接作用，称为前馈
C. 前馈可避免负反馈调节中出现的波动
D. 有较好的预见性和适应性
E. 不会出现失误
55. 下列关于负反馈调节特点的叙述，正确的是
A. 反应不可逆 B. 有波动性 C. 有滞后现象
D. 有预见性 E. 维持机体的稳态
56. 下列关于稳态的描述，正确的是
A. 维持内环境理化性质相对恒定的状态，称为稳态
B. 稳态是机体的各种调节机制维持的一种动态平衡状态
C. 正反馈调节是维持内环境稳态的重要途径
D. 稳态的调定点是有节律性波动的
E. 稳态是维持细胞正常功能的必要条件
57. 实现反射活动必须有
A. 完整的反射弧 B. 中枢神经系统参与
C. 很强的刺激 D. 激素的参与
E. 大脑的参与
58. 人体功能活动的调节方式主要包括
A. 神经调节 B. 体液调节 C. 自身调节
D. 正反馈 E. 负反馈
59. 属于细胞、分子水平的研究是
A. 神经纤维的动作电位 B. 消化腺的分泌
C. 血管细胞黏附分子表达 D. 肺通气的实现
E. 心脏的泵血过程
60. 关于内环境的叙述正确的是
A. 是组织细胞直接生存的体内环境
B. 内环境的理化性质保持相对稳定
C. 内环境的理化性质保持相对稳定是细胞进行正常生命活动的必要条件
D. 内环境是指细胞外液的总称
E. 细胞内液的理化成分保持不变

四、问答题

1. 试述生理学的研究可分为哪几个水平。
2. 阐述内环境稳态的概念及其生理意义。
3. 阐述机体功能活动的调节方式、各自的特点及相互之间关系。
4. 试比较反馈与前馈的区别。
5. 举例说明什么是负反馈调节，它有何生理意义。

【参 考 答 案】

一、名词解释

1. 内环境：细胞外液是细胞直接生存的体内环境，称为内环境。
2. 神经调节：通过神经系统对各种功能活动进行的调节称为神经调节。
3. 细胞内液：存在于细胞内的液体称为细胞内液。
4. 体液：是机体内液体成分的总称。
5. 稳态：维持内环境理化性质相对恒定的状态，称为稳态，是一种动态平衡状态。
6. 反射：在中枢神经系统参与下，机体对内外环境变化产生的规律性应答，称为反射。
7. 反射弧：完成反射活动的结构基础称为反射弧。
8. 神经分泌：下丘脑的一些神经细胞也能合成激素，合成的激素随神经轴突的轴浆流至末梢，由末梢释放入血，这种方式称为神经分泌。
9. 体液调节：通过体液中特殊的化学物质对各种功能活动进行的调节称为体液调节。

10. 神经-体液调节：某些内分泌细胞本身直接或间接地受到神经系统的调节，在这种情况下，体液调节是神经调节的一个传出环节，成为反射弧的传出通路的延伸。这种情况称为神经-体液调节。

11. 旁分泌调节：体内某些组织细胞分泌的化学物质，可由组织液扩散作用于邻近的细胞，调节这些细胞的功能活动，称为局部性的体液调节或旁分泌调节。

12. 自身调节：是指内外环境变化时，组织、细胞不依赖于外来的神经或体液因素，所发生的适应性反应。

13. 反馈：受控部分不断将信息回输到控制部分，使控制部分的活动发生相应变化，从而对受控部分的活动进行调节，这一过程称为反馈。

14. 正反馈：受控部分发出的反馈信息促进与加强控制部分的活动，使受控部分的活动朝着与它原先活动相同的方向改变，称为正反馈。

15. 负反馈：受控部分发出的反馈信息调整控制部分的活动，最终使受控部分的活动朝着与它原先活动相反的方向改变称为负反馈。

16. 前馈：干扰信号在作用于受控部分引起输出变量改变的同时，还可以直接通过感受装置作用于控制部分，使在输出变量未出现偏差而引起反馈性调节前，就得到纠正。这种干扰信号对控制部分的直接作用，就称为前馈。

二、填空题

1. 生物体功能活动规律　细胞和分子　器官和系统　整体
2. 细胞内液　细胞外液　细胞内液
3. 神经调节　体液调节　自身调节　神经调节
4. 反射　反射弧　感受器　传入神经　神经中枢　传出神经　效应器
5. 细胞外液　理化性质
6. 整体　器官和系统　细胞和分子　细胞生理学（普通生理学）
7. 反馈信息
8. 反应迅速　部位准确　作用局限而短暂
9. 调节幅度小 范围小 对刺激的感受性较低
10. 正反馈　负反馈
11. 非自动控制 反馈控制 前馈控制 控制部分 受控部分
12. 闭环　负反馈　正反馈
13. 波动　滞后
14. 神经体液调节
15. 负反馈
16. 监视装置　控制系统

三、选择题

A 型题

1. C　2. A　3. E　4. A　5. A
6. D　7. C　8. E　9. E　10. E
11. B　12. E　13. B　14. D　15. B
16. A　17. C　18. B　19. C　20. D
21. B　22. C

B 型题

23. D　24. E　25. A　26. C　27. B
28. A　29. B　30. E　31. D　32. B
33. B　34. A　35. E　36. D

C 型题

37. B　38. B　39. D　40. B　41. A
42. D　43. B　44. A　45. D

X 型题

46. ABDE　47. ABC　48. ABCDE
49. CDE　50. ABC　51. DE
52. ABDE　53. ABCD　54. ABCD
55. BCE　56. ABDE　57. AB
58. ABC　59. AC　60. ABCD

四、问答题

1. 生理学的研究可分为三个水平：即细胞和分子水平的研究，器官和系统水平的研究以及整体水平的研究。细胞和分子水平的研究：在于探索细胞及其所含大分子的活动规律，所获知识和理论称为细胞生理学或普通生理学。器官和系统水平的研究：主要研究各器官和系统的活动规律调节机制和影响因素等，所获知识和理论称为器官生理学。整体水平的研究：以完整的机体为研究对象，观察和分析在各种生理条件下不同的器官、系统之间相互联系、相互协调的规律。以上三个平的研究是互相联系、互相补充的，对于阐明生物体功能活动的规律都不可缺少。

2. 内环境的稳态是指维持内环境理化性质相对恒定的状态。机体的内环境及其稳态在保证生命活动的顺利进行中具有重要的生理意义。内环境为机体细胞的生命活动提供必要的各种理化条件，使细胞的各种酶促反应和生理功能正常进行，确保细胞新陈代谢的顺利进行。细胞的正常代谢活动需要内环境理化性质的相对恒定，理化性质相对稳定的状态即稳态。稳态是一种动态平衡状态，因为一方面外环境变化的影响和细胞的新陈代谢不断破坏内环境的稳态；另一方面通过机体的调节使其不断的恢复平衡。可以认为机体的一切调节活动最终的生物学意义在于维持内环境的稳态。稳态一旦被破坏，则必然引起人体发生病理变化，甚至危及生命。

3. 机体对各种功能活动调节的方式主要有三种，即神经调节、体液调节和自身调节。神经调节是指通过神经系统对全身各种功能活动的调节。神经调节的基本方式是反射。特点是作用迅速准确、局限而短暂。神经调节是机体最主要的调节方式。体液调节是指通过体液中的某些化学物质（主要是激素）完成的调节。体液调节的特点是作用广泛、缓慢而持久。体液调节在维持内环境的稳态方面起着重要作用。另外，很多内分泌腺并不是独立于神经系统的，它也直接或间接受到神经系统的调节，在这种情况下的体液调节是神经调节的一个环节，称为神经-体液调节。自身调节是指许多组织、细胞自身对内外环境变化发生的适应性反应，这种反应是组织、细胞本身的生理特性，并不依赖于外来的神经或体液因素的作用。自身调节的特点是调节幅度小、灵敏度较差。在以上三种调节方式中，自身调节是一种最基本的调控方式，作用较局限，可单独发挥作用，也可在神经调节的主导作用和体液调节的密切配合下，共同为实现机体生理功能的调控发挥各自应有的作用。神经调节、体液调节和自身调节三者在人体生理功能的调控过程中相辅相成，共同发挥调节作用。

4. 反馈指机体活动的自动控制中，受控部分不断将信息（反馈信息）回输到控制部分，使控制部分的活动发生相应变化，从而对受控部分的活动进行调节。反馈包括正反馈和负反馈。反馈信息的作用与控制信息的作用方向相反，因而可以纠正控制信息的效应，称为负反馈；反馈信息促进与加强控制部分活动，称为正反馈。如果干扰信号在作用于受控部分引起输出变量改变的同时，还直接通过感受装置作用于控制部分，使在输出变量未出现偏差而引起反馈性调节前，就得到纠正，这种干扰信号对控制部分的直接作用称为前馈。负反馈对内环境起稳定作用，正反馈的作用则是破坏原先的平衡状态。反馈无预见性，只能在受到干扰后作出反应，表现为反应的时间滞后现象；而前馈有预见性，能提前作出适应性反应，防止干扰。另外，负反馈有一定的波动性，只有出现偏差后才作出纠正；而前馈无波动性，但有可能发生预见失误。

5. 受控部分发出的反馈信息调整控制部分的活动，最终使受控部分的活动朝着与它原先活动相反的方向改变称为负反馈。例如，在人体内，下丘脑作为内分泌系统的调节中枢，通过分泌促激素释放 激素，使垂体分泌促激素，作用于其他内分泌腺，促进其他内分泌腺分泌激素。各种内分 泌腺分泌的激素过多，反过来会抑制下丘脑和垂体的功能，减少促激素释放激素和促激素的分泌，称为负反馈调节。负反馈调节的重要意义在于维持内环境稳态。

（武向梅）

第二章　细胞的基本功能

【目 的 要 求】

1. 掌握　①掌握细胞膜的物质转运功能。②掌握生物电活动产生的基本原理。③掌握兴奋的引起和兴奋传导的机制，兴奋性变化特点。④掌握肌肉收缩的外部表现和力学分析。⑤掌握骨骼肌的收缩机制（兴奋-收缩耦联）。

2. 熟悉　细胞膜的跨膜信号转导功能。

3. 了解　①了解细胞膜的分子组成。②了解平滑肌的结构和生理特性。

【教 材 精 要】

第一节　细胞膜的结构与物质转运功能

一、细胞膜的分子结构

细胞膜是分隔细胞质与细胞周围环境的一层半透膜，厚7～8nm，电镜下可见有三层结构：其内外两侧各有一层致密带，中间夹有一层透明带。此种结构不仅见于各种细胞的细胞膜，亦见于细胞内各种细胞器的膜性结构，如线粒体膜、内质网膜等。因此，它是细胞最基本的膜结构形式。细胞膜主要是由脂质、蛋白质和糖类等物质组成，以脂质和蛋白质为主，糖类较少。

Singer 和 Nicholoson 于 1972 年提出“液态镶嵌模型”（fluid mosaic model）学说来解释各种物质分子在膜中的排列关系。这一学说认为：膜的共同结构特点是以液态的脂质双分子层为基架，其中镶嵌着具有不同结构和生理功能的蛋白质。

（一）脂质双分子层

构成细胞膜的脂质基架是双分子层结构。在膜的脂质中，以磷脂类为主，约占脂质总量的70%，其次是胆固醇，一般低于30%，还有少量的鞘脂类。在每个磷脂分子中，由磷酸和碱基构成的基团为亲水端，都朝向膜的外表面或内表面；而磷脂中两条长的脂肪酸烃链为疏水端，在膜的内部两两相对。脂质的熔点较低，所以在体温条件下，膜是液态的，具有某种程度的流动性。膜的脂质双分子层具有一定程度的稳定性，可以承受相当大的张力和外形改变而不致破裂，而且即使膜结构有时发生一些较小的断裂，也可自动融合而修复，保持连续的双分子层的形式。

（二）细胞膜的蛋白

细胞膜的功能主要是通过膜蛋白来实现的。膜蛋白质以两种形式存在于膜脂质层中：表面蛋白和整合蛋白。

1. 表面蛋白通过静电引力与脂质分子的亲水部分相结合或通过离子键与膜中整合蛋白结合，结合力弱，易被高盐溶液洗脱。

2. 整合蛋白以肽链一次或反复多次穿越膜脂质双层结构。与各种物质（如离子、营养物质、代谢产物）有选择、有条件地通过细胞膜有关的蛋白质，如载体蛋白、通道蛋白、离子泵等属于整合蛋白质。膜结构中的蛋白质，具有不同的分子构象或构型，因而它们的功能也不同。

（三）细胞膜的糖类

在细胞膜的外表面上还含有少量的糖类，它们以共价键的形式和细胞膜上的脂质或蛋白质相结合，形成糖脂或糖蛋白。这些糖链绝大多数是裸露在膜的外表面一侧的。由于这些糖链的单糖排列顺序具有特异性，因而可以作为细胞或所结合蛋白质的特异性的“标志”。

二、跨细胞膜的物质转运

（一）单纯扩散

如果把两种不同浓度的同种溶液相邻放在一起，则高浓度区域中的溶质分子可向低浓度区域净移动，这种现象称为扩散（diffusion）。因为细胞膜是一层脂膜，所以只有脂溶性物质才能根据扩散原理由浓度高的一侧向浓度低的一侧扩散，称为单纯扩散（simple diffusion）。如人体内O_2、CO_2、N_2、乙醇和尿素等物质就是通过这种方式进行转运的。

（二）易化扩散

在膜蛋白的帮助下，非脂溶性小分子物质或带电离子顺浓度梯度和（或）电位梯度的跨膜转运，称为易化扩散（facilitated diffusion）。易化扩散分为两种类型：

1. 经通道易化扩散　离子通道（ion channel）是贯穿细胞膜脂质双层，中央有亲水性孔道的膜蛋白质，开放时能允许某些离子顺着电-化学梯度通过孔道。离子通道具有离子选择性，取决于水相孔道开放时该孔道的几何大小和孔道壁的带电状况。离子跨膜扩散的动力来自膜两侧离子的浓度差和电位差所形成的扩散势能。离子扩散的条件是离子通道必须是开放的，因此离子通道具有门控性。在细胞膜上广泛存在供钠、钾、钙等离子通过的钠通道、钾通道和钙通道等。根据闸门对不同刺激的敏感性，可将离子通道分为三类：即电压门控通道（voltage-gated ion channel），通道的开放受到膜两侧电位差的控制；化学门控通道（chemically-gated ion channel），通道的开放受到膜环境中某些化学物质的影响；机械门控通道（mechanically-gated ion channel），在膜局部受到牵拉变形时可激活。除此之外，还有非门控"通道"。

2. 经载体易化扩散　在细胞膜上有一种被称为载体的蛋白质，这种蛋白质具有能与被转运物质相结合的位点，通过改变构型，帮助被转运物质通过细胞膜。转运效率的大小取决于膜两侧该物质的浓度差、可利用的载体数量以及转运物质与载体发生反应的速率。该类型扩散有以下特点：其一，作为载体的膜蛋白和它转运的物质间有高度结构特异性。如同样转运葡萄糖，右旋葡萄糖的转运率明显地超过左旋葡萄糖的转运率。其二，有饱和现象，即扩散量虽然在浓度差较小的范围内与浓度梯度成正比，但一侧浓度增加到某一限度时扩散通量就不再增加。其三，表现为竞争抑制。如某一载体蛋白对 A 和 B 两种结构相似的物质都有转运能力时，当提高 A 物质的浓度将会减少载体蛋白对 B 物质的转运数量，这是因为 A 物质占据了一定数量的结合位点。

（三）主动转运

细胞膜通过本身某种耗能过程，将某物质分子或离子逆着浓度差或电位差由低浓度一侧移向高浓度一侧的过程，称为主动转运（active transport）。

1. 原发性主动转运　细胞直接利用代谢产生的能量将物质逆浓度梯度和（或）电位梯度转运的过程。离子的主动转运是通过细胞膜上的一种称为离子泵的蛋白质的活动来进行的。关于离子泵目前研究最充分的也比较重要的是钠-钾泵。

钠-钾泵（sodium-potassium pump）简称钠泵，是指存在于细胞膜上，具有 Na^+-K^+依赖式 ATP 酶活性的特殊蛋白质。每分解一个分子 ATP，可以使 3 个 Na^+移出细胞膜外，同时有 2 个 K^+移入细胞膜内，从而形成和保持膜内高 K^+和膜外高 Na^+的特殊离子分布。钠泵活动形成的 Na^+、K^+在细胞内外的不均匀分布，其生理意义在于：一是细胞内高钾，是许多代谢反应进行的必要条件；细胞内低钠能够防止水进入细胞内，对维持细胞的正常体积和结构有重要作用。二是这种特殊离子分布能够建立起一种离子势能贮备，供细胞的其他耗能过程来利用，同时也是神经和肌肉等组织具有兴奋性的基础。生电性钠泵，是指钠泵每分解一个分子 ATP，可以使 3 个 Na^+移出细胞膜外，同时有 2 个 K^+移入细胞膜内，这种活动可引起细胞外正离子净增而电位升高，因此将钠泵称为生电性钠泵（electrogenic sodium pump）。主动转运是人体最重要的物质转运形式，除钠泵外，还有钙泵、H^+泵等。

2. 继发性主动转运　有些物质主动转运所需的驱动力并不直接来自 ATP 的分解，而是利用原发性主动转运所形成的某种离子的浓度梯度，在这些离子顺浓度梯度扩散的同时使其他物质逆浓度梯度和（或）电位梯度跨膜转运，这种间接利用 ATP 能量的主动转运过程称为继发性主动转运。根据物质的转运方向可分为同向转运和反向转运。小肠上皮、肾小管上皮对葡萄糖、氨基酸等营养物质的吸收就属于继发性主动转运。

（四）膜泡运输

1. 出胞（exocytosis）　是指细胞将胞内某些大分子物质或物质团块以分泌囊泡的形式排出细胞外的过程。出胞主要见于细胞的分泌活动（如内分泌腺分泌激素、外分泌腺分泌酶原颗粒和黏液等）以及神经轴突末梢释放递质等。包括非特异性的持续性出胞和特异性的调节性出胞。

2. 入胞（endocytosis）　是指细胞外的某些物质团块如：细菌、病毒、脂蛋白颗粒和大分子蛋白质等被细胞膜包裹后以囊泡的形式进入细胞的过程。"受体介导入胞作用"被认为是一种重要的入胞形式。

第二节　细胞的信号转导

一、信号转导概述

机体内每个细胞并非孤立地存在，而是不断受到其生活环境中各种信号物质的影响。细胞的信号转导本质上就是细胞和分子水平的功能调节。由于大部分细胞外的信号分子无法跨越细胞膜，所以通常所说的信号转导指跨膜信号转导。

在细胞信号转导中，细胞中具有接受和转导信息功能的蛋白质，称为受体（receptor）。凡能与受体发生特异性结合的活性物质则称为配体。

跨膜信号转导的方式，根据它们受体分子结构和信号转导途径不同，大体上可以分为三大类：G 蛋白耦联受体介导的信号转导；酶耦联受体介导的信号转导；离子通道介导的信号转导。

二、离子通道受体介导的信号转导

离子通道型受体因其本身就是离子通道，当配体与受体结合时，离子通道开放，细胞膜对特定离子的通透性增加，从而引起细胞膜电位改变。

1. 化学门控通道 由某些化学物质控制其开或关的通道称为化学门控通道（chemically-gated ion channel）。如 N_2 型 ACh 受体是由 4 种不同的亚单位组成的 5 聚体蛋白质，形成一个结构为 α2βγδ 的梅花状通道样结构；每个亚单位的肽链都要反复贯穿膜 4 次；两个 α 亚单位是同两分子 ACh 相结合的部位，这种结合可引起通道结构的开放。

2. 电压门控通道 通道的开或关受膜两侧的电位差控制的离子通道称为电压门控通道（voltage-gated ion channel）。它们具有同化学门控通道类似的分子结构，但控制这类通道开放与关闭的因素，是这些通道所在膜两侧的跨膜电位的改变；也就是说，在这类通道的分子结构中，存在一些对跨膜电位的改变敏感的结构域或亚单位，由后者诱发整个通道分子功能状态的改变，进而改变相应离子的易化扩散，引起膜自身出现单一或反复出现的动作电位。

3. 机械门控通道 许多细胞的膜表面可能还存在能感受机械性刺激并引致细胞功能改变的通道样结构。如内耳毛细胞顶部的听毛在受到切向力的作用产生弯曲时，毛细胞会出现暂短的感受器电位，这也是一种跨膜信号转导，即外来机械性信号通过膜结构内的某种过程，引起细胞出现电变化。可能是膜的局部变形或牵引直接激活了附近膜中的机械门控通道（mechanically-gated ion channel）。

三、G 蛋白耦联受体介导的信号转导

（一）主要的信号蛋白和第二信使

G 蛋白耦联受体介导的信号转导是由胞外信号分子所触发的信号蛋白之间的相互作用诱发的一系列生物化学反应过程。

1. G 蛋白耦联受体（G protein-linked receptor） G 蛋白耦联受体都是由一条 7 次穿膜的肽链构成，故也称为 7 次跨膜受体。其共同的作用特点是它们都通过 G 蛋白介导，然后再影响某些酶的活性，从而改变细胞内第二信使浓度，产生特定的生物学效应。G 蛋白耦联受体介导的信号转导产生生物效应相对较慢。这一信号不仅可以调节离子通道活动，还可以调节细胞的生长、代谢、细胞骨架结构以及通过改变转录因子的活性而调控基因表达等活动。

2. G 蛋白（G protein） 是耦联膜受体和蛋白效应器（酶或离子通道）的膜蛋白。G 蛋白通常呈三聚体，由 α、β 和 γ 三个亚基组成，其中 α 亚基具有鸟苷酸结合位点和 GTP 酶活性，故 G 蛋白又称鸟苷酸结合蛋白。

3. G 蛋白效应器（G protein effector） G 蛋白效应器有两种，即酶和离子通道。G 蛋白调控的酶主要有细胞膜内侧面上的腺苷酸环化酶（AC）、磷脂酶 C（PLC）、依赖于 cGMP 的磷酸二酯酶（PDE）和磷脂酶 A_2 等。G 蛋白也可直接或间接通过第二信使调控离子通道的活动。

4. 第二信使 是指配体作用于细胞膜后产生的细胞内信号分子。目前已知的第二信使有环-磷酸腺苷（cAMP）、三磷酸肌醇（IP_3）、二酰甘油（DG）、环-磷酸鸟苷（cGMP）和 Ca^{2+} 等。它们调节的靶蛋白主要是各种蛋白激酶和离子通道。

5. 蛋白激酶（protein kinase） 蛋白激酶是一类将 ATP 分子上的磷酸基团转移到底物蛋白而产生蛋白磷酸化的酶类。被磷酸化的底物蛋白的电荷量和构象发生变化，导致其生物学特性的变化。已知的蛋白激酶（PK）种类甚多，根据它们磷酸化底物蛋白机制的不同可分为两大类：一类是丝氨酸/苏氨酸蛋白激酶，它们可使底物蛋白中的丝氨酸或苏氨酸残基磷酸化，占蛋白激酶中的大多数；另一类是酪氨酸蛋白激酶，可使底物蛋白酪氨酸残基磷酸化，它们的数量较少，主要在酶耦联受体的信号转导路径中发挥作用。

（二）G 蛋白耦联受体介导的几种主要信号转导方式

主要有 4 种：cAMP-PKA 途径；IP_3-Ca^{2+}途径；DG-PKC 途径；G 蛋白-离子通道途径。

四、酶耦联受体介导的信号转导

酶耦联受体介导的信号转导过程中的酶耦联受体可分为两类：一类为酪氨酸激酶的受体；

另一类为具有鸟苷酸环化酶的受体。

（一）酪氨酸激酶受体

这一信号转导系统的受体都是贯穿脂质双分子层的膜蛋白，一般只有一个跨膜 α 螺旋，它在膜外侧有与配体结合的受体位点，而它伸入胞浆的一端具有酪氨酸激酶的结构域，因而称之为酪氨酸激酶的受体（tyrosine kinase receptor）或称为受体酪氨酸激酶（receptor tyrosine kinase）。当配体与它的受体位点结合时，胞浆侧酪氨酸激酶被激活，导致受体自身及（或）细胞内靶蛋白的磷酸化，这一过程与 G 蛋白无关。大部分生长因子和一部分肽类激素，它们都是经过受体酪氨酸激酶将信号转导至细胞核，从而引起基因转录的改变，最终影响细胞的生长和增殖。

（二）鸟苷酸环化酶受体

这类受体也称受体鸟苷酸环化酶（receptor-guanylylcyclase），只有一个跨膜 α 螺旋，分子的 N 端有配体结合点，C 端有鸟苷酸环化酶（GC）结构域，一旦配体与受体结合，将激活 GC 的活性。GC 催化 GTP 生成 cGMP，进而结合并激活 cGMP 依赖性蛋白激酶 G（PKG），使底物蛋白磷酸化。与 AC 激活不同的是此过程不需要 G 蛋白参与。

第三节　细胞的电活动

细胞在进行生命活动时都伴有电现象，称为细胞生物电。生物电是由一些带电离子跨细胞膜流动而产生的，表现为一定的跨膜电位。细胞水平的生物电现象主要有两种表现形式，这就是它们在安静时具有的静息电位和受到刺激时产生的动作电位。

一、静息电位

（一）静息电位的测定和概念

静息电位（resting potential）是指细胞在未受刺激时（安静状态下）存在于细胞膜内外两侧的外正内负的电位差。静息电位在大多数细胞是一种稳定的、分布均匀的负电位；不同细胞静息电位的数值可以不同，并且只要细胞未受刺激、生理条件不变，这种电位将持续存在。安静时细胞膜两侧处于外正内负的状态称为极化（polarization）；当静息时膜内外电位差的数值向膜内负值（的绝对值）加大的方向变化时，称为膜的超极化（hyperpolarization）；当静息时膜内外电位差的数值向膜内负值（的绝对值）减小的方向变化时，称为膜的去极化或除极化（depolarization）；去极化至零电位后膜电位如进一步变为正值，则称为反极化，膜电位高于零电位的部分称为超射（overshoot）；细胞膜去极化后再向静息电位方向恢复的过程，称为复极化（repolarization）。

（二）静息电位的产生机制

在安静状态下，细胞内外离子的分布不均匀：在细胞外液中 Na^+、Cl^-、Ca^{2+}浓度比细胞内液要高，细胞内液中 K^+、磷酸盐离子浓度比细胞外液要多，这主要是由于质膜对各种物质的选择性通透性和主动转运而形成和维持的。此外，安静时细胞膜对 K^+有较大的通透性，对 Na^+、Cl^-也有一定通透性，而对其他离子的通透性极低。故 K^+能以易化扩散的形式，顺浓度梯度移向膜外，而其他离子不能或甚少移动。于是随着 K^+的移出，就会出现膜内变负而膜外变正的状态，即静息电位。可见，静息电位主要是由 K^+外流形成的，接近于 K^+外流的平衡电位。影响静息电位的因素有：①细胞外 K^+浓度的改变。②膜对 K^+和 Na^+的相对通透性：膜对 K^+的通透性相对增大，静息电位也增大；膜对 Na^+的通透性相对增大，静息电位则减小。③钠-钾泵活动的水平。

二、动作电位

（一）动作电位的概念及特点

细胞在静息电位基础上接受有效刺激后产生的一个迅速的可向远处传播的膜电位称为动作电位（action potential）。在神经纤维上，其主要部分一般在 0.5～2.0ms 内完成，表现为一次短促而尖锐的尖峰状的电位变化，称为峰电位（spike potential）。峰电位具有动作电位的主要特征，是动作电位的标志。在峰电位之后，恢复到静息电位水平以前，膜两侧电位还要经历一些微小而缓慢的波动，称为后电位（after-potential）；后电位又分为负后电位（后去极化）和正后电位（后超极化）。动作电位有一特性称为“全或无”（all-or-none）性质，即在同一细胞上动作电位的大小不随刺激强度和传导距离而改变的现象。包含如下含义：①动作电位的幅度和形状是“全或无”的；②动作电位能沿细胞膜向周围不衰减性传导（等幅、等速和等频）。

（二）动作电位的产生机制

1. 电-化学驱动力　离子跨膜扩散的驱动力有两个：浓度差和电位差。两个驱动力的代数和称为电-化学驱动力（electrochemical driving force）。电-化学驱动力决定离子跨膜流动的方向和速度。当膜受到刺激而发生通透性改变时，带电离子将沿着电-化学驱动力的方向发生跨膜运动，并引起膜电位的变化。当电-化学驱动力推动正电荷由膜外流入膜内时，这一方向的离子电流，称为内向电流（inward current）；当电-化学驱动力推动正电荷由膜内流出膜外时，这一方向的离子电流，称为外向电流（outward current）。内向电流使膜去极化；而外向电流则使膜复极化或超极化。

（1）峰电位的上升支：细胞受刺激时，膜对 Na^+ 通透性突然增大，由于细胞膜外高 Na^+，且膜内静息电位时原已维持着的负电位也对 Na^+ 内流起吸引作用，引起 Na^+ 迅速内流，先是造成膜内负电位的迅速消失，但由于膜外 Na^+ 的较高浓度势能，Na^+ 继续内移，出现超射。故峰电位的上升支是 Na^+ 快速内流造成的。动力是顺电-化学梯度；条件是膜对 Na^+ 电导的迅速增大，接近于 Na^+ 的平衡电位。注意：膜对 Na^+ 通透性增大，实际上是膜结构中存在的电压门控性 Na^+ 通道开放的结果，因而造成上述 Na^+ 向膜内的易化扩散。利用膜片钳实验的研究表明，Na^+ 通道有以下特点：①去极化程度越大，其开放的概率也越大，是电压门控性的。②开放和关闭非常快。③存在静息（resting）、激活（activation）和失活（inactivation）等功能状态，是以蛋白质的内部结构，即它的构型和构象的相应变化为基础的；当膜的某一离子通道处于失活（关闭）状态时，膜对该离子的通透性为零，而且不会受刺激而开放，只有通道恢复到静息状态时才可以在特定刺激作用下开放。膜电导（通透性）变化的实质就是膜上离子通道随机开放和关闭的总和效应。

（2）峰电位的下降支：由于 Na^+ 通道激活后迅速失活，Na^+ 电导减少；同时膜结构中电压门控性 K^+ 通道开放，K^+ 电导增大；在膜内电-化学梯度的作用下 K^+ 迅速外流。故峰电位的下降支是 K^+ 外流所致。

（3）后电位：负后电位一般认为是在复极时迅速外流的 K^+ 蓄积在膜外侧附近，暂时阻碍了 K^+ 外流所致。正后电位一般认为是生电性钠泵作用的结果。

2. 动作电位的触发 刺激是指细胞所处环境的变化，包括物理、化学和生物等性质的环境变化。任何刺激要引起组织兴奋必须使刺激的强度、刺激的持续时间以及刺激强度对时间的变化率达到某个最低有效值。刺激的这三个参数是互相影响的，当其中一个的值变化时，其余的值也会发生相应的变化。在刺激的持续时间以及刺激强度对时间的变化率不变的情况下，刚能引起细胞产生动作电位的最小刺激强度，称为阈强度（threshold intensity）；相当于阈强度的刺激称为阈刺激。大于或小于阈强度的刺激分别称为阈上刺激和阈下刺激。阈强度（阈值）是衡量组织兴奋性大小的指标，二者呈反比关系。

引起细胞膜中钠通道大量开放并触发钠离子内流的正反馈的临界膜电位，称为阈电位（threshold potential）。阈电位对动作电位的产生只起触发作用，膜电位达到此水平后，膜内去极化的速度和幅度就不再决定于原刺激的大小了，故有人将阈电位称为燃点。因为，动作电位的幅度是由膜电位、Na^+ 通道和 Na^+ 电流间的正反馈过程决定的，外加刺激仅起触发（燃点）这一过程的作用。

（三）动作电位的传播

细胞膜某一部分产生的动作电位可沿细胞膜不衰减传遍整个细胞，称为动作电位的传播。动作电位以局部电流（local current）的方式传导：动作电位发生部位即兴奋区，膜两侧电位呈外负内正的反极化状态，而与它相邻的未兴奋区则仍处于外正内负的极化状态。因此，兴奋区与邻近未兴奋区之间将出现电位差，并产生由正电位区流向负电位区的电流，称为局部电流。有髓鞘的神经纤维动作电位以跳跃式传导（saltatory conduction），因而比无髓纤维传导快且“节能”。动作电位在同一细胞上的传导是“全或无”式的，动作电位的幅度不因传导距离增加而减小。

（四）兴奋性及其变化

兴奋性（excitability）是指机体的组织或细胞接受刺激后发生反应的能力或特性。当机体、器官、组织或细胞受到刺激时，功能活动由弱变强或由相对静止转变为比较活跃的反应过程或反应形式，称为兴奋（excitation）。

应该注意的是，并不是所有的细胞接受刺激后都能产生动作电位；凡在接受刺激后能产生动作电位的细胞，称为可兴奋细胞（excitable cell）。一般认为，神经细胞、肌肉细胞和部分腺细胞都属于可兴奋细胞。

细胞在发生一次兴奋后，其兴奋性会出现一系列变化。分为：绝对不应期（absolute refractory period）、相对不应期（relative refractory period）、超常期（supranormal period）和低常期（subnormal period）；它们与动作电位各时期的对应关系是：峰电位——绝对不应期；负后电位——相对不应期和超常期；正后电位——低常期。

三、电紧张电位和局部电位

（一）细胞膜和胞质的被动电学特性

细胞膜作为一个静态的电学元件时所表现的电学特性，一般称为膜的被动电学特性，它包括静息状态下膜的电容、电阻和轴向电阻等。

1. 膜电容　细胞膜具有显著的电容特性，且膜电容较大；当膜上的离子通道开放而引起带电离子的跨膜流动时，就相当于在电容器上充电或放电而产生电位差，即跨膜电位（transmembrane potential），或简称膜电位（membrane potential）。

2. 膜电阻　通常用它的倒数膜电导（membrane conductance）G来表示。对带电离子而言，膜对某种离子的电导，就是膜对它的通透性；细胞膜对某离子电导的变化与其对该离子的通透性的变化是完全一致的。

3. 轴向电阻　直径越小、轴向延伸的距离越长，轴向电阻就越大。

（二）电紧张电位

由膜的被动电学特性决定其空间分布和时间变化的膜电位称为电紧张电位（electrotonic potential）。如在神经轴突的某一点向轴浆内注入电流，在不引起膜对离子通透性发生改变的情况下，该电流将沿轴浆向两端流动形成轴向电流，同时该电流可以沿途流过细胞膜形成跨膜电流。同时由于轴向电阻的存在及不断有电流经原本开放的离子通道跨膜流出，轴向电流和跨膜电流都将随离开电流注入点距离的增加而逐渐衰减。

（三）局部电位

很弱的刺激只引起细胞膜产生电紧张电位，当刺激稍强时，引发的去极化电紧张电位也能引起少量的Na^+通道开放，在受刺激的局部出现一个较小的膜的去极化，与电紧张电位叠加，这种产生于膜的局部、较小的去极化反应称为局部反应（local response），产生的电位称为局部电位（或者说是细胞受刺激后去极化未达到阈电位的电位变化）。局部电位有如下特点：

1. 等级性　反应的幅度与刺激强度正相关，不是“全或无”式的。

2. 衰减性传导　只能以电紧张的方式，影响附近膜的电位；电紧张传播随传播距离增加而衰减。

3. 没有不应期　局部反应没有不应期，一次阈下刺激引起一个局部反应虽然不能引发动作电位，但多个阈下刺激引起的多个局部反应如果在时间上（多个刺激在同一部位连续给予）或空间上（多个刺激在相邻部位同时给予）叠加起来（分别称为时间总和或空间总和），就有可能导致膜去极化到阈电位，从而爆发动作电位。

第四节　肌细胞的收缩

根据肌肉的功能特性，可将其分为骨骼肌、平滑肌和心肌；根据其形态学特点，可分为横纹肌和平滑肌；根据神经支配，可分为随意肌和非随意肌。本节重点讨论横纹肌的收缩。

一、横纹肌

（一）骨骼肌神经-肌接头处兴奋的传递

1. 骨骼肌的神经-肌接头（neuromuscular junction）　是由运动神经末梢和与它接触的骨骼肌细胞膜形成的。电镜下分为：接头前膜、接头间隙和接头后膜（终板膜）。

2. 神经-肌接头处兴奋传递的过程　当动作电位沿着神经纤维传至神经末梢时，引起接头前膜电压门控性Ca^{2+}通道的开放，Ca^{2+}在电化学驱动力作用下内流进入轴突末梢，末梢内Ca^{2+}浓度增加，Ca^{2+}触发囊泡向前膜靠近、融合、破裂、释放递质ACh，ACh通过接头间隙扩散到接头后膜（终板膜）并与后膜上的ACh受体结合，引起终板膜对Na^+、K^+通透性增高，Na^+内流（为主）和K^+外流引起后膜去极化，形成终板电位（endplate potential，EPP）。终板电位是局部电位可以总和，邻近肌细胞膜去极化达到阈电位水平而产生动作电位。ACh发挥作用后被接头间隙中的胆碱酯酶分解失活。

3. 到达接头前膜的一次动作电位可引发大约125个囊泡释放而产生EPP。安静状态下，因囊泡的随机运动也会发生单个囊泡的自发释放，并引起终板膜的微小去极化，即微终板电位。

4. 正常情况下，一次神经冲动所释放的ACh引起的终板电位的大小，大约超过引起肌细胞膜动作电位所需阈值的3～4倍，因此每一次神经冲动到达末梢，都能可靠地使肌细胞兴奋和收缩一次。接头传递保持这种1对1的关系，要靠每一次神经冲动所释放的ACh能够在它引起一次肌肉兴奋后被迅速清除，否则它将持续作用于终板而使终板膜持续去极化，并影响下次到来的神经冲动的效应。ACh的清除主要靠分布在接头间隙中和接头后膜上的胆碱酯酶对它的降解作用，在大约2.0ms的时间内能将一次神经冲动所释放的ACh清除掉。

5. 许多药物可以作用于接头传递过程中的不同阶段，从而影响正常的接头传递功能。例如，美洲箭毒和 α-银环蛇毒可以同 ACh 竞争性地与终板膜的 ACh 受体亚单位形成牢固结合，因而可以阻断接头传递而使肌肉失去收缩能力，有类似作用的药物常被称为肌肉松弛剂，有机磷农药和新斯的明对胆碱酯酶有选择性的抑制作用，阻止已释放的 ACh 的清除，可造成 ACh 在接头和其他部位的大量积聚，引起种种中毒症状。

（二）横纹肌细胞的结构特征

横纹肌细胞在结构上的主要特点是含有大量的肌原纤维和发达的肌管系统，且在排列上是高度规则有序的。

1. 肌原纤维和肌节 光镜下每条肌原纤维（myofibril）的全长都呈现规则的明暗交替，分别称为明带和暗带，在明带的中央有一条横向的暗线，称为 Z 线。肌原纤维上每一段位于两条 Z 线之间的区域，称为肌节（sarcomere）；肌节是肌肉进行收缩和舒张的最基本功能单位。电镜下，肌节的明带和暗带包含有更细的、平行排列的丝状结构，称为肌丝。暗带中含有的肌丝较粗，称为粗肌丝；明带中含有的肌丝较细，称为细肌丝；粗细肌丝在空间上呈规则的排列。

2. 肌管系统 包绕在每一条肌原纤维周围的膜性囊管状结构，称为肌管系统（sarcotubular system）。包括横管和纵管两套独立的系统。横管（T 管）是肌细胞膜沿 Z 线垂直肌原纤维走行向内凹陷而环绕肌原纤维的管道。作用是将肌细胞膜兴奋时出现的电变化（AP）沿 T 管膜传入细胞内部。纵管（L 管，肌质网）在肌节中间部位与其平行，相互吻合。在肌原纤维周围的肌质网（sarcoplasmic reticulum，SR）也称为纵行肌质网（longitudinal SR，LSR）；纵行肌质网膜上有钙泵。肌质网的末端膨大或呈扁平状，称为连接肌质网（junctional SR，JSR），在骨骼肌也称为终池（terminal cistema）。作用是通过对 Ca^{2+} 的储存、释放和再聚集，触发肌节的收缩和舒张。骨骼肌中 80%的 T 管与其两侧的终池构成三联管（triad）结构。它是兴奋-收缩耦联的关键部位。

（三）横纹肌细胞的收缩机制

目前公认的肌肉收缩机制是的肌丝滑行理论（myofilament sliding theory）。其主要内容是：横纹肌的肌原纤维是由粗、细两组与其走向平行的蛋白丝组成，肌肉的缩短和伸长均通过粗、细肌丝在肌节内的相互滑动而发生，肌丝本身的长度不变。

1. 肌丝的分子结构

（1）粗肌丝主要由许多平行排列的肌球蛋白（亦称肌凝蛋白，myosin）构成。肌球蛋白分子呈杆状，杆的一端有两个球形的头。杆状部分都朝向 M 线平行排列，形成粗肌丝的主干；头部连同与它相连的一小段称为“桥臂”的杆状部分，一起由肌丝中向外伸出，形成横桥（cross-bridge）。横桥的几何排列严格而有规则，有以下特性：①在一定条件下，可以和细肌丝上的肌动蛋白分子呈可逆性的结合；②具有 ATP 酶的作用，可以分解 ATP 而获得能量，供横桥摆动。

（2）细肌丝由三种蛋白构成：两条肌动蛋白（亦称肌纤蛋白，actin）聚合的单链相互缠绕，形成细肌丝的主干，其内壁上有横桥的结合位点；原肌球蛋白（也称原肌凝蛋白，tropomyosin）是由两条肽链组成的双螺旋分子，与肌动蛋白平行，位于肌动蛋白螺旋沟内，挡住其上的横桥结合位点。肌钙蛋白（troponin，亦称原肌凝蛋白）分 C、T、I 三个亚单位，C 亚单位中有钙离子结合的位点，与肌浆中 Ca^{2+}有很大的亲和力，每个肌钙蛋白分子可结合 4 个 Ca^{2+}，并通过构象的改变启动收缩过程。

2. 肌肉收缩的过程

（1）一般公认的肌丝滑行的基本过程是：当肌浆中 Ca^{2+}浓度升高时，作为 Ca^{2+}受体的肌钙蛋白与足够的 Ca^{2+}结合，引起构象改变，将信息传递给原肌凝蛋白，原肌凝蛋白的双螺旋结构发生某种扭转，这就把安静时阻止肌纤蛋白和横桥相互结合的阻碍因素除去，出现了两者的结合，继而摆动、解离、再结合，使细肌丝向暗带中央移动，产生肌肉的收缩。当肌浆中 Ca^{2+}浓度下降时，Ca^{2+}又同肌钙蛋白分离，于是上述过程沿相反的方向进行，其结果是原肌凝蛋白又回到了横桥和肌纤蛋白分子之间的位置，阻止它们之间的相互作用，出现了肌肉舒张。可见，肌浆中 Ca^{2+}浓度的改变是引起肌丝滑行的一个重要因素。

（2）横桥与肌动蛋白结合、摆动、复位和再结合的过程，称为横桥周期（cross-bridge cycling），周期的长短决定了肌肉的缩短速度。

（四）横纹肌的兴奋-收缩耦联

刺激在引起肌肉收缩之前，都是先在肌细胞膜上产生一个可传导的动作电位，然后才出现肌细胞的收缩反应，我们把由膜的动作电位过渡到肌丝的滑行的中间过程叫做兴奋-收缩耦联（excitation-contraction coupling）。目前认为，它至少包括 3 个主要步骤：电兴奋通过横管系统传向肌细胞的深处；三联管结构处的信息传递；肌浆网对 Ca^{2+}的贮存、释放和再聚积。

实际测定，肌肉在安静时，细胞内的 Ca^{2+}约有 90%以上贮存在终末池内，因而肌浆中 Ca^{2+}浓度低于 10^{-7}mol/L。当动作电位传至三联管结构时，使终末池膜上的 L 型钙通道开放，表现为终末池膜对 Ca^{2+}的通透性突然升高，终末池内的 Ca^{2+}就顺着浓度差迅速释放入肌浆中，短时间内上升到 10^{-5}mol/L，即升高了 100 倍之多，肌浆中 Ca^{2+}浓度升高能触发肌丝滑行，产生肌肉收缩。至于释放到肌浆中的 Ca^{2+}又怎样被迅速除去，目前已证明是由肌浆网膜上存在的一种特殊的离子转运蛋白质即钙泵活动的结果。钙泵是一种 Ca^{2+}-Mg^{2+}依赖式 ATP 酶，它可以分解 ATP 以获得能量，同时将 Ca^{2+}在逆浓度差的情况下从肌浆转运到肌浆网内腔中去。由于肌浆中 Ca^{2+}浓度的降低，与肌钙蛋白结合的 Ca^{2+}随即解离，引起肌肉舒张。

（五）影响横纹肌收缩效能的因素

肌肉收缩效能（performance of contraction）表现为收缩时产生的张力和（或）缩短程度，以及产生张力或缩短的速度。若肌肉收缩时只有张力的增加而无长度的缩短，则这种收缩的形式称为等长收缩（isometric contraction）；其作用是保持一定的肌张力，维持人体的位置和姿势。若肌肉收缩时只有长度的缩短而张力保持不变，则这种收缩的形式称为等张收缩（isotonic contraction）；是在肌肉收缩时所承受的负荷小于肌肉收缩力的情况下产生的，即肌肉的收缩力除克服负荷，还可使物体产生位移。

1. 前负荷　肌肉在收缩前所承受的负荷，称为前负荷（preload）。前负荷使肌肉在收缩前就处于某种被拉长的状态，使其具有一定的长度，称为初长度（initial length）。肌肉收缩产生的张力是与能和细肌丝接触的横桥数目成比例的。能产生最大主动张力的肌肉初长度，称为最适初长度；此时的前负荷称为最适前负荷。达到最适前负荷后再增加负荷或增加初长度，肌肉收缩力降低。可见，一定范围内肌肉初长度与肌张力呈正变；超过一定值，呈反变。

2. 后负荷　肌肉在收缩过程中所承受的负荷，称为后负荷（afterload）。它不增加肌肉的初长度，但能阻碍收缩时肌肉的缩短。肌肉在有后负荷的条件下收缩时，总是张力增加在前，缩短在后。后负荷与肌肉缩短速度呈反比关系。肌肉的缩短速度取决于横桥周期的长短，而收缩张力则取决于每瞬间与肌动蛋白结合的横桥的数目。

3. 肌肉的收缩能力　肌肉收缩能力（contractility）是指与负荷无关的、决定肌肉收缩效能的内在特性。主要取决于肌肉兴奋-收缩耦联过程中胞质内 Ca^{2+}的水平和肌球蛋白的 ATP 酶活性。

4. 收缩的总和　骨骼肌通过收缩的总和可快速调节收缩的强度。有两种形式：运动单位数量的总和以及频率效应的总和。

一个脊髓前角运动神经元及其轴突分支所支配的全部肌纤维，总称为一个运动单位（motor unit）。弱收缩时，总是较小的运动神经元支配的小运动单位发生收缩；随着收缩的加强，会有越来越多和越来越大的运动单位参加收缩，产生的张力也随之增加；舒张时，停止放电和收缩的首先是最大的运动单位，最后才是最小的运动单位。骨骼肌这种调节收缩的方式，称为大小原则（size principle）。

运动神经元发放冲动的频率同样会影响骨骼肌的收缩形式和收缩强度。骨骼肌受到一次短促刺激时，可发生一次动作电位，随后出现一次收缩和舒张，称为单收缩（single twitch）。可分为三个时期：潜伏期、收缩期和舒张期。当骨骼肌受到连续刺激时，若连续脉冲刺激频率较低，刺激间隔时间大于单个单收缩持续的时间时，出现的是一个个的单收缩；若连续脉冲刺激频率较高，刺激间隔时间短于单个单收缩持续的时间时，肌肉发生收缩的总和，称为强直收缩（tetanus）。肌肉发生强直收缩时，出现了收缩形式的总和，但引起收缩的动作电位仍是独立存在的。强直收缩又分为不完全强直收缩和完全强直收缩。

（1）不完全强直收缩（incomplete tetanus）：每次新的收缩都出现在前次收缩的舒张期过程中，表现为锯齿形的收缩曲线。

（2）完全性强直收缩（complete tetanus）：刺激频率更高时，每次新的收缩都出现在前次收缩的收缩期过程中，表现为机械反应的平缓增加。通常所说的强直收缩是指完全性强直收缩，其张力比单收缩强 3～4 倍。

二、平滑肌

平滑肌广泛分布于人体消化道、呼吸道以及血管和泌尿道、生殖等系统，与心肌、骨骼肌的最大不同点是分布于不同器官的平滑肌细胞具有不同的功能特点。故不能把体内平滑肌当作一种具有共同功能特性的组织来看待。

（一）平滑肌的微细结构

平滑肌内的肌丝结构不像骨骼肌那样整齐、规律和有序；细肌丝的数量明显多于粗肌丝，且没有肌原纤维和肌节的结构；也没有横纹和 Z 盘。此外，没有骨骼肌那样发达的肌管系统，肌细胞膜上只有一些纵向排列的袋状凹入，肌丝主要是被肌膜而不是肌浆网包绕，经肌膜上的钙通道由细胞外液进入胞质内的 Ca^{2+}，对激活收缩蛋白起重要作用。

（二）平滑肌的收缩机制

平滑肌内的粗细肌丝也构成类似横纹肌肌节的结构，并通过相互滑行来实现肌肉收缩。但与横纹肌有很大的不同：其 Ca^{2+}的来源与骨骼肌不同，对细胞外 Ca^{2+}浓度的依赖性大；细肌丝中也没有肌钙蛋白；横桥摆动速度较骨骼肌慢，且横桥周期较长，与肌动蛋白作用时间也较长。

（三）平滑肌的分类

1. 单个单位平滑肌 单个单位平滑肌也称内脏平滑肌（visceral smooth muscle），类似于心肌，如小血管、消化道、输尿管和子宫的平滑肌。

2. 多单位平滑肌 多单位平滑肌类似骨骼肌细胞，如竖毛肌、虹膜肌、睫状肌以及气道和大血管平滑肌等。其活动受外来神经支配或激素的影响。

无论哪种平滑肌，都可以产生两种形式的收缩：时相性收缩（是一种间断的或节律性的收缩）和紧张性收缩（是一种持续性的收缩活动）；根据平滑肌的收缩形式，也可将平滑肌分为：时相性平滑肌和紧张性平滑肌两大类。

（四）平滑肌的生理特性

平滑肌有一些共同的生理特性：平滑肌收缩缓慢而持久，耗能较少；接受自主性神经纤维的支配；对体液因素较敏感。值得注意的是，和平滑肌本身的特性具有多样性一样，它们的活动所受的调控也是多种多样的，不像骨骼肌那样单纯。

【强化训练题】

一、名词解释

1. 单纯扩散（simple diffusion）
2. 易化扩散（facilitated diffusion）
3. 离子通道（ion channel）
4. 主动转运（active transport）
5. 钠泵（sodium pump）
6. 继发性主动转运（secondary active transport）
7. 出胞（exocytosis）
8. 入胞（endocytosis）
9. 跨膜信号转导（transmembrane signal transduction）
10. G 蛋白（G protein）
11. 受体（receptor）
12. 电压门控通道（voltage-gated ion channel）
13. 化学门控通道（chemical-gated ion channel）
14. 总和（summation）
15. 第二信使（second messenger）
16. 配体（ligand）
17. 兴奋性（excitability）
18. 静息电位（resting potential）
19. 动作电位（action potential）
20. 阈强度（threshold intensity）
21. 阈电位（threshold membrane potential）
22. 绝对不应期（absolute refractory period）
23. 相对不应期（relative refractory period）
24. 兴奋-收缩耦联（excitation-contraction coupling）
25. 等长收缩（isometric contraction）
26. 等张收缩（isotonic contraction）
27. 单收缩（twitch）
28. 不完全强直收缩（incomplete tetanus）
29. 完全强直收缩（complete tetanus）
30. 前负荷（preload）
31. 初长度（initial length）
32. 后负荷（afterload）
33. 肌肉收缩能力（contractility）
34. 横桥周期（cross-bridge cycling）
35. 终板电位（endplate potential）
36. 量子式释放（quantal release）
37. 极化（polarization）
38. 超极化（hyperpolarization）
39. 去极化（depolarization）
40. 复极化（repolarization）
41. 峰电位（spike potential）
42. 局部兴奋（local excitation）
43. 电紧张性扩布（electrotonic potential）

二、填空题

1. 衡量组织兴奋性常用的指标是______。
2. 可兴奋组织包括______、______和______。它们安静时在膜两侧存在______电位，受刺激时能产生______电位。
3. 从能量消耗的角度看，细胞膜对物质的转运形式有______和______两种形式。

4. 局部兴奋的特点是______、______和______。

5. 细胞膜的基本结构是以______态的脂质______分子层为基架，其中镶嵌着具有不同功能的______。膜内胆固醇含量愈高，不饱和脂肪酸愈少，膜的流动性就愈______；反之，膜的流动性就______。

6. 钠泵是细胞膜上的一种 Na^+、K^+依赖式______。当细胞内______浓度增高或细胞外______浓度增高时钠泵被激活，每消耗 1 分子 ATP 释放的能量，泵出______，泵入______。

7. 经载体易化扩散的转运效率的大小取决于膜两侧该物质的______可利用的______以及转运物质与载体发生反应的速率。

8. 小肠上皮、肾小管上皮对葡萄糖、氨基酸等营养物质的吸收属于______。

9. 机体最重要的主动跨膜物质转运方式是______；它是______电-化学梯度进行的。

10. 神经纤维上动作电位扩布的机制是通过______实现的。

11. 当可利用的ATP能量减少时，钠泵活动______，细胞内液量因之而______。

12. 跨膜信号转导方式，根据它们受体分子结构和信号转导途径不同，大体上可以分为 3 大类，即______、______、______。

13. 某些受体本身就属于离子通道的一部分，能直接控制离子通道的开闭，引起离子跨膜流动，从而实现化学信号的跨膜转导，该途径称为______。

14. 经载体易化扩散特点是______、______、______。

15. 联合转运可分为______和______两种形式；与联合转运有关的蛋白质，称之为______。

16. 细胞膜上的离子通道分为 3 大类，即______、______、______。

17. 离子通道有______、______、______等不同功能状态。

18. 可兴奋细胞的阈值若增大，则表明其兴奋性______。

19. 可兴奋组织发生兴奋反应的标志是______。

20. G 蛋白效应器包括______、______和______等。

21. 目前已知的第二信使有______、______、______、______、______等。

22. 静息电位是细胞在静息时，膜对______的通透性增加而外流增多形成的，故又称______的平衡电位。

23. 生物电现象的各种表现，主要是由于细胞内外______分布不均匀和在不同状态下，细胞膜对不同离子的______不同。

24. 运动神经末梢与骨骼肌细胞接触的部位叫做______，其末梢释放的递质是______，与终板膜上的______受体结合，产生______电位。

25. 在最适范围内，肌肉收缩产生的张力与肌肉的初长度呈______关系，肌肉收缩产生最大张力时的初长度为______，此时的负荷为______。

26. 刺激作用可兴奋细胞，如神经纤维，使之细胞膜去极化达______水平，继而出现细胞膜上______的正反馈开放，形成动作电位的______。

27. 细胞外液中的正离子主要是______，细胞内液中的正离子主要是______。在细胞外液的主要负离子是______，细胞内液中主要负离子是______。

28. 细胞内高 K^+和安静时膜主要对 K^+有通透性，造成 K^+外流，是大多数细胞______产生和维持的主要原因。

29. 神经纤维的动作电位呈尖锋状，因而也称为______，在锋电位的下降支恢复到静息电位水平以前，膜电位还要经历一段微小的波动，称为______。

30. 细胞膜逆浓度差或电位差转运物质的方式是______，同时主动消耗______。

31. 静息电位是指细胞处于______时，存在于膜两侧的______。

32. 细胞膜对______的通透性突然增大而大量快速内流时形成峰电位上升支（去极相），而下降支（复极相）则主要与细胞膜对______通透性增大有关。

33. 动作电位一旦在神经纤维上产生，可沿纤维作______向传导，其幅度______。

34. 有髓神经纤维比无髓神经纤维的兴奋传导速度______，其传导方式是______。

35. 骨骼肌进行收缩和舒张的基本功能单位是______。当骨骼肌细胞收缩时，暗带长度______，明带长度______，H 带______。

36. 一般可兴奋细胞的阈电位，大约要比正常静息电位的绝对值少______。

37. 人为减少可兴奋细胞外液中 Na^+的浓度，将导致动作电位上升幅度______。

38. 每条肌纤维都是一个独立的功能和结构单位，至少接受一个______的支配，并且在体骨骼肌纤维只有在支配它们的神经纤维有神经冲动传来时，才能进行______。

39. 横桥在一定条件下，可以和细肌丝上的______呈可逆性的结合；同时横桥具有______的作用，可以分解 ATP 而获得能量，供横桥摆动。

40. 肌肉收缩时长度保持不变而只有张力增加，这一类收缩形式称为______。

41. 由于终池释放______，胞浆中______浓度升高，从而引起骨骼肌收缩。
42. 肌肉收缩前已存在的负荷，称为______；其使肌肉在收缩前就处于某种被拉长的状态，并具有一定的长度，称为______。
43. 细胞膜上的钠离子通道蛋白具有三种功能状态，即______、______和______。
44. 内分泌腺细胞把激素分泌到细胞外液中，属于______形式的跨膜物质转运；血浆中脂蛋白颗粒、大分子营养物质等进入细胞的过程，属于_____形式的跨膜物质转运。
45. 神经-骨骼肌接头处 ACh 的清除，主要靠对它的______作用来完成。
46. 筒箭毒与乙酰胆碱争夺的受体是______，从而导致骨骼肌麻痹；有机磷可与______结合，使 ACh 堆积，引起肌肉痉挛。

三、选择题

A 型题

1. 人体内气体交换过程中 O_2 和 CO_2 进出细胞膜是通过
A. 单纯扩散　B. 易化扩散　C. 主动转运
D. 胞吐　E. 渗透
2. 关于细胞膜结构和功能的叙述，错误的是
A. 细胞膜是一个具有特殊结构和功能的半透性膜
B. 细胞膜的结构是以脂质双分子层为基架，其中镶嵌着具有不同生理功能的蛋白质
C. 细胞膜是细胞和它所处环境之间物质交换的必经场所
D. 细胞膜是接受细胞外的各种刺激、传递生物信息，进而影响细胞功能活动的必由途径
E. 水溶性物质一般能自由通过细胞膜，而脂溶性物质则不能
3. 内分泌腺细胞分泌激素的方式属于
A. 单纯扩散　B. 载体转运　C. 通道转运
D. 入胞作用　E. 出胞作用
4. 膜结构中，促使磷脂酰二磷酸肌醇分解生成 IP_3 和二酰甘油（DG）的物质是
A. G 蛋白　B. 磷脂酶 C　C. 蛋白激酶 C
D. 腺苷酸环化酶　E. 鸟苷酸环化酶
5. 产生动作电位峰电位的跨膜离子移动是属于
A. 单纯扩散　B. 出胞　C. 主动转运
D. 经通道易化扩散　E. 入胞
6. 几乎全部分布在细胞膜的靠胞外侧的物质是
A. 磷脂酰乙醇胺　B. 磷脂酰胆碱
C. 磷脂酰肌醇　D. 磷脂酰丝氨酸
E. 含胆碱的鞘脂类
7. 在细胞膜脂质双分子层中，脂质分子的疏水端
A. 均朝向细胞膜的内表面
B. 均朝向细胞膜的外表面
C. 均朝向细胞膜的内、外表面
D. 排列杂乱无章
E. 面对面地朝向双分子层的中央
8. 物质在膜结构中某些特殊的蛋白帮助下顺浓度差和电位差通过细胞膜的过程是属于
A. 单纯扩散　B. 易化扩散　C. 主动转运
D. 出胞　E. 渗透
9. 下述不属于载体介导的易化扩散的特点的是
A. 具有结构特异性　B. 依赖细胞膜电位的高低
C. 有饱和性　D. 有竞争性抑制
E. 与膜通道蛋白质无关
10. 不属于第二信使的物质是
A. 三磷酸肌醇（IP_3）　B. cAMP　C. cGMP
D. 二酰甘油（DG）　E. 去甲肾上腺素
11. 小肠腔内葡萄糖被吸收入肠上皮细胞是属于
A. 单纯扩散　B. 易化扩散　C. 主动转运
D. 出胞　E. 入胞
12. 关于钠泵生理作用的描述，错误的是
A. 是一种镶嵌在细胞膜上的蛋白质
B. 仅分布在可兴奋细胞的细胞膜上
C. 具有分解 ATP 而获能的功能
D. 能将 Na^+移出细胞外将 K^+移入细胞内
E. 对生物电的产生具有重要意义
13. 钠泵每分解一个 ATP 分子，能使
A. 二个 Na^+移出膜外，同时有三个 K^+移入膜内
B. 三个 Na^+移出膜外，同时有二个 K^+移入膜内
C. 二个 Na^+移入膜内，同时有二个 K^+移出膜外
D. 三个 Na^+移入膜内，同时有二个 K^+移出膜外
E. 二个 Na^+移入膜内，同时有三个 K^+移出膜外
14. 细胞膜内外正常 Na^+和 K^+浓度差的形成和维持是由于
A. 出胞和入胞的结果
B. 膜在安静时对 K^+通透性大
C. Na^+、K^+易化扩散的结果
D. 膜上 Na^+-K^+泵的作用
E. 膜兴奋时对 Na^+通透性增加
15. 判断组织兴奋性高低的简便指标是
A. 阈电位　B. 阈强度（阈值）
C. 刺激的最短作用时间　D. 刺激的频率
E. 动作电位的幅度
16. 在静息状态下，细胞膜上离子通透性最大的是
A. K^+　B. Ca^{2+}　C. Na^+　D. Cl^-　E. Mg^{2+}
17. 组织兴奋后，处于绝对不应期时，其兴奋性为
A. 零　B. 无限大　C. 大于正常
D. 小于正常　E. 等于正常

18. 可兴奋细胞不包括
A. 神经细胞　B. 腺细胞　　C. 骨骼肌细胞
D. 骨细胞　　E. 平滑肌细胞
19. 静息电位是指细胞静息状态下的
A. 膜表面电位　　　　　　　B. 膜内电位
C. 膜内、外存在的电位差　D. 膜表面电位差
E. 膜兴奋部位与未兴奋部位之间的电位差
20. 神经细胞在接受一次阈上刺激后，兴奋性周期变化的顺序是
A. 相对不应期-绝对不应期-超常期-低常期
B. 绝对不应期-相对不应期-低常期-超常期
C. 绝对不应期-低常期-相对不应期-超常期
D. 绝对不应期-相对不应期-超常期-低常期
E. 绝对不应期-超常期-低常期-相对不应期
21. 与易化扩散相比细胞膜的继发性主动转运的特点是
A. 顺浓度差　　　　B. 需特殊蛋白质的帮助
C. 消耗 ATP　　　　D. 转运小分子和离子物质
E. 转运大分子物质
22. 在神经纤维动作电位上升支，膜通透性最大的离子是
A. Na^+　B. K^+　C. Ca^{2+}　D. Cl^-　E. HCO_3^-
23. 人工地增加细胞浸浴液中的 Na^+浓度，神经动作电位的幅度
A. 不变　　　B. 加大　　　C. 减小
D. 先加大，后减小　　E. 先减小，后加大
24. 刺激的阈值指的是
A. 用最小刺激强度，刚刚引起组织兴奋的最短作用时间
B. 保持一定的刺激强度不变，能引起组织兴奋的最适作用时间
C. 保持一定的刺激时间和强度—时间变化率不变，引起组织发生兴奋的最小刺激强度
D. 刺激时间不限，能引起组织兴奋的最适刺激强度
E. 刺激时间不限，能引起组织最大兴奋的最小刺激强度
25. 当达到 Na^+平衡电位时，细胞膜
A. 两侧 Na^+浓度梯度为零
B. 膜外 Na^+浓度低于膜内
C. 两侧电位梯度为零
D. 膜内电位较膜外电位相对较负
E. 两侧 Na^+的净外流为零
26. 关于神经纤维的静息电位，下述错误的是
A. 它是膜外为正、膜内为负的电位
B. 接近于钾离子的平衡电位
C. 在不同的细胞，其大小可以不同
D. 它是个稳定的电位
E. 相当于钠离子的平衡电位
27. 神经细胞动作电位去极化期的 Na^+内流是一种
A. 经载体易化扩散　　B. 经通道易化扩散
C. 原发性主动转运　　D. 继发性主动转运
E. 单纯扩散
28. 增加细胞外液 K^+的浓度，静息电位的绝对值将
A. 增大　　　B. 减小　　　C. 不变
D. 先增大后减小　　　　　E. 先减小后增大
29. 细胞膜内电位负值（绝对值）增大，称为
A. 去极化　　B. 极化　　　C. 复极化
D. 反极化　　E. 超极化
30. 神经纤维兴奋产生和传导的标志是
A. 极化状态　B. 局部去极化电位　C. 锋电位
D. 局部超极化电位　　E. 阈电位水平下移
31. 峰电位由顶点向静息电位水平方向变化的过程称为
A. 极化　　　B. 去极化　　C. 超极化
D. 复极化　　E. 反极化
32. 各种可兴奋组织产生兴奋的共同标志是
A. 肌肉收缩　B. 腺体分泌　C. 神经冲动
D. 动作电位　E. 局部电位
33. 从信息论的观点看，神经纤维所传导的信号是
A. 递减信号　B. 高耗能信号　　C. 模拟信号
D. 数字式信号　　E. 易干扰信号
34. 刺激引起兴奋的基本条件是使跨膜电位达到
A. 阈电位　　B. 峰电位　　C. 负后电位
D. 正后电位　E. 局部电位
35. 神经纤维一次兴奋后，在兴奋性的周期性变化中兴奋性最高的时相是
A. 绝对不应期　B. 相对不应期　C. 低常期
D. 超常期　　　E. 绝对不应期和相对不应期
36. 阈电位是指
A. 细胞膜对 K^+通透性开始增大的临界膜电位
B. 细胞膜对 Na^+通透性开始增大的临界膜电位
C. 细胞膜对 K^+通透性突然增大的临界膜电位
D. 细胞膜对 Na^+通透性突然增大的临界膜电位
E. 细胞膜对 Na^+、K^+通透性突然增大的临界膜电位
37. 下列具有“全或无”特征的电活动是
A. 发生器电位　　　　B. 感受器电位
C. 兴奋性突触后电位　D. 抑制性突触后电位
E. 锋电位
38. 神经细胞在产生动作电位时，去极相的变化方向是

A. K^+的平衡电位　B. Na^+的平衡电位
C. Ca^{2+}的平衡电位　D. Cl^-的平衡电位
E. 有机负离子的平衡电位

39. 动作电位的“全或无”特性是指同一细胞动作电位的幅度
A. 不受细胞外 K^+浓度的影响
B. 不受细胞外 Na^+浓度的影响
C. 达到阈值后与刺激强度和传导距离无关
D. 与静息电位无关
E. 与 Na^+通道的状态无关

40. 对于单根神经纤维来说，错误的是
A. 电刺激可使其兴奋
B. 阈刺激可引起动作电位
C. 动作电位是“全或无”的
D. 动作电位以局部电流形式传导
E. 动作电位在同一细胞上传导时幅度逐渐减小

41. 神经纤维动作电位的去极相是由于
A. K^+内流　B. K^+外流　C. Na^+内流
D. Na^+外流　E. Cl^-外流

42. Na^+通道的阻断剂是
A. 筒箭毒　B. 河豚毒　C. 阿托品
D. 十烃季铵　E. 四乙基铵

43. 关于神经纤维动作电位的产生机制，下述错误的是
A. 加大细胞外 Na^+浓度，动作电位会减少
B. 其去极化过程是由于 Na^+内流形成的
C. 其复极化过程是由于 K^+外流形成的
D. 膜电位去极到阈电位时，Na^+通道迅速大量开放
E. 该动作电位的形成与 Ca^{2+}无关

44. 在神经-骨骼肌接头的终板膜处
A. 受体和离子通道不是同一个蛋白质
B. 递质与受体结合后不能直接影响通道蛋白质
C. 受体与第二信使同属于一个蛋白质分子
D. 受体与离子通道是同一个蛋白质分子
E. 受体通过第二信使触发肌膜兴奋

45. 蟾蜍的脊神经纤维上锋电位的持续时间为 2.0ms，则理论上每秒内所能产生和传导的动作电位数量不可能超过
A. 150 次　B. 200 次　C. 450 次
D. 500 次　E. 1000 次

46. 神经纤维中相邻两个锋电位的时间间隔至少应大于其
A. 相对不应期　B. 绝对不应期　C. 超常期
D. 低常期　E. 相对不应期和绝对不应期之和

47. 以下关于可兴奋细胞动作电位的描述，正确的是
A. 动作电位是细胞受刺激时出现的快速而不可逆的电位变化
B. 在动作电位的去极相，膜电位由内正外负变为内负外正
C. 动作电位的大小不随刺激强度和传导距离而改变
D. 动作电位的传导距离随刺激强度的大小而改变
E. 不同的细胞，动作电位的幅值都相同

48. 神经细胞动作电位的幅度相当于
A. 钾离子平衡电位的绝对值
B. 钠离子平衡电位的绝对值
C. 静息电位绝对值与超射值之和
D. 静息电位绝对值与超射值之差
E. 超射值

49. 有髓神经纤维的传导特点是
A. 单向传导　B. 传导速度慢　C. 衰减性传导
D. 跳跃式传导　E. 离子跨膜移动总数多

50. 下列关于神经细胞兴奋传导的叙述，错误的是
A. 动作电位可沿细胞膜传导到整个细胞
B. 传导的方式是通过产生局部电流来刺激未兴奋部位，使之也出现动作电位
C. 动作电位的幅度随传导距离增加而衰减
D. 传导速度与神经纤维的直径有关
E. 传导速度与温度有关

51. 下列关于有髓神经纤维跳跃式传导的叙述，错误的是
A. 以相邻朗飞结间形成局部电流进行传导
B. 传导速度比无髓神经纤维快得多
C. 双向传导　D. 不衰减传导
E. 离子跨膜移动总数多、耗能多

52. 关于微终板电位的叙述，正确的是
A. 表现“全或无”特性　B. 有不应期
C. 是个别囊泡的自发释放在终板膜上引起的微小的电变化
D. 是大量囊泡的自发释放在终板膜上引起的较大的电变化
E. 是神经末梢单个动作电位引起的终板膜上的电变化

53. 关于终板电位的叙述，正确的是
A. 只有去极化，不出现超极化
B. 终板电位的大小与 ACh 的释放量无关
C. 终板电位是由 Ca^{2+}内流产生的
D. 有不应期　E. 是全或无的

54. 下列中主要是哪种离子的膜内、外浓度之比决定神经纤维锋电位的幅度？
A. K^+　B. Na^+　C. Ca^{2+}　D. Mg^{2+}　E. Cl^-

55. 终板膜上存在的受体是

A. M受体　B. N_1型ACh受体
C. N_2型ACh受体　D. β_1受体　E. β_2受体
56. 肌节的最适初长度通常约为
A. 1.5～1.7μm　B. 2.0～2.2μm　C. 2.5～2.7μm
D. 3.0～3.5μm　E. 4.0～4.2μm
57. 骨骼肌收缩时，随着后负荷加大，则
A. 收缩达到的张力越小
B. 缩短的时间提前　C. 缩短的速度越大
D. 缩短的程度越大　E. 作功率越大
58. 骨骼肌发生收缩时，能保持长度不变的是
A. 明带　B. 暗带　C. H带
D. 明带和H带　E. 暗带和H带
59. 内向电流可引起细胞膜
A. 超极化　B. 低极化　C. 去极化
D. 复极化　E. 反极化
60. 肌肉收缩滑行学说的直接根据是
A. 肌节长度缩短
B. 暗带长度不变，明带和H带缩短
C. 暗带长度缩短，明带和H带不变
D. 相邻的Z线互相靠近
E. 明带和暗带均缩短
61. 安静时阻碍肌纤蛋白同横桥结合的物质是
A. 肌钙蛋白　B. 肌凝蛋白　C. 肌纤蛋白
D. 钙调蛋白　E. 原肌凝蛋白
62. 骨骼肌细胞中横管的功能是
A. Ca^{2+}的贮存库　B. Ca^{2+}进出肌纤维的通道
C. 营养物质进出肌细胞的通道
D. 将电兴奋传向肌细胞内部
E. 使Ca^{2+}和肌钙蛋白结合
63. 肌细胞中的三联管结构指的是
A. 每个横管及其两侧的肌小节
B. 每个横管及其两侧的终池
C. 横管、纵管和肌质网
D. 每个纵管及其两侧的横管
E. 每个纵管及其两侧的肌小节
64. 神经-骨骼肌接头处传递信息的物质是
A. 去甲肾上腺素　B. 肾上腺素　C. 乙酰胆碱
D. 筒箭毒　E. 新斯的明
65. 存在后负荷时，肌肉收缩首先表现为
A. 等长收缩　B. 等张收缩　C. 不收缩
D. 混合收缩　E. 强直收缩
66. 骨骼肌兴奋-收缩耦联不包括
A. 电兴奋通过横管系统传向肌细胞的内部
B. 三联管结构处的信息传递，导致终末池 Ca^{2+}释放
C. 肌浆中的Ca^{2+}与肌钙蛋白结合
D. 肌浆中的 Ca^{2+}浓度迅速降低，导致肌钙蛋白和它所结合的Ca^{2+}解离
E. 当肌浆中的 Ca^{2+}与肌钙蛋白结合后，可触发肌丝滑行
67. 能将骨骼肌细胞的兴奋传向肌细胞深部的结构是
A. 肌浆网　B. 横管　C. 纵管
D. 终池　E. 三联管
68. 当神经冲动到达运动神经末梢时，可引起接头前膜的
A. 钾离子通道开放　B. 钠离子通道开放
C. 钙离子通道开放　D. 氯离子通道开放
E. 氯离子通道关闭
69. 兴奋通过神经—肌肉接头时，ACh与受体结合使终板膜
A. 对Na^+、K^+通透性增加，发生超极化
B. 对Na^+、K^+通透性增加，发生去极化
C. 对Ca^{2+}、K^+通透性增加，发生超极化
D. 对Ca^{2+}、K^+通透性增加，发生去极化
E. 对ACh通透性增加，发生超极化
70. 神经-肌肉接头信息传递中，清除乙酰胆碱的酶是
A. 磷酸二酯酶　B. ATP酶
C. 腺苷酸环化酶　D. 胆碱酯酶
E. 胆碱乙酰化酶
71. 有机磷农药中毒时，骨骼肌痉挛主要是由于
A. ACh释放减少　B. ACh释放增加
C. 胆碱酯酶活性降低　D. 胆碱酯酶活性增强
E. 终板膜上的ACh门控通道功能增强
72. 关于骨骼肌收缩机制，下列哪项是错误的
A. 引起兴奋-收缩耦联的离子是Ca^{2+}
B. 细肌丝向粗肌丝滑行　C. Ca^{2+}与横桥结合
D. 横桥与肌动蛋白结合　E. 肌节缩短
73. 在骨骼肌兴奋-收缩耦联过程中起关键作用的离子是
A. Na^+　B. K^+　C. Ca^{2+}　D. Cl^-　E. Mg^{2+}
74. 神经-肌接头处的化学递质是
A. 肾上腺素　B. 乙酰胆碱　C. 多巴胺
D. 5-羟色胺　E. 去甲肾上腺素
75. 神经-肌接头处兴奋传递的阻断剂是
A. 阿托品　B. 胆碱酯酶　C. 六烃季铵
D. 四乙基铵　E. 筒箭毒碱
76. 兴奋通过神经-肌肉接头时，乙酰胆碱与受体结合使终板膜
A. 对Na^+，K^+通透性增加，发生超极化
B. 对Na^+，K^+通透性增加，发生去极化
C. 仅对K^+通透性增加，发生超极化
D. 仅对Ca^{2+}通透性增加，发生去极化

E. 对乙酰胆碱通透性增加，发生超极化

77. 神经-肌接头处兴奋传递的特点不包括

A. 双向传递 B. 时间延搁 C. 1 对 1 的关系

D. 易受环境因素的影响 E. 易受药物的影响

78. 肌肉的初长度取决于

A. 被动张力 B. 前负荷 C. 后负荷

D. 前负荷和后负荷之和

E. 前负荷和后负荷之差

79. 关于前负荷的描述，错误的是

A. 指肌肉收缩前已承受的负荷

B. 使肌肉在收缩前就处于某种被拉长的状态

C. 达到最适前负荷后再增加负荷,肌肉收缩力不变

D. 最适前负荷使肌肉能产生最大的张力

E. 是影响骨骼肌收缩的主要因素之一

80. 关于后负荷的描述，正确的是

A. 在肌肉开始收缩前遇到的负荷

B. 能增加肌肉的初长度

C. 不阻碍收缩时肌肉的缩短

D. 后负荷与肌肉缩短速度呈正比关系

E. 后负荷越大肌肉做功越多

81. 骨骼肌的张力-速度曲线上，V_{max}是

A. 等张收缩时的最大缩短速度

B. 前负荷为零时的最大缩短速度

C. 等长收缩时的最大张力

D. 理论上无负荷时的最大缩短速度

E. 以上都不是

82. 肌张力最大的收缩是

A. 等长收缩 B. 等张收缩 C. 单收缩

D. 不完全强直收缩 E. 完全强直收缩

83. 后一个刺激落在前一个刺激引起收缩的舒张期内，所引起的复合收缩称为

A. 等长收缩 B. 等张收缩 C. 单收缩

D. 不完全强直收缩 E. 完全强直收缩

84. 短时间的一连串最大刺激作用于肌肉，当相继两次刺激间的时距小于绝对不应期，后一刺激则出现

A. 一连串单收缩 B. 一次单收缩

C. 无收缩反应 D. 不完全强直收缩

E. 完全强直收缩

85. 平滑肌中与Ca^{2+}结合并引起肌丝滑行的蛋白质是

A. 肌钙蛋白 B. 肌凝蛋白 C. 肌纤蛋白

D. 钙调蛋白 E. 原肌凝蛋白

86. 多单位平滑肌的主要特点是

A. 静息电位不稳定 B. 具有自律性

C. 不受外来神经的支配

D. 不受化学递质的影响

E. 各细胞活动时各自独立

87. 平滑肌细胞被刺激时，钙离子来自

A. 钙调蛋白 B. 肌钙蛋白 C. 肌浆网

D. 细胞外液 E. 肌浆网和细胞外液

88. 下列不是平滑肌的特性的是

A. 横桥激活的机制需要较长时间

B. 细肌丝中含有肌钙蛋白

C. 活动所受的调控多种多样

D. 肌浆网不发达

E. 肌丝结构不像骨骼肌那样整齐、规律和有序

B 型题

（89～93）

A. 极化 B. 去极化 C. 复极化

D. 超极化 E. 反极化

89. 安静时细胞膜外电位为正、膜内电位为负的稳定状态称为

90. 膜内电位负值（绝对值）加大，称为

91. 在动作电位产生过程中，膜内电位由负变正，使膜两侧电位的极性与原来的极化状态相反，称为

92. 在动作电位产生过程中，K^+外流引起

93. 细胞受刺激而兴奋时，膜内电位负值（绝对值）减小，称为

（94～99）

A. Na^+内流 B. Cl^-内流 C. Ca^{2+}内流

D. K^+内流 E. K^+外流

94. 静息电位形成的主要原因是

95. 骨骼肌细胞动作电位升支形成的原因是

96. 神经纤维动作电位升支形成的原因是

97. 骨骼肌细胞动作电位降支形成的原因是

98. 神经纤维动作电位降支形成的原因是

99. 动作电位到达运动神经末梢时引起

（100～102）

A. Na^+ B. K^+ C. HCO_3^- D. Ca^{2+} E. Cl^-

100. 神经细胞膜在静息时通透性最大的离子是

101. 神经细胞膜在受刺激而兴奋时通透性最大的离子是

102. 参与兴奋-收缩耦联的是

（103～106）

A. 绝对不应期 B. 相对不应期 C. 超常期

D. 低常期 E. 静息期

103. 兴奋性为零的时相是

104. 阈值最低的时相是

105. 神经纤维动作电位的锋电位相当于

106. 神经纤维动作电位的正后电位相当于

（107～110）

A. 单纯扩散 B. 易化扩散 C. 主动转运

D. 继发性主动转运　　E. 出胞作用
107. 人体内 O_2、CO_2和 NH_3进出细胞膜属于
108. 葡萄糖进入红细胞内属于
109. 安静时 K^+外流属于
110. 兴奋时 Na^+由细胞外进入细胞内属于
（111～115）
A. 四乙基铵　　B. 异搏定　　C. 河豚毒
D. 美洲箭毒　　E. 哇巴因
111. 钠通道的阻断剂是
112. 钾通道的阻断剂是
113. 钙通道的阻断剂是
114. 运动终板膜上的胆碱能神经递质受体阻断剂是
115. 钠泵的特异性抑制剂是
（116～120）
A. 一连串单收缩　　B. 一次单收缩
C. 无收缩反应　　D. 不完全强直收缩
E. 完全强直收缩
116. 当连续刺激的时距短于单收缩的收缩期时，肌肉出现
117. 当连续刺激的时距大于单收缩的时程时，肌肉出现
118. 肌肉受到一次阈下刺激时，出现
119. 肌肉受到一次阈上刺激时，出现
120. 正常体内骨骼肌收缩几乎都属于
（121～123）
A. 增大　　B. 减小　　C. 不变
D. 先增大后减小　E. 先减小后增大
121. 人为地增加离体神经纤维浸浴液中 K^+浓度，静息电位绝对值将
122. 人为地减少离体神经纤维浸浴液中 Na^+浓度，单根神经纤维动作电位的超射值将
123. 人为地增加细胞外液中 Na^+浓度时，单根神经纤维动作电位的幅度将会
（124～125）
A. 肌原纤维　　B. 肌节　　C. 明带
D. 暗带　　E. H 带
124. 肌肉收缩和舒张的最基本单位是
125. 肌肉收缩时，长度无变化的是

C 型题

（126～127）
A. 易化扩散　　B. 主动转运
C. 两者都是　　D. 两者都不是
126. Na^+通过细胞膜的方式是
127. CO_2从胞内出来
（128～130）
A. K^+平衡电位　　B. Na^+平衡电位
C. 两者都是　　D. 两者都不是
128. 神经元静息电位的数值接近于
129. 神经纤维动作电位的超射值接近
130. 终板电位相当于
（131～133）
A. 化学门控通道　　B. 电压门控通道
C. 两者都是　　D. 两者都不是
131. 骨骼肌细胞终板膜上的离子通道属于
132. 神经纤维膜上的钠通道属于
133. 内耳毛细胞膜上的离子通道属于
（134～137）
A. 等长收缩　　B. 等张收缩
C. 两者都是　　D. 两者都不是
134. 当后负荷大于肌肉收缩所产生的最大张力时，肌肉的收缩形式是
135. 心室肌在等容收缩期的收缩形式属于
136. 在正常机体内，骨骼肌的收缩形式有
137. 在中等程度后负荷时，肌肉开始缩短后即表现为
（138～141）
A. Ca^{2+}　　B. cAMP
C. 两者都是　　D. 两者都不是
138. 可以起第二信使作用的是
139. 和平滑肌细胞动作电位的产生有关的是
140. 能与肌钙蛋白结合的是
141. 能与钙调蛋白结合的是

X 型题

142. 细胞膜的功能有
A. 保护功能　B. 物质转运能力　C. “通讯”功能
D. “识别”功能　E. 兴奋功能
143. 前负荷对肌肉收缩的影响表现为
A. 前负荷在一定范围内加大时，肌肉张力随之加大
B. 前负荷加大超过最适前负荷时，肌肉张力随之减小
C. 最适前负荷可使肌肉产生最佳收缩效果，即最大肌张力
D. 前负荷加大到一定程度，肌肉收缩时的主动张力为零
E. 最适前负荷使肌肉处于最适初长度
144. 组成细肌丝的蛋白质有
A. 肌凝蛋白　B. 原肌凝蛋白　C. 肌动蛋白
D. 肌钙蛋白　E. 肌球蛋白
145. 细胞膜被动转运的特点是
A. 物质顺浓度差转运　B. 物质顺电位差转运
C. 不需要消耗能量
D. 一定要溶解在细胞膜中才能转

E. 由镶嵌在膜上的 ATP 酶活动完成
146. 刺激引起兴奋的条件包括
A. 刺激强度 B. 刺激持续的时间
C. 刺激种类 D. 刺激的次数
E. 刺激强度与时间变化率
147. 下列有关兴奋在同一细胞传导的叙述正确的是
A. 动作电位可沿细胞膜传播到整个细胞
B. 传导方式是通过产生局部电流刺激未兴奋部位，使之也出现动作电位
C. 在有髓纤维是跳跃式传导
D. 有髓纤维传导动作电位的速度比无髓纤维快
E. 动作电位的幅度随传导距离增加而减小
148. 兴奋-收缩耦联的步骤是
A. 兴奋通过横管传向细胞深处
B. 终末池 Ca^{2+}释放 C. Ca^{2+}触发肌丝滑行
D. 可激活 Na^{+}通道 E. 收缩蛋白结构变化
149. 属于 G 蛋白耦联受体的是
A. β 肾上腺素受体 B. 乙酰胆碱受体
C. 5-羟色胺受体 D. 嗅觉受体
E. α_2 肾上腺素受体
150. 细胞膜中与膜的流动性有关的因素有
A. 糖类 B. 蛋白质 C. 脂质的熔点
D. 不饱和脂肪酸 E. 胆固醇
151. 属于整合蛋白的膜蛋白有
A. 载体 B. 转运体 C. 离子泵
D. 离子通道 E. G 蛋白
152. 影响单纯扩散速度的因素有
A. 膜通道的激活 B. 物质的脂溶性
C. 膜对该物质的通透性 D. 物质分子量的大小
E. 膜两侧的浓度差
153. 属于继发性主动转运的是
A. 肾小管上皮细胞对葡萄糖的吸收
B. 肠上皮细胞由肠腔吸收氨基酸
C. O_2 的跨膜转运 D. 单胺类递质的再摄取
E. 甲状腺细胞的聚碘作用
154. 刺激参数有
A. 刺激伪迹 B. 阈电位 C. 刺激持续时间
D. 刺激强度 E. 刺激强度对于时间的变化率
155. 与静息电位形成有关的是
A. 胞内 K^{+}浓度高于胞外
B. 静息时膜对 K^{+}通透性大
C. K^{+}外流 D. 静息时膜对 Na^{+}的通透性极小
E. 胞内带负电荷的蛋白质不能透过膜外流
156. Ca^{2+}通过骨骼肌细胞肌浆网膜的方式有
A. 单纯扩散 B. 主动转运
C. 由通道介导的易化扩散
D. 由载体介导的易化扩散 E. 入胞
157. 细胞膜上的通道有
A. 化学门控通道 B. 电压门控通道
C. 机械门控通道 D. 渗透压门控通道
E. 细胞间通道
158. 属于通道介导的易化扩散的特点是
A. 高速度 B. 饱和现象 C. 有选择性
D. 竞争性抑制 E. 通道的开关有一定条件
159. 由载体介导的易化扩散的特点是
A. 有饱和性 B. 有结构特异性
C. 有电压依赖性 D. 有竞争性抑制
E. 与膜通道蛋白质有关
160. 主动转运的特点是
A. 直接分解 ATP 为能量来源
B. 逆电-化学梯度进行
C. 有转运体蛋白的参与
D. 有泵蛋白的参与
E. 有载体蛋白的参与
161. 细胞膜上钠泵活动的意义有
A. 维持细胞外液高钠 B. 维持细胞内液高钾
C. 维持细胞的正常体积 D. 维持组织的兴奋性
E. 建立势能储备，供细胞其他耗能过程利用
162. 下列关于 ACh 门控通道的描述，正确的是
A. 是一种结构为 α2βγδ 的梅花状通道样结构
B. 每个亚单位的肽链都要反复贯穿膜四次
C. 与电压门控通道分子结构类似
D. ACh 的结合位点在 α 亚单位上
E. 激活时直接引起跨膜离子流动
163. 下列可以作为第二信使的物质有
A. 甲状腺激素 B. 三磷酸肌醇（IP_3）
C. 二酰甘油（DG） D. 磷脂酶 C E. 胰岛素
164. 下列中能使神经纤维产生动作电位的刺激有
A. 阈下刺激的总和 B. 阈上刺激
C. 任何强度的刺激 D. 单个阈下刺激
E. 阈刺激
165. 动作电位的“全或无”特点表现在
A. 刺激太小时不能引发 B. 可以总和
C. 不衰减性传导 D. 兴奋节律不变
E. 一旦产生即达到最大
166. 兴奋性是指
A. 活的组织或细胞对外界刺激发生反应的能力
B. 活的组织或细胞对外界刺激发生反应的过程
C. 细胞在受刺激时产生动作电位的能力
D. 细胞在受刺激时产生动作电位的过程
E. 动作电位就是兴奋性
167. 下列属于可兴奋细胞的是

A. 肌细胞　B. 神经细胞　C. 骨细胞
D. 血细胞　E. 腺细胞
168. Na^+通道的特点是
A. 去极化程度越大，其开放的概率也越大
B. 开放和关闭非常快
C. 有激活、失活和备用三种状态
D. 是化学门控性的
E. 能被河豚毒阻断
169. 关于神经纤维的静息电位，正确的是
A. 它是膜外为正、膜内为负的电位
B. 相当于钾离子的平衡电位
C. 在不同的细胞，大小是一样的
D. 它是个变化的电位
E. 相当于钠离子的平衡电位
170. 神经纤维动作电位的组成包括
A. 峰电位　B. 终板电位　C. 负后电位
D. 正后电位　E. 超射值
171. 神经纤维峰电位的形成机制，正确的是
A. 上升支由 K^+内流引起
B. 上升支由 Na^+内流引起
C. 下降支由 K^+外流引起
D. 下降支由 Na^+外流引起
E. 下降支由 Cl^-外流引起
172. 关于可兴奋细胞动作电位的描述,错误的是
A. 动作电位是细胞受刺激时出现的快速而不可逆的电位变化
B. 在动作电位的去极相，膜电位由内正外负变为内负外正
C. 单向传导
D. 动作电位的传导距离随刺激强度的大小而改变
E. 不同的细胞，动作电位的幅值都相同
173. 有髓神经纤维的传导特点是
A. 耗能多　B. 传导速度快　C. 衰减性传导
D. 跳跃式传导　E. 离子跨膜移动总数多
174. 关于动作电位的引起，正确的是
A. 能够使膜的静息电位去极化达到阈电位的外加刺激称为阈刺激
B. 能进一步诱发动作电位的去极化的临界值，称为阈电位
C. 阈刺激和阈电位是用来描述动作电位产生条件的重要概念
D. 阈刺激和阈电位对动作电位的产生只起触发作用
E. 动作电位的幅度与刺激的强度无关
175. 局部兴奋的特点是
A. 不是“全或无”式的　B. 没有不应期
C. 不发生叠加　D. 电紧张性扩布
E. 幅度不因传导距离增加而减小
176. 骨骼肌收缩时，长度发生变化的是
A. 明带　B. 暗带　C. H 带
D. 肌小节　E. 肌原纤维
177. 神经-骨骼肌接头处兴奋传递的特点是
A. 单向传递　B. 时间延搁　C. 1 对 1 的关系
D. 易受环境因素影响　E. 不受药物的影响
178. 关于骨骼肌细胞的兴奋-收缩耦联过程的描述，正确的是
A. 结构基础是肌管系统
B. Ca^{2+}发挥着关键的作用
C. 电兴奋通过纵管系统传向肌细胞深处
D. 横管系统对 Ca^{2+}的贮存、释放和再聚积
E. 三联管结构处的信息传递
179. 骨骼肌的肌丝分子中包括
A. 肌凝蛋白　B. 肌纤蛋白　C. 肌钙蛋白
D. 原肌凝蛋白　E. 钙调蛋白
180. 横桥的特性是
A. 在一定条件下，可以和肌纤蛋白分子呈可逆性的结合
B. 在一定条件下，可以和原肌凝蛋白分子呈可逆性的结合
C. 具有 ATP 酶的作用，可以分解 ATP 而获得能量
D. 与肌浆中 Ca^{2+}有很大的亲和力
E. 负责传递信息给原肌凝蛋白
181. 关于肌丝滑行的叙述，正确的是
A. 在横桥循环的过程中，细肌丝不断向暗带中央移动
B. 肌丝滑行若由于肌肉的负荷而受阻，则会产生张力
C. 横桥循环在一个肌小节中是非同步的进行的
D. 横桥循环在整个肌肉中是同步的进行的
E. 横桥循环的进行速率是决定肌肉缩短程度等的一个关键因素
182. 神经递质的释放是
A. 通过出胞作用　B. 需要消耗能量
C. 需要 Ca^{2+}参与　D. 需要 Mg^{2+}参与
E. 通常呈量子式释放
183. 影响骨骼肌收缩的主要因素是
A. 肌肉收缩前已存在的负荷
B. 在肌肉开始收缩时才能遇到的负荷
C. 肌肉内部功能状态
D. 细胞外液钙离子的浓度
E. 钙调蛋白的特性
184. 关于微终板电位的叙述，错误的是
A. 不表现“全或无”特性　B. 无不应期
C. 是个别囊泡的自发释放在终板膜上引起的微

小的电变化
D. 是大量囊泡的自发释放在终板膜上引起的较大的电变化
E. 是神经末梢单个动作电位引起的终板膜上的电变化
185. 骨骼肌兴奋-收缩耦联包括
A. 电兴奋通过横管系统传向肌细胞的内部
B. 三联管结构处的信息传递
C. 肌浆网中的 Ca^{2+}释放入胞浆
D. 胞浆中 Ca^{2+}升高，触发肌丝滑行
E. Ca^{2+}由胞浆向肌浆网的再聚集
186. 对胆碱酯酶有选择性抑制作用的物质是
A. 新斯的明 B. 有机磷农药 C. 乙酰胆碱
D. 美洲箭毒 E. 银环蛇毒
187. 下列关于骨骼肌收缩机制，正确的是
A. 肌小节缩短 B. Ca^{2+}与横桥结合
C. 细肌丝向粗肌丝滑行
D. 横桥与肌纤蛋白结合
E. 引起兴奋-收缩耦联的离子是 Ca^{2+}
188. 关于前负荷的描述，正确的是
A. 指肌肉收缩时遇到的负荷
B. 使肌肉在收缩前就处于某种被拉长的状态
C. 达到最适前负荷后再增加负荷，肌肉收缩力不变
D. 最适前负荷使肌肉能产生最大的张力
E. 是影响骨骼肌收缩的主要因素
189. 关于后负荷的描述，正确的是
A. 在肌肉开始收缩前遇到的负荷
B. 不能增加肌肉的初长度
C. 不阻碍收缩时肌肉的缩短
D. 后负荷与肌肉缩短速度呈反比关系
E. 适度后负荷做功最佳
190. 能影响肌肉收缩能力的因素是
A. 钙离子 B. 肾上腺素 C. 缺氧
D. 酸中毒 E. 咖啡因
191. 当连续的阈上刺激的时距小于单收缩的时程时，可能出现
A. 无收缩反应 B. 一次单收缩
C. 一连串单收缩 D. 不完全强直收缩
E. 完全强直收缩
192. 肌肉中能与 Ca^{2+}结合并引起肌丝滑行的蛋白质是
A. 肌钙蛋白 B. 肌凝蛋白 C. 肌纤蛋白
D. 钙调蛋白 E. 原肌凝蛋白
193. 平滑肌细胞被刺激时，钙离子来自
A. 肌浆网 B. 钙调蛋白 C. 肌钙蛋白
D. 细胞外液 E. 细胞内液
194. 内脏平滑肌的特性有
A. 不含肌钙蛋白 B. 有自律性
C. 对电刺激不敏感 D. 静息电位不稳定
E. 支配平滑肌的外来神经有曲张体

四、问答题

1. 物质跨细胞膜转运的类型有几种？各自有什么特点？
2. 试述动作电位上升支、下降支、负后电位和正后电位的产生过程。
3. 在测定可兴奋细胞动作电位的过程中，试设计两种实验来验证动作电位去极相是 Na^+内流引起的？
4. 什么是跨膜信号转导？简要说明跨膜信号转导的主要途径及其主要环节。
5. 试述细胞兴奋后兴奋性变化的周期及特点。
6. 试比较阈刺激、阈强度与阈电位之间的关系。
7. 试述神经-肌肉接头处兴奋的传递过程。
8. 试述影响横纹肌收缩效能的因素。

【参 考 答 案】

一、名词解释

1. 单纯扩散：指物质从质膜的高浓度一侧通过脂质分子间隙向低浓度进行的跨膜扩散，称为单纯扩散。
2. 易化扩散：在膜蛋白的帮助（或介导）下，非脂溶性的小分子物质或带电离子顺浓度梯度和（或）电位梯度进行的跨膜转运，称为易化扩散。
3. 离子通道：细胞内外液中的带电离子，如 Na^+、Cl^-等离子的跨膜转运必须通过镶嵌在脂质双分子层膜中的蛋白质上的水相孔道才能进行扩散，这种能使离子跨膜进行转运的蛋白质孔道称为离子通道。
4. 主动转运：某些物质在膜蛋白的帮助下，由细胞代谢供能而进行的逆浓度梯度和（或）电位梯度跨膜转运，称为主动转运，是人体最重要的物质转运形式。
5. 钠泵：又叫钠-钾泵，是存在于细胞膜上、具有 Na^+-K^+依赖式 ATP 酶活性的一种特殊蛋白质。能将某种物质的分子或离子逆电化学梯度跨膜转运。
6. 继发性主动转运：有些物质主动转运所需的驱动力并不是直接来自 ATP 的分解，而是利用原发性主动转运所形成的某些离子的浓度梯度，在这些离子顺浓度梯度扩散的同时使其他物质逆浓度梯度和（或）电位梯度跨膜转运，称为继发性主动转运，或简称联合转运。
7. 出胞：指胞质内的大分子物质以分泌囊泡的形

式排出细胞的过程，称为出胞。

8. 入胞：细胞外大分子物质或物质团块如细菌、死亡细胞和细胞碎片等被细胞膜包裹后以囊泡的形式进入细胞的过程，称为入胞。

9. 跨膜信号转导：生物活性物质（激素、神经递质和细胞因子等）通过受体或离子通道的作用而激活或抑制细胞供能的过程，即信号从细胞外转入细胞内的过程，这一过程称为跨膜信号转导。

10. G 蛋白：是耦联膜受体和蛋白效应器的膜蛋白。

11. 受体：是指细胞中具有接受和转导信息功能的蛋白质。

12. 电压门控通道：指由所在膜两侧跨膜电位的改变决定其开闭的通道蛋白质。

13. 化学门控通道：是指由某种特定化学物质决定其开闭的通道蛋白质。

14. 总和：局部反应没有不应期，而且只能持续短暂时间，因而几个阈下刺激引起的局部反应可以叠加起来，称为总和。包括时间和空间总和。

15. 第二信使：是指配体作用于细胞膜后产生的细胞内信号分子。

16. 配体：细胞外的信号物质统称为配体。

17. 兴奋性：细胞接受刺激时产生动作电位的能力，称为兴奋性。

18. 静息电位：细胞处于安静状态（未受刺激）时存在于细胞膜内外两侧的电位差，称为跨膜静息电位，简称静息电位。

19. 动作电位：膜受刺激后在原有的静息电位基础上发生的一次膜两侧电位的快速的倒转和复原，称为动作电位。

20. 阈强度：在刺激的持续时间以及刺激强度对时间的变化率不变的情况下，刚能引起细胞兴奋或产生动作电位的最小刺激强度，称为阈强度。

21. 阈电位：在一段膜上能够诱发去极化和 Na^+ 通道开放之间出现再生性循环的膜内去极化的临界值，称为阈电位，这是用膜本身去极化的临界值来描述动作电位产生条件的一个重要概念。

22. 绝对不应期：在组织细胞受到刺激发生兴奋后的一个较短时间内，无论给予多么强大的刺激，都不能产生新的兴奋的时期称为绝对不应期。此期组织细胞兴奋性为零。

23. 相对不应期：在绝对不应期之后，组织的兴奋性有所恢复，用较强的刺激可使组织细胞产生新的兴奋，这一时期称为相对不应期，此期兴奋性小于正常。

24. 兴奋-收缩耦联：将以膜的电变化为特征的电兴奋过程和以肌纤维机械变化为基础的收缩过程联系起来的中间机制，称为兴奋-收缩耦联。

25. 等长收缩：肌肉收缩时只有张力的增加而无长度的缩短，称为等长收缩。

26. 第张收缩：肌肉收缩时只有长度的缩短而张力保持不变，称为等张收缩。

27. 单收缩：骨骼肌受到一次刺激，先是产生一次动作电位，随后会出现一次机械收缩，称为单收缩。

28. 不完全强直收缩：每次新的收缩都出现在前次收缩的舒张期过程中，表现为锯齿形的收缩曲线，称为不完全强直收缩。

29. 完全强直收缩：刺激频率更高时，每次新的收缩都出现在前次收缩的收缩期过程中，称为完全强直收缩。

30. 前负荷：肌肉收缩前已承受的负荷，称为前负荷。

31. 初长度：前负荷使肌肉在收缩前就处于某种被拉长的状态，使其具有一定的长度，称为初长度。

32. 后负荷：在肌肉开始收缩时才遇到的负荷或承受的阻力，称为后负荷。

33. 肌肉收缩能力：可以影响肌肉收缩效果的肌肉内部功能状态，称为肌肉收缩能力。

34. 横桥周期：骨骼肌细胞收缩时，横桥和肌动蛋白结合、摆动、复位和再结合的过程，称为横桥周期。

35. 终板电位：在乙酰胆碱作用下，终板膜静息电位绝对值减小，这一去极化的电位变化，称为终板电位。

36. 量子式释放：每个囊泡中储存的 ACh 量通常是相当恒定的，释放时是通过出胞作用，以囊泡为单位倾囊释放，称为量子式释放。

37. 极化：细胞处于静息电位时，膜内电位较膜外电位为负，这种膜内为负，膜外为正的状态称为膜的极化。

38. 超极化：当静息时膜内外电位差的数值向膜内负值加大的方向变化时，称为膜的超极化。

39. 去极化：当静息时膜内外电位差的数值向膜内负值减小的方向变化时，称为膜的去极化或除极化。

40. 复极化：细胞先发生去极化，然后再向正常安静时膜内所处的负值恢复，称复极化。

41. 峰电位：在神经纤维上，其主要部分一般在 0.5～2.0ms 内完成，表现为一次短促而尖锐的脉冲样变化，称为峰电位。

42. 局部兴奋：当刺激强度小于阈值时，虽然不能引起动作电位，但可使受刺激局部的细胞膜对 Na^+ 的通透性增高，膜的静息电位轻度减小。由于这种电变化较小，只限于受刺激局部的细胞膜而不能向远处传播，故被称为局部兴奋。

43. 电紧张性扩布：当膜的某一部分出现局部去极化后可向周围短距离扩布，并随扩布距离增加而衰减乃至消失，这种扩布称为电紧张性扩布。

二、填空题

1. 阈值
2. 神经细胞　肌细胞　部分腺细胞　静息动作
3. 主动转运　被动转运
4. 不具有“全或无”的特点　衰减性传导　无不应期
5. 液　双　蛋白质　低　愈高
6. ATP 酶　Na^+　K^+　3 分子 Na^+　2 分子 K^+
7. 浓度差　载体数量
8. 继发性主动转运
9. 主动转运　逆
10. 局部电流
11. 减弱　增多
12. G 蛋白耦联受体介导的信号转导　酶联型受体介导的信号转导　离子通道型受体介导的信号转导
13. 离子通道型受体介导的信号转导
14. 结构特异性　饱和现象　竞争性抑制
15. 同向转运　反向转运　转运体
16. 电压门控通道　配体门控通道　机械门控通道
17. 备用　激活　失活
18. 降低
19. 产生动作电位
20. 效应器酶　膜离子通道　膜转运蛋白
21. 环-磷酸腺苷（cAMP）　三磷酸肌醇（IP_3）　二酰甘油（DG）　环-磷酸鸟苷（cGMP）　Ca^{2+}
22. K^+　K^+
23. 离子　通透性
24. 神经-肌接头　ACh　N_2 型-ACh　局部
25. 正比　最适初长度　最适前负荷
26. 阈电位　钠通道　上升支
27. Na^+　K^+　Cl^-　有机负离子（A^-）
28. 静息电位
29. 锋电位后电位
30. 主动转运　ATP
31. 静息状态　电位差
32. Na^+　K^+
33. 双　不变
34. 快　跳跃式传导
35. 肌节　不变　缩短　缩短
36. 10～20mV
37. 减小
38. 运动神经末梢　收缩
39. 肌动蛋白　ATP 酶
40. 等长收缩
41. Ca^{2+}　Ca^{2+}
42. 前负荷　初长度
43. 激活　失活　备用
44. 出胞　入胞
45. 胆碱酯酶水解
46. N_2 型-ACh 受体　胆碱酯酶

三、选择题

A 型题

1. A	2. E	3. E	4. B	5. D
6. B	7. E	8. B	9. B	10. E
11. C	12. B	13. B	14. D	15. B
16. A	17. A	18. D	19. C	20. D
21. C	22. A	23. B	24. C	25. E
26. E	27. B	28. B	29. E	30. C
31. D	32. D	33. B	34. A	35. D
36. D	37. E	38. B	39. C	40. E
41. C	42. B	43. A	44. D	45. D
46. B	47. C	48. C	49. D	50. C
51. E	52. C	53. A	54. B	55. C
56. B	57. E	58. B	59. C	60. B
61. E	62. D	63. B	64. C	65. A
66. D	67. B	68. C	69. B	70. D
71. C	72. C	73. C	74. B	75. E
76. B	77. A	78. B	79. C	80. E
81. D	82. E	83. D	84. C	85. D
86. E	87. E	88. B		

B 型题

89. A	90. D	91. E	92. C	93. B
94. E	95. A	96 A	97. E	98. E
99. C	100. B	101. A	102. D	103. A
104. C	105. A	106. D	107. A	108. D
109. B	110. B	111. C	112. A	113. B
114. D	115. E	116. E	117. A	118. C
119. B	120. E	121. B	122. B	123. A
124. B	125. D			

C 型题

126. C	127. D	128. A	129. B	130. D
131. A	132. B	133. D	134. A	135. A
136. C	137. B	138. C	139. A	140. A
141. A				

X 型题

142. ABCDE	143. ABCDE	144. BCD
145. ABC	146. ABE	147. ABCD
148. ABC	149. ABCDE	150. BCDE

151. ABCD 152. BCDE 153. ABDE
154. CDE 155. ABCDE 156. BC
157. ABCDE 158. ACE 159. ABD
160. ABCD 161. ABCDE 162. ABCDE
163. BC 164. ABE 165. ACE
166. AC 167. ABE 168. ABCE
169. AB 170. ACD 171. BC
172. ABCDE 173. BD 174. ABCDE
175. ABD 176. ACDE 177. ABCD
178. ABE 179. ABCD 180. AC
181. ABCE 182. ABCE 183. ABC
184. DE 185. ABCD 186. AB
187. ACDE 188. BDE 189. BDE
190. ABCDE 191. DE 192. AD
193. AD 194. ABCDE

四、问答题

1. 细胞膜常见的跨膜物质转运形式有：

(1)单纯扩散：指脂溶性小分子物质直接穿越脂质双分子层从高浓度一侧向低浓度一侧的物质转运活动，如：O_2、CO_2等。特点：①被动转运不需要机体主动消耗能量；②只有脂溶性小分子物质才能以这种方式跨膜转运。

(2)易化扩散：不溶于脂质或脂溶性很小的物质，如葡萄糖、氨基酸等在膜上特殊蛋白质的帮助下顺电-化学梯度的跨膜转运。特点：①与单纯扩散一样，均属于被动转运；②需要膜蛋白的帮助。

(3)原发性主动转运：细胞直接利用代谢产生的能量将物质逆浓度梯度和(或)电位梯度转运的过程。是人体最重要的物质转运形式。特点：①需要机体主动消耗能量；②由膜上的离子泵帮忙物质跨膜转运。例如钠泵、钙泵等。

(4)继发性主动转运：物质主动转运所需的驱动力不直接来自 ATP 的分解，而是利用原发性主动转运所形成的某种离子的浓度梯度，在这些离子顺浓度梯度扩散的同时使其他物质逆浓度梯度和(或)电位梯度跨膜转运。如肠上皮细胞、肾小管上皮细胞吸收葡萄糖等。特点：与原发性主动转运不同的是这种物质转运不是直接利用分解 ATP 释放的能量，而是利用来自膜外 Na^+ 的高势能进行的。

(5)出胞与入胞：物质以囊泡的形式进出细胞叫入胞或出胞。特点：①出胞与入胞均是耗能过程；②是大分子物质、物质团块、细菌或细胞碎片等进出细胞的主要方式。

2. 上升支：可兴奋细胞受到阈刺激或阈上刺激，电压门控性钠离子通道开放并形成正反馈激活的内向钠离子流，从而形成动作电位的上升支，当达到钠离子的平衡电位时即到达上升支顶点。

下降支：峰电位水平钠通道迅速失活关闭，而钾通道激活开放形成外向钾电流，从而形成复极化的动作电位下降支。

负后电位：复极化早期快速的钾离子外流导致大量钾离子堆积在细胞膜外侧，对钾离子的进一步外流形成机械堵塞作用，复极化速度减慢形成负后电位的部分。

正后电位：膜电位复极化至静息电位水平后，钠泵开始恢复离子平衡。由于钠泵对钠、钾离子的不对等转运使得膜电位产生轻微的超极化形成正后电位。当细胞内外离子重新恢复正常水平后膜电位再次稳定在静息电位。

3. 方法一：细胞外液加入 Na^+通道的阻断剂河豚毒，给予去极化刺激若不能产生动作电位去极相，则证明动作电位去极相是钠离子内流引起的。

方法二：将细胞外液的 Na^+全部用其他带一价正电荷的离子取代，给予去极化刺激若不能产生动作电位去极相，则证明动作电位去极相是钠离子内流引起的。

4. 不同形式的外来信号作用于细胞时，通常并不进入细胞或直接影响细胞内过程，而是作用于细胞膜表面，通过引起膜结构中一种或数种特殊蛋白质分子的变构作用，将外界环境变化的信息以新的信号形式传递到膜内，再引发被作用细胞即靶细胞相应的功能改变，包括细胞出现电反应或其他功能改变。此过程称为跨膜信号转导或跨膜信号传递。其方式主要有：①G 蛋白耦联受体介导的信号转导，特点是效应出现较慢、反应较灵敏、作用较广泛。②离子通道介导的信号转导，根据通道蛋白质感受外来刺激信号的不同，可将之分为：化学门控通道、电压门控通道和机械门控通道。此三种通道蛋白质使不同细胞对外界相应的刺激起反应，完成跨膜信号转导。特点是速度快、出现反应的位点较局限。③酶耦联受体介导的信号转导，与前面不同的是其没有 G 蛋白参与，受体分子的胞质侧自身具有酶的活性。其中较重要的有酪氨酸激酶受体和鸟苷酸环化酶受体两类。

5. 细胞在一次兴奋及恢复过程中，兴奋性发生周期性变化，主要包括：①绝对不应期：相当于动作电位的锋电位时期。此期兴奋性为零，在此期内任何刺激均不能使细胞产生兴奋。②相对不应期：相当于负后电位的前半时期。此期兴奋性较正常低，阈上刺激可引起细胞产生兴奋。③超常期：相当于负后电位的后半时期。此期兴奋性超过正常，因而阈下刺激可引起细胞产生兴奋。

④低常期：相当于正后电位时期。此期兴奋性低于正常，需较强的刺激才能引起细胞兴奋。时间过了低常期，兴奋性则恢复正常。

6. 阈强度：指刺激的持续时间和强度对时间变化率固定不变时，能使细胞产生动作电位的最小刺激强度。

阈刺激：指刺激的强度值等于阈强度的一种刺激。

阈电位，指在刺激的作用下膜电位去极化至能触发钠通道正反馈激活并诱发动作电位的临界膜电位。

关系：阈刺激的强度值刚好等于阈强度，只有刺激强度等于或大于阈强度的阈刺激或阈上刺激才能触发细胞膜去极化达到阈电位并产生动作电位。

7. 动作电位到达运动神经元末梢→接头前膜去极化→电压门控性钙离子通道开放→钙离子进入运动神经元末梢→突触囊泡向接头前膜移动、靠近并融合，以出胞的形式释放 ACh 至接头间隙→ACh 在接头间隙扩散并作用于接头后膜的 N_2 型乙酰胆碱受体阳离子通道→终板膜对 Na^+、K^+通透性增加→终板膜去极化并产生终板电位→终板电位扩散至邻近骨骼肌细胞膜，激活电压门控钠通道→骨骼肌细胞动作电位。

8. 前负荷：肌肉收缩前即加在肌肉的负荷称为前负荷，前负荷影响肌肉收缩的初长度，继而影响肌肉收缩的强度。在一定范围内，前负荷增加，肌肉初长度也增加，肌肉作等长收缩时所产生的张力增大。最适前负荷时肌肉作等长收缩时所产生的张力可达最大；大于或小于最适前负荷，肌肉不处于最佳收缩状态，收缩产生张力都会减小。

后负荷：肌肉开始收缩时才遇到的负荷称为后负荷，后负荷不影响肌肉的初长度，但阻碍肌肉收缩时的缩短。后负荷逐渐增加时，后负荷越大，肌肉收缩最后达到的张力也越大，但开始出现缩短的时间也越晚，缩短的速度和缩短的长度也越小。当后负荷增加到或超过某一数值时，肌肉完全不能缩短，即缩短的速度和长度都减小到零，但肌肉所产生的张力却达到最大，这时的收缩仅有等长收缩而无等张收缩。

肌肉收缩能力：指与前负荷和后负荷无关的能影响肌肉收缩效能的内在特性。兴奋-收缩耦联过程中胞质内钙离子浓度越高收缩越强、肌丝滑行 ATP 酶活性越高收缩越强。

（申晶晶）

第三章　血　液

【目 的 要 求】

1. 掌握　①血液的理化特性；血小板生理。②生理性止血的基本过程；血液凝固。

2. 熟悉　①血液的组成。②血量。③红细胞生理。

3. 了解　①红细胞生成；白细胞生理。②血型与输血原则

【教 材 精 要】

第一节　血液的组成和理化特性

一、血液的基本组成和血量

（一）基本组成

- 血液
  - 血浆
    - 水分
    - 固体物
      - 血浆蛋白
        - 白蛋白
        - 球蛋白
        - 纤维蛋白原
      - 无机盐
      - 脂质
      - 其他
  - 血细胞
    - 红细胞
    - 白细胞
    - 血小板

（二）血量

正常人的血量约占体重的7%～8%，即70～80ml/kg。

- 血量
  - 循环血量——完成血液功能
  - 储存血量——补充作用

失血量：＜总量的10%，能被储存血量补充。＜总量的20%，出现一系列代偿不足的临床表现。＜总量的30%，不及时抢救将危及生命。

二、血液的理化特性——血浆渗透压

- 血浆渗透压
  - 晶体渗透压:组成——血浆中的电解质
    作用——调节血细胞膜内外水分布
    维持红细胞的形态与功能
  - 胶体渗透压:组成——血浆蛋白,特别是白蛋白
    作用——调节毛细血管壁内外水平衡,维持血量

第二节　血细胞生理

细胞生理

（一）红细胞的悬浮稳定性

1. 定义　指红细胞能均匀悬浮于血浆中而不易下沉的特性。

2. 产生的原因　①红细胞双凹形态使表面积与溶质的比值增大。②红细胞表面带负电荷，能防止发生叠连。

3. 衡量指标　血细胞沉降率（血沉）。

4. 正常值　男＜15mm/h，女＜20mm/h。

沉降率越大表示悬浮稳定性越差，红细胞容易发生叠连。

（二）影响沉降的因素：血浆（尤其是血浆蛋白）的成分

1. 血浆球蛋白、纤维蛋白原和胆固醇含量增多使血沉加快。

2. 血浆白蛋白、卵磷脂含量增多使血沉减慢。

第三节　生理性止血

止血的定义：小血管破裂，血液外流到停止外流的过程。

正常出血时间1～3分钟。

一、血小板的生理特性

（一）黏附

血小板与非血小板表面（血管内膜）发生的黏着现象。

（二）聚集

主要由ADP诱导，分为两个时相。

1. 第一时相聚集——主要由低浓度的ADP引起，属可逆性聚集。

2. 第二时相聚集——由内源性高浓度的ADP引起，属不可逆性聚集。

（三）释放

释放的物质包括：ADP，5-HT，Ca^{2+}，血小板磷脂（PL）。

二、血小板在止血中的作用

止血的基本过程

1. 局部破损血管的收缩——减小破口，减少

出血。

2. 止血栓的形成——暂时堵住破口，达到初步止血。

血凝块的形成——牢固堵住破口，使其完全止血。

三、血凝与抗凝

（一）血凝

血液由液体状态变为胶体状态的过程。

1. 正常的凝血时间 3～12 分钟，共有凝血因子 12 种。

2. 提示 ①除Ⅳ因子外，其余均为蛋白质，且大多数为蛋白酶原，需激活方可参与反应。②除Ⅲ因子外，其余均存在于血浆中。并且多数由肝脏合成，其中因子Ⅲ、Ⅶ、Ⅸ、Ⅹ合成需要维生素 K 参与。③PL 虽不属凝血因子，但为凝血反应的发生提供必需的场所。

3. 基本过程 ①凝血酶原激活物的形成。②凝血酶原变成凝血酶。③纤维蛋白原降解为纤维蛋白。

4. 内外源凝血途径的不同点 见表 3-1。

表 3-1 内外源凝血途径的不同点

	内源性凝血	外源性凝血
始动因子	胶原纤维等激活因子Ⅻ	组织损伤产生因子Ⅲ
参与反应步骤	较多	较少
产生凝血速度	较慢	较快
发生条件	血管损伤或试管内凝血	组织损伤

（二）抗凝

1. 体外抗凝——抽去钙

柠檬酸钠＋血钙 → 柠檬酸钙(沉淀)＋钠

草酸钾＋血钙 → 草酸钙(沉淀)＋钾

2. 体内抗凝——内源性抗凝物

（1）抗凝血酶Ⅲ：本质为丝氨酸蛋白酶抑制物。

（2）肝素：由肥大细胞释放，能抑制Ⅱ和Ⅸ的激活。

（3）蛋白质 C 的作用：①使Ⅴa、Ⅷa 灭活；②阻止凝血酶原激活物的形成；③促进纤维蛋白溶解。

（4）组织因子抑制物（TFPI）的作用：①抑制Ⅹ因子活化；②灭活Ⅶ因子。

四、纤维蛋白溶解

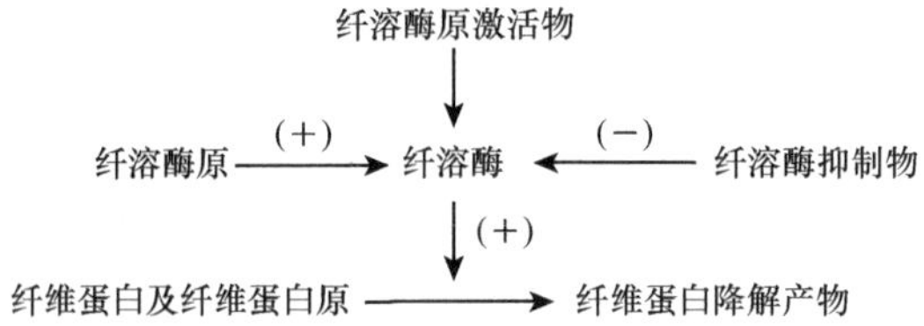

纤溶酶原激活物：
- 组织型激活物——由内皮细胞和各种组织细胞合成释放
- 与凝血因子有关的激活物——包括Ⅻa和激肽释放酶

【强化训练题】

一、名词解释

1. 血浆晶体渗透压（plasma crystal osmotic pressure）
2. 血浆胶体渗透压（plasma colloid osmotic pressure）
3. 红细胞悬浮稳定性（suspension stability）
4. 红细胞沉降率（erythrocyte sedimentation rate，ESR）
5. 生理性止血（physiological hemostasis）
6. 血小板聚集（platelet aggregation）
7. 血小板释放（platelet release）
8. 血液凝固（blood coagulation）
9. 内源性凝血途径（intrinsic pathway）
10. 外源性凝血途径（extrinsic pathway）
11. 血型（blood group）
12. 红细胞凝集（agglutination）
13. 凝集素（agglutinin）

二、填空题

1. 细胞外液包括______和______。血液由______和______组成。
2. 正常人的血细胞比容是：成年男性为______，成年女性为______。
3. 正常成年人的血液总量约相当于体重的______。
4. 血浆蛋白有多种，用盐析法可将其分为______、______和______ 3类，其中______是形成血浆胶体渗透压最重要的成分。
5. 全血的比重______。
6. 血的黏度主要取决于______，血浆的黏度主要取决于______的量。
7. 血浆渗透压约为______，其中形成血浆晶体渗透压的主要是______，形成血浆胶体渗透压的主要是______，血浆渗透压大小主要取决于______。
8. 常人血浆 pH 约为______，主要取决于______的比值。
9. ______是血液中数量最多的血细胞，我国成年男性为______，女性为______。
10. 关于红细胞沉降率，正常男性为______，女性为______。
11. 甲、乙、丙型血友病分别缺乏______、______和______凝血因子。
12. 体内的生理性抗凝物质可分为______、______和______三类。
13. 纤溶可分为______、______两个基本阶段。
14. 机体制造红细胞最重要的原料有______、______、______和______。
15. 纤溶酶能水解______或______。
16. 在 ABO 血型系统中，红细胞膜上有两种不同的凝集原，即______和______。
17. 血浆与血清的主要区别是______。

三、选择题

A 型题

1. 血细胞比容是指血细胞
A. 管容积之比　　B. 与血浆容积之比
C. 与所有血细胞容积之比
D. 在血液中所占的容积百分比
E. 与白细胞容积之比
2. 体重为 60 千克的正常人，其血量约为
A. 2.5L　B. 3.5L　C. 4.2～4.8L　D. 6L　E. 7L
3. 全血的比重主要决定于
A. 血浆蛋白含量　　B. 渗透压的高低
C. 红细胞数量　　D. 白细胞数量
E. 纤维蛋白的含量
4. 全血的黏度主要取决于
A. 血浆蛋白含量　　B. 血细胞的比容
C. 白细胞数量　　D. 红细胞的叠连
E. 纤维蛋白的含量
5. 构成血浆胶体渗透压的主要物质是
A. 白蛋白　B. α_1-球蛋白　C. α_2-球蛋白
D. γ-球蛋白　E. 纤维蛋白原
6. 关于血浆渗透压的叙述，错误的是
A. 血浆渗透压约为 300mmol/L
B. 血浆渗透压包括胶体渗透压和晶体渗透压
C. 晶体渗透压大于胶体渗透压
D. 血浆渗透压与 0.85%NaCl 和 0.5%葡萄糖溶液的渗透压相等
E. 血浆与组织液中的晶体渗透压相等
7. 产生促红细胞生成素的主要器官是
A. 肝脏　B. 肺　C. 肾脏　D. 骨髓　E. 脾脏
8. 血浆胶体渗透压的生理作用是
A. 调节血管内外水的平衡
B. 调节细胞内外水的平衡
C. 维持细胞正常体积
D. 维持细胞正常形态
E. 决定血浆总渗透压
9. 血浆 pH 主要取决于
A. $KHCO_3/H_2CO_3$缓冲对
B. K_2HPO_4/KH_2PO_4缓冲对
C. $NaHCO_3/H_2CO_3$缓冲对
D. 蛋白质钾盐/血红蛋白
E. 蛋白质钠盐/蛋白质
10. 胚胎时期，人的造血组织主要是
A. 肝脏　　B. 肝脏、脾脏
C. 脊椎骨、髂骨、肋骨、胸骨、颅骨及长骨近端骨骺处骨髓
D. 所有骨髓腔的骨髓　E. 肝脏和骨髓
11. 各种血细胞均起源于骨髓中的
A. 集落形成单位　　B. 造血干细胞
C. 前体细胞　　D. 定向祖细胞
E. 红系祖细胞
12. 红细胞渗透脆性是指
A. 红细胞相互撞击破裂的特性
B. 红细胞耐受机械撞击的能力
C. 红细胞在低渗盐溶液发生膨胀破裂的特性
D. 红细胞在高渗盐溶液发生膨胀破裂的特性
E. 红细胞在生理盐溶液中发生膨胀破裂的特性
13. 红细胞的主要功能是
A. 缓冲血液中的酸碱物质　B. 运输代谢产物
C. 运输营养物质　　D. 运输氧和二氧化碳
E. 决定血型
14. 红细胞膜上 Na^+-K^+泵所需能量主要来自

A. 葡萄糖的有氧氧化　B. 糖异生
C. 糖酵解　D. 糖原的分解
E. 脂肪酸的氧化
15. 红细胞的可塑变形能力
A. 与红细胞内的黏度成正比
B. 与其表面积/体积比成正比
C. 与其直径成反比的关系
D. 与细胞内血红蛋白浓度成正比
E. 与红细胞膜弹性成反比
16. 低温贮存较久的血液，血浆中离子浓度升高的是
A. Na^+　B. K^+　C. Cl^-　D. Ca^{2+}　E. HCO_3^-
17. 叠连的红细胞
A. 与血浆的摩擦力较低
B. 其总表面积与总体积之比增大
C. 其血浆纤维蛋白原减少
D. 其形态发生改变
E. 红细胞沉降率较慢
18. 引起红细胞悬浮稳定性降低的主要原因
A. 血细胞比容增大　B. 血细胞比容减小
C. 血浆白蛋白、卵磷脂含量增多
D. 血浆纤维蛋白原、白蛋白、胆固醇含量减少
E. 血浆纤维蛋白原、球蛋白、胆固醇含量增多
19. 下列不会使红细胞沉降率加快的是
A. 血清中白蛋白增多
B. 血浆中纤维蛋白原增多　C. 红细胞发生叠连
D. 风湿热　E. 活动性肺结核
20. 人体铁的摄入量不足可引起
A. 小细胞低色素性贫血　B. 巨幼红细胞性贫血
C. 镰刀红细胞性贫血　D. 球形红细胞增多症
E. 再生障碍性贫血
21. 缺乏维生素 B_{12} 可引起
A. 再生障碍性贫血　B. 镰刀红细胞性贫血
C. 巨幼红细胞性贫血　D. 缺铁性贫血
E. 小细胞低色素性贫血
22. 调节红细胞生成的最主要体液因素是
A. BPA　B. 雄激素　C. EPO
D. 甲状腺素　E. 肾上腺皮质激素
23. 通常做白细胞计数只反映
A. 血管中的中性粒细胞数　B. 单核细胞数
C. 各种粒细胞总和　D. 边缘池的中性粒细胞数
E. 循环池的中性粒细胞数
24. 血管损伤后止血栓能正确定位于损伤部位有赖于血小板的
A. 黏附　B. 聚集　C. 收缩　D. 吸附　E. 释放
25. 血小板的不可逆性聚集是由于
A. 受损组织释放 ADP　B. 受损组织释放 ATP
C. 血小板释放内源性 ADP
D. 血小板释放 ATP　E. 血小板释放 PF3
26. 可抑制血小板聚集的物质是
A. ADP　B. 肾上腺素　C. PGI_2
D. 胶原　E. 凝血酶
27. 关于生理性止血的描述，错误的是
A. 包括血管收缩、血小板血栓形成和血液凝固三个过程
B. 血小板与止血栓形成和血凝块出现有关
C. 局部缩血管反应持续时间较短
D. 出血时间比凝血时间短
E. 血小板减少时，止血和凝血时间均延长
28. 引起血小板的第一聚集时相的物质是
A. 内源性 ADP　B. 外源性 ADP
C. 内源性 5-HT　D. 内源性 ATP
E. 外源性 ATP
29. 引起血小板的第二聚集时相的物质是
A. 内源性 ATP 与 PGI_2　B. 内源性 ADP
C. 血小板磷脂胶粒　D. 外源性 ADP
E. 外源性 ATP 与 PGI_2
30. 凝血因子中不属于蛋白质的是
A. FⅠ　B. FⅡ　C. FⅢ　D. FⅣ　E. FⅤ
31. 下列凝血因子的合成中不需要维生素 K 参与的是
A. FⅡ　B. FⅦ　C. FⅨ　D. FⅢ　E. FⅤ
32. 血清与血浆的主要区别在于血清缺乏
A. 纤维蛋白　B. 纤维蛋白原
C. 凝血中血小板释放的物质
D. 血小板　E. Ca^{2+}
33. 血液凝固的主要步骤
A. 凝血酶原形成-凝血酶形成-纤维蛋白原形成
B. 凝血酶原形成-凝血酶形成-纤维蛋白形成
C. 凝血酶原激活物形成-凝血酶形成-纤维蛋白形成
D. 凝血酶原激活物形成-凝血酶原形成-纤维蛋白形成
E. 凝血酶原激活物形成-凝血酶形成-纤维蛋白原形成
34. 血液凝固的发生是由于
A. 纤维蛋白溶解　B. 纤维蛋白的激活
C. 纤维蛋白原变为纤维蛋白
D. 血小板聚集与红细胞叠连　E. 因子Ⅷ的激活
35. 凝血酶的主要作用
A. 加速Ⅹ复合物的形成
B. 加速凝血酶原酶复合物的形成
C. 使纤维蛋白原转变为纤维蛋白
D. 激活 FⅫ　E. 促进血小板的聚集

36. 血液凝固的内源性途径与外源性途径的主要区别在于
A. 启动方式和参与的凝血因子不同
B. 凝血酶激活过程 C. 纤维蛋白形成过程
D. 有无血小板参与 E. 有无 Ca^{2+}参与
37. 启动内源性凝血途径的物质是
A. 接触激活的 FⅫ B. FⅦ C. 血小板
D. 凝血酶原 E. Ca^{2+}
38. 启动外源性凝血途径的物质是
A. FⅫ B. 组织因子 C. 血小板
D. 凝血酶原 E. Ca^{2+}
39. 关于抗凝血酶Ⅲ的叙述，错误的是
A. 它是血浆的正常成分
B. 它是一种抗丝氨酸蛋白酶
C. 它可封闭 FⅡa、FⅨa、FⅩa、FⅪa、FⅫa 的活性中心
D. 它由肝细胞和血管内皮细胞分泌
E. 每一分子抗凝血酶Ⅲ可灭活多个凝血酶分子
40. 肝素的主要功能
A. 抑制凝血酶原的激活
B. 刺激血管内皮细胞释放 TFPI
C. 促进纤维蛋白吸附凝血酶
D. 与抗凝酶Ⅲ结合增强其抗凝作用
E. 降低血浆 Ca^{2+}浓度
41. 通常血型是指
A. 红细胞膜上受体的类型
B. 红细胞表面特异凝集原的类型
C. 红细胞表面特异凝集素的类型
D. 血浆中特异凝集素的类型
E. 血浆中特异凝集原的类型
42. O 型血的红细胞膜上含有
A. A 凝集原 B. B 凝集原 C. A 和 B 凝集原
D. A、B 及 H 凝集原 E. H 凝集原
43. 某人的红细胞与 B 型血的血清凝集，而其血清与 B 型血红细胞不凝，此人的血型为
A. AB 型 B. A 型 C. B 型
D. O 型 E. 无法判断
44. 决定 ABO 血型抗原的基因控制细胞合成特异的
A. A、B 及 H 凝集原 B. 蛋白水解酶
C. 转糖基酶 D. 转氨基酶 E. 磷脂酶
45. 父母一方为 A 型，另一方为 B 型，其子女可能的血型为
A. 只有 AB 型 B. 只有 A 型或 B 型
C. 只可能是 A 型、B 型、AB 型
D. 只可能是 AB 型或 O 型
E. A 型、B 型、AB 型、O 型都有可能
46. Rh 阳性是指红细胞膜上含有
A. C 抗原 B. A 抗原 C. D 抗原
D. E 抗原 E. B 抗原
47. 血浆中能通过胎盘的免疫球蛋白为
A. IgA B. IgD C. IgE D. IgG E. IgM
48. 输血时应主要考虑供血者的
A. 血清不使受血者的红细胞凝集
B. 红细胞不被受血者的血清凝集
C. 红细胞不发生叠连
D. 血清不使受血者的血清凝固
E. 以上都不是
49. 输血的原则为
A. 只要血型相同，可不做交叉配血
B. 紧急情况可大量输 O 型血给其他血型的受血者
C. 只要交叉配血主侧不凝便可大量输血
D. 输同型血，即交叉配血的主侧和次侧都不凝
E. 如第一次配血相合输血顺利，第二次接受同一献血员血液不必做交叉配血

B 型题

（50～51）
A. 血浆 B. 细胞内液 C. 细胞外液和细胞内液
D. 组织液 E. 细胞外液
50. 体液是指
51. 内环境是指
（52～54）
A. 红细胞数目 B. Na^+ C. K^+
D. 球蛋白 E. 白蛋白
52. 血浆晶体渗透压主要取决于
53. 血浆胶体渗透压主要取决于
54. 血液的黏滞性主要取决于
（55～56）
A. 增快 B. 减慢 C. 在正常范围
D. 先不变后增快 E. 先不变后减慢
55. 正常人红细胞放入红细胞沉降率快的人血浆中，其红细胞沉降率将
56. 红细胞沉降率快的人的红细胞放入正常人血浆中，其红细胞沉降率将
（57～59）
A. 再生障碍性贫血 B. 低色素的小细胞性贫血
C. 恶性贫血 D. 巨幼红细胞性贫血
E. β 型地中海贫血
57. 叶酸缺乏将导致
58. 内因子缺乏将导致
59. 铁的摄入量不足将导致
（60～61）
A. 中性粒细胞 B. 嗜碱性粒细胞
C. 嗜酸性粒细胞 D. 淋巴细胞 E. 血小板

60. 处于抵制细菌入侵第一线的细胞是
61. 可释放组胺引起过敏症状的细胞是
（62～63）
A. 8h　B. 3～4d　C. 7～14d
D. 1 年以上　E. 120d
62. 红细胞平均寿命为
63. 血小板平均寿命为

C 型题

（64～65）
A. 等渗溶液　B. 等张溶液
C. 两者均是　D. 两者均否
64. 0.9%NaCl 溶液是
65. 1.9%的 NaCl 溶液是
（66～67）
A. 牢固止血栓　B. 松软止血栓
C. 两者均是　D. 两者均否
66. 血小板聚集可形成
67. 纤维蛋白与血小板可形成
（68～70）
A. 内源性凝血　B. 外源性凝血
C. 两者均是　D. 两者均否
68. 需 Ca^{2+}参与的是
69. 需 FⅦ参与的是
70. 玻璃试管内的凝血过程是

X 型题

71. 血液的成分包括
A. 血细胞　B. 血浆蛋白　C. 晶体物质
D. 一些气体　E. 小分子有机化合物
72. 血浆蛋白的主要生理功能由
A. 多种代谢物的运输载体
B. 抵抗病原微生物的入侵
C. 维持血浆晶体渗透压
D. 参与生理性止血
E. 维持血浆胶体渗透压
73. 影响血液黏滞性的因素有
A. 血液中红细胞数　B. 血液中纤维蛋白原含量
C. 红细胞叠连程度　D. 红细胞聚集程度
E. 血流切率
74. 关于血浆渗透压的叙述，正确的是
A. 主要来自于血浆中的晶体物质
B. 约为 300mOsm/（kg · H_2O）
C. 晶体渗透压和胶体渗透压组成
D. 取决于溶液中溶质颗粒数的多少
E. 取决于溶液中溶质颗粒数的大小和种类
75. 维持血浆 pH 质相对恒定的三个主要缓冲对是
A. $NaHCO_3/H_2CO_3$　B. 血红蛋白钾盐/血红蛋白
C. Na_2HPO_4/NaH_2PO_4　D. 蛋白质钠盐/蛋白质
E. 氧合血红蛋白钾盐/氧合血红蛋白
76. 属于定向祖细胞的有
A. CFU-E　B. CFU-GM　C. CFU-MK
D. CFU-TB　E. BFU-E
77. 造血微环境包括
A. 造血器官中的基质细胞　B. 成纤维细胞
C. 基质细胞分泌的细胞外基质
D. 各种造血调节因子
E. 造血器官的神经和血管
78. 红细胞消耗葡萄糖所产生的能量主要用于
A. Na^+-K^+泵　B. 血红蛋白结合和携带 O_2
C. 保持红细胞的容积
D. 维持细胞膜对水的通透性
E. 保持红细胞双凹碟形
79. 红细胞代谢的方式是
A. 有氧氧化　B. 脂肪酸 β 氧化　C. 糖酵解
D. 蛋白质氧化　E. 糖异生
80. 引起红细胞沉降率增快的因素是
A. 白细胞增多　B. 血浆球蛋白增多
C. 血浆胆固醇增高　D. 血浆纤维蛋白原增多
E. 血浆卵磷脂的增高
81. 缺铁性贫血的原因有
A. 红细胞数目明显减少　B. 长期慢性失血
C. 内因子缺乏
D. 由食物中吸收铁量不足或铁吸收障碍
E. 造血功能增强而供铁不够
82. 中性粒细胞可以
A. 有很强的变形游走能力　B. 可以释放肝素
C. 含有大量溶酶体酶，分解吞噬细菌
D. 吞噬和清除衰老的红细胞
E. 清除抗原抗体复合物
83. 小血管损伤后，生理止血过程包括
A. 血小板黏附于血管受损伤部位
B. 血小板聚集形成血小板止血栓
C. 受损小血管收缩
D. 受损局部血液凝固，血块回缩
E. 纤溶系统激活
84. 血小板致聚剂有
A. ADP　B. 肾上腺素　C. 组胺
D. 胶原　E. 前列腺素
85. 血小板在生理性止血中的作用是
A. 黏附于内皮下胶原
B. 释放 ADP 和 TXA_2，使更多的血小板聚集
C. 释放 PGI_2 促进聚集
D. 释放 5-HT、TXA_2，促进血管收缩
E. 释放纤溶酶原激活物抑制物抑制纤溶
86. 血清与血浆的区别

A. 血清中缺乏纤维蛋白原
B. 血浆中缺乏纤维蛋白原
C. 血清中缺乏球蛋白
D. 血清中缺乏某些凝血因子
E. 血清中含有少量凝血中由血小板释放物质
87. 凝血酶的作用有
A. 激活 FⅩⅢ
B. 使纤维蛋白原水解成纤维蛋白单体
C. 使纤维蛋白单体形成纤维蛋白多聚体
D. 使可溶性纤维蛋白多聚体形成稳固的纤维蛋白多聚体
E. 活化血小板
88. 血浆中重要的抗凝物质是
A. 抗凝血酶Ⅰ B. 蛋白质 C C. 抗凝血酶Ⅲ
D. 肝素 E. 组织因子途径抑制物
89. 纤溶系统的成分包括
A. 纤溶酶原 B. 纤溶酶 C. 纤溶酶原激活物
D. 纤溶抑制物 E. 肝素
90. 正常情况下，血液在血管内不发生凝固的原因有
A. 血液流动快 B. 血管内膜光滑完整
C. 纤维蛋白溶解系统起作用
D. 有抗凝物质存在 E. 凝血酶原无活性

四、问答题

1. 简述生理性止血的过程。
2. 简述凝血的基本过程。
3. 简述蛋白质 C 的抗凝机制。
4. 简述肝素的抗凝机制。
5. 论述血小板的生理特性及其在生理性止血中的作用。
6. 试述内源性凝血与外源性凝血之间的关系？
7. 生理性止血过程是怎样既能充分止血又能保证血液循环畅通的？

【参 考 答 案】

一、名词解释

1. 血浆晶体渗透压：由血浆中晶体物质形成的渗透压称为晶体渗透压，约 80%来自 Na^+和 Cl^-；主要作用在于保持细胞内外水的平衡和细胞的正常体积。
2. 血浆胶体渗透压：由血浆中的蛋白质所形成的渗透压称为胶体渗透压，75%～80%来自白蛋白；在调节血管内外水平衡和维持正常的血浆容量中起重要作用。
3. 红细胞悬浮稳定性：红细胞能相对稳定地悬浮于血浆中，这一特性称为悬浮稳定性；以红细胞沉降率来表示，沉降愈快，表示红细胞地悬浮稳定性愈小。
4. 红细胞沉降率：红细胞在第一小时末下沉的距离，称为红细胞沉降率。正常成年男性红细胞沉降率为 0～15mm/h，成年女性为 0～20mm/h。
5. 生理性止血：正常情况下，小血管受损后引起的出血，在几分钟内就会自行停止，称为生理性止血；包括血管收缩、血小板血栓形成和血液凝固三个过程。
6. 血小板聚集：血小板与血小板之间的相互黏着，称为血小板聚集；需要纤维蛋白原、Ca^{2+}及血小板膜上 GPⅡb/Ⅲa 的参与。血小板的聚集通常出现两个时相，即第一聚集时相和第二聚集时相。
7. 血小板释放：血小板受刺激后将贮存在致密体、α-颗粒或溶酶体内的物质排出的现象，称为血小板释放。
8. 血液凝固：指血液由流动的液体状态变成不能流动的凝胶状态的过程，其实质就是血浆中的可溶性纤维蛋白原转变成不溶性的纤维蛋白的过程。
9. 内源性凝血途径：是指参与凝血的因子全部来自血液，通常因血液与带负电荷的异物表面接触而启动。
10. 外源性凝血途径：由来自于血液之外的组织因子暴露于血液而启动的凝血过程，称为外源性凝血过程。
11. 血型：指红细胞膜上特异性抗原的类型，与临床关系最为密切的是 ABO 血型和 Rh 血型系统。
12. 红细胞凝集：将血型不相容的两个人的血液滴加在玻片上并使之混合，则红细胞可凝集成簇，这种现象称红细胞凝集，其本质是抗原抗体反应。
13. 凝集素：能与红细胞膜上的凝集原起反应的特异性抗体称为凝集素，凝集素为γ-球蛋白，存在于血浆中。

二、填空题

1. 血浆 组织液 血浆 血细胞
2. 40%～50% 37%～48%
3. 7%～8%
4. 白蛋白 球蛋白 纤维蛋白原 血浆白蛋白
5. 1.050～1.060
6. 细胞比容的高低 血浆蛋白
7. 300mOsm/（kg · H_2O） 晶体物质 血浆蛋

白　晶体渗透压

8. 7.35～7.45　$NaHCO_3/H_2CO_2$

9. 红细胞（4.0～5.5）$\times10^{12}$/L　（3.5～5.0）$\times10^{12}$/L

10. 0～15mm/h　0～20mm/h

11. 凝血因子Ⅷ　凝血因子Ⅸ　凝血因子Ⅺ

12. 丝氨酸蛋白酶抑制物　蛋白质C系统　组织因子途径抑制物

13. 纤溶酶原的激活　纤维蛋白的降解

14. 维生素 B_{12}　叶酸　蛋白质　铁

15. 纤维蛋白　纤维蛋白原

16. A 凝集原　B 凝集原

17. 血清缺乏纤维蛋白原及某些凝血因子　增添了少量血小板释放的物质

三、选择题

A 型题

1. D	2. C	3. C	4. B	5. A
6. D	7. C	8. A	9. C	10. B
11. B	12. C	13. D	14. C	15. B
16. B	17. A	18. E	19. A	20. A
21. C	22. C	23. E	24. A	25. C
26. C	27. D	28. B	29. B	30. D
31. E	32. B	33. C	34. C	35. C
36. A	37. A	38. B	39. E	40. D
41. B	42. E	43. A	44. C	45. E
46. C	47. D	48. B	49. D	

B 型题

50. C	51. E	52. B	53. E	54. A
55. A	56. C	57. D	58. C	59. B
60. A	61. C	62. E	63. C	

C 型题

64. C	65. A	66. B	67. C	68. C
69. B	70. A			

X 型题

71. ABCDE	72. ABDE	73. ABCE
74. ABCD	75. ACD	76. ABCD
77. ACDE	78. ACE	79. C
80. BCD	81. BDE	82. ACDE
83. ABCD	84. ABCD	85. ABDE
86. ABDE	87. ABCD	88. BCDE
89. ABCD	90. ABCDE	

四、问答题

1. 生理性止血包括血管收缩、血小板血栓形成及血液凝固三个过程。

（1）血管收缩：生理性止血首先表现为受损血管局部及附近的小血管收缩，使局部血流减少。引起血管收缩的三个因素：①损伤性刺激；②血管壁损伤引起血管肌源性收缩；③黏附于损伤处的血小板释放5-羟色胺、TXA_2等缩血管物质，引起血管收缩。

（2）血小板止血栓的形成：血管损伤后，内皮下胶原暴露，1～2秒内有少量血小板附于内皮下的胶原上，局部受损红细胞释放的ADP及局部凝血过程中生成的凝血酶使血小板活化而释放内源性ADP及TXA_2，促使血小板发生不可逆聚集，使血流中的血小板不断地聚集，黏着在已固定于内皮下胶原上的血小板上，形成血小板止血栓，达到初步止血。

（3）血液凝固：血管受损也可启动凝血系统，在局部迅速发生血液凝固。

2. 凝血指血液由流动的液体状态变成不能流动的凝胶状态的过程，其实质就是血浆中的可溶性纤维蛋白原转变成不溶性的纤维蛋白的过程。凝血过程可分为凝血酶原酶复合物的形成、凝血酶原的激活和纤维蛋白的生成三个基本过程。

（1）凝血酶原酶复合物的形成：凝血酶原酶复合物可通过内源性凝血途径和外源性凝血途径生成。两条参与途径的主要区别在于启动方式和参与的凝血因子不相同。其中内源性凝血途径参与凝血的因子全部来自血液，通常因血液与带负电的异物表面接触而启动，外源性凝血途径由来自血液之外的组织因子暴露于血液而启动凝血过程。

（2）凝血酶原的激活和纤维蛋白的生成：凝血酶原在凝血酶原酶复合物的作用下激活成为凝血酶。凝血酶是一种多功能凝血因子，其主要作用是使纤维蛋白原从N端脱下四段小肽，转变为纤维蛋白单体。凝血酶也能激活FXⅢ生成FXⅢa，后者在Ca^{2+}作用下使限额蛋白单体相互聚合，形成不溶于水的交联纤维蛋白多聚体凝块。

3. 蛋白质C是由肝脏合成的维生素K依赖因子，以酶原的形式存在于血浆中，可被凝血酶水解成活化的蛋白质C，其抗凝机制为：

（1）在有磷脂和Ca^{2+}存在的条件下，可灭活FⅤa和FⅧa。

（2）可阻碍FXa与血小板上的磷脂膜结合，从而削弱FXa对凝血酶原的激活作用。

（3）可刺激纤溶酶原激活物的释放，增强纤溶活性，促进纤维蛋白的溶解。

4. 肝素是一种酸性黏多糖，主要由肥大细胞、嗜碱性粒细胞产生。其抗凝机制为：

（1）与血浆中的一些抗凝蛋白结合，增强这些抗凝蛋白的抗凝活性。例如：肝素与抗凝血酶Ⅲ结合，使抗凝血酶Ⅲ与凝血酶的亲和力增强100倍。

（2）刺激血管内皮细胞大量释放 TFPI 和其他抗凝物质。
（3）增强蛋白质 C 的活性，刺激血管内皮细胞释放纤溶酶原激活物，增强纤溶蛋白溶解。
5. （1）血小板的生理特性：①黏附：指血小板与非血小板表面的黏着。其过程是：血管受损后，内皮下胶原纤暴露，血浆 von Willebrand 因子（vWF）首先与胶原纤维结合，引起 vWF 变构，血小板通过血小板膜上的糖蛋白与变构的 vWF 结合，使血小板黏附于胶原纤维上。②释放：血小板受刺激后，将储存在致密体、α-颗粒或溶酶体内的物质排出的现象。主要的释放物质有：ADP、5-HT、PF4、PDGF 等。③聚集：血小板与血小板之间的相互黏着，称为血小板聚集；需要纤维蛋白原、Ca^{2+}及血小板膜上 GPⅡb/Ⅲa 的参与。血小板的聚集通常出现两个时相，即第一聚集时相和第二聚集时相。生理性致聚剂主要有 ADP、5-HT、TXA 等，其中，ADP 是最重要的致聚剂，特别是血小板释放出的内源性 ADP；病理性致聚剂主要有细菌、病毒及免疫复合物等。④收缩：血小板具有收缩能力，此功能与血小板的收缩蛋白有关。⑤吸附：血小板表面可吸附血浆中多种凝血因子，利于血液凝固和生理性止血。
（2）血小板在生理性止血中的作用：①参与止血。血小板由于其黏附、聚集和释放的特性，故参与生理性止血的全过程。血管破损时，血管内皮下胶原暴露，血小板便迅速通过 vWF 介导而黏附于胶原上并被激活，释放多种活性物质（如 ADP、5-HT），引起血小板在受损局部聚集，形成松软的血小板栓子，实现第一期止血；松软的血小板止血栓及血管破损处暴露的组织因子可启动凝血过程，形成纤维蛋白网，完成二期止血。②促进凝血。血小板在凝血过程中也有非常重要的作用，其促凝活性主要表现为：激活的血小板为凝血因子提供磷脂表面，参与内源性和外源性凝血途径Ⅹ因子和凝血酶原的激活；血小板质膜表面可结合许多凝血因子（如Ⅰ、Ⅴ、Ⅺ、Ⅻ等因子），这些因子的相继激活，可加速血凝过程；血小板激活后，释放出内容物，如 α-颗粒中的纤维蛋白原的释放，可增加纤维蛋白的形成，加固血凝块；血块中的血小板还有伪足伸入纤维蛋白网中，通过血小板收缩蛋白收缩，血凝块收缩，变成坚实的止血栓，实现永久性止血。③维持毛细血管壁的完整性。血小板可随时沉着于血管壁，以填补内皮细胞脱落留下的空隙，并融入血管壁中。

6. 凝血是指血液由流动的液体状态变成不能流动的凝胶状态的过程。根据启动凝血的方式和参加的凝血因子不同，分为内源性凝血和外源性凝血两条途径。内源性凝血途径，是指由损伤血管的内膜面或异物表面接触凝血因子Ⅻ而启动的凝血过程，参与该凝血途径的凝血因子全部来自血液，所谓外源性凝血途径，指的是由来自血管组织中的组织因子（TF）激活凝血因子Ⅶ而启动的凝血过程，所以又称凝血的组织因子途径。如创伤引起的凝血，主要是 TF 和凝血因子Ⅶ因子参加，最终激活凝血因子Ⅹ而启动凝血。
内源性凝血途径和外源性凝血途径既有区别亦有联系。
（1）主要区别在于：①参与凝血的因子来源不同：内源性凝血途径的凝血因子全部来自血液，而外源性凝血的凝血因子Ⅲ来自于组织；②启动凝血的方式不同：内源性凝血途径是由损伤血管的内膜面或异物表面接触凝血因子Ⅻ而启动；外源性凝血途径是由组织因子Ⅲ激活血液中的因子Ⅶ而启动。
（2）主要联系在于：①两条途径都能激活凝血因子Ⅹ，进一步经过共同的过程，最终激活凝血酶原和纤维蛋白原形成血凝块。②参与两条凝血途径的凝血因子还可交叉激活，从而将两条凝血途径紧密联系在一起，共同完成凝血过程。例如：外源性凝血途径中，被激活的 TF-FⅦa 复合物一方面在 Ca^{2+}参与下，直接激活血浆中的凝血因子Ⅹ进一步完成凝血；另一方面，FⅦa-组织因子复合物可在 Ca^{2+}参与下激活凝血因子 FⅨ，成为 FⅨa，FⅨa 生成后，除反过来激活 FⅦ外，还能与Ⅷa 等结合，形成复合物，激活因子Ⅹ，从而将两条凝血途径联系起来。③内源性凝血过程较慢而外源性凝血过程较快，两者协同作用，共同实现迅速、充分而又适当的凝血。
7. 生理性止血是指在正常情况下，小血管破损后引起的出血在几分钟内就会自行停止的现象。生理性止血的过程包括：
（1）血管痉挛：受损局部及附近的血管发生痉挛。若破损不大，直接可使破口封闭。
（2）血小板血栓的形成：血小板有黏附、聚集、释放、收缩等特性。当血管内膜损伤暴露出胶原时，黏附于破损处的血小板被迅速激活，释放出内源性 ADP 等多种生理性致聚剂，使更多的血小板黏附、聚集于破损处，形成正反馈，最终形成松软的血小板止血栓而初步止血。
（3）纤维蛋白凝块的形成与维持：血液凝血系统被激活，在受损局部迅速启动凝血过程，通过内源性和外源性凝血途径，众多凝血因子相继被激活，最终将血浆中的纤维蛋白原激活成纤维蛋白，进一步交联成海绵状纤维蛋白网。此外，在凝血过程中，血小板也起着重要的作用。一方面，血小板可为凝血过程提供磷脂表面，另一方面，血小板表面吸附了许多凝血因子，增加局部凝血因子的浓度，大大加速凝血过程。另外，许多血小板镶嵌在纤维蛋白网中，通过血小板的收缩作用，使血凝块回缩，最终形成坚实的止血栓而有效止血。

生理性止血过程不会无限进行。虽然凝血过程通过正反馈机制能迅速有效地完成，但是，凝血系统被激活的同时，机体的抗凝系统和纤溶系统也可被激活。

机体抗凝系统包括细胞抗凝系统和体液抗凝系统，特别是体液抗凝系统尤为重要。体液抗凝系统包括：丝氨酸蛋白酶抑制剂（如抗凝血酶Ⅲ）、蛋白质C系统、组织因子途径抑制物和肝素等。凝血过程中产生的许多活化的凝血因子可以激活抗凝系统，如：凝血酶可直接或间接地激活蛋白质C系统。激活的抗凝系统都可直接或间接地使凝血过程中被激活的许多凝血因子灭活，如：抗凝血酶Ⅲ能灭活凝血因子Ⅱa、凝血因子Ⅶa等多种因子；活化的蛋白质C可灭活凝血因子Ⅴa和Ⅷa，并阻碍凝血因子Ⅹa与血小板膜磷脂的结合，从而削弱了凝血因子Ⅹa对凝血酶原的激活作用。

有的抗凝物质甚至能激活纤溶系统，如：激活的蛋白质 C 可刺激血管内皮细胞释放组织型纤溶酶原激活物而激活纤溶系统，最终可制约凝血过程的继续扩大。

纤溶系统的激活：机体纤溶系统包括纤维蛋白溶酶原（简称纤溶酶原，又叫血浆素原）、纤溶酶（又叫血浆素）、纤溶酶原激活物和纤溶抑制物。其中，纤溶酶原在纤溶酶原激活物作用下被激活成有活性的纤溶酶，纤溶酶除了水解纤维蛋白和纤维蛋白原外，还能水解凝血因子Ⅴa、Ⅷa、Ⅻa和凝血酶等多种活化的凝血因子，从而促进纤溶和限制凝血进一步扩大。根据纤溶酶原激活物的来源不同，纤溶酶原的激活途径分为内源性激活途径和外源性激活途径。其中，内源性激活途径指的是纤溶酶原被凝血过程中产生的有活性的凝血因子等激活的途径。外源性激活途径指的是纤溶酶原被来自组织和血管内皮细胞的组织型纤溶酶原激活物（tPA，如肾脏合成的尿激酶uPA）激活的途径。现已知，内源性和外源性凝血途径中多种被激活的凝血因子均可直接或间接激活纤溶系统，如：凝血因子Ⅻa、激肽释放酶等可将纤溶酶原有限水解成纤溶酶而直接激活纤溶系统；凝血酶可通过激活蛋白质C系统从而间接激活纤溶系统。

总之，当血管受到损伤时，血小板、凝血系统、抗凝系统和纤溶系统相互渗透，相互影响，相互协调，最终达到平衡，使机体的生理性止血功能既充分又不会过度，既能有效止血，又能维持正常的血液循环。

（王莎莉）

第四章　血液循环

【目的要求】

1. 掌握　①心脏的泵血过程和机制，心输出量与心脏做功，心脏泵血功能的储备，影响心输出量的因素。②心室肌细胞和窦房结P细胞的跨膜电位及其形成机制，心肌的生理特性，体表心电图的波形和意义。③动脉血压的概念及正常值，动脉血压的形成及其影响因素，微循环，组织液的生成及其影响因素。④心血管活动的神经调节和体液调节。

2. 熟悉　①心房肌细胞和浦肯野细胞的跨膜电位及其形成机制。②静脉血压和静脉回心血量，淋巴液的生成和回流。③心血管活动的自身调节。④冠脉循环。

3. 了解　①心功能的评价。②各类血管的功能特点，血流动力学，动脉脉搏。③动脉血压的长期调节。④肺循环，脑循环。

【教材精要】

第一节　心脏的泵血功能

一、心脏的泵血过程和机制

心脏的节律性收缩和舒张对血液的驱动作用称为心脏的泵功能（pump function）或泵血功能，是心脏的主要功能。

（一）心动周期

定义：心脏一次收缩和舒张构成的一个机械活动周期，称为心动周期（cardiac cycle）。

心动周期的长度与心率（heart rate，HR）成反变关系，以心率75次/分计，则每个心动周期历时0.8秒。在一个心动周期中，心房和心室的机械活动都可分为收缩期和舒张期。其中心室收缩期为0.3秒，舒张期为0.5秒；心房收缩期为0.1秒，舒张期为0.7秒。

（二）心脏的泵血过程

1. 心室收缩期

（1）等容收缩期：心室开始收缩时，室内压迅速升高，当室内压超过房内压时，房室瓣关闭。此时室内压尚低于主动脉压，半月瓣也处于关闭状态。从房室瓣关闭到半月瓣开放前的这段时间，心室收缩而心室容积不变，称等容收缩期（period of isovolumic contraction）。特点为：室内压急剧升高，心室容积不变，持续0.05秒。

（2）射血期：当心室收缩使室内压超过主动脉压时，半月瓣开放，进入射血期。

1）快速射血期：在射血期早期的1/3左右时间内，血液流速快，射出的血量约占总射血量的2/3，称为快速射血期（period of rapid ejection）。特点：心室容积缩小，室内压升高达峰值，血液流速快，持续0.1秒。

2）减慢射血期：在射血后期，心室收缩强度减弱，射血速度减慢，称为减慢射血期（period of reduced ejection）。特点：室内压和主动脉压下降，室内压略低于主动脉压，血流速度慢，持续时间0.15s。

2. 心室舒张期

（1）等容舒张期：心室开始舒张，室内压下降，低于主动脉压，半月瓣关闭；但室内压仍高于房内压，房室瓣仍关闭。从半月瓣关闭至房室瓣开放前，心室舒张而心室容积不变，称为等容舒张期（period of isovolumic relaxation）。特点：室内压急剧下降，心室容积不变，持续时间0.06～0.08秒。

（2）心室充盈期：当心室舒张使室内压低于房内压时，房室瓣开放，进入心室充盈期。

1）快速充盈期：在充盈初期，由于心室与心房压力梯度较大，血液快速流入心室，称为快速充盈期（period of rapid filling）。特点：血流速度快，充盈量约占心室总充盈量的2/3，持续时间约0.11秒。

2）减慢充盈期：随后，心室与心房压力梯度减小，血液充盈速度减慢，称为减慢充盈期（period of reduced filling），持续约0.22秒。

（3）心房收缩期：在心室舒张末期，心房收缩，心房内压升高，进一步将血液（约占总充盈量的25%）挤入心室。随后心室开始收缩，进入下一个心动周期。

心室：在心脏的泵血和充盈过程中占主导地位。

收缩时，造成心室与动脉间的压力梯度，引起心室射血。

舒张时，造成房室间的压力梯度，引起心室充盈。

瓣膜：其结构特点和顺序启闭使血液只能沿一个方向流动，防止血液返流。

（三）心房在心脏泵血中的作用

1. 心房的初级泵作用

2. 心动周期中心房内压的变化 每一心动周期中，心房压力曲线依次出现 a、c、v 波三个正向波。

a 波：升支——心房收缩时房内压升高。

降支——心房舒张，房内压回落。

a 波是心房收缩的标志。

c 波：升支——心室收缩，室内压升高，推动房室瓣关闭并向心房腔凸起，导致房内压略升高。

降支——心室射血，心室容积减小，房室瓣下移，房内压下降。

v 波：升支——静脉血回流入心房，但房室瓣仍关闭，房内压再度升高。

降支——心室舒张，房室瓣开放，血液由心房流入心室，房内压下降。

（四）心音

定义：在心动周期中，心肌舒缩、瓣膜启闭、血液流速改变形成的湍流和血流撞击心室壁和大动脉壁引起的振动可通过周围组织传到胸壁，用听诊器在胸壁一定部位听到的相应声音，称为心音（heart sound）。

第一心音：音调较低、持续时间较长，心尖搏动处最清楚，标志着心室收缩开始，主要反映心室收缩强弱和房室瓣的功能。

第二心音：音调较高、持续时间较短，主、肺动脉瓣听诊区最清楚，标志着心室舒张开始，主要反映动脉血压高低和动脉瓣的功能。

第三心音：低频、低振幅，出现在心室快速充盈期末。

第四心音：心房音，出现在心室舒张晚期。

二、心输出量与心脏做功

（一）每搏输出量与每分输出量

1. 每搏输出量和射血分数

（1）每搏输出量

定义：一侧心室一次心脏搏动所射出的血液量，称每搏输出量（stroke volume，SV），简称搏出量。

搏出量=心室舒张末期容积（EDV）– 心室收缩末期容积（ESV）

正常值：60～80ml（平均 70ml）

生理意义：是衡量心脏功能的一项基本指标。

（2）射血分数

定义：搏出量占心室舒张末期容积的百分比，称射血分数（ejection fraction）。

射血分数=SV/EDV×100%

正常值：55%～65%

生理意义：比搏出量更能准确地反映心脏泵血功能，对早期发现心脏泵血功能异常具有重要意义。

2. 每分输出量和心指数

（1）每分输出量

定义：一侧心室每分钟射出的血液量，称每分输出量（minute volume），也称心输出量（cardiac output，CO）。

每分输出量=SV×HR

正常值：4.5～6L/min（5L/min）

生理意义：是衡量心脏功能的一项基本指标。

（2）心指数

定义：以单位体表面积（m^2）计算的每分输出量，称心指数（cardiac index）。安静和空腹状态下的心指数为静息心指数。

正常值：3.0～3.5L/（min·m^2）

生理意义：是比较身材不同个体的心功能的评价指标。

（二）心脏做功量

1. 每搏功

定义：心室一次收缩射血所做的外功，即心室完成一次心搏所做的机械外功，称每搏功（stroke work），简称搏功。

每搏功=搏出量×心动周期中室内压增量+血流动能

2. 每分功

定义：心室每分钟内收缩射血所做的功，即心室完成每分输出量所做的机械外功，称每分功（minute work）。

每分功=每搏功×心率

生理意义：心脏做功量评价心泵功能比心输出量更全面，尤其是在动脉血压不同的个体之间，或在同一个体动脉血压发生改变前后。

三、心脏泵血功能的储备

定义：心输出量随机体代谢的需要而增加的能力，称心泵功能储备或心力储备（cardiac reserve）。

（一）搏出量储备

收缩期储备：通过增强心肌收缩能力和提高射血分数，减少心室收缩末期容积来实现。

舒张期储备：通过增大心室舒张末期容积获得。

（二）心率储备

心率在一定范围内加快，可使心输出量增加2～2.5倍，是常用的心力储备方式。

四、影响心输出量的因素

（一）心室收缩的前负荷

1. 心室肌的前负荷 心室肌的初长度取决于心室舒张末期容积，故心室舒张末期容积相当于前负荷。多数情况下，前负荷也可用心室舒张末期压力来代替。

2. 心肌异长自身调节

（1）心室功能曲线：充盈压在12～15mmHg，为心室最适前负荷。

充盈压在15～20mmHg，前负荷变动对心室泵血功能影响不大。

充盈压大于20mmHg后，搏功仅轻度减少。

随着前负荷的增加，心室肌纤维初长度增长，收缩力量增大，搏出量增多，每搏功增大。这种通过心肌初长度的改变而引起心肌收缩力改变的调节，称为异长自身调节（heterometric autoregulation），又称Frank-Starling机制。

（2）正常心室肌的抗过度延伸特性：使心脏在前负荷明显增加时一般不会发生搏出量和做功能力的下降。

（3）异长自身调节的生理学意义：对搏出量的微小变化进行精细的调节，以维持心输出量和静脉回心血量的平衡。

3. 影响前负荷的因素

（1）静脉回心血量：①心室充盈时间；②静脉回流速度；③心室舒张功能；④心室顺应性；⑤心包腔内压力。

（2）射血后心室内的剩余血量。

（二）心室收缩的后负荷

大动脉血压是心室收缩的后负荷。在心率、心肌初长度及收缩能力不变的情况下，大动脉血压升高，等容收缩期室内压发展至高于动脉压的时间延长，等容收缩期室内压峰值增高，等容收缩期延长而射血期缩短，射血期心室肌缩短的程度和速度减小，射血速度减慢，搏出量暂时减少。但搏出量减少导致射血后心室内的剩余血量增多，在异长自身调节和等长调节的机制下，搏出量会重新恢复。

生理意义：当大动脉血压在一定范围内改变时，心搏出量可维持在接近正常的水平。

（三）心肌收缩能力

定义：心肌不依赖于前、后负荷而能改变其力学活动的内在特性，称心肌收缩能力（myocardial contractility）。

心肌收缩能力增强可以使心室功能曲线向左上方移位，表明在同一前负荷条件下，搏出量及搏功增加。这种通过改变心肌收缩能力来完成的心脏泵血功能调节，称为等长调节（homometric regulation）。

心肌收缩能力受兴奋-收缩耦联过程中各个环节的影响，其中活化横桥数目、肌球蛋白ATP酶的活性是影响心肌收缩能力的主要环节。神经体液因素可以改变收缩能力。

（四）心率

心率在60～160次/分时，心输出量随心率增加而增多。

心率大于160～180次/分时，心输出量随心率增加而减少。

心率小于40次/分时，心输出量减少。

五、心功能评价

（一）从心室压力变化评价心功能

心导管检查是评价心室功能的金标准。

1. 心脏射血功能评价 搏出量、射血分数和每搏功；心输出量、心指数和每分功；心室收缩压变化速率曲线（dP/dt）。

2. 心室舒张功能评价 心室舒张压变化速率曲线（$-dP/dt$）。

（二）从心室容积变化评价心功能

也包括心室收缩功能评价和心室舒张功能评价，超声心动图检测是目前无创评价左心室舒张功能最为常用和最为重要的方法。

（三）应用心室压力-容积环评价心功能

心室压力-容积环表示整个心动周期中的心室压力-容积关系，可用于反映前负荷和后负荷的变化，其收缩末期压力-容积关系曲线可反映心室收缩能力。

第二节 心脏的电生理学及生理特性

心肌细胞分类及特点如下。

1. 按组织学和电生理学特点分

- 心肌细胞
  - 工作细胞（心房肌细胞、心室肌细胞）——特点：有稳定静息电位和收缩功能
  - 自律细胞（浦肯野细胞、窦房结细胞）——特点：无稳定静息电位，有自动节律性

2. 按动作电位去极化速度及产生机制分

- 心肌细胞
  - 快反应细胞（心房肌细胞、心室肌细胞、浦肯野细胞）——特点：①动作电位去极化速度快、幅度大；②兴奋传导速度快；③复极过程缓慢且分为几个时相
  - 慢反应细胞（窦房结细胞、房室结细胞）——特点：①动作电位去极化速度慢、幅度小；②兴奋传导速度慢；③复极过程缓慢，没有明确的时相区分

一、心肌细胞的跨膜电位及其形成机制

（一）工作细胞的跨膜电位及其形成机制

1. 静息电位

特点：稳定，−90～−80mV。

形成机制：内向整流钾电流（I_{k1}）引起的 K^+平衡电位。

2. 心室肌细胞动作电位

（1）0 期（快速去极期）

特点：去极化幅度大，约 120mV（−90mV→+30mV）；持续时间短，约 1～2ms；最大去极化速度快，200～400V/s。

形成机制：主要由 Na^+内向电流（I_{Na}）引起。I_{Na} 通道为快钠通道，阈电位为−70mV，激活和失活快，具有时间和电压依赖性，可被河豚毒（TTX）阻断。

（2）1 期（快速复极初期）

特点：膜电位由+30mV 迅速下降至 0mV 左右；持续时间约 10ms。

0 期和 1 期合称锋电位。

形成机制：由瞬时外向电流（transient outward current，I_{to}）（一过性 K^+外流）引起。I_{to} 通道在膜去极化到−30mV 时激活，可以被 4-氨基吡啶（4-AP）阻断。

（3）2 期（平台期）

特点：复极极缓慢，膜电位保持在 0mV 水平，形成一平台；持续时间 100～150ms。（该期是快反应心肌细胞动作电位时程长的主要原因，也是其区别于神经元和骨骼肌细胞动作电位的主要特征。）

形成机制：同时存在内向电流（Ca^{2+}和 Na^+内流）和外向电流（K^+外流）。在 2 期早期二者间处于平衡状态；随后，内向电流逐渐减弱，外向电流逐渐增强，形成 2 期晚期，并延续为复极化 3 期。

内向电流主要由 L 型钙电流（L-type calcium current，I_{Ca-L}）负载。I_{Ca-L} 通道为慢钙通道，阈电位为−40mV，其激活、失活和复活缓慢，具有时间和电压依赖性，可被 Mn^+和维拉帕米（异搏定）阻断。

外向电流主要由内向整流钾电流（I_{k1}）和延迟整流钾电流（I_k）负载。

（4）3 期（快速复极末期）

特点：膜电位从 0mV 左右复极化至−90mV，持续时间约 100～150ms。

形成机制：K^+快速外流，主要经 I_k 通道完成，具有再生性循环复极的特性，I_{k1} 也有明显作用。

从 0 期去极化到 3 期复极化完毕的这段时间称为动作电位时程（action potential duration，APD），心室肌细胞的 APD 为 200～300ms。

（5）4 期（静息期）

特点：膜电位稳定于静息电位（−90mV）水平。

形成机制：通过钠泵、Na^+-Ca^{2+}交换体和钙泵等转运，细胞排出去极化期和复极化期进入胞内的 Na^+、Ca^{2+}，并摄入复极化期流出的 K^+，恢复细胞内外离子的正常浓度梯度。

3. 心房肌细胞动作电位

静息电位：较心室肌细胞的静息电位低，约−80mV。

动作电位：在形态上与心室肌动作电位类

似，但无明显的2期，复极较快，时程较短，仅150～200ms。

（二）自律细胞的跨膜电位及其形成机制

自律细胞动作电位3期复极末达到最大极化状态时的膜电位值称为最大复极电位（maximal repolarization potential），此后的4期膜电位并不稳定，开始自动去极化。4期自动去极化是自律细胞产生自动节律性兴奋的基础。

1. 窦房结P细胞的动作电位

特点：①动作电位由0、3、4期组成，无平台期；②最大复极化电位约−70mV，阈电位约−40mV；③0期去极化幅度低（约70mV），去极化速度慢（约10V/s），时间长（约7ms）；④4期自动去极化快。

形成机制：

（1）0期：Ca^{2+}内流（I_{Ca-L}）。

（2）3期：K^+外流（I_k）。

（3）4期：引起其自动去极化的净内向电流由一种外向电流和两种内向电流构成。

1）进行性衰减的K^+外流（I_k）：是4期去极的重要离子基础，阻断剂为E-4031。

2）进行性增强的Na^+内流（I_h或I_f）：阻断剂为铯（Cs^+）。

3）Ca^{2+}内流（I_{Ca-T}）：阻断剂为镍（$NiCl_2$）。

2. 浦肯野细胞的动作电位

特点：①形状与心室肌动作电位相似，由0、1、2、3、4期组成；②0期去极化速度快（200～800V/s）；③1期较心室肌细胞更明显，1期和2期间可形成一切迹；④3期末的最大复极化电位较心室肌细胞静息电位更负；⑤4期自动去极化慢（0.02V/s）。

形成机制：①0～3期：同心室肌细胞动作电位；②4期：随时间逐渐增强的内向电流（I_f），伴有逐渐衰减的外向电流（I_k）。

二、心肌的生理特性

心肌细胞生理特性
- 电生理特性
  - 兴奋性
  - 传导性
  - 自律性
- 机械特性：收缩性

（一）兴奋性

1. 心肌细胞兴奋性的周期性变化 见表4-1。

表4-1 心肌细胞兴奋性的周期性变化

分期		定义	兴奋性	对刺激的反应	机制
有效不应期	绝对不应期	0期去极→3期复极至−55mV	缺失	不能产生AP	Na^+通道完全失活
	局部反应期	3期复极至−55mV→−60mV	极低	不能产生AP，但阈上刺激可引起局部电位	Na^+通道少量复活
相对不应期		3期复极至−60mV→−80mV	逐渐增加，但低于正常	阈上刺激可引起AP，但0期去极化速度和幅度低于正常	相当数量Na^+通道复活
超常期		复极至−80mV→−90mV	稍高于正常	阈下刺激可引起AP，但0期去极化速度和幅度低于正常	Na^+通道基本复活

2. 影响心肌细胞兴奋性的因素 兴奋性衡量指标：刺激阈值（阈值与兴奋性成反变关系）。

（1）静息电位或最大复极电位水平

静息电位或最大复极电位↑→与阈电位之距↑→引起AP所需刺激阈值↑→兴奋性↓

静息电位或最大复极电位↓→与阈电位之距↓→引起AP所需刺激阈值↓→兴奋性↑

（2）阈电位水平

阈电位水平上移→与静息电位或最大复极电位之距↑→引起AP所需刺激阈值↑→兴奋性↓

阈电位水平下移→与静息电位或最大复极电位之距↓→引起AP所需刺激阈值↓→兴奋性↑

（3）引起0期去极化的离子通道状态：钠通道或L型钙通道具有静息、激活和失活三种功能状态，它们处于哪种状态是决定兴奋性正常、低下或丧失的主要因素。这些通道都具有电压依赖性和时间依赖性，故它们所处状态与当时的膜电位和该电位的时间进程有关。

3. 兴奋性的周期性变化与收缩活动之间的关系 心肌细胞兴奋性周期的特点：有效不应期长，一直持续到心肌收缩活动的舒张早期。

作用：使心肌不发生完全强直收缩，而始终进行收缩和舒张交替的活动，保证心脏泵血活动的正常进行；可以出现期前收缩和代偿间隙的现象。

（二）传导性

定义：心肌的传导性（conductivity）是指心肌细胞具有传导兴奋的能力或特性。

相邻心肌细胞间传导兴奋的结构：闰盘（缝隙连接）。

1. 兴奋在心脏内的传导途径和特点

（1）兴奋在心脏内的传导途径——心脏的特殊传导系统

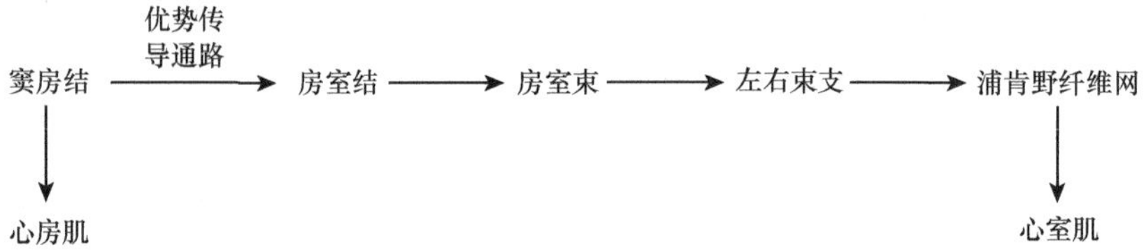

（2）兴奋在心脏内传导的特点

1）兴奋在房室结区传导非常慢——房-室延搁。

定义：兴奋在房室结区传导速度缓慢而使兴奋在此延搁一段时间的现象，称为房-室延搁（atrioventricular delay）。

生理及病理意义：保证心房和心室的收缩交替进行，有利于心室的充盈和射血；但使房室结成为传导阻滞的好发部位。

2）心房优势传导通路和浦肯野纤维网的传导速度快，有利于两侧心房或心室同步收缩。

2. 影响传导性的因素

（1）结构因素

1）心肌细胞直径：直径越大，细胞内电阻越小，局部电流越大，传导速度越快；反之亦然。

2）细胞间的连接方式：缝隙连接通道数量越多，传导性越好。

（2）生理因素：心肌细胞的电生理特性是影响心肌传导性的主要因素。

1）动作电位 0 期去极化速度和幅度：这是影响心肌传导速度最重要的因素。

0 期去极化速度越快，局部电流形成越快；0 期去极化幅度越大，兴奋区与邻旁未兴奋区间的电位差越大，局部电流越强，电紧张电位扩布距离越大，传导越快。

2）膜电位水平：兴奋前膜电位水平决定了钠通道的效率，从而决定了动作电位 0 期去极化速度和幅度。

3）邻旁未兴奋区心肌细胞膜的兴奋性：当邻近部位心肌细胞膜的兴奋性降低时，传导速度减慢。

（三）自动节律性

定义：心肌的自动节律性（autorhythmicity）是指心肌在无外来刺激的条件下能自动产生节律性兴奋的能力或特性，简称自律性。

自律性的衡量指标：每分钟自动产生兴奋的次数。

1. 心脏的起搏点

（1）具有自律性的心肌细胞位于特殊传导系统中，但其自律性高低存在较大差异：窦房结 100 次/分，房室结 50 次/分，房室束 40 次/分，浦肯野细胞 25 次/分。

（2）窦房结是引导整个心脏兴奋和搏动的正常部位，故称为正常起搏点（normal pacemaker）。由窦房结起搏而形成的心脏节律称为窦性节律（sinus rhythm）。窦房结之外的自律组织在正常情况下不表现本身自律性，称为潜在起搏点（latent pacemaker）。

2. 窦房结控制潜在起搏点的主要机制 ①抢先占领；②超速驱动压抑。

3. 影响自律性的因素

（1）4 期自动去极化速度：当最大复极电位和阈电位水平不变时，4 期自动去极化速度越快，从最大复极电位到达阈电位水平所需时间越短，自律性越高；反之亦然。

（2）最大复极电位水平：当 4 期自动去极化速度不变时，最大复极电位减小，与阈电位之距缩短，自动去极化到达阈电位所需时间缩短，自律性升高；反之亦然。

（3）阈电位水平：当 4 期自动去极化速度不变时，阈电位水平上移，与最大复极电位之距加大，自动去极化到达阈电位所需时间延长，自律性降低；反之亦然。

（四）收缩性

1. 心肌收缩的特点

（1）同步收缩：所有心房肌或心室肌细胞几乎同步兴奋和收缩，也称“全”或“无”式收缩，故心肌被视为功能合胞体。

（2）不发生强直收缩：心肌兴奋性周期的有效不应期特别长，从收缩期开始持续至舒张早期。在有效不应期内，心肌细胞不再接受任何刺激而产生兴奋和收缩，故不会发生强直性收缩，从而使心肌总是收缩和舒张交替进行，以保证心脏充盈和泵血功能。

（3）对细胞外 Ca^{2+} 的依赖性：心肌细胞的肌质网不发达，储 Ca^{2+} 少，其兴奋-收缩耦联过程高度依赖于胞外 Ca^{2+} 的内流。在心肌动作电位的平台期，细胞外的 Ca^{2+} 通过 L 型钙通道流入，使胞质内 Ca^{2+} 浓度升高，通过钙触发钙释放的方式触发肌质网释放更多的 Ca^{2+}，引起心肌收缩。

2. 影响心肌收缩的因素 凡能影响搏出量的因素（如前、后负荷、心肌收缩能力和细胞外 Ca^{2+} 浓度）及运动、药物等都能影响心肌的收缩。

三、体表心电图

将引导电极安置在体表的特定部位，可引导出心脏兴奋过程中电活动的波形，即体表心电图（electrocardiogram，ECG）。心电图是整个心脏从兴奋的产生、传导到恢复过程的综合向量变化。

（一）正常心电图各波和间期的意义

见表 4-2。

表 4-2 正常心电图各波和间期的意义

名称	时程（s）	波幅（mV）	意义
P 波	0.08～0.11	≤0.25	左右两心房去极化
QRS 波群	0.06～0.10		左右两心室去极化
T 波	0.05～0.25	0.1～0.8	左右两心室复极化
U 波	0.10～0.30	＜0.05	尚不清楚，可能与浦肯野纤维网的复极化有关
PR（或 PQ）间期	0.12～0.20		兴奋由心房传导至心室的时间
QT 间期	QRS 波起点至 T 波终点（与心率成反变）		心室从开始去极化到完全复极化
PR（或 PQ）段	P 波终点至 QRS 波起点		兴奋经房室结传导经历的时间

续表

名称	时程（s）	波幅（mV）	意义
ST 段	QRS 波终点至 T 波起点	与基线平齐	心室各部分细胞均处于去极化状态（相当于动作电位平台期）

（二）心电图与心肌细胞动作电位的关系

1. 心肌细胞动作电位各期与心电图各波形间具有明显的对应关系 见表 4-3。

表 4-3 心肌细胞动作电位各期与心电图各波对应关系

单个心室肌细胞动作电位各期	心电图各波
0 期	QRS 波群
2 期（平台期）	ST 段
3 期（快速复极末期）	T 波

2. 心肌细胞动作电位与心电图的区别 见表 4-4。

表 4-4 心肌细胞动作电位与心电图的区别

心肌细胞动作电位	心电图
反映单个细胞的膜电位变化	反映整个心脏的综合电变化
细胞内记录	细胞外记录
图形较恒定	波形因记录电极在体表位置而异

第三节 血管生理

一、各类血管的功能特点

（一）血管的功能性分类

见表 4-5。

表 4-5 血管的功能性分类

功能分类	血管分布	结构和功能特点	生理功能
弹性储器血管	主动脉、肺动脉主干及其最大分支	壁厚，富含弹性纤维，有明显弹性和可扩张性	容纳血液，缓冲血压，维持血流，即弹性储器作用
分配血管	中动脉（弹性储器血管以后到小动脉前的动脉管道）	管壁平滑肌多，收缩性较强	将血液输送至各器官组织
毛细血管前阻力血管	小动脉、微动脉	管径较细，弹性纤维少，平滑肌含量丰富	形成和调节血流阻力
毛细血管前括约肌	真毛细血管起始部	平滑肌环	控制毛细血管开放量
交换血管	真毛细血管	数量多，口径小，血流缓慢；管壁为单层内皮细胞，通透性高	物质交换的主要场所
毛细血管后阻力血管	微静脉	位于毛细血管后，有少量平滑肌	影响毛细血管前、后阻力之比，改变毛细血管血压、血容量及滤过作用等
容量血管	静脉	量多，壁薄，口径大，可扩张性大	储存血液
短路血管	动-静脉吻合支	与微动脉类似	体温调节

（二）血管的内分泌功能

血管的内皮细胞、平滑肌细胞及构成血管壁的其他细胞可合成和分泌很多血管活性物质，具有内分泌功能。这些活性物质对调节血液循环和维持内环境稳态发挥了重要作用。

二、血流动力学

（一）血流量和血流速度

单位时间内流经血管某一截面的血量称为血流量（blood flow），也称容积速度。血液中的一个质点在血管内移动的线速度，称为血流速度（blood velocity）。

泊肃叶定律（Poiseuille's law）：

$$Q=\frac{\pi \Delta P r^4}{8\eta L}$$

Q 表示血流量，ΔP 表示管道两端压力差，r 表示管道半径，L 表示管道长度，η 表示液体黏度，π 表示圆周率。血流量的多少主要取决于血管的直径。

（二）血流阻力

1. 定义 血液在血管内流动时所遇到的阻力，称为血流阻力（blood resistance）。

2. 产生原因 血液与血管壁以及血液内部分子之间的相互摩擦产生。

3. 血流阻力可由下式计算得出

$$Q=\frac{\Delta P}{R}$$

结合泊肃叶定律，可得到如下计算血流阻力的公式

$$R=\frac{8\eta L}{\pi r^4}$$

R 表示血流阻力，η 表示血液黏度，L 表示血管长度，r 表示血管半径。由此式可知血流阻力与血管的长度和血液的黏度成正比，而与血管半径的 4 次方成反比。

4. 血流阻力的影响因素

（1）血管长度：血管长度增加，血流阻力增加，血流量减少。

（2）血管口径：血管口径增加，血流阻力减小，血流量增加。

（3）血液黏度：血液黏度增加，血流阻力增加，血流量减少。

影响血液黏度的因素：①血细胞比容；②血流切率；③血管口径；④温度。

（三）血压

定义：血压（blood pressure）是指流动着的血液对于单位面积血管壁的侧压力，也即压强。

血压在各段血管中的下降幅度与该段血管对血流阻力的大小成正比。在体循环中，微动脉段的血流阻力最大，故血压降幅也最大。通常所说的血压是指动脉血压。

三、动脉血压与动脉脉搏

（一）动脉血压

定义：动脉血压（arterial blood pressure）指动脉内的血液对单位面积动脉管壁产生的侧压力，通常指主动脉血压。

1. 动脉血压的形成

（1）心血管系统有足够的血液充盈——动脉血压形成的前提

衡量循环系统中血液充盈程度的指标：循环系统平均充盈压。

（2）心脏射血（血流的动力）
（3）外周阻力（血流的阻力）——动脉血压形成的必要条件

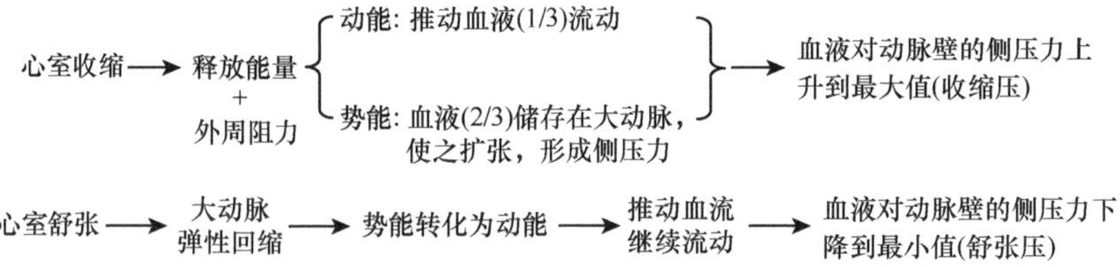

（4）主动脉和大动脉的弹性储器作用——缓冲动脉血压的波动幅度

2. 动脉血压的测量和正常值

（1）动脉血压的测量方法

1）直接测量法。

2）间接测量法（Korotkoff 音法）：常用肱动脉血压代表动脉血压。

（2）动脉血压的正常值（健康青年人）

收缩压：100～120mmHg。

舒张压：60～80 mmHg。

脉搏压（脉压）：30～40 mmHg（收缩压–舒张压）。

平均动脉压：舒张压+1/3 脉压。

高血压：收缩压＞140mmHg，舒张压＞90mmHg。

低血压：收缩压＜90mmHg，舒张压＜60mmHg。

3. 影响动脉血压的因素

（1）每搏输出量：主要影响收缩压，收缩压高低主要反映搏出量的多少。

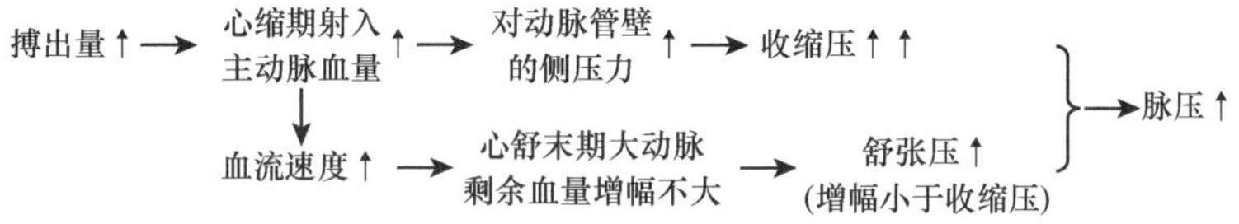

（2）心率：主要影响舒张压。

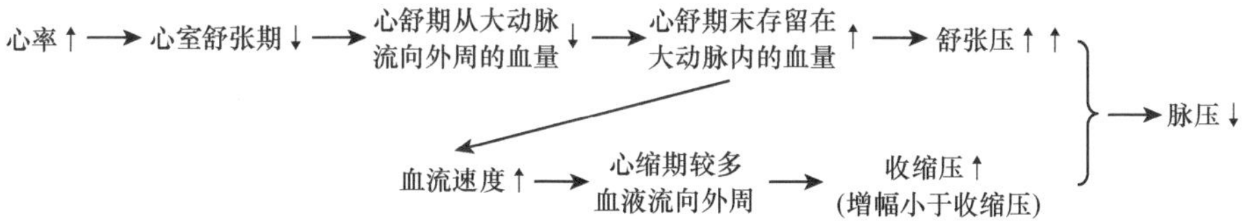

（3）外周阻力：主要影响舒张压，舒张压高低主要反映外周阻力的大小。

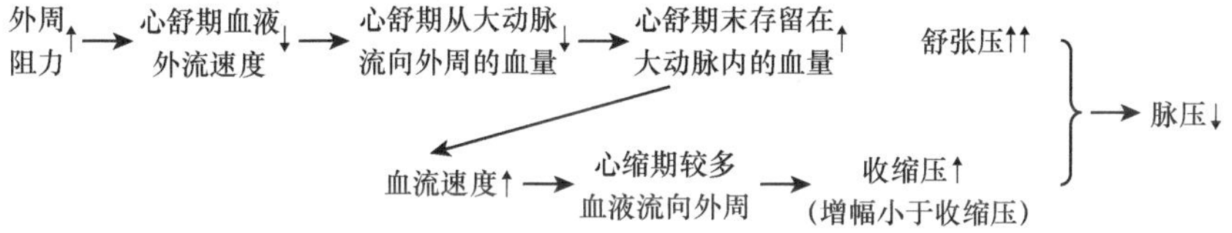

（4）主动脉和大动脉的弹性储器作用：减小脉压。

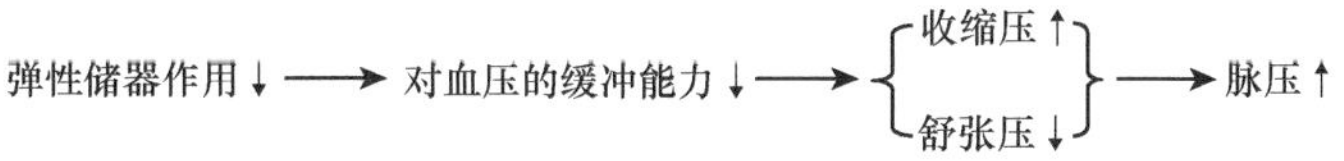
弹性储器作用↓
对血压的缓冲能力↓
收缩压↑
舒张压↓
脉压↑

（5）循环血量和血管系统容量的匹配情况：影响循环系统平均充盈压。

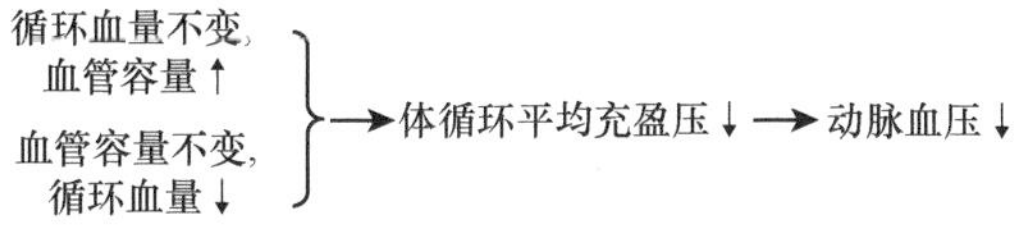

（二）动脉脉搏

定义：在每个心动周期中，因动脉内压力和容积发生周期性变化而引起的动脉管壁周期性波动，称动脉脉搏（arterial pulse）（表 4-6）。

表 4-6 脉搏波的组成及其产生机制、生理意义

脉搏波的组成		对应心动周期时相	产生机制	生理意义
上升支		快速射血期	动脉血压迅速上升，血管壁被动扩张	反映射血速度、心输出量和射血阻力等
下降支	前段	减慢射血期	射血减慢，大动脉管壁回缩，动脉血压降低	反映外周阻力和主动脉瓣的功能状态
	降中峡 降中波	主动脉瓣关闭	主动脉内血液向心室返流，受阻于关闭的主动脉瓣而使主动脉根部容积增大	
	后段	心室舒张期	动脉血压继续下降	

四、静脉血压和静脉回心血量

（一）静脉血压

1. 中心静脉压 右心房和胸腔内大静脉血压称中心静脉压（central venous pressure）。

正常值：4～12cmH_2O。

意义：

（1）反映心脏射血能力和静脉回心血量的相互关系：心脏射血能力减弱，中心静脉压增加；静脉回心血量增多或回流速度加快，中心静脉压也增加。

（2）作为判断心血管功能、控制补液速度或补液量的监测指标。

2. 外周静脉压 各器官静脉的血压称为外周静脉压（peripheral venous pressure）。

（二）重力对静脉压的影响

血管内血液由于重力作用可对血管壁产生一定的静水压，各部分血管静水压的高低取决于人体体位。

平卧位：身体各部分血管的静水压大致相同。

直立位：心脏水平以下血管内的压力较平卧位高，增高部分相当于从该部位到心脏这段血柱产生的静水压。心脏水平以上血管内的压力较平卧位低。

（三）静脉回心血量

1. 静脉对血流的阻力 静脉对血流的阻力很小。微静脉是毛细血管后阻力血管，其舒缩活动可影响毛细血管前、后阻力之比，从而调控体液在血管和组织间隙的分布，间接调节静脉回心血量。跨壁压可影响静脉的扩张状态，改变静脉血流阻力。

2. 影响静脉回心血量的因素

定义：单位时间内由静脉回流至心脏的血量称静脉回心血量。与心输出量相等。

静脉回心血量取决于外周静脉压和中心静脉压之差，以及静脉血流阻力。

（1）体循环平均充盈压：反映血管系统充盈程度。

体循环平均充盈压↑ ⟶ 静脉回心血量↑

（2）心肌收缩力

心肌收缩力↑⟶ 射血量↑⟶ 心室内剩余血量↓⟶
心舒期室内压↓⟶心室抽吸力↑ ⟶ 静脉回心血量↑

（3）骨骼肌挤压作用：骨骼肌和静脉瓣对静脉回流起到“泵”的作用，称“肌肉泵”或“静脉泵”。骨骼肌收缩时对其间的静脉产生挤压作用，静脉回流加快，静脉回心血量增加；静脉瓣则保证血液只能向心脏方向流动。但肌肉持续紧张性收缩使静脉持续受压，静脉回心血量反而减少。

（4）体位改变：体位改变主要通过影响静脉的跨壁压而改变回心血量。由平卧位转为直立位时，身体低垂部位的静脉因跨壁压增大而扩张，容纳更多血液，静脉回心血量减少。

（5）呼吸运动：呼吸运动对静脉回流也起到“泵”的作用，称“呼吸泵”。

吸气 ⟶ 胸腔容积↑⟶ 胸膜腔负压↑⟶
右心房和大静脉扩张 ⟶ 静脉回心血量↑

呼气 ⟶ 胸腔容积↓⟶ 胸膜腔负压↓⟶
右心房和大静脉压力↑⟶ 静脉回心血量↓

五、微循环

定义：微动脉与微静脉之间的血液循环称为微循环（microcirculation），是血液与组织细胞进行物质交换的场所。

（一）微循环的组成

微动脉	总闸门
后微动脉	
毛细血管前括约肌	分闸门
真毛细血管	物质交换场所
通血毛细血管	直截通路
动-静脉吻合支	调节体温
微静脉	后闸门

（二）微循环的血流通路

1. 迂回通路（营养通路）

组成：微动脉→后微动脉→毛细血管前括约肌→真毛细血管→微静脉。

特点：路径长而迂曲，血流速度慢，管壁薄，通透性好，交替开放。

功能：物质交换的主要场所。

2. 直捷通路

组成：微动脉→后微动脉→通血毛细血管→微静脉。

特点：短而直，壁厚，血流阻力小，血流速度快，经常处于开放状态。

功能：使部分血液迅速回流，保证回心血量；少量的物质交换。

3. 动-静脉短路

组成：微动脉→动-静脉吻合支→微静脉。

特点：路径短，管壁厚，血流迅速，无物质交换功能，经常处于关闭状态。

功能：利于散热，调节体温。

（三）微循环的血流动力学

1. 微循环的阻力 微动脉处的血流阻力和血压降幅最大。毛细血管血压取决于毛细血管前、后阻力之比。比值增大，毛细血管血压降低；比值减小，毛细血管血压升高。微动脉阻力对控制微循环血流量起主要作用。

2. 微循环血流量的调节 后微动脉和毛细血管前括约肌不断进行交替、间歇的血管舒缩活动，约 5～10 次/分，控制着毛细血管的开闭。血管舒缩活动主要受局部组织的代谢活动调节。

安静状态下，同一时间内仅 20%～35%的毛细血管处于开放状态。

（四）微循环的物质交换方式

1. 扩散

2. 滤过和重吸收 在毛细血管壁两侧静水压差和胶体渗透压差的作用下，液体由毛细血管从内向外的移动称为滤过（filtration），液体的反方向运动则为重吸收（reabsorption）。

3. 吞饮

六、组织液

（一）组织液的生成

组织液生成的动力——有效滤过压（effective filtration pressure，EFP）。

有效滤过压 =（毛细血管血压 + 组织液胶体渗透压）–（血浆胶体渗透压 + 组织液静水压）

若有效滤过压＞0，液体从毛细血管滤出（动脉端）；若有效滤过压＜0，液体被重吸收回毛细血管（静脉端）。

（二）影响组织液生成的因素

1. 毛细血管有效流体静压 毛细血管血压与组织液静水压的差值。

作用：促进组织液生成。

举例：左、右心衰。

2. 有效胶体渗透压 血浆胶体渗透压与组织液胶体渗透压之差。

作用：阻碍组织液生成。

举例：血浆蛋白减少（营养不良或肝肾疾病）。

3. 毛细血管壁通透性

作用：毛细血管壁通透性升高可促进组织液生成。

举例：感染、烧伤、过敏反应。

4. 淋巴回流

作用：淋巴回流受阻，组织液回流量减少，积聚于组织间隙。

举例：丝虫病。

七、淋巴液的生成和回流

淋巴回流的生理意义：回收蛋白，运输脂肪及其他营养物质，调节体液平衡，具有防御和免疫功能。

（一）淋巴液的生成和回流

（二）影响淋巴液生成和回流的因素

第四节 心血管活动的调节

一、神经调节

（一）心血管的神经支配

1. 心脏的神经支配 心交感和心迷走神经及其作用如下。

（1）心交感和心迷走神经的结构和功能特征（表 4-7）。

表 4-7 心交感神经和心迷走神经

			心交感神经	心迷走神经
节前神经元	起源		脊髓 T_1～T_5 中间外侧柱	延髓迷走神经背核和疑核
	释放递质		乙酰胆碱（ACh）	乙酰胆碱（ACh）
节后神经元	胞体位置		星状神经节和颈交感神经节	心内神经节
	节后纤维分布	总	窦房结、房室结、房室束、心房肌和心室肌	窦房结、心房肌、房室结、房室束及其分支，心室肌仅少量
		左	房室结和心室肌为主	房室结为主
		右	窦房结为主	窦房结为主
	释放递质		去甲肾上腺素（NA）	乙酰胆碱（ACh）
心肌细胞膜受体			β_1 受体	M 受体
阻断剂			普萘洛尔	阿托品
兴奋后效应			正性变时、变力和变传导作用	负性变时、变力和变传导作用

（2）心交感神经的作用机制（图 4-1）。

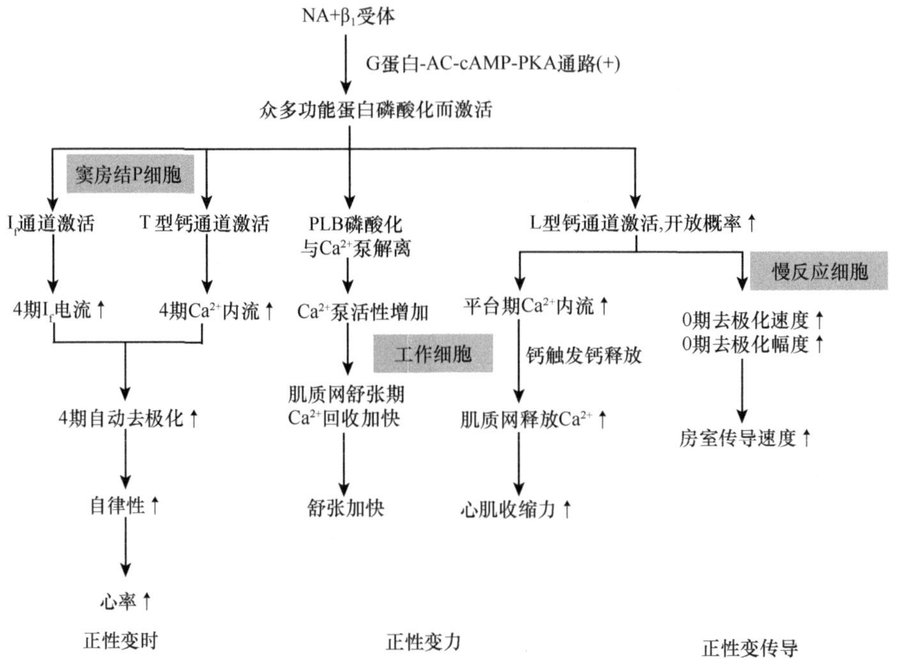

图 4-1　心交感神经的作用机制

（3）心迷走神经的作用机制（图 4-2）。

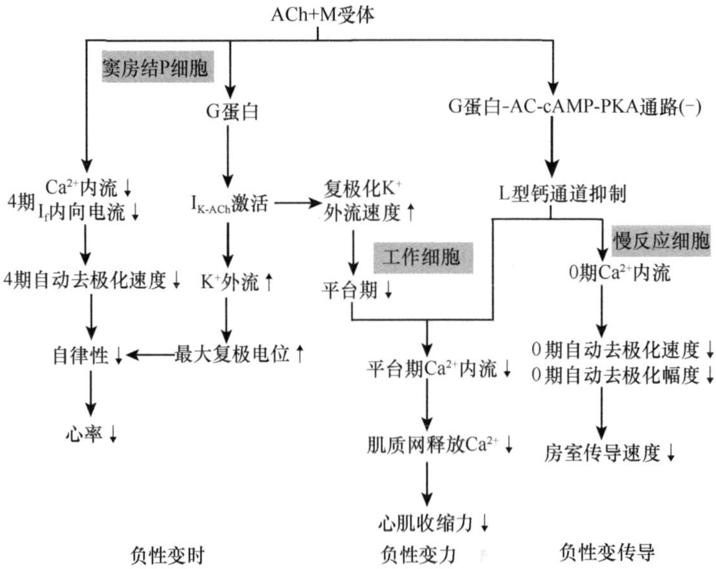

图 4-2　心迷走神经的作用机制

（4）心交感紧张与心迷走紧张：心交感神经和心迷走神经平时就有一定程度的冲动发放，分别称为心交感紧张和心迷走紧张，以后者占优势。心交感紧张和心迷走紧张均起源于中枢，主要是延髓心血管中枢。

2. 血管的神经支配

（1）缩血管神经纤维：即交感缩血管神经纤维。

起源：脊髓胸腰段中间外侧柱。

递质：节前纤维：ACh；节后纤维：NA。

受体及其作用：α 受体→血管收缩→血管口径缩小→外周阻力增加（为主）；β_2受体→血管舒张。

支配特点：

1）体内几乎所有血管都受交感缩血管神经

纤维支配，且绝大多数血管只接受其单一支配。

2）不同部位的血管中交感缩血管纤维的分布密度不同：皮肤＞骨骼肌和内脏＞冠状动脉和脑血管。

在同一器官中各类血管的支配密度也不相同：动脉（微动脉最高）＞静脉＞后微动脉和毛细血管前括约肌，毛细血管不受神经纤维支配。

3）在安静状态下，交感缩血管纤维持续发放 1～3Hz 的低频冲动，称为交感缩血管紧张。交感缩血管紧张性增大，血管口径缩小；交感缩血管紧张性减小，血管口径增大。

（2）舒血管神经纤维（表 4-8）。

表 4-8 舒血管神经纤维

	交感舒血管神经纤维	副交感舒血管神经纤维	肽类舒血管神经纤维
分布	骨骼肌血管	脑膜、消化腺、外生殖器等	
递质	ACh	ACh	降钙素基因相关肽 血管活性肠肽
受体	M 受体	M 受体	
阻断剂	阿托品	阿托品	
作用	血管舒张	血管舒张	局部血管舒张
特点	不参与血压调节 平时无紧张性活动 与情绪、运动有关	对总外周阻力影响小 调节局部组织血流	调节局部组织血流

（二）心血管中枢

心血管中枢（cardiovascular center）是指中枢神经系统中与控制心血管活动有关的神经元集中的部位。

1. 脊髓 是中枢调控心血管活动的最后传出通路。

2. 延髓 延髓是调节心血管活动的基本中枢，包括四个部分：①缩血管区；②舒血管区；③传入神经接替站（孤束核）；④心抑制区。

3. 延髓以上的心血管中枢 主要起整合作用。

（三）心血管反射

1. 颈动脉窦和主动脉弓压力感受性反射

（1）定义：当动脉血压突然升高时，通过刺激压力感受器可反射性引起心率减慢、心输出量减少、血管舒张、外周阻力减小，血压下降，称压力感受性反射（baroreceptor reflex）或降压反射（depressor reflex）。

（2）反射弧

1）感受器：部位：颈动脉窦和主动脉弓压力感受器。

适宜刺激：血管壁所受到的牵张刺激。

2）传入神经：颈动脉窦：窦神经→舌咽神经。

主动脉弓：迷走神经（家兔等为主动脉神经或降压神经，再汇入迷走神经）。

3）中枢：传入冲动先到达延髓孤束核，再与其他心血管中枢发生联系。

4）传出神经：心交感神经、心迷走神经和交感缩血管神经。

5）效应器：心脏和血管。

（3）反射过程（图 4-3）。

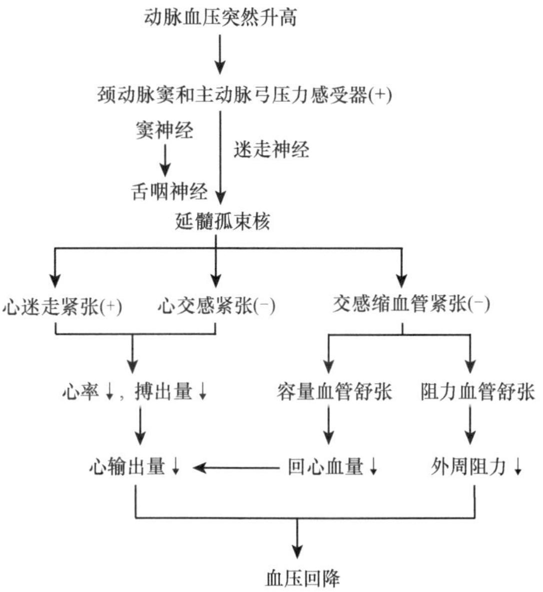

图 4-3 压力感受性反射的反射过程

（4）特点：①该反射是负反馈反射；②窦内压在正常平均动脉压（100mmHg 左右）附近变动时，该反射最敏感；③对快速变化的血压波动敏感，在缓慢持续出现的血压长期调节中无作用；④在高血压情况下，其工作范围可以进行重调定（resetting）。

（5）生理意义：在短时间内快速调节动脉血压，维持动脉血压相对稳定。

2. 颈动脉体和主动脉体化学感受性反射

（1）定义：血液中某些化学成分的改变（缺氧、PCO_2 升高、$[H^+]$升高），通过刺激化学感受器可反射性引起呼吸和心血管活动的变化，称化学感受性反射（chemoreceptor reflex）。

（2）感受器：部位：颈动脉体和主动脉体化学感受器。

适宜刺激：PO_2↓，PCO_2↑，$[H^+]$↑。

（3）传入神经：颈动脉体：窦神经→舌咽

神经。

主动脉体：迷走神经。

（4）中枢：延髓呼吸中枢和心血管中枢。

（5）反射过程（图 4-4）

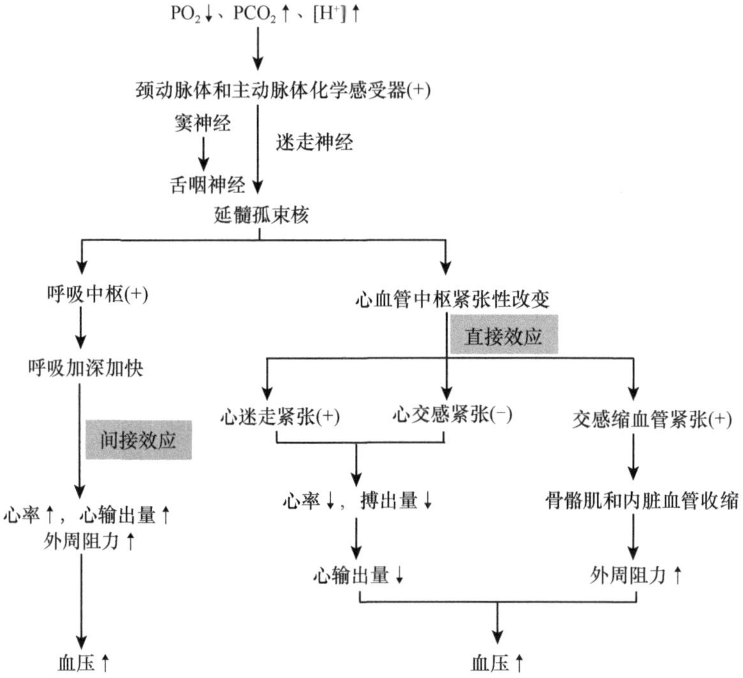

图 4-4　化学感受性反射的反射过程

（6）特点及生理意义：①对血液中 PCO_2、PO_2、$[H^+]$变化敏感；②其主要效应是调节呼吸，使呼吸加深加快，再通过呼吸运动的改变反射性地影响心血管系统；③平时对心血管系统的调节作用不明显，在缺氧、窒息、失血、动脉血压过低和酸中毒等异常情况下发挥作用；④对心血管活动的调节是一种移缓就急的应急反应，重新分配循环血量，保证心脑的血液供应。

3. 心肺感受器引起的心血管反射

（1）心肺感受器（cardiopulmonary receptor）：部位：心房、心室和肺循环大血管壁内。

适宜刺激：机械牵张刺激、化学刺激。

（2）传入神经：位于迷走神经或交感神经内。

（3）反射效应：心交感和交感缩血管紧张性降低，心迷走紧张性加强，导致心率减慢，心输出量减少，外周阻力降低，血压下降；抑制肾交感神经兴奋性，增加肾血流，促进水钠排除；降低血浆血管升压素和醛固酮水平，减少肾远曲小管和集合管对钠和水的重吸收，降低循环血量和细胞外液量。

（4）生理意义：在循环血量和细胞外液量及其成分的调节中具有重要意义。

二、体液调节

（一）肾素-血管紧张素系统（renin-angiotensin system，RAS）

1. 肾素-血管紧张素系统的构成

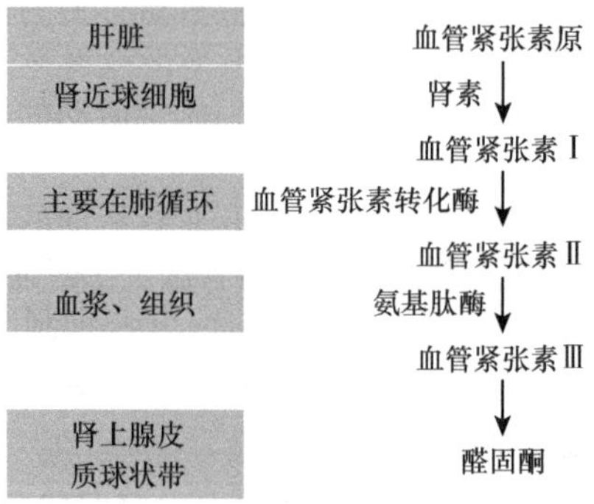

2. 血管紧张素 Ⅱ 的生物效应

（1）直接收缩血管：微动脉收缩，血压升高；静脉收缩，回心血量增多。

（2）促进交感神经末梢释放递质。

（3）对中枢神经系统的作用：①降低中枢对压力感受性反射的敏感性，交感缩血管中枢紧张加强；②促进神经垂体释放血管升压素和缩宫素；③增强促肾上腺皮质激素释放激素的作用；④产生或增强渴觉，引起饮水行为。

（4）刺激肾上腺皮质球状带细胞合成和释放醛固酮，后者可促进肾小管对 Na^+ 的重吸收，增加循环血量。

（二）肾上腺素和去甲肾上腺素

肾上腺素（epinephrine，E 或 adrenaline，Adr）和去甲肾上腺素（norepinephrine，NE 或 noradrenaline，NA）同属儿茶酚胺类物质，主要来自肾上腺髓质的分泌（Adr 约占 80%，NA 约占 20%）。它们对心脏和血管的作用有很多共同点，但也有不同之处，详见表 4-9。

表 4-9　肾上腺素和去甲肾上腺素

		肾上腺素	去甲肾上腺素
受体亲和力	α 受体	++	+++
	$β_1$ 受体	+++	+
	$β_2$ 受体	++	弱
心脏	离体心	心率↑↑，心缩力↑↑	心率↑，心缩力↑
	在体心	心率↑↑，心缩力↑↑	心率↓，心缩力↓（降压反射的作用）
血管	α 受体	皮肤、肾脏、胃肠道血管收缩	全身血管收缩
	$β_2$ 受体	骨骼肌、肝脏血管舒张	较弱
	总外周阻力	↑	↑↑
血压	收缩压	↑↑	↑↑
	舒张压	↑或↓或不变	↑↑
	脉搏压	↑	↓或变化不明显
临床应用		强心剂	升压剂

（三）血管升压素（vasopressin，VP）

合成部位：下丘脑视上核和室旁核。

储存和释放部位：神经垂体。

生理作用：主要对体内细胞外液量进行调节，并通过对细胞外液量的调节，实现对动脉血压的调节。

（1）促进远曲小管和集合管对水的重吸收，故又称抗利尿激素（生理情况下即发挥该作用）。

（2）引起血管平滑肌收缩，是已知最强的缩血管物质之一（需大剂量才发挥该作用）。

（四）血管内皮生成的血管活性物质

1. 舒血管物质　NO、前列环素 PGI_2、内皮超极化因子（EDHF）。

2. 缩血管物质　内皮素。

（五）激肽释放酶-激肽系统

舒张血管，参与对血压和局部组织血流的调节。

（六）心血管活性多肽

1. 心房钠尿肽
2. 肾上腺髓质素
3. 尾加压素
4. 阿片肽
5. 降钙素基因相关肽

（七）气体信号分子

（八）其他因素

三、自身调节

（一）代谢性自身调节机制

（二）肌源性自身调节机制

四、动脉血压的长期调节

第五节　器官循环

一、冠脉循环

（一）冠脉循环（coronary circulation）的解剖特点

（二）冠脉循环的生理特点

1. 灌注压高，血流量大。
2. 摄氧率高，耗氧量大。
3. 血流量受心肌收缩的影响显著。

动脉舒张压的高低及心舒期的长短是影响冠脉血流量的重要因素。

（三）冠脉血流量的调节

1. 心肌代谢水平的影响　腺苷具有强烈的扩血管作用，是主要的局部调节因素。

2. 神经调节

3. 体液调节

二、肺循环

（一）肺循环（pulmonary circulation）的生理特点

1. 血流阻力小、血压低。
2. 血容量大，其变化也大。
3. 毛细血管的有效滤过压较低。

（二）肺循环血流量的调节

1. 局部组织化学因素的影响　肺泡气 O_2 分压对局部肺循环血管的舒缩活动具有较大影

响。急性和慢性低氧都能使肺血管收缩，血流阻力增大。

2. 神经调节

3. 体液调节

三、脑循环

（一）脑循环的特点

1. 血流量大、耗氧量大。
2. 血流量变化小。
3. 存在血-脑脊液屏障和血-脑屏障。

（二）脑血流量的调节

1. 自身调节 当平均动脉压在60～140mmHg范围内变动时，脑血管可通过自身调节机制使脑血流量保持相对稳定。

2. CO_2和低氧对脑血流的影响 血液中PCO_2升高（以NO为中介）和低氧（依赖于NO、腺苷的生成和钾通道的激活）对脑血管的直接舒血管效应非常明显。

3. 存在血-脑脊液屏障和血-脑屏障 在血液与脑脊液之间存在某种特殊的屏障，使一些大分子物质较难从血液进入脑脊液，称为血-脑脊液屏障（blood-cerebrospinal fluid barrier），其组织学基础是无孔的毛细血管壁和脉络丛细胞中运输各种物质的特殊载体系统。

血液与脑组织之间存在的，可限制物质在血液和脑组织之间自由交换的屏障，称为血-脑屏障（blood-brain barrier）。其结构基础为毛细血管内皮细胞、内皮下基膜和星形胶质细胞的血管周足等。

血-脑脊液屏障和血-脑屏障对于保持脑组织的内环境理化因素的相对稳定和防止血液中有害物质侵入脑组织具有重要意义。

【强化训练题】

一、名词解释

1. 心动周期（cardiac cycle）
2. 等容收缩期（period of isovolumic contraction）
3. 等容舒张期（period of isovolumic relaxation）
4. 心音（heart sound）
5. 每搏输出量（stroke volume）
6. 射血分数（ejection fraction）
7. 心输出量（cardiac output）
8. 心指数（cardiac index）
9. 每搏功（stroke work）
10. 心力储备（cardiac reserve）
11. 异长自身调节（heterometric autoregulation）
12. 心室顺应性（ventricular compliance）
13. 等长调节（homometric regulation）
14. 心肌收缩能力（myocardial contractility）
15. 慢反应细胞（slow response cell）
16. 瞬时外向电流（transient outward current，I_{to}）
17. 最大复极电位（maximal repolarization potential）
18. 奇异电流（funny current，I_f）
19. 有效不应期（effective refractory period）
20. 期前收缩（premature systole）
21. 代偿间歇（compensatory pause）
22. 房-室延搁（atrioventricular delay）
23. 自动节律性（autorhythmicity）
24. 正常起搏点（normal pacemaker）
25. 窦性节律（sinus rhythm）
26. 超速驱动压抑（overdrive suppression）
27. 心电图（electrocardiogram）
28. 弹性储器血管（windkessel vessels）
29. 血压（blood pressure）
30. 循环系统平均充盈压（mean circulatory filling pressure）
31. 外周阻力（peripheral resistance）
32. 脉搏压（pulse pressure）
33. 平均动脉压（mean arterial pressure）
34. 中心静脉压（central venous pressure）
35. 微循环（microcirculation）
36. 有效滤过压（effective filtration pressure）
37. 交感缩血管紧张（sympathetic vasoconstrictor tone）
38. 心血管中枢（cardiovascular center）
39. 压力感受性反射（baroreceptor reflex）
40. 压力感受性反射的重调定（baroreceptor reflex resetting）
41. 肺循环（pulmonary circulation）
42. 血-脑屏障（blood-brain barrier）

二、填空题

1. 心室舒张期可分为______、______和______ 3个时期。

2. 心率加快时，______期和______期均相应缩短，其中以______期缩短的程度更大。

3. 在一个心动周期中，心室内压力最高的时期为______，最低的时期在______。

4. 在一个心动周期中，心室容积保持相对不变的时期是______和______。

5. 在一个心动周期中，心室内压高于主动脉血压的时期是______。

6. 在一个心动周期中，从______瓣关闭到______瓣关闭之间的间隔相当于心室收缩期。
7. 在一个心动周期中，从房室瓣开始关闭至开始开放的时程相当于______期和______期之和。
8. 心室的射血是由______收缩的作用，心室充盈主要依靠______的作用，心房起着______的作用。
9. 第一心音标志着______，其特点为音调______，持续时间______。
10. 第二心音标志着______，其特点为音调______，持续时间______。
11. ______对早期发现心脏泵血功能异常有重要意义，______常用于比较不同身材个体的心功能。
12. 每分输出量等于______与______的乘积，左右两心室的每分输出量______，健康成年男性在安静状态下约为______～______ L/min。
13. 心力储备包括______和______两个部分。
14. 收缩期储备是通过减小心室______容积来增加搏出量，而舒张期储备是通过加大心室______容积来提高搏出量。
15. 当心率超过 180 次/分，心室充盈时间将明显______，每搏输出量______。
16. 影响心输出量的因素有______、______、______和______。
17. 心室肌的前负荷相当于______，后负荷是______。
18. 心率加快时，静脉回心血量______；静脉回流速度加快，静脉回心血量______。
19. 心交感神经兴奋时，心室功能曲线可向______方向移位。
20. 根据心肌细胞动作电位去极化的快慢及其产生机制，可以将心肌细胞分为______和______。
21. 心室肌细胞静息电位的离子基础为______外流，其动作电位 0 期去极化是由于______内流；3 期复极化是由______外流。
22. 心室肌细胞的快 Na^+通道具有______依赖性和______依赖性，并可被______阻断。
23. 瞬时外向电流（I_{to}）的主要离子成分是______，可被______所阻断。
24. 心室肌细胞动作电位平台期外向电流是由______离子携带的，内向电流主要是由______离子携带的。
25. 心室肌细胞为______反应细胞，其动作电位 0 期去极化的内向电流与______通道有关，该通道可被______阻断；窦房结 P 细胞为______反应细胞，其动作电位 0 期去极化的内向电流与______通道有关，该通道可被______阻断。
26. 窦房结 P 细胞 4 期自动去极化的产生机制包括：①进行性衰减的______外流，②进行性增强的______内流，③______内流。
27. 浦肯野细胞的 4 期内向电流，通常称为______，其主要离子成分为______，可被______阻断。
28. 心肌的电生理特性包括______、______和______，机械特性为______。
29. 心室肌细胞一次兴奋过程中，其兴奋性的周期性变化可分为______，______和______ 3 个时期。在______，其兴奋性将暂时丧失或极低；在______，其兴奋性低于正常；在______，其兴奋性高于正常。
30. L 型钙通道有______、______和______三种功能状态。
31. 心肌不会发生完全强直收缩的原因是因为心肌细胞的______特别长，一直延续到心肌收缩活动的______。
32. 浦肯野细胞直径______，传导速度______；房室结区细胞直径______，传导速度______。
33. 浦肯野细胞等快反应细胞动作电位 0 期去极化______和______明显高于窦房结等慢反应细胞，所以前者传导比后者______。
34. 心脏特殊传导系统中兴奋传导速度最慢的部位为______，最快的部位为______。
35. 心脏的正常起搏点是______，除此之外的各自律组织统称为______。由窦房结细胞所控制的心脏节律称为______，若为窦房结以外各自律组织控制的心脏节律称为______。
36. 窦房结控制潜在起搏点的主要机制为______和______。
37. 影响自律细胞自律性高低的因素有______、______和______。
38. 心肌收缩的特点为：______、______和______。
39. 心电图的 P 波反映______过程，QRS 波群代表______过程，T 波反映______过程的电变化。
40. 心电图中的______间期是冲动从窦房结传到心室所需的时间。在房室传导阻滞时，该间期______。
41. 形成动脉血压的前提条件是______，形成动脉血压的两个基本因素为______和______。
42. 循环系统中血液的充盈程度可用______来表示，其高低取决于______和______之间的相对关系。
43. 影响血流阻力最重要的因素是______，体循环中血流阻力最大的部位是______。
44. 估算平均动脉压的公式为______。
45. 安静状态下，健康青年人的收缩压约为______

mmHg，舒张压为______ mmHg，脉压为______ mmHg。
46. 通常情况下，收缩压的高低主要反映______，舒张压的高低主要反映______。
47. 搏出量增加将导致收缩压______，舒张压______，脉压______；外周阻力增加将导致收缩压______，舒张压______，脉压______。
48. 老年人的动脉管壁硬化，大动脉的弹性储器作用______，故脉压______。
49. 中心静脉压取决于______和______之间的相互关系。
50. 在微循环中，起"总闸门"作用的为______，起"分闸门"作用的为______，起"后闸门"作用的______。
51. 血液和组织液之间的物质交换方式主要包括______、______、______。
52. 组织液的动态平衡取决于______、______、______、______4种因素的共同作用。
53. 在毛细血管动脉端，有效滤过压为______，组织液______；而在毛细血管静脉端，有效滤过压为______，组织液______。
54. 在微循环中，迂回通路的作用是______，直接通路的作用是______，动-静脉短路的作用是______。
55. 心交感神经兴奋可使窦房结 P 细胞 Ca^{2+}内流______，4 期自动去极化速度______，自律性______，心率______。
56. 心迷走神经节后纤维末梢释放的递质是______，它与心肌细胞膜上______结合，产生______性的______、______和______作用。
57. 两侧心交感神经对心脏的支配作用有差别：______侧心交感神经对窦房结的影响占优势，而______侧心交感神经主要支配房室结和心室肌。
58. 交感缩血管神经纤维的节后纤维释放的神经递质是______，交感舒血管神经纤维的节后纤维释放的神经递质是______，副交感舒血管神经纤维的节后纤维释放的神经递质是______。
59. 调节心血管活动最基本的中枢在______，最重要的整合中枢在______。
60. 体位改变时对动脉血压进行调节的反射是______，其感受器是______和______压力感受器；它们的传入神经大部分包含在______和______对脑神经内；其生理意义是______。
61. 血液中 CO_2 分压高，通过对颈动脉体和主动脉体______感受器作用，反射性地使外周阻力______。
62. 肾血流量长期减少，可使肾素分泌量______，血管紧张素生成______，导致血压______。
63. 在临床上，肾上腺素常被用做______，而去甲肾上腺素常被用做______。
64. 冠脉循环的血流量主要取决于的______高低和______的长短。
65. 引起冠脉血管舒张的最重要的心肌代谢产物是______。
66. 肺循环的血流阻力______、血压______、毛细血管的有效滤过压______。
67. 脑血流量是相对稳定的，这主要是因为脑血管具有______调节的结果。

三、选择题

A 型题

1. 下列关于心动周期的叙述，错误的是
A. 心房舒张期长于心室舒张期
B. 心动周期长度与心率成正变关系
C. 心室收缩期短于舒张期
D. 心率为 75 次/分，全心舒张期约为 0.4s
E. 心房收缩结束后心室开始收缩
2. 当心脏处于全心舒张期时
A. 心室容积最大　B. 房室瓣关闭
C. 动脉瓣关闭　D. 心室容积不变
E. 心室内压略高于心房内压
3. 在一个心动周期中，持续时间最长的时期是
A. 等容收缩期　B. 心房收缩期　C. 射血期
D. 等容舒张期　E. 心室充盈期
4. 在心动周期的各时相中，心室容积最大的时期是
A. 心房收缩期末　B. 等容舒张期末
C. 减慢充盈期末　D. 快速充盈期末
E. 快速射血期末
5. 在心动周期的各时相中，心室容积最小的时期是
A. 心房收缩期末　B. 等容收缩期末
C. 快速射血期末　D. 减慢射血期末
E. 快速充盈期末
6. 在心动周期的各时相中，心室内压力最高的时期是
A. 心房收缩期末　B. 等容收缩期末
C. 减慢射血期末　D. 快速射血期
E. 快速充盈期末
7. 在心动周期的各时相中，心室内压力最低的时期是
A. 心房收缩期　B. 等容收缩期
C. 等容舒张期　D. 快速充盈期
E. 减慢充盈期
8. 在一个心动周期中，室内压上升速度最大的时

期是
A. 心房收缩期 B. 等容收缩期
C. 快速射血期 D. 减慢射血期
E. 减慢充盈期
9. 在一个心动周期中,室内压曲线下降最陡峭的时期是
A. 心房收缩期 B. 等容收缩期
C. 等容舒张期 D. 快速充盈期
E. 减慢充盈期
10. 在一个心动周期中，主动脉瓣开放始于
A. 等容收缩期之初 B. 等容收缩期之末
C. 等容舒张期之初 D. 等容舒张期之末
E. 心房收缩期末
11. 在一个心动周期中，房室瓣关闭始于
A. 等容收缩期之初 B. 等容收缩期之末
C. 等容舒张期之初 D. 等容舒张期之末
E. 心房收缩期之初
12. 在心动周期中，从动脉瓣关闭到下次动脉瓣开放的时间是
A. 心室充盈期到等容收缩期
B. 快速射血期到等容舒张期
C. 心室收缩期+心房收缩期
D. 心室舒张期+等容收缩期
E. 心室收缩期+心室舒张期
13. 在心动周期中，从房室瓣开放到房室瓣关闭的时间是
A. 心室充盈期 B. 心房收缩期
C. 等容收缩期 D. 心室充盈期+心房收缩期
E. 心室充盈期+等容收缩期
14. 在心动周期中，从动脉瓣开放到动脉瓣关闭的时间是
A. 等容收缩期 B. 快速射血期
C. 减慢射血期 D. 快速射血期+缓慢射血期
E. 等容收缩期+射血期
15. 关于等容收缩期的叙述，正确的是
A. 心房压＞室内压＜动脉压
B. 室内压上升速度快，但未达峰值
C. 心房容积不变
D. 房室瓣开放，动脉瓣关闭
E. 其长短与心肌收缩能力及后负荷无关
16. 下列选项中不是等容收缩期特征的是
A. 房室瓣关闭 B. 动脉血压升高，该期时间缩短
C. 动脉瓣关闭 D. 室内压上升速度极快
E. 心室肌长度无缩短，张力急剧加大
17. 关于快速射血期的叙述，正确的是
A. 室内压略低于动脉血压
B. 室内压继续升高达峰值
C. 射血量占搏出量的 50%
D. 相当于心室收缩期的前 1/3
E. 其长短与心率无关
18. 关于减慢射血期的叙述，错误的是
A. 心室射血缓慢 B. 射血量约占搏出量 30%
C. 时间约占射血期的 2/3
D. 室内压仍高于动脉血压
E. 室内压与动脉血压开始逐渐下降
19. 关于等容舒张期的叙述，错误的是
A. 室内压下降速度快、幅度大
B. 心房压＜室内压＜动脉压
C. 动脉瓣与房室瓣均关闭
D. 心室肌长度增加 E. 心室容积不变
20.关于减慢充盈期的叙述，错误的是
A. 房室压力梯度较快速充盈期减小
B. 该期充盈速度减慢，充盈血量较少
C. 正常时约为 0.05s
D. 心率加快时，该期显著缩短
E. 血液可从大静脉经心房直接流入心室
21. 心动周期中，心室充盈的主要动力为
A. 血流惯性 B. 心室舒张的抽吸作用
C. 骨骼肌的挤压作用 D. 心房收缩的挤压作用
E. 胸膜腔负压促进静脉回流
22. 关于心脏泵血功能的叙述，正确的是
A. 心房心室活动具有同步性，故同时收缩
B. 心室收缩作为心动周期的丌始
C. 心房收缩开始前，房室瓣处于关闭状态
D. 心房收缩对心室充盈不起主要作用
E. 心房收缩与舒张在心脏泵血中起主要作用
23. 心室的血液充盈主要在快速充盈期内完成，由心房收缩挤入心室血液量仅占心室总充盈量的
A. 10%～30% B. 30%～40% C. 5%～10%
D. 1%～5% E. 几乎没有
24. 心室收缩引起心房压力曲线的
A. a 波 B. c 波 C. v 波 D. x 波 E. y 波
25. 血液进出心腔只能沿一定方向流动取决于
A. 心房、心室依次收缩
B. 心室肌收缩和舒张的交替运动
C. 重力作用
D. 心房肌收缩和舒张的交替运动
E. 压力差与瓣膜启闭状态
26. 关于第一心音的叙述，正确的是
A. 在心尖搏动处听诊最清楚
B. 标志着心室充盈的开始
C. 强度与心室收缩力无关
D. 可反映半月瓣功能
E. 主要由于房室瓣开放形成

27. 关于第二心音的叙述，错误的是
A. 标志着心室舒张期的开始
B. 强度与动脉血压有关
C. 可反映房室瓣的功能
D. 主要由于半月瓣关闭形成
E. 在主/肺动脉瓣听诊区处听诊最清楚
28. 从第一心音产生到第二心音产生之间的时间相当于
A. 等容收缩期 B. 快速射血期
C. 减慢射血期 D. 等容收缩期+射血期
E. 等容舒张期+心室充盈期
29. 第四心音产生的原因是
A. 心室收缩，血液进入动脉引起振动
B. 心室舒张，血液进入心室引起振动
C. 心房收缩，血液进入心室引起振动
D. 心房舒张，静脉回流入心房引起振动
E. 全心舒张，血液回流引起振动
30. 体循环和肺循环中，基本相同的是
A. 收缩压 B. 舒张压 C. 外周阻力
D. 心输出量 E. 脉压
31. 关于射血分数的叙述，错误的是
A. 是评定心脏泵功能的重要指标
B. 在心室异常扩大时，搏出量可能正常，但射血分数减小
C. 正常情况下，心室舒张末期容积改变时，射血分数基本不变
D. 在心肌收缩能力增强时，射血分数减小
E. 正常情况下，体位变化使静脉回心血量变化时，射血分数基本不变
32. 安静状态下，健康成年男性的每分输出量约为
A. 2.5～5.5L/min B. 3.5～5.5L/min
C. 4.5～6.0L/min D. 5.5～6.5L/min
E. 6.5～7.5L/min
33. 下列选项中可使搏出量增大的是
A. 心率在一定范围内加快 B. 心舒期缩短
C. 应用钙离子通道阻断剂
D. 心室舒张末期容积减小 E. 静脉回流速度快
34. 下列选项中可使心输出量增加的是
A. 心迷走神经兴奋 B. 心率快于 180 次/分
C. 静脉注射肾上腺素 D. 使用心得安
E. 心室肌兴奋性增高
35. 下列选项中引起心输出量减少的是
A. 进食 B. 贫血 C. 剧烈运动
D. 妊娠 E. 低血钙或酸中度
36. 正常人空腹、安静时，其心输出量与下列选项中成正比的是
A. 脂肪重量 B. 肌肉重量 C. 体表面积
D. 体重 E. 身高
37. 关于心指数的叙述，错误的是
A. 心指数是指每平方米体表面积的搏出量
B. 中等身材正常成年人静息心指数为 3.0～3.5L/（min · m^2）
C. 心指数随运动强度增加而提高
D. 老年人静息心指数减小
E. 10 岁左右少年的静息心指数最大
38. 左心室的搏功较右心室的大，其主要原因是体循环比肺循环的
A. 心输出量多 B. 每搏输出量多
C. 血流速度快 D. 动脉血压高
E. 血流路径长
39. 左心室壁比右心室壁厚，主要是因为左心室比右心室
A. 心指数较大 B. 每搏输出量较多
C. 射血速度快 D. 做的搏功较大
E. 心输出量较多
40. 安静时心室肌收缩释放的能量主要用于
A. 增加血液动能 B. 增加血液的压强能
C. 维持射血速度 D. 维持心脏射血分数
E. 促进心室充盈
41. 反映心脏健康程度的较好指标是
A. 心力储备 B. 心指数 C. 射血分数
D. 心输出量 E. 搏出量
42. 下列关于心力储备的叙述，错误的是
A. 收缩期储备可达 100ml
B. 舒张期储备约为 15ml
C. 心率储备可使心输出量增加 2～2.5 倍
D. 交感神经-肾上腺素系统活动增加主要动员心率储备和收缩期储备
E. 心力储备是指心输出量可随机体代谢需要而增加的能力
43. 下列指标中可用于反映心室肌前负荷的是
A. 心室舒张末期容积或压力
B. 心室收缩末期容积或压力
C. 等容舒张期心室容积或压力
D. 动脉血压 E. 心房内压力
44. 心室肌前负荷增大时
A. 心室舒张末期压力降低
B. 心室肌最大收缩张力减小
C. 心室缩短的初速度减慢
D. 心室肌最大收缩张力增大
E. 心室肌达到最大张力所需时间缩短
45. 异长自身调节是指心脏的每搏输出量取决于
A. 平均动脉压 B. 心率储备 C. 心力储备
D. 心室舒张末期容积 E. 心室收缩末期容积

46. 心肌前负荷增加使搏出量增多的原因是
A. 使粗、细肌丝达到最有效重叠
B. 使心肌收缩能力增加
C. 使横桥 ATP 酶活性增加
D. 使肌质 Ca^{2+}浓度增加
E. 使肌钙蛋白与 Ca^{2+}亲和力增加
47. 关于心搏出量调节的 Frank-Starling 机制，错误的是
A. 心室肌前负荷取决于心室舒张末期容积或压力
B. 对搏出量的微小变化进行精细的调节
C. 在动脉血压突然变化时维持搏出量与充盈量的平衡
D. 对幅度较大、持续时间较长的循环功能改变的调节作用不大
E. 正常时心室肌已处于最适前负荷，缺乏初长度储备
48. 体位变化时，对搏出量和静脉回流量进行精细调节的是
A. Frank-Starling 机制　B. 等长调节
C. 神经调节　D. 体液调节
E. 心肌收缩能力变化
49. 心室功能曲线反映的是
A. 搏出量与心输出量的关系
B. 搏功与心室舒张末期压力的关系
C. 搏出量与心率的关系
D. 搏功与心室收缩末期压力的关系
E. 搏出量与心室收缩末期容量的关系
50. 关于左心室功能曲线的叙述，正确的是
A. 有明显的降支
B. 正常人左心室舒张末期压为 5～6mmHg
C. 正常人左心室最适前负荷为 5～6mmHg
D. 正常人心室的初长度储备较小
E. 反映心肌收缩强度与后负荷的关系
51. 正常心室功能曲线不出现降支的原因是
A. 心肌能量贮备大
B. 心肌具有抵抗过度延伸的特性
C. 心肌静息张力小　D. 心肌主动张力大
E. 心肌肌小节初长度过长时，心肌收缩也不减弱
52. 心室肌的后负荷是指
A. 等容收缩期室内压　B. 心室舒张末期压力
C. 心房压　D. 中心静脉压　E. 大动脉血压
53. 动脉血压突然升高时，将引起
A. 左心室射血速度增快　B. 心输出量增加
C. 左心室收缩末期容积增加
D. 左心室射血时的最高室内压下降
E. 左心室搏功减少
54. 心脏的等长自身调节改变心脏泵血功能，主要调节的是
A. 主动脉血压　B. 肌小节的初长度
C. 心肌收缩能力　D. 心室舒张末期容积
E. 粗细肌丝间重叠程度
55. 可使心肌收缩能力增强的因素是
A. 心肌兴奋性增高　B. 心肌自律性增强
C. 心室传导减慢
D. 肌球蛋白 ATP 酶的活性增高
E. 参与心肌收缩的心肌细胞数目增加
56. 关于心肌收缩能力的描述，错误的是
A. 是心肌的内在力学特性
B. 依赖后负荷变化　C. 与前负荷无关
D. 与肌钙蛋白对 Ca^{2+}的亲和力有关
E. 与肌球蛋白头部 ATP 酶活性有关
57. 下列选项中不能导致心肌收缩能力减弱的是
A. 肌球蛋白 ATP 酶活性增加
B. 细胞内 cAMP 减少
C. 肌膜对 Ca^{2+}通透性降低
D. 肌质网释放 Ca^{2+}减少
E. 肌钙蛋白与 Ca^{2+}亲和力降低
58. 下列因素中可使心功能曲线向右下移动的是
A. 去甲肾上腺素　B. 乙酰胆碱　C. 茶碱
D. 甲状腺激素　E. 心交感神经兴奋
59. 甲状腺功能低下患者的心功能曲线位于正常人心功能曲线的
A. 左上方　B. 左侧　C. 右侧
D. 右下方　E. 左下方
60. 肾上腺素对搏出量进行大幅度调节的主要机制是引起
A. 心室舒张末期容量变化
B. 心室舒张末期压力变化
C. 心肌肌小节初长度变化
D. 心肌收缩能力变化
E. 心肌兴奋性的变化
61. 下列关于心率的描述，错误的是
A. 正常健康成人安静时为 60～100 次/分
B. 女性心率比男性稍快
C. 甲亢患者、妊娠妇女心率较快
D. 运动员平时心率较慢
E. 新生儿心率较成年人慢
62. 体温每升高 1℃，心率将增加
A. 5～10 次/分　B. 10～12 次/分
C. 12～18 次/分　D. 20～25 次/分
E. 不明显
63. 心率过快时心输出量减少的主要原因是
A. 心房收缩期缩短　B. 等容收缩期缩短
C. 心室射血期缩短　D. 等容舒张期缩短

E. 心室充盈期缩短
64. 关于心率对心输出量的影响，错误的是
A. 在一定范围内心率加快时，心输出量增加
B. 心率低于 40 次/分，心输出量减少
C. 心率超过 180 次/分，心输出量减少
D. 心率的变化可通过影响心室的充盈量而改变心输出量
E. 心率大于 180 次/分，心输出量减少的主要原因是射血期的缩短
65. 心肌细胞被分为快反应细胞与慢反应细胞的根据是
A. 3 期复极化速度的快慢
B. 0 期去极化速度的快慢
C. 平台期的长短
D. 动作电位时程的长短
E. 静息电位及最大复极电位数值
66. 下列心肌细胞中属于快反应细胞的是
A. 窦房结和房室结细胞
B. 心室肌和浦肯野细胞
C. 窦房结和浦肯野细胞
D. 窦房结和心室肌细胞
E. 房室结和心室肌细胞
67. 心室肌动作电位时程较长的主要原因是
A. 无自动除极　　B. 0 期去极速度慢
C. 1 期复极速度慢　　D. 平台期的存在
E. 3 期复极速度慢
68. 关于工作细胞的叙述，错误的是
A. 均为快反应细胞
B. 动作电位均有 0 期、1 期、2 期、3 期、4 期
C. 无自律性
D. 0 期快速去极化是由 Ca^{2+}内流引起
E. 动作电位 4 期跨膜电位稳定
69. 快反应细胞动作电位 0 期的主要离子流是
A. K^+外流　B. Na^+内流　C. Ca^{2+}内流
D. Cl^-内流　E. K^+内流
70. 关于心肌工作细胞动作电位 0 期的叙述，错误的是
A. 去极速度快，去极幅度约为 120mV
B. 最大去极速率为 200～400V/s
C. 超射值为+30mV 左右
D. 可被河豚毒阻断
E. 其离子基础是 Ca^+内流
71. 心室肌细胞快 Na^+通道的特点为
A. 超极化激活　　B. 激活和失活快
C. 可被 Mn^{2+}阻断
D. 有时间依从性，但无电压依赖性
E. 无时间依从性，但有电压依赖性
72. 关于心室肌细胞动作电位 1 期的叙述，正确的是
A. 复极较缓慢
B. 膜电位可复极到−20mV 左右
C. 其机制是短暂 Cl^-内流
D. 该期外向电流称为 I_{to}电流
E. 该期 Na^+通道尚有部分处于激活状态
73. 下列关于 I_{to}的叙述，错误的是
A. 使膜电位迅速复极至平台期水平
B. 主要离子成分是 K^+　　C. 能够被 Mn^{2+}阻断
D. 在膜去极化到−30mV 时被激活
E. I_{to}是引起心室肌细胞 1 期快速复极的主要跨膜电流
74. 心室肌细胞动作电位平台期的离子基础是
A. 同时存在的 Ca^{2+}内流、Na^+内流与 K^+外流
B. 同时存在的 Na^+内流与 K^+外流
C. 同时存在的 Na^+内流与 Ca^{2+}外流
D. 同时存在的 Na^+内流与 Cl^-外流
E. 同时存在的 Na^+内流与 Cl^-内流
75. 窦房结 P 细胞与快反应自律细胞相比，其特点是
A. 自律性低　B. 有明显的平台期　C. 收缩性强
D. 0 期去极化速度快　E. 4 期自动去极化速度快
76. 窦房结 P 细胞的阈电位相当于
A. Na^+平衡电位　　B. K^+平衡电位
C. Ca^{2+}平衡电位　　D. 快钠通道激活电位
E. 慢钙通道激活电位
77. 窦房结 P 细胞动作电位 0 期去极化的离子基础是
A. Ca^{2+}内流　B. Ca^{2+}外流　C. Na^+内流
D. Na^+外流　E. K^+外流
78. 关于心肌细胞 L 型钙通道的叙述，错误的是
A. 其阈电位约为−40mV
B. 激活、失活和复活缓慢
C. 与慢反应细胞 0 期去极化有关
D. 与心肌收缩功能无关
E. 与心室肌动作电位平台期的形成有关
79. 有关窦房结 P 细胞 4 期自动去极化的离子基础，正确的描述是
A. I_k 通道的进行性失活是其自动去极化最重要的原因
B. $I_{Ca\text{-}L}$ 通道激活，该通道受儿茶酚胺调控
C. I_f 通道的时间依从性关闭，该通道可以被铯阻断
D. Na^+内流进行性增强，该电流可以被 TTX 阻断
E. $I_{Ca\text{-}T}$ 通道激活，该通道可以被维拉帕米阻断
80. 浦肯野细胞动作电位 0 期去极化是由于

A. 有机负离子外流 B. K^+外流 C. Na^+内流
D. Ca^{2+}内流 E. Cl^-外流
81. 浦肯野细胞的起搏电活动主要是由于
A. I_k通道的时间依从性关闭所造成的 K^+外流进行性衰减
B. I_{Ca-L} 通道的时间依从性开放所造成的 Ca^{2+}内流进行性增强
C. I_f通道的时间依从性开放所造成的Na^+内流进行性增强
D. I_{Ca-L} 通道的时间依从性关闭所造成的 Ca^{2+}外流进行性衰减
E. I_f通道的时间依从性关闭所造成的Na^+外流进行性衰减
82. I_f电流是
A. 逐渐衰减的K^+外流 B. 逐渐增强的K^+外流
C. 逐渐增强的Na^+内流
D. 通过L型钙通道的Ca^{2+}内流
E. 通过T型钙通道的Ca^{2+}内流
83. 心室肌细胞具有的电生理特性是
A. 自律性和兴奋性 B. 自律性和传导性
C. 兴奋性和传导性 D. 收缩性和自律性
E. 收缩性和传导性
84. 窦房结P细胞具有的电生理特性是
A. 有自律性、无传导性
B. 有自律性、传导速度快
C. 自律性高、传导速度较慢
D. 有传导性、无自律性
E. 自律性低、传导速度快
85. 浦肯野细胞不具有的生理特性是
A. 自律性 B. 兴奋性 C. 传导性
D. 收缩性 E. 有效不应期较长
86. 关于心肌兴奋性的描述，错误的是
A. 衡量指标是阈强度大小
B. 兴奋性与阈强度成正比
C. 所有心肌细胞都有兴奋性
D. 兴奋过程中兴奋性发生周期性变化
E. 心肌兴奋性是指心肌受到刺激时产生动作电位的能力
87. 心室肌细胞一次兴奋过程中，其兴奋性的变化顺序正确的是
A. 有效不应期→相对不应期→超常期→低常期
B. 绝对不应期→相对不应期→超常期
C. 有效不应期→相对不应期→超常期
D. 有效不应期→相对不应期→低常期
E. 绝对不应期→相对不应期→低常期
88. 心室肌有效不应期产生的原因是
A. 膜电位绝对值太小，钠通道完全失活或刚开始复活
B. 膜电位绝对值太小，钙通道完全失活或刚开始复活
C. 膜电位绝对值太小，钾通道完全失活或刚开始复活
D. 阈值太大 E. 3期时间太长
89. 心室肌Na^+通道完全处于失活状态的时期是
A. 绝对不应期 B. 局部反应区
C. 有效不应期 D. 相对不应期 E. 超常期
90. 心肌的有效不应期特别长，包括
A. 整个收缩期 B. 整个舒张期
C. 整个收缩期和舒张早期
D. 整个收缩期+舒张期 E. 以上均不正确
91. 心肌有效不应期的长短主要取决于
A. 动作电位平台期的长短
B. 动作电位0期去极化的速度
C. 动作电位快速复极末期的长短
D. 阈电位水平的高度
E. 静息电位水平
92. 关于心肌相对不应期的叙述，正确的是
A. 出现在心肌动作电位的平台期
B. 产生新动作电位所需的刺激阈值高于正常
C. 钠通道已大部分复活，故具有产生新的动作电位的能力
D. 该期产生的动作电位幅度与正常的相差不大
E. 该期产生的动作电位0期去极化速度快
93. 在超常期内心肌细胞兴奋性高于正常，所以
A. 自律性高于正常
B. 动作电位0期去极化速率快于正常
C. 动作电位幅度大于正常
D. 阈下刺激可引起新的动作电位
E. 兴奋传导速度高于正常
94. 在心肌细胞相对不应期或超常期产生的动作电位的特点是
A. 0期去极速度快 B. 0期去极幅度小
C. 时程延长 D. 不应期长
E. 0期去极幅度大，传导速度快
95. 刺激不能使心室肌细胞产生动作电位，在下列可能的原因中错误的是
A. 刺激强度未达到阈值 B. 电刺激的波宽太窄
C. 钠通道处于静息状态
D. 心室肌处在有效不应期中
E. 心室肌细胞去极化到−55mV
96. 心肌不发生完全强直收缩的原因是
A. 肌质网不发达，Ca^{2+}储备少
B. 肌钙蛋白与Ca^{2+}的亲和力呈周期性改变
C. 有效不应期特别长，一直持续到舒张早期

D. 心肌具有自律性，可以产生自动节律性收缩
E. 心肌是功能上的合胞体

97. 期前收缩产生的条件是
A. 额外刺激远远大于阈刺激
B. 在绝对不应期内给予额外刺激
C. 在局部反应期内给予额外刺激
D. 在有效不应期内给予额外刺激
E. 在有效不应期之后给予额外刺激

98. 心室在期前收缩后出现代偿间歇的原因是由于正常窦房结传来的冲动落在了期前兴奋的
A. 绝对不应期　B. 局部反应区
C. 有效不应期　D. 相对不应期　E. 超常期

99. 当细胞外液 K^+浓度逐渐升高时，心肌兴奋性
A. 逐渐升高　B. 逐渐降低　C. 先增高、后降低
D. 先降低、后升高　E. 基本不变

100. 可使心肌兴奋性降低的因素是
A. Na^+通道大量失活　B. 钠通道处于备用状态
C. 阈电位下移　D. 细胞外液 K^+浓度轻度增加
E. 最大复极电位绝对值减小

101. Na^+通道能否恢复到备用状态主要取决于
A. 阈电位水平　B. 静息电位水平
C. 静息电位与阈电位的距离
D. 4 期自动去极化的快慢
E. 跨膜电位水平及有关的时间进程

102. 窦房结 P 细胞具有兴奋性的前提是
A. 钠通道处于激活状态
B. L 型钙通道处于激活状态
C. 钠通道处于静息状态
D. L 型钙通道处于静息状态
E. L 型钙通道处于失活状态

103. 关于心肌自律性的叙述，正确的是
A. 所有特殊传导系统中的细胞均有自律性
B. 正常情况下，浦肯野细胞的自律性最高
C. 通常情况下，心脏内所有自律细胞都表现出自身的自律性
D. 正常心脏的起搏点是窦房结
E. 心肌具有自律性的机制是 0 期自动去极化

104. 心肌自律细胞生物电活动的共同特征是
A. 4 期自动去极化　B. 0 期去极速度快
C. 复极速度快　D. 无平台期
E. 静息电位绝对值小

105. 下列指标中，可用来衡量心肌自动节律性高低的是
A. 动作电位的幅值　B. 最大复极电位水平
C. 自动兴奋的频率　D. 阈电位水平
E. 动作电位时程

106. 自律性最低的心肌自律细胞位于
A. 窦房结　B. 心房　C. 房室结
D. 房室束　E. 心室

107. 窦房结能成为心脏正常起搏点的原因是
A. 静息电位仅为−70mV　B. 阈电位为−40mV
C. 0 期去极速率快　D. 动作电位无明显的平台期
E. 4 期自动去极速率快

108. 窦房结活动突然停止时，最先恢复起搏的部位是
A. 心房肌　B. 房室结　C. 房室束
D. 左、右束支　E. 浦肯野细胞

109. 心房与心室收缩不会重叠的主要原因是
A. 心房肌离窦房结近，先兴奋
B. 心房肌优势传导通路传导快
C. 房-室延搁　D. 心室肌传导较快
E. 浦肯野纤维自律性低，传导兴奋速度慢

110. 下列关于结区的电生理特性的叙述，错误的是
A. 传导速度非常慢　B. 无自律性
C. 有明显的平台期　D. 无 4 期自动去极化
E. 直径很小，电阻大

111. 心内兴奋传导最易发生阻滞的部位是
A. 心房肌　B. 房室结　C. 左、右束支
D. 浦肯野细胞　E. 心室肌

112. 房室结传导速度较慢的生理意义在于
A. 增强心肌收缩能力
B. 有利于心房或心室同步收缩
C. 有效防止出现期前收缩
D. 避免出现完全强直收缩
E. 保证心房和心室的收缩时间不会重叠

113. 细胞外液 Na^+浓度降低时，心室肌传导速度
A. 加快　B. 不变　C. 减慢
D. 先加快后减慢　E. 先减慢后加快

114. 下列选项中可使心室肌传导加快的是
A. ATP 供应不足　B. 四乙基胺
C. Ca^{2+}通道阻断剂　D. 0 期 Na^+内流加快
E. 细胞间的缝隙连接关闭

115. 下列关于心肌传导性的叙述中，错误的是
A. 缝隙连接数量少，传导速度慢
B. 阈电位水平下移，传导速度快
C. 动作电位 0 期去极化速率快，传导速度快
D. 动作电位 0 期去极化幅度小，传导速度慢
E. 心肌处在超常期内，传导速度快

116. 窦房结兴奋快速传导至房室结依靠
A. 普通心房肌纤维　B. 浦肯野细胞
C. 房结区　D. 希氏束　E. 优势传导通路

117. 对心肌的兴奋性和自律性均有影响的因素是

A. 0期去极化速度　　B. 0期去极化幅度
C. 阈电位水平　　D. 4期自动去极化速度
E. 引起0期去极化的离子通道性状
118. 关于心肌收缩特性的叙述，正确的是
A. 其他因素不变时，心肌缩短速度与后负荷成正比
B. 每个心动周期中参与收缩的心肌数目可以有明显变动
C. 其他因素不变时，心肌收缩长度与动脉血压成反比
D. 肌肉收缩时横桥与细肌丝联结数目不变
E. 由于有效不应期的存在，故在舒张期内，心肌不可能再次收缩
119. 下列变化可在心电图中看到的是
A. 窦房结去极化　　B. 心房肌去极化
C. 心房肌复极化　　D. 房室结去极化
E. 希氏束去极化
120. 窦房结的兴奋由心房到达心室，表现在心电图上的相应部分是
A. P-P间期　B. P-R间期　C. Q-T间期
D. S-T段　E. R-R间期
121. 下列关于心电图与心肌细胞动作电位关系的描述，正确的是
A. P波反映心房肌动作电位的全过程
B. QRS波群对应心室肌动作电位的0期
C. T波对应心室肌动作电位的平台期
D. 在同一心肌细胞内记录的动作电位是恒定的，故不同导联记录的心电图也是相同的
E. 心电图一个周期等于心房肌和心室肌细胞动作电位时程之和
122. 下列有关弹性储器血管的叙述，错误的是
A. 指主动脉和大动脉
B. 弹性纤维较少，弹性好
C. 管壁坚厚，顺应性高
D. 缓冲心动周期中动脉血压的波动
E. 使心脏间断的射血变为血管内连续的血流
123. 关于各类血管的结构与功能特点的叙述，正确的是
A. 弹性储器血管提高心脏射血期收缩压上升的幅度
B. 毛细血管前阻力血管管径较细，对血流的阻力较大
C. 微动脉、微静脉属于交换血管，起物质交换作用
D. 容量血管主要指毛细血管，有血液贮存库的作用
E. 分配血管可明显影响回心血量
124. 分配血管指的是
A. 大动脉　B. 微动脉　C. 毛细血管
D. 静脉　E. 中动脉
125. 交换血管指的是
A. 大动脉　B. 微动脉　C. 毛细血管
D. 静脉　E. 中动脉
126. 心血管系统中，血量分配比例最高的部位是
A. 心脏　B. 弹性贮器血管　C. 静脉
D. 微动脉　E. 微循环
127. 下列情况中，血流阻力会增大的是
A. 红细胞比容减小　B. 微动脉收缩
C. 血液由湍流变为层流　D. 血液黏滞度减小
E. 血液温度增加
128. 下列因素中不影响血液黏滞度的是
A. 血红蛋白含量　B. 血细胞比容
C. 血流的切率　D. 血管口径　E. 温度
129. 在体循环中，血压下降最为显著的部位是
A. 弹性贮器血管　B. 分配血管
C. 毛细血管前阻力血管
D. 毛细血管后阻力血管　E. 交换血管
130. 下列关于血压的叙述，错误的是
A. 血压是血管内流动的血液对单位面积血管壁的侧压力
B. 动脉血压形成的前提条件是心血管系统内血液充盈
C. 心脏射血和外周阻力是动脉血压形成的两个重要因素
D. 在心动周期中主动脉压与左心室内压的变化幅度相同
E. 血压降低的幅度与各部位血流阻力呈正比关系
131. 心脏暂停射血，血液停止循环后，血液对血管壁的侧压称
A. 收缩压　B. 舒张压　C. 循环系统平均充盈压
D. 脉搏压　E. 平均动脉压
132. 循环系统平均充盈压的高低取决于
A. 动脉血压和外周阻力之间的相对关系
B. 心输出量和外周阻力之间的相对关系
C. 血量和循环系统容量之间的相对关系
D. 回心血量和心脏射血能力之间的相对关系
E. 心脏前负荷和后负荷之间的相对关系
133. 主动脉可维持血管内血液持续流动的原因是
A. 口径大　B. 管壁厚
C. 管壁可扩张性和弹性回缩　D. 血流速度快
E. 对于血流的摩擦阻力小
134. 心动周期中，主动脉压最低的时相是
A. 等容收缩期末　B. 等容舒张期末

C. 心房收缩期末　　D. 快速充盈期末
E. 减慢充盈期末
135. 生理情况下,下列选项中对收缩压的影响最大的是
A. 心率的变化　　B. 搏出量的变化
C. 外周阻力的变化　　D. 循环血量的变化
E. 大动脉管壁弹性的变化
136. 一般情况下，舒张压的高低主要反映
A. 心肌收缩力　B. 外周阻力　C. 搏出量
D. 心指数　E. 体循环平均充盈压
137. 若外周阻力和心率不变，搏出量增加时，动脉血压的变化为
A. 收缩压升高，舒张压降低
B. 收缩压降低，舒张压降低
C. 收缩压升高，舒张压升高
D. 收缩压降低，舒张压升高
E. 仅收缩压升高
138. 若搏出量和外周阻力不变，心率加快时
A. 舒张压增高比收缩压增高明显
B. 收缩压增高，舒张压降低
C. 收缩压降低，舒张压增高
D. 收缩压增高比舒张压增高明显
E. 收缩压和舒张压变化不明显
139. 当形成动脉血压的其他因素不变时,心率减慢将增加
A. 舒张压　B. 收缩压　C. 心输出量
D. 平均动脉压　E. 脉搏压
140. 下列关于动脉管壁硬化所导致的改变的叙述，错误的是
A. 动脉顺应性减小　　B. 舒张压降低
C. 收缩压增高　　D. 动脉脉搏压减小
E. 脉搏波传播速度加快
141. 老年人主动脉弹性减弱伴小动脉硬化时,血压的变化是
A. 收缩压变化不大，舒张压降低
B. 收缩压变化不大，舒张压升高
C. 收缩压和舒张压均升高
D. 收缩压和舒张压均降低
E. 收缩压升高，舒张压降低
142. 关于急性失血引起的变化,下列选项中错误的是
A. 动脉血压下降　　B. 红细胞比容升高
C. 心率加快　　D. 中心静脉压下降
E. 皮肤苍白湿冷
143. 下列情况中，动脉脉搏图上不出现降中峡的是
A. 搏出量减少　　B. 动脉血压升高
C. 主动脉瓣关闭不全　D. 主动脉瓣狭窄
E. 主动脉弹性减退
144. 下列情况中,使动脉脉搏波上升支变得平缓的是
A. 搏出量增大　　B. 心交感神经兴奋
C. 主动脉瓣关闭不全　D. 主动脉瓣狭窄
E. 主动脉弹性减退
145. 下列关于人体静脉血压的描述，错误的是
A. 临床上常把中心静脉压作为控制补液速度和补液量的监测指标
B. 站立时，颅内矢状窦的血压可低于大气压
C. 站立不动时，足背静脉压可升高至 90mmHg 左右
D. 微动脉舒张时中心静脉压可能降低
E. 行走时，足背静脉压较站立不动时低
146. 中心静脉压的高低主要取决于
A. 心脏射血量　B. 静脉血流量
C. 人的体位　D. 短路血管的回流量
E. 心脏射血能力与静脉回心血量
147. 心脏收缩力增强时，静脉回心血量增加，这主要是因为
A. 动脉血压升高　B. 血流速度加快
C. 心输出量增加　D. 舒张期室内压降低
E. 外周静脉压增高
148. 患者的动脉血压降低,中心静脉压增高表示
A. 左心功能不全　　B. 右心功能不全
C. 全心功能不全　　D. 静脉回流障碍
E. 输液量不足
149. 关于重力对静脉压影响的叙述，错误的是
A. 直立位时下肢静脉血容量比平卧位多
B. 直立位时下肢静脉血容量比平卧位少
C. 心脏平面以上的静脉压低
D. 心脏平面以下的静脉压高
E. 重力对静脉压的影响远大于对动脉压的影响
150. 与由平卧位突然站立时发生晕厥有关的因素应除外
A. 动脉血压降低　　B. 静脉回心血量过少
C. 下肢静脉收缩，回心血量增加
D. 搏出量减少　　E. 脑供血不足
151. 可使静脉回心血量减少的因素是
A. 体循环平均充盈压升高　B. 由卧位转为立位
C. 心脏射血功能加强　D. 由呼气相转为吸气相
E. 交感神经兴奋
152. 久坐后出现下肢水肿的主要原因是
A. 下肢血流量增大
B. 下肢毛细血管通透性增加
C. 下肢毛细血管血压升高

D. 下肢淋巴回流受阻 E. 机体血容量增大
153. 关于下肢静脉回流的叙述，错误的是
A. 受重力的影响
B. 运动时，骨骼肌血流增加而使静脉回流减少
C. 受体位的影响
D. 静脉瓣的作用是防止血液倒流
E. 肌肉泵的作用是促进静脉回流
154. 下列有关呼吸运动对心输出量影响的叙述，正确的是
A. 吸气时，静脉回心血量增加，心输出量增加
B. 吸气时，静脉回心血量增加，心输出量减少
C. 呼气时，静脉回心血量增加，心输出量增加
D. 呼气时，静脉回心血量增加，心输出量减少
E. 吸气时，静脉回心血量减少，心输出量减少
155. 下列关于微循环的叙述，错误的是
A. 毛细血管前括约肌起“分闸门”的作用
B. 迂回通路有物质交换作用
C. 安静状态下同一时间内开放的真毛细血管占50%左右
D. 微循环的血流量与局部组织的代谢活动水平密切相关
E. 动-静脉短路在体温调节中起重要作用
156. 下列关于微动脉的叙述，错误的是
A. 微动脉在调节动脉血压中起重要作用
B. 微动脉在调节器官血流量中起重要作用
C. 其口径的变化幅度较大
D. 其强烈收缩时，组织液的生成量减少
E. 其管壁平滑肌张力主要受局部代谢产物的影响
157. 引起毛细血管交替开放的物质主要是
A. 神经递质 B. 激素 C. 血液肽类物质
D. 血液钠离子浓度 E. 局部代谢产物
158. 与组织血流量调节无直接关系的是
A. CO_2 B. 腺苷 C. 前列腺素
D. 乳酸 E. 肾素
159. 真毛细血管不具备的特点为
A. 管壁薄 B. 经常开放 C. 血流速度慢
D. 通透性大 E. 血压较低
160. 下列关于微循环直捷通路的叙述,错误的是
A. 血流速度较快 B. 经常处于开放状态
C. 多见于骨骼肌中 D. 短而直，血流阻力小
E. 是血管和组织间进行物质交换的主要部位
161. 血浆中的水及溶质分子在静水压差和胶体渗透压差的作用下通过毛细血管壁进入组织间液的过程称为
A. 单纯扩散 B. 易化扩散 C. 滤过
D. 重吸收 E. 吞饮
162. 组织液的生成主要取决于
A. 静脉血压 B. 动脉血压 C. 有效滤过压
D. 组织液静水压 E. 血浆晶体渗透压
163. 与滤过系数有关的因素是
A. 血浆胶体渗透压 B. 毛细血管壁通透性
C. 组织液静水压 D. 毛细血管血压
E. 淋巴管的畅通与否
164. 下列关于有效滤过压的叙述，正确的是
A. 与血浆晶体渗透压无关
B. 毛细血管血压降低时，有效滤过压增高
C. 淋巴回流不畅，有效滤过压增高
D. 血浆晶体渗透压增高时，有效滤过压增高
E. 在毛细血管的动脉端和静脉端基本相等
165. 右心衰竭时,组织液生成增加而出现下肢水肿的主要原因是
A. 搏出量减少，动脉血压降低
B. 毛细血管有效流体静压增大
C. 淋巴回流量减少
D. 毛细血管壁通透性增加
E. 组织液胶体渗透压减小
166. 严重营养不良引起水肿的主要原因是
A. 淋巴回流量减少 B. 毛细血管壁血压升高
C. 毛细血管通透性增加
D. 血浆胶体渗透压降低
E. 组织液胶体渗透压升高
167. 炎症引起局部组织水肿的主要原因是
A. 淋巴回流受阻 B. 毛细血管壁通透性增加
C. 血浆胶体渗透压升高
D. 组织液胶体渗透压减小
E. 毛细血管血压升高
168. 下列关于淋巴回流意义的叙述，错误的是
A. 与脂肪的运输及吸收无关
B. 参与机体的防御机制
C. 主要功能是回收组织液中的蛋白质
D. 可调节体液平衡
E. 小肠绒毛的毛细淋巴管对脂肪的吸收有重要作用
169. 心交感神经兴奋引起的心脏效应是
A. 心脏舒张期延长 B. 心动周期延长
C. 收缩力减弱，搏出量减少
D. 收缩力加强，搏出量增加
E. 心肌细胞传导速度减慢
170. 下列关于心交感神经作用机制的叙述,错误的是
A. 促进平台期 Ca^{2+}内流
B. 提高窦房结细胞4期自动去极速率
C. 促进肌质网回收 Ca^{2+}
D. 抑制 K^+外流

E. 激活腺苷酸环化酶，使胞内 cAMP 浓度升高
171. 介导心交感神经的正性作用的受体是
A. α_1 肾上腺素能受体　B. α_2 肾上腺素能受体
C. β_1 肾上腺素能受体　D. β_2 肾上腺素能受体
E. M 胆碱能受体
172. 下列选项中不属于去甲肾上腺素对心肌的作用的是
A. 加快房室传导速度
B. 使肌质网释放 Ca^{2+} 增加
C. 使心肌动作电位平台期 Ca^{2+} 内流减少
D. 加强窦房结 P 细胞 4 期内向电流
E. 使心肌细胞内 cAMP 水平升高
173. 儿茶酚胺使心肌收缩力增强的主要原因是
A. 使 L-型钙通道开放概率增加，开放时间延长
B. 使 I_f 增强
C. 使快反应心肌 0 期去极幅度加大，速度加快
D. 使房-室延搁缩短
E. 使心肌 K^+ 外流加快
174. 下列物质中对心脏有正性变力作用的物质是
A. cAMP　B. 血管活性肠肽　C. cGMP
D. 腺苷　E. Mg^{2+}
175. 下列物质中能阻断迷走神经对心肌的效应的是
A. 河豚毒　B. 阿托品　C. 酚妥拉明
D. 普萘洛尔　E. 四乙基胺
176. 关于心迷走神经支配的叙述中，错误的是
A. 起源于脊髓灰质中间外侧柱
B. 心室肌的分布较心房肌少
C. 节前和节后神经在心壁内换元
D. 节后纤维释放的递质是乙酰胆碱
E. 两侧心迷走神经对心脏的支配有差异
177. 心迷走神经兴奋引起的心脏效应是
A. 心脏收缩期缩短　B. 心动周期缩短
C. 收缩力加强，搏出量增加　D. 心率减慢
E. 心肌细胞传导速度加快
178. 关于心迷走神经作用机制的叙述，错误的是
A. 抑制 I_{K-ACh}，K^+ 外流减慢
B. 抑制肌质网释放 Ca^{2+}
C. 激活 I_{K-ACh}，K^+ 外流加速
D. 抑制 I_f 电流
E. 慢反应自律细胞 0 期去极化速率减慢
179. 人体内多数血管的神经支配特点是
A. 接受交感神经和副交感神经的双重支配
B. 只接受交感缩血管神经纤维的单一支配
C. 只接受交感舒血管神经纤维的单一支配
D. 接受交感缩血管神经纤维和肽类舒血管神经纤维的双重支配
E. 只接受副交感舒血管神经纤维单一支配
180. 关于交感缩血管紧张的叙述，错误的是
A. 放电频率为 1～3Hz
B. 使血管维持一定程度的收缩状态
C. 可调节器官血流阻力和血流量
D. 缩血管紧张减弱时，血管舒张
E. 是指交感缩血管纤维持续发放高频神经冲动
181. 下列血管中交感缩血管神经纤维分布最密的是
A. 皮肤血管　B. 冠状血管　C. 脑血管
D. 肾脏血管　E. 骨骼肌血管
182. 在同一器官的不同血管段，交感缩血管神经纤维分布最密集的是
A. 大动脉　B. 中动脉　C. 微动脉
D. 大静脉　E. 中静脉
183. 交感舒血管纤维主要分布在
A. 皮肤血管　B. 脑动脉　C. 骨骼肌的血管
D. 肾血管　E. 胃肠道血管
184. 交感舒血管神经节后纤维释放的主要递质是
A. 血管活性肠肽　B. 乙酰胆碱　C. 肾上腺素
D. P 物质　E. 去甲肾上腺素
185. 舒血管神经纤维不包括
A. 交感胆碱能神经纤维
B. 副交感胆碱能神经纤维
C. 交感肾上腺素能神经纤维
D. 血管活性肠肽神经元
E. 脊髓背根舒血管纤维
186. 下列能引起循环系统总外周阻力降低的是
A. 交感缩血管神经纤维兴奋性降低
B. 脊髓背根舒血管纤维兴奋性升高
C. 血管活性肠肽神经元兴奋性降低
D. 迷走神经兴奋性升高
E. 副交感舒血管神经纤维兴奋性升高
187. 调节心血管活动最基本的中枢位于
A. 脊髓　B. 下丘脑　C. 脑桥
D. 小脑　E. 延髓
188. 延髓以上心血管的高级中枢主要功能是
A. 维持心血管初级中枢的紧张性活动
B. 参与机体的防御反应
C. 调节心脏活动和器官血流量的分配
D. 完成心血管活动的精细调节
E. 参与对心血管活动和机体其他功能之间的整合作用
189. 当血压突然升高时，压力感受性反射的效应是

A. 心率减慢，心输出量减少，外周阻力增大，静脉回心血量减少
B. 心率加快，心输出量增加，外周阻力降低，血压升高
C. 心率加快，心输出量增加，外周阻力降低，静脉回心血量增多
D. 心率减慢，心输出量减少，外周阻力降低，血压降低
E. 心率减慢，心输出量减少，外周阻力升高，血压升高
190. 引起直立性低血压的原因是
A. 微动脉舒张 B. 贫血
C. 交感缩血管中枢紧张性较低
D. 压力感受器的敏感性降低
E. 心迷走中枢的紧张性过高
191. 夹闭家兔双侧颈总动脉可引起
A. 心率加快，心输出量增加，外周阻力增大，血压升高
B. 心率加快，心输出量增加，外周阻力降低，血压升高
C. 心率加快，心输出量减少，外周阻力降低，血压降低
D. 心率减慢，心输出量减少，外周阻力降低，血压降低
E. 心率减慢，心输出量增加，外周阻力升高，血压升高
192. 夹闭家兔双侧颈总动脉引起血压升高的原因是
A. 主动脉血压升高，主动脉弓压力感受器传入冲动增加
B. 颈动脉窦血压升高，颈动脉窦压力感受器传入冲动增加
C. 主动脉血压降低，主动脉弓压力感受器传入冲动减少
D. 颈动脉窦血压降低，颈动脉窦压力感受器传入冲动减少
E. 颈动脉窦和主动脉弓压力感受器传入冲动均增加
193. 压力感受性反射的生理意义是
A. 维持血压处于较高水平
B. 维持动脉血压相对恒定
C. 维持动脉血压的长期恒定
D. 维持循环血量
E. 有效降低动脉血压
194. 压力感受性反射最敏感的动脉血压波动范围是
A. 低于 50mmHg B. 50～100mmHg
C. 100mmHg 左右 D. 100～150mmHg
E. 高于 150mmHg
195. 高血压患者的压力感受性反射
A. 敏感性降低 B. 敏感性升高
C. 敏感性不变 D. 不起作用
E. 发生重调定
196. 增加动物颈动脉窦内灌注压,不可能出现的反应是
A. 窦神经上动作电位幅度增大
B. 心迷走紧张加强 C. 心交感紧张减弱
D. 心率减慢，搏出量减少 E. 外周阻力降低
197. 切除动物的主动脉神经后将出现
A. 平均动脉压水平先降低再升高
B. 平均动脉压水平先升高再降低
C. 平均动脉压水平基本不变，但波动幅度增大
D. 动脉血压持续升高且不能恢复
E. 动脉血压立即下降到脊休克水平
198. 大量失血时首先发生的反应是
A. 脑和心脏的血管收缩
B. 外周阻力降低 C. 外周阻力增加
D. 肾脏排出 Na^+增多
E. 循环血液中儿茶酚胺减少
199. 刺激颈动脉体和主动脉体化学感受器对心血管系统的直接效应为
A. 心率加快 B. 冠脉收缩 C. 骨骼肌血管舒张
D. 内脏血管收缩 E. 心输出量增加
200. 心肺感受器受刺激时所引起的反射效应是
A. 心率加快，外周阻力升高，心输出量增加，血压升高，肾排水和 Na^+增多
B. 心率加快，外周阻力降低，心输出量增加，血压升高，肾排水和 Na^+增多
C. 心率加快，外周阻力降低，心输出量减少，血压降低，肾排水和 Na^+减少
D. 心率减慢，外周阻力降低，心输出量减少，血压降低，肾排水和 Na^+增多
E. 心率加快，外周阻力升高，心输出量增加，血压升高，肾排水和 Na^+减少
201. 下列情况中能使心交感神经活动减弱的是
A. 由直立变为平卧时 B. 精神紧张时
C. 剧烈运动时 D. 由平卧转为直立时
E. 大失血时
202. 产生肾素的细胞是肾脏的
A. 近曲小管上皮细胞 B. 远曲小管上皮细胞
C. 集合管上皮细胞 D. 近球小体间质细胞
E. 入球小动脉管壁中的近球细胞
203. 下列因素中，不能引起肾素释放的是
A. 肾血流量减少 B. 交感神经兴奋

C. 肾小球滤过率降低　D. 血管紧张素Ⅱ增多
E. 儿茶酚胺增多
204. 肾素-血管紧张素系统活动加强时
A. 醛固酮释放减少
B. 微动脉舒张，静脉回心血量减少
C. 动脉血压降低　D. 尿量减少
E. 肾脏排 Na^+ 量增多
205. 血管紧张素Ⅱ的作用不包括
A. 收缩血管　B. 降低肾素活性　C. 引起渴觉
D. 促进醛固酮分泌，增加循环血量
E. 降低中枢对压力感受性反射的敏感性
206. 下列关于肾上腺素和去甲肾上腺素与受体结合特点的叙述，正确的是
A. 肾上腺素与 α、β_1、β_2 受体结合的能力都很强
B. 去甲肾上腺素与 α、β_1、β_2 受体结合的能力相近
C. 肾上腺素与 α 受体结合的能力强于与 β 受体结合的能力
D. 去甲肾上腺素与 β_1、β_2 受体结合的能力强于与 α 受体结合的能力
E. 两者与 α 受体结合的能力均强于与 β 受体结合的能力
207. 静脉注射去甲肾上腺素后
A. 血压降低　B. 血压升高，心率减慢
C. 血压升高，心率加快
D. 血压大幅度升高，心率不变　E. 无变化
208. 有关血管升压素的叙述，错误的是
A. 由下丘脑视上核和室旁核分泌
B. 又称为抗利尿激素，其作用是减少尿量
C. 是最强的缩血管物质之一，故在生理情况下首先表现出升高血压的效应
D. 在禁水、失水、失血的情况下，释放量增加
E. 参与维持血量、血浆渗透压和动脉血压的相对稳定
209. 心房钠尿肽的作用不包括
A. 舒张血管，降低外周阻力，降低血压
B. 增加肾小球滤过率，抑制肾小管和集合管对 Na^+ 的重吸收
C. 抑制肾素分泌
D. 减慢心率，减少搏出量
E. 促进肾上腺球状带细胞释放醛固酮
210. 由血管内皮细胞合成的具有强烈缩血管效应的物质是
A. NO　B. PGI_2　C. 内皮素
D. 内皮超极化因子　E. 缓激肽
211. 肌源性活动最明显的部位是
A. 骨骼肌血管　B. 皮肤血管　C. 肾血管
D. 脑血管　E. 肝脏血管
212. 持久的体循环动脉血压过高，可能是由于
A. 醛固酮分泌过多　B. 左心室肥厚
C. 血管升压素增多
D. 促肾上腺皮质激素分泌减少
E. 慢性呼吸衰竭引起血液氧分压降低所致
213. 与动脉血压的长期调节无关的是
A. 血管紧张素　B. 肾素　C. 组胺
D. 醛固酮　E. 血管升压素
214. 关于冠脉血流特点的叙述，错误的是
A. 血流量丰富，占心输出量的 4%～5%
B. 冠脉血流量的多少主要取决于心肌的活动水平
C. 冠脉血流量的多少主要取决于心交感神经兴奋性的高低
D. 动脉舒张压的高低和心舒期长短是影响冠脉血流量的重要因素
E. 心率加快，冠脉血流量减少
215. 人体处于安静状态时，动脉血与静脉血含氧量差最大的器官是
A. 心脏　B. 脑　C. 肾脏
D. 骨骼肌　E. 肝脏
216. 在一个心动周期中，冠脉血流量的峰值出现在
A. 心室收缩期　B. 心室舒张早期
C. 左心室射血期　D. 心室舒张晚期
E. 心房收缩期
217. 心率加快时，冠脉血流量
A. 不变　B. 轻度增加　C. 明显增加
D. 减少　E. 先增加，后减少
218. 影响冠脉血流量的最主要的代谢产物是
A. CO_2　B. 乳酸　C. 腺苷
D. 缓激肽　E. PGE
219. 低氧导致肺循环血管
A. 舒张，血流阻力减小
B. 舒张，血流阻力增大
C. 收缩，血流阻力无变化
D. 收缩，血流阻力减小
E. 收缩，血流阻力增大
220. 高海拔地区的人易发生右心室肥厚，其原因是缺氧导致
A. 血管紧张素Ⅱ分泌增多
B. 内皮素分泌增多
C. 交感神经兴奋性升高
D. 血栓素 A_2 生成增多
E. 肺循环血管收缩，产生肺动脉高压
221. 脑血流量丰富，约占心输出量的
A. 10%　B. 15%　C. 20%　D. 35%　E. 40%
222. 脑血流量可通过自身调节保持相对稳定的

平均动脉压范围是

A. 60～90mmHg B. 80～100mmHg

C. 60～140mmHg D. 90～160mmHg

E. 50～80mmHg

223. 下列变化中可导致脑部血管舒张的是

A. PO_2升高 B. 局部温度降低 C. PCO_2升高

D. PCO_2降低 E. H^+浓度增高

224. CO_2分压升高引起脑血管舒张的中介物是

A. H^+ B. 乳酸 C. 乙酰胆碱

D. NO E. 组胺

225. 有关血-脑屏障的叙述，错误的是

A. CO_2、O_2容易通过

B. 乙醇胆碱、去甲肾上腺素不易通过

C. 葡萄糖、氨基酸需要在特殊转运体介导下通过

D. 脑的某些部分，如室周器等，血-脑屏障尤为坚固，物质不易通过

E. 缺氧或损伤可削弱血-脑屏障的作用

B 型题

（226～233）

A. 等容收缩期 B. 快速射血期

C. 减慢射血期 D. 等容舒张期

E. 快速充盈期

226. 心室肌缩短速度最快的时期是

227. 室内压最高的时期是

228. 室内压最低的时期是

229. 室内压上升速度最快的是在

230. 室内压下降速度最快的是在

231. 心室容积最大的时期在

232. 心室容积最小的时期在

233. 心室容积下降速度最快在

（234～238）

A. 心室舒张，室内压低于房内压

B. 心房收缩，将血液挤入心室

C. 心室收缩，室内压高于动脉压

D. 心室收缩，室内压高于心房压

E. 心室舒张，室内压低于动脉压

234. 动脉瓣关闭是由于

235. 动脉瓣开放是由于

236. 房室瓣关闭是由于

237. 房室瓣开放是由于

238. 在心室收缩前约 0.1s，血液快速充盈原因是

（239～242）

A. a 波 B. v 波的升支 C. v 波的降支

D. c 波 E. p 波

239. 心房收缩时，房内压升高形成的心房压力波为

240. 心室开始收缩时形成的心房压力波为

241. 心室收缩末期，血液从静脉回流入心房形成的心房压力波为

242. 心室舒张，血液迅速由心房进入心室，形成

（243～249）

A. 因 Na^+内流而产生 B. 因 Ca^{2+}内流而产生

C. 因 K^+内流而产生 D. 因 Cl^-内流而产生

E. 因 K^+外流而产生

243. 心房肌细胞动作电位 0 期去极化

244. 窦房结细胞动作电位 0 期去极化

245. 浦肯野纤维动作电位 0 期去极化

246. 心室肌细胞动作电位 0 期去极化

247. 心房肌细胞动作电位 3 期复极化

248. 心室肌细胞动作电位 1 期复极化

249. 心室肌细胞的静息电位

（250～253）

A. 河豚毒 B. 维拉帕米 C. 四乙基胺

D. Cs^+ E. 普萘洛尔（心得安）

250. 阻断快反应心肌细胞 0 期去极化的是

251. 使心肌动作电位复极速度减慢的是

252. 阻断心肌 β 受体的是

253. 阻断平台期 Ca^{2+}内流的是

（254～258）

A. 动作电位 0 期 B. 动作电位 1 期

C. 动作电位 2 期 D. 动作电位 3 期

E. 4 期自动去极化

254. 心室肌动作电位不同于神经及骨骼肌细胞的主要特征是

255. 心室肌不应期较长的主要原因是

256. 浦肯野纤维与心室肌的区别是

257. 主要为 K^+负载的 I_{to}电流引起（心室肌）

258. 主要为 K^+负载的 I_k电流引起（心室肌）

（259～263）

A. I_{Na} B. $I_{Ca\text{-}L}$ C. I_{to} D. I_{k1} E. I_f

259. 引起慢反应细胞 0 期去极化的主要电流是

260. 引起快反应细胞 0 期去极化的主要电流是

261. 快反应细胞复极 1 期的离子流是

262. 具有明显的内向整流特性的离子流是

263. 属起搏电流的是

（264～269）

A. 窦房结 B. 心房 C. 房室结

D. 浦肯野纤维 E. 心室肌

264. 自律性最高的是

265. 传导速度最快的是

266. 传导速度最慢的是

267. 收缩能力最强的是

268. 具有优势传导通路的是

269. 容易发生传导阻滞的部位是

（270～274）
A. 血管半径　B. 血细胞比容
C. 血管内血液充盈度　D. 心脏收缩
E. 大动脉弹性储器作用
270. 影响血流阻力最主要的因素是
271. 影响血液黏度最重要的因素是
272. 形成血压的前提条件是
273. 血流的动力来自
274. 可缓冲心动周期中血压波动幅度的是
（275～280）
A. 收缩压　B. 舒张压　C. 脉搏压
D. 平均动脉压　E. 循环系统平均动脉压
275. 心动周期中主动脉血压的最低值称为
276. 心动周期中主动脉血压的最高值称为
277. 收缩压与舒张压的差值称为
278. 血液停止流动后，血液对血管壁的侧压为
279. 1/3 收缩压加 2/3 舒张压为
280. 衡量循环系统血液充盈程度的指标为
（281～284）
A. 收缩压明显升高　B. 舒张压明显升高
C. 收缩压升高，舒张压稍降低
D. 收缩压和舒张压均降低
E. 收缩压和舒张压均不变
281. 当影响动脉血压的其他因素不变，仅搏出量增加对血压的主要影响是
282. 当影响动脉血压的其他因素不变，仅外周阻力增大对血压的主要影响是
283. 大失血对动脉血压的影响是
284. 大动脉管壁顺应性下降对动脉血压的影响是
（285～288）
A. 物质交换　B. 调节器官血流量
C. 调节体温　D. 调节微循环血流量
E. 保证静脉回心血量
285. 真毛细血管的功能是
286. 通血毛细血管的功能是
287. 动-静脉短路血管的功能是
288. 毛细血管前括约肌的功能是
（289～292）
A. 有效胶体渗透压下降　B. 淋巴回流受阻
C. 血管收缩　D. 毛细血管有效流体静压升高
E. 毛细血管壁通透性增高
289. 肾病综合征出现组织水肿的原因是
290. 左心衰竭出现肺水肿的原因是
291. 过敏引起局部水肿的原因是
292. 丝虫病出现组织水肿的原因是
（293～301）
A. 肾上腺素　B. 去甲肾上腺素　C. 乙酰胆碱
D. 5-羟色胺　E. 组胺
293. 交感节前纤维末梢释放的递质是
294. 副交感节前纤维末梢释放的递质是
295. 心迷走神经节后纤维末梢释放的递质是
296. 心交感神经节后纤维末梢释放的递质是
297. 交感缩血管神经节后纤维末梢释放的递质是
298. 交感舒血管神经节后纤维末梢释放的递质是
299. 副交感舒血管神经节后纤维末梢释放的递质是
300. 支配肾上腺髓质的交感神经末梢释放的递质是
301. 支配骨骼肌的运动神经末梢释放的递质是
（302～305）
A. 皮肤血管收缩　B. 心肌负性作用
C. 心肌正性作用　D. 骨骼肌血管舒张
E. 局部皮肤出现红晕
302. 心交感神经的作用是
303. 心迷走神经的作用是
304. 交感缩血管纤维的作用是
305. 交感舒血管纤维的作用是
（306～310）
A. 延髓　B. 脊髓　C. 中脑
D. 下丘脑　E. 大脑皮层
306. 维持心交感神经紧张性的最基本中枢是
307. 维持心迷走神经紧张性的最基本中枢
308. 孤束核位于
309. 对心血管功能与其他功能进行整合的主要部位是
310. 参与机体防御反应时心血管活动调节的中枢主要位于
（311～315）
A. 组胺　B. NO　C. 腺苷
D. 血管紧张素Ⅱ　E. 血管升压素
311. 氨基肽酶的作用底物是
312. 血管内皮舒张因子的化学结构是
313. 兼具有抗利尿和缩血管作用的物质是
314. 参与过敏反应的物质是
315. 对冠脉血流量调节有重要作用的物质是

C 型题

（316～318）
A. 等容收缩期　B. 等容舒张期
C. 两者都是　D. 两者都不是
316. 心室容积不变的是
317. 房室瓣及半月瓣均处于关闭状态的是
318. 房室瓣及半月瓣均处于开放状态的是
（319～320）
A. 心室舒张末期压力增高　B. 动脉舒张压升高

C. 两者都是　　D. 两者都不是
319. 心室收缩力降低时
320. 心率增快时
(321～322)
A. 左心室等容收缩期延长　B. 动脉舒张压升高
C. 两者都是　　D. 两者都不是
321. 全身小动脉阻力增大时
322. 心动周期缩短时
(323～325)
A. 搏出量增加　B. 心肌收缩能力增强
C. 两者都是　D. 两者都不是
323. 肾上腺素对心脏的作用是
324. 在一定范围内增加心脏前负荷
325. 心迷走神经兴奋的效应是
(326～328)
A. 射血分数减小　B. 心输出量不变
C. 两者都是　D. 两者都不是
326. 心迷走神经兴奋时
327. 心室病理性扩大时可能出现
328. 心交感神经兴奋时
(329～331)
A. 心脏射血　B. 血液充盈量
C. 两者都是　D. 两者都不是
329. 血压的形成条件有
330. 影响动脉血压的因素有
331. 影响中心静脉压的因素有
(332～335)
A. 0 期去极速度快，幅度大　B. 4 期自动去极化
C. 两者都是　D. 两者都不是
332. 心室肌细胞动作电位的特征是
333. 心房肌细胞动作电位的特征是
334. 窦房结 P 细胞动作电位的特征是
335. 浦肯野细胞动作电位特征是
(336～338)
A. 在心室肌细胞动作电位复极化 2 期起作用
B. 在心室肌细胞动作电位复极化 3 期起作用
C. 两者都是　D. 两者都不是
336. I_{k1}电流
337. I_{Ca}电流
338. I_{to}电流
(339～342)
A. 增加K^+外流　B. 增加Ca^{2+}内流
C. 两者都是　D. 两者都不是
339. 乙酰胆碱对心肌的作用是
340. 儿茶酚胺对心肌的作用是
341. 心交感神经的作用是
342. 心迷走神经的作用是
(343～346)
A. K^+外流　B. Ca^{2+}内流
C. 两者都是　D. 两者都不是
343. 心室肌细胞静息电位的离子基础为
344. 心室肌细胞动作电位平台期的离子基础为
345. 窦房结细胞动作电位 0 期的离子基础为
346. 窦房结细胞动作电位 4 期的离子基础为
(347～348)
A. I_f减弱　B. I_k衰减减慢
C. 两者都是　D. 两者都不是
347. 窦房结 P 细胞自律性的降低可由于
348. 浦肯野细胞自律性增加可由于
(349～351)
A. 最大复极电位或静息电位绝对值增大
B. 阈电位下移　C. 两者都是　D. 两者都不是
349. 可使心肌兴奋性升高的因素有
350. 可使心肌自律性升高的因素有
351. 可使心肌传导性升高的因素有
(352～355)
A. 动脉血压升高　B. 中心静脉压降低
C. 两者都是　D. 两者都不是
352. 循环血量增加可引起
353. 心脏射血功能增强时可引起
354. 右心衰竭时可引起
355. 外周小动脉收缩时
(356～358)
A. 乙酰胆碱　B. 去甲肾上腺素
C. 两者都是　D. 两者都不是
356. 使心肌有效不应期缩短的是
357. 使房室结传导速度加快的是
358. 使心房肌兴奋性降低的是
(359～361)
A. 肾上腺素　B. 去甲肾上腺素
C. 两者都是　D. 两者都不是
359. 肾上腺髓质分泌的生物活性物质是
360. 属儿茶酚胺类物质的是
361. 与β_2受体亲和力较强的物质是
362. 临床上作为强心药使用的是
(363～364)
A. 抗利尿激素　B. 醛固酮
C. 两者都是　D. 两者都不是
363. 血量减少时，分泌增加的是
364. 可以减少尿量的是
(365～370)
A. 血管升压素　B. 血管紧张素Ⅱ
C. 两者都是　D. 两者都不是
365. 属肽类物质的是

366. 具有缩血管作用的物质有
367. 由下丘脑分泌的是
368. 可以调节尿量的是
369. 在生理情况下参与动脉血压调节的是
370. 参与动脉血压长期调节的是

X 型题

371. 下列关于血液循环功能的叙述，正确的是
A. 主要功能是完成体内物质运输
B. 心脏和血管都具有内分泌功能
C. 实现机体的体液调节
D. 参与机体的防御免疫功能
E. 维持机体内环境理化特性的相对稳定
372. 与右心室相比，左心室的特点为
A. 心输出量多　B. 心率快
C. 后负荷约为右心室的 6 倍
D. 心动周期内室内压变化幅度大
E. 射血速度快
373. 全心舒张期包括
A. 等容舒张期　B. 快速充盈期
C. 减慢充盈期　D. 心房舒张期
E. 心房收缩期
374. 在一个心动周期中,半月瓣处于开放状态的时期有
A. 等容收缩期　B. 快速射血期
C. 减慢射血期　D. 等容舒张期
E. 心室充盈期
375. 在一个心动周期中,半月瓣处于关闭状态的时期有
A. 等容舒张期　B. 快速充盈期
C. 减慢充盈期　D. 心房收缩期
E. 等容收缩期
376. 在一个心动周期中,房室瓣处于关闭状态的时期有
A. 等容收缩期　B. 快速射血期
C. 减慢射血期　D. 等容舒张期
E. 心房收缩期
377. 在一个心动周期中,房室瓣与动脉瓣均处于关闭状态的时期有
A. 等容收缩期　B. 射血期　C. 充盈期
D. 等容舒张期　E. 心房收缩期
378. 关于等容收缩期的叙述，正确的有
A. 室内压低于动脉压
B. 房室瓣与动脉瓣均关闭
C. 心室肌纤维明显缩短
D. 室内压上升速度最快，达到峰值
E. 室内压高于心房压
379. 在正常心动周期中
A. 心房收缩处在心室舒张期内
B. 心房舒张仅处在心室收缩期内
C. 心室收缩处在心房舒张期内
D. 心室舒张仅处在心房收缩期内
E. 全心舒张期是指心房、心室均舒张
380. 第一心音的特点为
A. 音调较低　B. 持续时间相对较长
C. 在心尖搏动处听诊最清晰
D. 起始于快速射血期
E. 强度与心室收缩力正相关
381. 第二心音产生的原因为
A. 心房收缩　B. 半月瓣关闭
C. 房室瓣关闭　D. 血流冲击大动脉根部
E. 心室射血产生的血液湍流
382. 可作为评定心泵功能指标的有
A. 射血分数　B. 每分输出量　C. 搏功
D. 静息心指数　E. 搏出量
383. 心力储备包括
A. 收缩期储备　B. 舒张期储备　C. 心率储备
D. 搏出量储备　E. 能量储备
384. 与搏出量成正变关系的有
A. 心室肌前负荷　B. 心室肌后负荷
C. 心肌收缩能力　D. 心室舒张末期容积
E. 心率
385. 运动时心输出量增加的主要原因是
A. 心率增快　B. 心肌收缩能力增强
C. 回心血量增加　D. 前负荷增加
E. 后负荷增加
386. 可增加心室肌前负荷的是
A. 外周静脉压升高　B. 心房内压降低
C. 心包腔内压力增高　D. 心率一定程度减慢
E. 射血后心室余血量增加
387. 在心肌收缩能力和前负荷不变的条件下,增加心肌的后负荷可使
A. 每搏输出量减少　B. 射血速度减慢
C. 等容收缩期延长　D. 射血期延长
E. 等容收缩期室内压峰值增加
388. 在一定范围内动脉血压升高时心输出量无明显变化的原因有
A. 心率加快　B. 异长自身调节　C. 等长调节
D. 搏出量加大　E. 静脉回心血量增多
389. 能使心率加快的因素有
A. 去甲肾上腺素　B. 甲状腺素　C. 乙酰胆碱
D. 体温升高　E. 睡眠
390. 下列关于心率叙述正确的是
A. 新生儿心率较快
B. 女性心率比男性心率稍慢

C. 心率的变化可以影响搏出量
D. 心率受体温影响
E. 经常进行体力活动的人平时心率较慢
391. 与骨骼肌相比，心肌的特征有
A. 特殊传导系统的心肌具有自律性
B. 心室肌动作电位有平台期
C. 心室肌细胞可进行“全或无”式收缩
D. 心肌收缩对细胞间液 Ca^{2+}有较大依赖性
E. 各类心肌均具有兴奋性与收缩性
392. 属于快反应心肌细胞的有
A. 心房肌细胞 B. 窦房结 P 细胞
C. 心室肌细胞 D. 房室结细胞
E. 浦肯野细胞
393. 与骨骼肌相比较,心室肌细胞动作电位的特点有
A. 去极相与复极相不对称 B. 复极化过程长
C. 动作电位时程长 D. 有明显的平台期
E. 参与活动的离子复杂
394. 关于心肌快钠通道的叙述，正确的有
A. 激活速度快，开放时间短
B. 静息电位水平时处于静息状态
C. 阈电位约为–70mV D. 阻断剂为河豚毒
E. 其失活、激活均为电压依从性和时间依从性
395. I_f电流的特点有
A. 只存在于自律性细胞中
B. 主要由 Na^+负载 C. 可被铯所阻断
D. 膜电位超极化至–100mV 时充分激活
E. 是窦房结细胞主要的起搏电流
396. 心室肌细胞动作电位 4 期中属于主动转运的是
A. Na^+移出细胞 B. K^+移入细胞
C. Ca^{2+}移出细胞 D. Na^+移入细胞
E. 葡萄糖移入细胞
397. 心室肌细胞动作电位中与 K^+外流无关的时相是
A. 0 期 B. 1 期 C. 平台期
D. 3 期 E. 4 期
398. 影响心肌快反应细胞动作电位幅度的因素有
A. 静息电位水平 B. 阈电位水平
C. Na^+通道开放效率 D. 细胞外 Na^+浓度
E. 刺激强度的大小
399. 使快反应细胞动作电位 2 期延长的原因有
A. Ca^{2+}内流增多 B. K^+外流减少
C. I_f内流增强 D. 乙酰胆碱作用
E. 细胞外液 Na^+浓度减少
400. 窦房结 P 细胞跨膜电位特征有
A. 最大复极电位为约为–70mV
B. 阈电位为–40mV
C. 0 期去极幅度较小，时程较长，速率较慢
D. 无明显复极 1 期和 2 期
E. 4 期自动去极化速度快于浦肯野纤维
401. 窦房结 4 期自动去极化机制包括
A. I_k进行性衰减 B. I_f进行性增强
C. K^+外流 D. T 型钙通道激活引起 Ca^{2+}内流
E. Na^+泵活动的生电作用
402. 浦肯野细胞动作电位中与 K^+外流有关的时相包括
A. 0 期 B. 快速复极初期 C. 平台期
D. 快速复极末期 E. 4 期
403. 心肌的生理特性有
A. 兴奋性 B. 自律性 C. 传导性
D. 收缩性 E. 紧张性
404. 下列关于心房肌电生理特性的叙述，正确的是
A. 有兴奋性 B. 无自律性 C. 有传导性
D. 有收缩性 E. 有内分泌功能
405. 较强的阈上刺激能使心室肌再次兴奋发生在
A. 绝对不应期 B. 有效不应期 C. 超常期
D. 局部反应期 E. 相对不应期
406. 下列因素中可使心肌传导性降低的是
A. 细胞间缝隙连接关闭
B. 心肌 0 期去极化速度减慢
C. 0 期去极化幅度增大 D. 局部电流增强
E. 邻近未兴奋部位细胞膜静息电位和阈电位差距增大
407. 关于心肌自律性的叙述，正确的有
A. 窦房结自律性约为 100 次/分
B. 浦肯野纤维自律性约为 25 次/分
C. 正常时，窦房结以外的自律细胞不能表现出自身的节自律性
D. 窦房结可通过抢先占领控制潜在起搏点
E. 心室肌具有自律性，但被窦房结控制
408. 可使心肌自律性增强的有
A. 动作电位幅度加大 B. 应用去甲肾上腺素
C. 阈电位下移 D. 4 期自动去极化速度加快
E. 动作电位 0 期去极化加快
409. 出现异位起搏点的可能原因有
A. 窦房结自律性显著降低
B. 潜在起搏点自律性异常增高
C. 窦房结自律性活动传出阻滞
D. 潜在起搏点心肌有传入阻滞
E. 上述两种或三种情况同时存在

410. 下列关于心肌收缩的叙述正确的是
A. 增加心房内压力，心肌收缩能力增强
B. 心室肌肌小节初长度为 1.5～2.0μm 时，收缩产生的张力最大
C. 心室肌的伸展性较大
D. 心室充盈期的持续时间可以影响搏出量
E. 动脉血压降低有利于心脏射血
411. 使心肌收缩能力增强的因素有
A. 活化横桥数增加
B. 细胞膜 L 型 Ca^{2+}通道激活
C. 肌钙蛋白与 Ca^{2+}亲和力增强
D. 细胞内腺苷酸环化酶活性增强
E. 肌球蛋白 ATP 酶活性增加
412. 可使心肌收缩强度增加的因素有
A. 前负荷加大　B. 后负荷加大
C. 心肌收缩能力增强
D. 参加收缩的心肌细胞数目增加
E. 活性横桥数目增多
413. 细胞外液 Na^+浓度增加时
A. Ca^{2+}-Na^+交换增加　B. Na^+泵活动增强
C. 心肌细胞内 Ca^{2+}浓度减低
D. 快反应自律细胞自律性增强
E. 工作细胞收缩减弱
414. 细胞外 Ca^{2+}增多时
A. 心室肌细胞 0 期去极化加快
B. 浦肯野纤维 0 期去极化加快
C. 窦房结 P 细胞 0 期去极化加快
D. 心室肌细胞收缩力增大
E. 心室肌细胞动作电位时程缩短
415. 血 K^+浓度增高时
A. 窦房结 P 细胞动作电位 0 期去极化速度减慢
B. 浦肯野细胞动作电位 0 期去极化速度减慢
C. 心室肌细胞静息电位增大
D. 心室肌细胞动作电位 2 期缩短
E. 心肌传导减慢
416. 与器官组织血流量有关的是
A. 血液黏滞度　B. 血管半径　C. 血压
D. 血流阻力　E. 循环血量
417. 影响动脉血压的因素有
A. 搏出量　B. 心率　C. 外周阻力
D. 主动脉与大动脉弹性
E. 循环血量与血管系统容量比例
418. 搏出量减少对动脉血压的影响是
A. 收缩压明显降低
B. 舒张压降低较收缩压明显
C. 脉压减小　D. 舒张压明显升高
E. 舒张压降低不多
419. 心率减慢对动脉血压的影响是
A. 收缩压降低　B. 舒张压明显降低
C. 脉压增大　D. 舒张压升高
E. 收缩压升高，舒张压降低
420. 外周阻力增大对动脉血压的影响是
A. 舒张压升高比收缩压升高明显
B. 脉压加大　C. 收缩压升高比舒张压升高明显
D. 脉压减小　E. 收缩压降低，舒张压升高
421. 大动脉弹性储器作用减弱对动脉血压的影响是
A. 收缩压升高　B. 舒张压升高　C. 脉压增大
D. 舒张压降低　E. 收缩压降低，舒张压降低
422. 下列中能引起中心静脉压升高的因素有
A. 单纯左心衰竭　B. 静脉回流量增加
C. 单纯右心衰竭　D. 右心输出量减少
E. 补液量过多或过快
423. 微循环的特点有
A. 血压低　B. 血流速度慢
C. 潜在血容量大　D. 灌流量易变
E. 是血液与组织液进行物质交换的场所
424. 真毛细血管
A. 管壁薄，通透性好　B. 数量多　C. 血流缓慢
D. 是血液与组织液进行物质交换的场所
E. 是迂回通路的重要组成部分
425. 与组织液生成有关的因素有
A. 毛细血管血压　B. 血浆蛋白质　C. 淋巴回流
D. 毛细血管壁通透性　E. 血浆晶体渗透压
426. 心交感神经节后纤维支配
A. 窦房结　B. 心房肌　C. 房室结
D. 房室束　E. 心室肌
427. 心交感神经对心肌细胞离子流的作用有
A. 促进 Ca^{2+}内流　B. 促进肌质网摄取 Ca^{2+}
C. 促进 I_f电流　D. 促进 K^+外流
E. 促进 Cl^-内流
428. 支配心脏的肽能神经元释放的肽类递质是
A. NPY　B. CGRP　C. 5-HT
D. 血管活性肠肽　E. 阿片肽
429. 心血管中枢
A. 广泛分布于中枢神经系统内
B. 基本中枢在延髓
C. 下丘脑是重要的整合部位
D. 通过反射实现调节作用
E. 大脑皮层及边缘系统也影响心血管活动
430. 下列操作中能使家兔动脉血压降低的为
A. 牵拉颈总动脉　B. 电刺激减压神经中枢端
C. 夹闭双侧颈总动脉
D. 电刺激迷走神经外周端　E. 注射乙酰胆碱

431. 容量感受性反射效应有
A. 血管扩张 B. 心迷走神经紧张性加强
C. 心率减慢 D. ADH 释放减少
E. 交感神经紧张性降低
432. 血管紧张素Ⅱ的生理作用有
A. 全身微动脉收缩
B. 可促进血管升压素的释放
C. 促进醛固酮的分泌
D. 促进交感神经释放去甲肾上腺素
E. 使交感缩血管中枢紧张性增强
433. 关于血管升压素的叙述，正确的是
A. 生理剂量可出现抗利尿效应
B. 大剂量时可收缩血管使外周阻力增高
C. 在神经垂体贮存和释放
D. 是已知最强的缩血管物质之一
E. 从下丘脑经垂体门脉系统运输到神经垂体储存
434. 血管内皮细胞合成与释放的血管活性物质
A. PGI_2 B. NO C. 内皮素
D. 血管升压素 E. EDCF
435. 能使血管收缩的物质有
A. 去甲肾上腺素 B. 血管紧张素Ⅱ
C. 内皮素 D. ADH E. 尾加压素Ⅱ
436. 冠脉循环的特点有
A. 血流量大 B. 灌注压高
C. 侧支循环细小，血流量少 D. 摄氧率低
E. 冠脉血管在心肌收缩时易受压迫
437. 影响冠脉血流量的因素有
A. 外周阻力 B. 主动脉血压 C. 心率
D. 腺苷 E. 心肌耗氧量
438. 能使冠脉舒张的因素有
A. 腺苷 B. H^+ C. PGE D. CO_2 E. 乳酸
439. 肺循环的特点为
A. 血压低，血流阻力小 B. 血流量大，容量大
C. 毛细血管有效滤过压高 D. 血容量变化大
E. 肺泡缺氧或 CO_2 增多时，局部血管舒张
440. 脑循环的特点为
A. 脑血管的舒缩程度受到很大限制
B. 血流量大，耗氧多
C. 神经对脑血流量调节起主要作用
D. 存在血-脑屏障
E. 平均动脉压在一定范围内变动时，脑的血流量较稳定
441. 增加脑血流量的因素是
A. 自身调节 B. 血液 PCO_2 升高 C. 低氧
D. NO 增多 E. 腺苷增多
442. 容易通过血脑屏障的物质有
A. CO_2 和 O_2 B. 某些麻醉剂 C. 甘氨酸
D. 氯霉素 E. 乙醇

四、问答题

1. 试述心动周期中心室内压力、心室容积、瓣膜开闭及血流方向的变化。
2. 试述心脏泵血功能的评价指标及意义。
3. 何为 Frank-Starling 机制？其生理意义何在？
4. 简述影响心输出量的因素。
5. 何为心力储备？心力储备有哪些来源？
6. 简述心肌快反应细胞与慢反应细胞的区别。
7. 简述心室肌细胞动作电位的特点及其形成的离子基础。
8. 试比较心室肌细胞和窦房结 P 细胞的动作电位。
9. 简述心肌细胞在一次兴奋后，兴奋性的周期性变化及其机制。
10. 简述正常心脏内兴奋传导的途径、特点及生理意义。
11. 简述影响心脏自律性的因素。
12. 简述心肌收缩的特点。
13. 试述动脉血压的形成机制。
14. 试述动脉血压的影响因素。
15. 试述影响静脉回心血量的因素。
16. 试述微循环的血流通路及其功能。
17. 在蛙心灌流实验中，往灌流液中加入肾上腺素会出现什么现象？简述其机制。
18. 牵拉家兔颈总动脉对动脉血压有何影响？简述其机制。
19. 试比较肾上腺素与去甲肾上腺素对心血管系统的作用。
20. 试述冠脉循环的生理特点。

【参考答案】

一、名词解释

1. 心动周期：心脏一次收缩和舒张构成一个机械活动周期，称为心动周期。分为收缩期和舒张期。心动周期可作为分析心脏机械活动的基本单元，与心率成反比。
2. 等容收缩期：从房室瓣关闭到主动脉瓣开启前的这段时期，心室的收缩不能改变心室的容积，称为等容收缩期，持续约 0.05s。
3. 等容舒张期：从半月瓣关闭到房室瓣开启前的这段时期，心室舒张而心室的容积不变，称为等容收缩期，持续 0.06～0.08s。
4. 心音：在心动周期中，心肌收缩、瓣膜启闭、血液流速改变形成的湍流和血流撞击心室壁和

大动脉壁引起的机械振动，可通过周围组织传递到胸壁，用听诊器可在胸部某些部位听到相应的声音，称为心音。

5. 每搏输出量：一侧心室一次心脏搏动所射出的血液量，称为每搏输出量，简称搏出量。正常成年人在安静状态下的搏出量约 70ml（60～80ml）。是一项衡量心脏功能的基本指标。

6. 射血分数：搏出量占心室舒张末期容积的百分比，称为射血分数，健康成年人的射血分数为 55%～65%。它比搏出量能更准确地反映心脏泵血功能，对早期发现心脏泵血功能异常有重要意义。

7. 心输出量：一侧心室每分钟射出的血液量，称为每分输出量，也称心输出量，等于心率与搏出量的乘积。一般健康成年男性在安静状态下的心输出量为 5.0L/min（4.5～6.0L/min）。是一项衡量心脏功能的基本指标。

8. 心指数：以单位体表面积（m^2）计算的心输出量称为心指数。在安静和空腹情况下的静息心指数为 3.0～3.5L/（min · m^2），是比较身材不同个体之间心功能的指标。

9. 每搏功：心室一次收缩射血所做的外功称为每搏功。等于搏出量乘以心动周期中室内压增量加上血流动能。是一项比较全面的心功能评定指标。

10. 心力储备：心输出量随机体代谢需要而增加的能力，称为心力储备。通常用最大心输出量表示，其大小取决于搏出量储备和心率储备的大小和匹配程度。

11. 异长自身调节：通过改变心肌细胞初长度而引起心肌收缩力改变的调节，称为异长自身调节。它反映了心肌初长度对心肌收缩功能的影响，当增加前负荷时，心肌收缩力加强，搏出量增多，搏功增大。

12. 心室顺应性：心室壁受外力作用时能发生变形的难易程度称心室顺应性，通常用心室在单位压力差（ΔP）作用下所引起的容积改变（ΔV）来表示。

13. 等长调节：通过改变心肌收缩能力来调节心脏泵血功能，称为等长调节。它反映了心肌收缩能力对心肌收缩功能的影响。

14. 心肌收缩能力：指心肌不依赖于前后负荷而能改变其力学活动（包括收缩的强度和速度）的内在特性，称为心肌收缩能力。

15. 慢反应细胞：在心脏电生理学中，通常将慢 Ca^{2+}通道开放引起动作电位 0 期缓慢去极化的心肌细胞称为慢反应细胞，如窦房结和房室结细胞等。

16. 瞬时外向电流：引起心肌快反应细胞 1 期快速复极的主要跨膜电流为瞬时外向电流（I_{to}），主要离子成分是 K^+。

17. 最大复极电位：自律细胞动作电位 3 期复极末达到最大极化状态时的膜电位值称为最大复极电位。

18. 奇异电流：I_f 是一种超极化激活的内向离子电流，主要由 Na^+负载，其激活较为缓慢，并表现出时间依赖性，参与自律细胞 4 期自动去极化，是一种起搏电流。

19. 有效不应期：心肌细胞发生一次兴奋后，从 0 期去极化开始到复极 3 期膜电位恢复到–60mV 这一段时间内，兴奋性缺失或极度下降，任何刺激都不能让心肌细胞产生新的动作电位，称为有效不应期。产生的主要原因是 Na^+通道完全失活或仅有少量复活，但还没有恢复到可以被激活的静息状态。

20. 期前收缩：在心室肌的有效不应期后、下次窦房结兴奋到达前，心室受到一次额外刺激，可提前产生一次收缩，称期前收缩。

21. 代偿间歇：由于期前兴奋也有自己的有效不应期，故期前兴奋后的一次窦房结兴奋传到心室时，若恰好落在期前收缩的有效不应期内，将形成一次兴奋和收缩的“脱失”，在期前收缩之后出现一段较长的心室舒张期称为代偿间歇。

22. 房-室延搁：由于房室结区的传导速度缓慢，且房室结是兴奋由心房传向心室的唯一通路，故兴奋由心房传至心室需经一个时间延搁，这一现象称为房-室延搁。房-室延搁保证了心房和心室交替收缩，有利于心室的充盈和射血。

23. 自动节律性：心肌组织在无外来刺激的情况下能自动产生节律性兴奋的能力或特性，称为自动节律性，简称自律性。

24. 正常起搏点：在生理情况下，心脏活动总是按照自律性最高的组织所发出的节律性兴奋来进行的。这种产生兴奋并控制整个心脏活动的自律组织称为正常起搏点，人体心脏的正常起搏点为窦房结。

25. 窦性节律：由窦房结起搏而形成的心脏节律称为窦性节律。

26. 超速驱动压抑：当自律细胞在受到高于其固有频率的刺激时，可按外加刺激的频率发生兴奋，称为超速驱动。在外来的超速驱动刺激停止后，自律细胞不能立即呈现其固有的自律性活动，需经一段静止期后才逐渐恢复其自身的节律性活动，称为超速驱动压抑。

27. 心电图：将引导电极置于体表的特定部位，引导和记录出的心脏兴奋过程中所发生的电变化称为心电图。心电图反映了整个心脏兴奋的产生、传导和兴奋恢复过程中的生物电变化，是一种可用于心律失常和心肌损害等疾病诊断的常用辅助检测手段。
28. 弹性储器血管：弹性储器血管指主动脉、肺动脉主干及其发出的最大分支。其特点是管壁坚厚，富含弹性纤维，有明显的可扩张性和弹性。在维持血液在血管中的连续流动和减小心动周期中血压的波动幅度中起重要作用。
29. 血压：血管内流动的血液对单位面积血管壁的侧压力称为血压。
30. 循环系统平均充盈压：在实验中用电刺激造成心室颤动使心脏暂停射血，血流暂停，此时循环系统各处压力相同，该压力数值即为循环系统平均充盈压。其高低取决于血量与循环系统容积之间的相对关系，是血压形成的前提条件。
31. 外周阻力：小动脉和微动脉对血流的阻力称为外周阻力，是动脉血压形成的重要因素之一。
32. 脉搏压：收缩压和舒张压的差值称为脉搏压，简称脉压。我国健康青年人安静时的脉压为30～40mmHg，其大小反映一个心动周期中血压波动的幅度。
33. 平均动脉压：一个心动周期中每一瞬间动脉血压的平均值称为平均动脉压，等于舒张压加1/3脉压。
34. 中心静脉压：右心房和胸腔内大静脉的血压称为中心静脉压，正常范围为4～12cmH_2O。其高低取决于心脏射血能力和静脉回心血量的相互关系，是判断心血管功能的重要指标。
35. 微循环：微动脉和微静脉之间血液循环称为微循环。是血液与组织进行物质交换的场所，典型的微循环结构包括微动脉、后微动脉、毛细血管前括约肌、真毛细血管、通血毛细血管、动-静脉吻合支和微静脉等。
36. 有效滤过压：滤过的力量和重吸收的力量之差称为有效滤过压，是组织液生成的动力。有效滤过压=（毛细血管血压+组织液胶体渗透压）－（血浆胶体渗透压+组织液静水压）。
37. 交感缩血管紧张：在安静状态下，交感缩血管神经纤维持续发放约1～3Hz的低频冲动，称为交感缩血管紧张。其意义在于使其支配的血管平滑肌保持一定程度的收缩状态。
38. 心血管中枢：中枢神经系统中与控制心血管活动有关的神经元集中的部位称为心血管中枢，广泛分布于从脊髓到大脑皮层的各个水平，最基本的心血管中枢位于延髓。
39. 压力感受性反射：当动脉血压突然升高时，通过压力感受器的活动可反射性引起心率减慢、心输出量减少、血管舒张、外周阻力减小，血压下降，称压力感受性反射或降压反射。该反射可在短时间内快速调节动脉血压，维持动脉血压相对稳定。
40. 压力感受性反射的重调定：当发生高血压时，压力感受性反射功能曲线向右上方移动，使调定点升高的现象，称为压力感受性反射的重调定。其意义在于使压力感受性反射在较高血压水平仍具有保持血压相对稳定的作用。
41. 肺循环：是指血液由右心室射出，经肺动脉及其分支到达肺毛细血管，再经肺静脉回到左心房的血液循环。其任务是完成气体交换，将静脉血转变为动脉血。
42. 血-脑屏障：是在血液和脑组织之间存在的，可限制物质在血液和脑组织中自由交换的屏障结构。血-脑屏障对于保持脑组织的内环境理化因素的相对稳定，防止血液中有害物质进入脑组织具有重要意义。

二、填空题

1. 等容舒张期　快速充盈期　减慢充盈期
2. 收缩　舒张　舒张
3. 快速射血期　快速充盈期
4. 等容收缩期　等容舒张期
5. 快速射血期
6. 房室　半月（动脉）
7. 心室收缩　等容舒张
8. 心室　心室舒张　初级泵
9. 心室收缩的开始　较低　较长
10. 心室舒张的开始　较高　较短
11. 射血分数　静息心指数
12. 每搏输出量（搏出量）　心率　基本相等　4.5　6.0
13. 搏出量储备　心率储备
14. 收缩末期　舒张末期
15. 缩短　减少
16. 心室收缩的前负荷　心室收缩的后负荷　心肌收缩能力　心率
17. 心室舒张末期压力（心室舒张末期容积）　动脉血压
18. 减少　增多
19. 左上
20. 快反应细胞　慢反应细胞
21. K^+　Na^+　K^+
22. 电压　时间　河豚毒（TTX）

23. K^+　4-氨基吡啶（4-AP）
24. 钾　钙
25. 快　I_{Na}（快钠）　河豚毒（TTX）　慢　L型钙　维拉帕米（异搏定、Mn^+）
26. K^+　Na^+　Ca^{2+}
27. I_f（奇异电流或 I_h，超极化激活的内向离子电流）　Na^+　Cs^+（铯）
28. 兴奋性　自律性　传导性　收缩性
29. 有效不应期　相对不应期　超常期　有效不应期　相对不应期　超常期
30. 静息（备用）　激活　失活
31. 有效不应期　舒张早期
32. 大　快　小　慢
33. 速度　幅度　快
34. 房室结区　浦肯野纤维
35. 窦房结　潜在起搏点　窦性节律　异位节律
36. 抢先占领　超速驱动压抑
37. 4 期自动去极化速度　最大复极电位水平　阈电位水平
38. 同步收缩　不发生强直收缩　对细胞外 Ca^{2+} 依赖性
39. 左右两心房去极化　左右两心室去极化　左右两心室复极化
40. PR（PQ）　延长
41. 心血管系统有足够的血液充盈　心脏射血　外周阻力
42. 循环系统平均充盈压　循环血量　循环系统容积
43. 血管口径（血管直径、血管半径）　微动脉
44. 舒张压+1/3 脉压（1/3 收缩压+2/3 舒张压）
45. 100～120　60～80　30～40
46. 每搏输出量（搏出量）的多少　外周阻力的大小
47. 明显升高　升高较小　增大　升高较小　明显升高　减小
48. 减弱　增大
49. 心脏射血能力　静脉回心血量
50. 微动脉　毛细血管前括约肌　微静脉
51. 扩散　滤过和重吸收　吞饮
52. 毛细血管血压　组织液胶体渗透压　血浆胶体渗透压　组织液静水压
53. 正值　从毛细血管滤出　负值　被重吸收回毛细血管
54. 血液和组织液之间进行物质交换的主要场所　保证静脉回心血量　参与体温调节
55. 增加　加快　增加　加快
56. 乙酰胆碱（Ach）　M受体　负　变时　变力　变传导
57. 右　左
58. 去甲肾上腺素（NE、NA）　乙酰胆碱（Ach）　乙酰胆碱（Ach）
59. 延髓　下丘脑
60. 压力感受性反射（降压反射、减压反射）　颈动脉窦　主动脉弓　Ⅸ　Ⅹ　快速调节动脉血压，维持动脉血压相对稳定
61. 化学　增大
62. 增加　增加　升高
63. 强心药　升压药
64. 动脉舒张压　心室舒张期（心舒期）
65. 腺苷
66. 小　低　较低
67. 自身

三、选择题

A 型题

1. B	2. C	3. E	4. A	5. D
6. D	7. D	8. B	9. C	10. B
11. A	12. D	13. D	14. D	15. B
16. B	17. B	18. D	19. D	20. C
21. B	22. D	23. A	24. B	25. E
26. A	27. C	28. D	29. C	30. D
31. D	32. C	33. E	34. C	35. E
36. C	37. A	38. D	39. D	40. B
41. A	42. A	43. A	44. D	45. D
46. A	47. E	48. A	49. B	50. B
51. B	52. E	53. C	54. C	55. D
56. B	57. A	58. B	59. D	60. D
61. E	62. C	63. E	64. E	65. B
66. B	67. D	68. D	69. B	70. E
71. B	72. D	73. C	74. A	75. E
76. E	77. A	78. D	79. A	80. C
81. C	82. C	83. C	84. C	85. D
86. B	87. C	88. A	89. A	90. C
91. A	92. B	93. D	94. B	95. C
96. C	97. E	98. C	99. C	100. A
101. E	102. D	103. D	104. A	105. C
106. E	107. E	108. B	109. C	110. C
111. B	112. E	113. C	114. D	115. E
116. E	117. C	118. C	119. B	120. B
121. B	122. B	123. B	124. E	125. C
126. C	127. B	128. A	129. C	130. D
131. C	132. C	133. C	134. A	135. B
136. B	137. C	138. A	139. E	140. D
141. C	142. B	143. C	144. D	145. D
146. E	147. D	148. C	149. B	150. C

151. B　152. C　153. B　154. A　155. C
156. E　157. E　158. E　159. B　160. E
161. C　162. C　163. B　164. A　165. B
166. D　167. B　168. A　169. D　170. D
171. C　172. C　173. A　174. A　175. B
176. A　177. D　178. A　179. B　180. E
181. A　182. C　183. C　184. B　185. C
186. A　187. E　188. E　189. D　190. C
191. A　192. D　193. B　194. C　195. E
196. A　197. C　198. C　199. D　200. D
201. A　202. E　203. D　204. D　205. B
206. A　207. B　208. C　209. E　210. C
211. C　212. A　213. C　214. C　215. A
216. B　217. D　218. C　219. E　220. E
221. B　222. C　223. C　224. D　225. D

B 型题

226. B　227. B　228. E　229. A　230. D
231. A　232. D　233. B　234. E　235. C
236. D　237. A　238. B　239. A　240. D
241. B　242. C　243. A　244. B　245. A
246. A　247. E　248. E　249. E　250. A
251. C　252. E　253. B　254. C　255. C
256. E　257. B　258. D　259. B　260. A
261. C　262. D　263. E　264. A　265. D
266. C　267. E　268. B　269. C　270. A
271. B　272. C　273. D　274. E　275. B
276. A　277. C　278. E　279. D　280. E
281. A　282. B　283. D　284. C　285. A
286. E　287. C　288. D　289. A　290. D
291. E　292. B　293. C　294. C　295. C
296. B　297. B　298. C　299. C　300. C
301. C　302. C　303. B　304. A　305. D
306. A　307. A　308. A　309. D　310. D
311. D　312. B　313. E　314. A　315. C

C 型题

316. C　317. C　318. D　319. A　320. B
321. C　322. B　323. C　324. A　325. D
326. D　327. C　328. D　329. C　330. C
331. C　332. A　333. A　334. B　335. C
336. C　337. A　338. D　339. A　340. C
341. C　342. A　343. A　344. C　345. B
346. C　347. C　348. D　349. B　350. B
351. B　352. A　353. C　354. D　355. A
356. C　357. B　358. A　359. C　360. C
361. A　362. A　363. C　364. C　365. C
366. C　367. A　368. C　369. B　370. C

X 型题

371. ABCDE　372. CD　373. ABC
374. BC　375. ABCDE　376. ABCD
377. AD　378. ABE　379. ACE
380. ABCE　381. BD　382. ABCDE
383. ABCD　384. ACD　385. AB
386. ABDE　387. ABCE　388. BC
389. ABD　390. ACDE　391. ABCD
392. ACE　393. ABCDE　394. ABCDE
395. BCD　396. ABC　397. AE
398. ACD　399. AB　400. ABCDE
401. ABD　402. BCDE　403. ABCD
404. ABC　405. CE　406. ABE
407. ABCD　408. BCD　409. ABCDE
410. DE　411. ABCDE　412. ACE
413. ACDE　414. CDE　415. BDE
416. ABCDE　417. ABCDE　418. ACE
419. ABC　420. AD　421. ACD
422. BCDE　423. ABCDE　424. ABCDE
425. ABCD　426. ABCDE　427. ABCD
428. ABDE　429. ABCDE　430. ABDE
431. ABCDE　432. ABCDE　433. ABCD
434. ABCE　435. ABCDE　436. ABCE
437. ABCDE　438. ABCDE　439. ABD
440. ABDE　441. BCDE　442. ABDE

四、问答题

1. 心动周期中心室内压力、心室容积等的变化如下：

	心室肌	室内压	房室瓣	半月瓣	心室容积	血流方向
等容收缩期	开始收缩	迅速升高（速度最快） 房内压＜室内压＜主 A 压	关	关	不变	血存于心室
快速射血期	继续收缩	升高到峰值 房内压＜室内压＞主 A 压	关	开	迅速减小	心室→动脉（快）
减慢射血期	收缩减弱	下降 房内压＜室内压＜主 A 压	关	开	进一步减小	心室→动脉（慢）
等容舒张期	开始舒张	迅速下降（速度最快） 房内压＜室内压＜主 A 压	关	关	不变	血存于心房

续表

	心室肌	室内压	房室瓣	半月瓣	心室容积	血流方向
快速充盈期	继续舒张	下降（该期末降至最低） 房内压＞室内压＜主A压	开	关	迅速增加	心房→心室（快）
减慢充盈期	继续舒张	开始升高 房内压＞室内压＜主A压	开	关	进一步增加	心房→心室（慢）
心房收缩期	继续舒张 心房收缩	继续升高 房内压＞室内压＜主A压	开	关	更加充盈（约25%）	心房→心室

2. （1）每搏输出量和射血分数

1）每搏输出量

定义：一侧心室一次心脏搏动所射出的血液量，称每搏输出量，简称搏出量。

搏出量=心室舒张末期容积–心室收缩末期容积

正常值：60～80ml（平均70ml）

生理意义：是衡量心脏功能的一项基本指标。

2）射血分数

定义：搏出量占心室舒张末期容积的百分比，称射血分数。

射血分数=搏出量/心室舒张末期容积×100%

正常值：55%～65%

射血分数比搏出量能更准确地反映心脏的泵血功能，对早期发现心脏泵血功能异常具有重要意义。

（2）每分输出量和心指数

1）每分输出量

定义：一侧心室每分钟射出的血液量，称每分输出量，也称心输出量。

每分输出量=搏出量×心率

正常值：4.5～6L/min（5L/min）

生理意义：是衡量心脏功能的一项基本指标。

2）心指数

定义：以单位体表面积（m^2）计算的每分输出量，称心指数。

安静和空腹情况下的心指数称静息心指数，可作为比较身材不同个体间心功能的评价指标。

正常值：3.0～3.5L/（min · m^2）

（3）心脏做功量

1）每搏功

定义：心室一次收缩射血所做的外功，称每搏功，简称搏功。

每搏功=搏出量×心动周期中室内压增量+血流动能

2）每分功

定义：心室每分钟内收缩射血所做的功，称每分功。

每分功=每搏功×心率

心脏做功量评价心泵功能比心输出量更全面，尤其是在动脉血压不同的个体之间，或在同一个体动脉血压发生改变前后。

3. 通过改变心肌初长度而引起心肌收缩力改变的调节称为心脏的异长自身调节，该现象由生理学家Frank和Starling发现，故又称Frank-Starling机制。在一定范围内，随着回心血量的增加，心室舒张末期容积（前负荷）增加，心室肌受到较大程度的牵拉，使心肌初长度增加，肌小节的粗、细肌丝有效重叠程度增加，活化时形成的横桥连接数目增多，心肌收缩力加强，搏出量增多，每搏功增大，因此心室能自动泵出额外增加的回心血量。

该机制的生理意义在于对搏出量的微小变化进行精细的调节，使心室射血量与静脉回心血量之间保持平衡，以维持心室舒张末期容积和压力在正常范围之内。当体位改变使静脉回流突然增加或减少，或动脉血压突然增高时，或当左、右心室搏出量不平衡等情况下，心室充盈量可发生微小变化，这些变化可以立即通过Frank-Starling机制来改变搏出量，使之与充盈量重新达到平衡。

4. 心输出量等于搏出量与心率的乘积，所以凡能影响这两个因素的均可影响心输出量。

（1）影响搏出量的因素

1）心室收缩的前负荷：心室舒张末期的容积或压力相当于心室的前负荷。

前负荷可以影响心肌的初长度。在一定范围内，回心血量增多，心脏舒张末期容积增大，心肌的前负荷和初长度增加，则心室收缩力量加强，搏出量增加。

前负荷是调节搏出量的主要因素，其受静脉回心血量和射血后心室内剩余血量的影响。

2）心室收缩的后负荷：心室收缩的后负荷是指心脏射血时遇到的阻力，即动脉血压。

在心肌初长度、收缩能力和心率都不变的情况下，若动脉血压升高，心室等容收缩期室内压的峰值相应增高，等容收缩期延长而射血期缩短，射血期心室肌纤维缩短的速度和程度均减小，射血速度减慢，搏出量暂时减少。

由于搏出量减少造成心室内剩余血量增加，若心率和静脉回流速度不变，下一心动周期的心室舒张末期容积增大，可通过异长自身调节使心肌收缩增强，搏出量回升。同时，后负荷也可通过等长调节改变心肌自身收缩能力而调节搏出量。因此，在整体条件下，主动脉压在 80～170mmHg 范围内变动时，心输出量一般无明显改变。

3）心肌收缩能力：指心肌不依赖于前后负荷而改变其力学活动的内在特性。心肌收缩能力增强可使心室功能曲线向左上移位，在同样前负荷条件下的搏出量和搏功增加。

心肌收缩能力受多种因素影响，如交感神经兴奋、血中儿茶酚胺浓度升高，均能使心肌收缩能力增强，搏出量增加；迷走神经兴奋、乙酰胆碱、低氧等使心肌收缩能力减弱，搏出量减少。

（2）心率

在一定范围内（40～180 次/分），心率加快，心输出量增加。心率超过 180 次/分，心室充盈时间过短而充盈量减少，导致搏出量减少，因而心输出量下降。

心率低于 40 次/分，心舒期虽然延长，但心室充盈已接近最大限度，不能再进一步增加搏出量，心输出量也减少。

5. 心力储备是指心输出量可随机体代谢需要而增加的能力。可用心脏每分钟能射出的最大血量，即心脏的最大输出量来表示。心力储备来源于搏出量储备和心率储备。

搏出量储备又分为收缩期储备和舒张期储备。收缩期储备通过增强心肌收缩能力和提高射血分数，使心室收缩末期容积减小来实现。收缩期储备较大，达 35～40ml，可使心室收缩末期容积从 55ml 左右下降到不足 20ml。舒张期储备通过增加舒张末期容积，增加心肌初长度而获得。舒张期储备较小，正常人安静时心室舒张末期容积约 125ml，而最大心室舒张末期容积为 140ml 左右，故舒张期储备仅 15ml 左右。

心率储备是指在一定范围内，随心率加快可增加心输出量。若搏出量不变。当心率达 160～180 次/分时，心输出量可增加至静息时的 2～2.5 倍。但心率过快或过慢均可导致搏出量和心输出量的减少。

6. 根据心肌细胞的电生理特性，即动作电位 0 期去极化速度的快慢和机制，可将心肌细胞分为快反应与慢反应细胞两类。

（1）快反应细胞：指由快钠通道开放引起 0 期快速去极化的心肌细胞，包括心房肌、心室肌和浦肯野细胞。其动作电位的特点为：0 期去极化的速度快，幅度大，兴奋传导速度快；复极过程缓慢且可以分为几个时相，因而动作电位时程很长。心室肌和心房肌细胞，其动作电位 0 期去极化的速度快，4 期稳定在静息电位水平，称为快反应非自律细胞；浦肯野细胞的 0 期去极化的速度也快，但 4 期膜电位不稳定，可自动去极化，称为快反应自律细胞。

（2）慢反应细胞：是指由慢钙通道开放引起 0 期缓慢去极化的心肌细胞，如窦房结和房室结细胞。动作电位 0 期去极化速度慢，幅度小，兴奋传导速度慢；复极过程缓慢但没有明显的时相区分。窦房结和房室结的房结区及结希区细胞除 0 期去极化的速度慢外，4 期膜电位不稳定，可产生自动去极化，称为慢反应自律细胞；而房室结的结区细胞为慢反应非自律细胞。

7. 心室肌细胞的动作电位包括去极化和复极化两个过程，通常将其分为 0 期、1 期、2 期、3 期、4 期 5 个时相。

（1）0 期（去极化期）

特点：去极化幅度大，约 120mV（−90mV→+30mV）；持续时间短，约 1～2ms；最大去极化速度快，200～400V/s。

形成的离子基础：主要由 Na^+内向电流（I_{Na}）引起。I_{Na} 通道为快钠通道，是电压门控通道，该通道激活后，引起再生性循环的 Na^+内流，细胞膜迅速去极化。

（2）1 期（快速复极初期）

特点：膜电位由+30mV 迅速下降至 0mV 左右；持续时间约 10ms。0 期和 1 期合称锋电位。

形成的离子基础：由瞬时外向电流（一过性 K^+ 外流）引起。

（3）2 期（平台期）

特点：复极极其缓慢，膜电位保持在 0mV 水平；持续时间长，100～150ms。该期是心室肌动作电位时程长的主要原因，也是它区别于神经元和骨骼肌细胞动作电位的主要特征。

形成的离子基础：同时存在内向电流（Ca^{2+}和 Na^+内流）和外向电流（K^+外流）。在 2 期早期二者间处于平衡状态；随后，内向电流逐渐减弱，外向电流逐渐增强，形成 2 期晚期，并延续为复极化 3 期。

内向电流主要为 L 型钙电流（$I_{Ca\text{-}L}$），外向电流主要为内向整流钾电流（I_{k1}）和延迟整流钾电流（I_k）。

（4）3 期（快速复极末期）

特点：复极速度快，膜电位从 0mV 左右复极化至−90mV，持续时间约 100～150ms。

形成的离子基础：Ca^{2+}通道失活，内向电流消失；K^+外流进一步加强，主要经I_k通道完成，具有再生性循环复极的特性，I_{k1}也有明显作用。

（5）4 期（静息期）

特点：膜电位稳定于静息电位（–90mV）水平。

形成的离子基础：通过钠泵、Na^+-Ca^{2+}交换体和钙泵等主动转运，细胞排出去极化期和复极化期进入胞内的Na^+、Ca^{2+}，并摄入复极化期流出的K^+，恢复细胞内外离子的正常浓度梯度。

8. 心室肌细胞为快反应非自律细胞，窦房结 P 细胞为慢反应自律细胞，其动作电位的主要差异如下：

		心室肌细胞	窦房结 P 细胞
波形特点	分期	0、1、2、3、4 期	0、3、4 期
	阈电位	–70mV	–40mV
	0 期去极化幅度	较大（约 120mV） 超射值+30mV 左右	较小（70～85mV） 无明显超射
波形特点	0 期去极化速度	较快（200～400V/s）	较慢（约 10V/s）
	0 期持续时间	短暂（1～2ms）	较长（约 7ms）
	复极相	缓慢、复杂，有明显的平台期	较快，没有明显的 1 期、2 期
	4 期	膜电位稳定 静息电位大：–90mV 左右	膜电位不稳定，自动去极化 最大复极电位小：–70mV 左右
形成机制	0 期	Na^+内流（I_{Na}）	Ca^{2+}内流（$I_{Ca\text{-}L}$）
	1 期	一过性K^+外流（I_{to}）	–
	2 期	Ca^{2+}、Na^+内流（$I_{Ca\text{-}L}$）和K^+外流（I_{k1}和I_k）并存	–
	3 期	K^+外流（I_k和I_{k1}）	K^+外流（I_k）
	4 期	钠泵、Na^+-Ca^{2+}交换体和钙泵等	K^+外流衰减、Ca^{2+}内流（$I_{Ca\text{-}T}$）和Na^+内流（I_f）增强

9. 心肌细胞产生一次兴奋后，其膜电位将发生一系列有规律的变化；膜上的离子通道也由静息状态经历激活、失活和复活等过程，导致心肌细胞的兴奋性也随之发生相应的周期性变化。兴奋性的周期性变化可分为以下几个时期：

（1）有效不应期

心肌细胞一次兴奋过程中，从动作电位 0 期开始到复极 3 期膜电位恢复到–60mV 这一段时间内，心肌不能再产生新的动作电位，称为有效不应期。包括绝对不应期和局部反应期。

1）绝对不应期

膜电位：动作电位从 0 期去极化到复极 3 期膜电位到达–55mV。

兴奋性：完全丧失。

对刺激的反应：对任何强度的刺激都不会产生任何程度的去极化。

产生机制：钠通道完全失活。

2）局部反应期

膜电位：膜电位由–55mV 继续复极到–60mV。

兴奋性：极低。

对刺激的反应：若给予足够强的刺激，可产生局部去极化反应，但仍不能产生新的动作电位。

产生机制：钠通道刚开始复活，但还没有恢复到可以被大量激活的静息状态。

（2）相对不应期

膜电位：从有效不应期完毕（膜电位–60mV）到复极化基本完成（–80mV）。

兴奋性：逐渐恢复，但仍低于正常。

对刺激的反应：若给予心肌细胞阈上刺激，可以引起动作电位的产生，但新动作电位的 0 期去极化速度和幅度低于正常，兴奋传导速度较慢，动作电位的时程和不应期都较短。

产生机制：已有相当数量的钠通道恢复至静息状态，但在阈刺激下激活的钠通道数量仍不足以产生使膜去极化达阈电位的内向电流，故需阈上刺激方可引起新的兴奋。

（3）超常期

膜电位：3 期复极化中，膜内电位由–80mV 恢复到–90mV。

兴奋性：略高于正常。

对刺激的反应：阈下刺激就能产生动作电位。

产生机制：钠通道已大部分复活至静息状态，而膜电位绝对值小于静息电位，与阈电位差距较小。

此后，复极完毕，膜电位和兴奋性恢复正常。

10.（1）兴奋传导途径：正常心脏的兴奋由窦房

结产生，其冲动一方面经心房肌传至整个左、右心房，另一方面通过由心房肌构成的“优势传导通路”传给房室结，再经房室束及其左、右束支、浦肯野纤维至左、右心室。即窦房结→（心房）优势传导通路→房室结→房室束→左、右束支→浦肯野纤维网→左、右心室肌。

（2）心内兴奋传导的特点及意义：由于各种心肌细胞的传导性高低不等，兴奋在心脏各个部位传播速度不一样。

1）兴奋在心房和心室的传导速度较快，尤以浦肯野纤维的传导速度最快，约为4m/s，加上心肌细胞间存在闰盘结构，可使兴奋快速到达左、右两心室，并产生同步性收缩，增加心室的收缩力，保证心室射血功能的完成。

2）房室结，特别是结区传导速度很慢，约为0.02m/s，因而兴奋传导在此处产生房-室延搁，使心室总是在心房收缩完毕后再收缩，不会产生房室收缩的重叠现象，有利于心室充盈和射血，但这也使房室结成为传导阻滞的好发部位。

11. 心肌的自动节律性是指心肌在无外来刺激的条件下能自动产生节律性兴奋的能力或特性，简称自律性。其衡量标准为每分钟自发产生兴奋的次数。

自律性受以下因素影响：

（1）4期自动去极化速度：当最大复极电位和阈电位水平不变时，4期自动去极化速度越快，从最大复极电位到达阈电位水平所需时间越短，自律性越高；反之亦然。

（2）最大复极电位水平：当4期自动去极化速度不变时，最大复极电位减小，与阈电位之距缩短，自动去极化到达阈电位所需时间短，自律性升高；反之亦然。

（3）阈电位水平：当4期自动去极化速度不变时，阈电位水平上移，与最大复极电位之距加大，自动去极化到达阈电位所需时间长，自律性降低；反之亦然。

12. 心肌收缩有以下特点：

（1）同步收缩：心肌细胞之间有闰盘存在，电阻低，兴奋可经缝隙连接在心肌细胞间迅速传播，引起所有心肌细胞几乎同步兴奋和收缩，也称“全”或“无”式收缩。因此心肌可被视为一个功能合胞体。

（2）不发生强直收缩：心肌细胞兴奋性的周期性变化中的有效不应期特别长，从收缩期开始持续至舒张早期。在有效不应期内，任何刺激都不能引起心肌细胞产生新的兴奋和收缩，故不会发生强直性收缩，从而使心肌总是收缩和舒张交替进行，有利于心脏充盈和泵血功能。

（3）对细胞外Ca^{2+}的依赖性：心肌细胞的肌质网不发达，储Ca^{2+}少，其兴奋-收缩耦联过程高度依赖于胞外Ca^{2+}的内流。在心肌动作电位的平台期，细胞外的Ca^{2+}通过L型钙通道流入，使胞质内Ca^{2+}浓度升高，进而通过钙触发钙释放的方式，使肌质网释放更多的Ca^{2+}，引起心肌收缩。

13. 动脉血压是指血液对单位面积动脉血管壁产生的侧压力。动脉血压的形成机制主要包括以下四个方面。

（1）心血管系统有足够的血液充盈：这是动脉血压形成的前提条件。循环系统的血液充盈程度可以用循环系统平均充盈压（约7mmHg）来表示，其高低取决于血量和循环系统容量之间的相互关系。

（2）心脏射血：心脏射血作为形成血压的能量来源，是动脉血压形成的必要条件。心室收缩期所释放能量，一部分作为血液流动的动能，推动血液向前流动；另一部分转化为大动脉扩张所储存的势能。心室舒张时，大动脉弹性回缩，将储存的势能再转换为动能，推动血液继续流动。

（3）外周阻力：外周阻力主要是指小动脉和微动脉对血流的阻力。外周阻力使心室每次射出的血液只有约1/3在心室收缩期流到外周，其余2/3以势能的形式暂时贮存在被扩张的弹性储器血管中，形成对血管壁的侧压力，即收缩压。若无外周阻力，心室射血后，能量全部变成动能推动血液流向外周，不会形成对动脉血管壁较大的侧压。

（4）大动脉的弹性储器作用：心室收缩射血时，大动脉扩张，可容纳一部分血液，使收缩期动脉压不至于过高。心室舒张时，射血停止，被扩张的弹性储器血管管壁发生弹性回缩，将势能的一部分转为动能，推动心脏收缩期贮存的血液流入外周。另一部分势能又形成对血管壁的侧压力，即舒张压，使主动脉压在心舒期仍能维持在较高的水平。因此，虽然心脏射血是间断的，但动脉血流是连续的。另外，弹性回缩作用也对一个心动周期中动脉血压变化幅度进行缓冲，使血压的波动幅度远远小于左心室内压的变动。

综上所述，心血管中充足的血量、心脏射血和外周阻力是动脉血压形成的决定性因素，而大动脉的弹性作用起着贮存能量、形成舒张压、保持血流连贯性及缓冲动脉血压变化等作用。

14. 影响动脉血压的因素主要有以下几个方面：

（1）每搏输出量：主要影响收缩压。在心率与外周阻力不变的情况下，搏出量增加，心缩期射入主动脉的血量增多，对动脉管壁的压强增大，收缩压明显升高。由于收缩压升高时血流加速，心舒末期存留在大动脉中的血量增加不多，舒张压的升高不如收缩压，脉压增加。当搏出量降低时结果相反。可见，收缩压的高低主要反映每搏输出量的多少。

（2）心率：主要影响舒张压。心率加快，心舒期缩短，在心舒期从大动脉流向外周的血量减少，增加了主动脉的储血量，舒张压明显升高。由于舒张期末大动脉内存留血量增多，故心缩期大动脉内血量增多，收缩压也相应升高。但由于血压升高使血流速度加快，心缩期有较多血液流向外周，故收缩压升高程度不如舒张压，脉压减小。心率减慢时，舒张压的降低大于收缩压的降低，故脉压加大。

（3）外周阻力：主要影响舒张压。外周阻力增加时，心舒期血流速度减慢，心舒期末动脉内存留的血量增加，因此舒张压明显升高。在心缩期，由于血压升高使血流速度加快，心缩期有较多血液流向外周，故收缩压升高不如舒张压升高明显，脉压减小。同理，外周阻力降低时，血压降低也以舒张压为明显，脉压加大。可见，舒张压的高低主要反映外周阻力的大小。

（4）主动脉和大动脉的弹性储器作用：弹性储器作用主要是缓冲心动周期中动脉血压的波动幅度。故当大动脉硬化时，弹性下降，缓冲能力减弱，收缩压升高而舒张压降低，脉压增大。

（5）循环血量与血管系统容量的匹配情况：影响循环系统平均充盈压。大失血时，循环血量减少，若血管容量改变不大，则循环系统平均充盈压下降，动脉血压下降。如果循环血量不变，血管系统容量明显增加，也可导致动脉血压下降。

实际上，在各种不同生理情况下发生的动脉血压变化，往往是上述多种影响因素相互作用的综合结果。

15. 静脉回心血量是指单位时间内由静脉回流至心脏的血量，取决于外周静脉压和中心静脉压之差，以及静脉对血流的阻力。故凡能影响外周静脉压、中心静脉压以及静脉阻力的因素，都能影响静脉回心血量。

（1）体循环平均充盈压：是反映循环系统充盈程度的指标。当血量增加或容量血管收缩时，体循环平均充盈压升高，因而静脉回心血量增多，反之则减少。

（2）心肌收缩力：若心脏收缩力量较强，射血分数较高，心室收缩末期心室内剩余血量减少。心舒期心室内压较低，对心房和大静脉内血液的抽吸力量也较大，回心血量增加，若心肌收缩力减弱则静脉回心血量减少。

（3）骨骼肌挤压作用：骨骼肌收缩时对其间的静脉产生挤压作用，静脉回流加快，静脉回心血量增加；静脉瓣则保证血液只能向心脏方向流动。在立位时，如骨骼肌进行节律性收缩，骨骼肌和静脉瓣对静脉回流起到“泵”的作用，称“肌肉泵”或“静脉泵”，使静脉回流加速。

（4）体位改变：体位改变主要通过影响静脉的跨壁压而改变回心血量。由平卧位转为直立位时，身体低垂部位的静脉因跨壁压增大而扩张，容纳更多血液，静脉回心血量减少。由立位变为卧位时则发生相反变化。

（5）呼吸运动：胸膜腔内压通常低于大气压，称为胸膜腔负压。在吸气时，胸腔容积加大，胸膜腔负压值进一步增大，使胸腔内的大静脉和右心房更加扩张，压力进一步降低，因此有利于外周静脉内的血液回流至右心房，回心血量增加。呼气时则发生相反变化。因此，呼吸运动对静脉回流也起到“泵”的作用，称“呼吸泵”。

16. 微循环是指微动脉与微静脉之间的血液循环。典型的微循环由微动脉、后微动脉、毛细血管前括约肌、真毛细血管、通血毛细血管、动-静脉吻合支和微静脉等部分构成。

微循环主要有三条血流通路：迂回通路、直捷通路和动-静脉短路。

（1）迂回通路（营养通路）

1）组成：微动脉→后微动脉→毛细血管前括约肌→真毛细血管→微静脉。

2）特点：路径长而迂曲，血流速度慢，管壁薄，通透性好，并且交替开放。

3）功能：物质交换的主要场所。

（2）直捷通路

1）组成：微动脉→后微动脉→通血毛细血管→微静脉。

2）特点：短而直，壁厚，血流阻力小，血流速度快；经常处于开放状态。

3）功能：使部分血液迅速回流，保证回心血量；少量的物质交换。

（3）动-静脉短路

1）组成：微动脉→动-静脉吻合支→微静脉。

2）特点：路径短，管壁厚，血流迅速，无物质交换功能，经常处于关闭状态。

3）功能：利于散热，调节体温。

17. 蛙心灌流液中加入肾上腺素，可引起心率加快和心肌收缩幅度增加。其具体机制如下：

肾上腺素与心肌细胞膜上 β_1 受体结合，通过 G

蛋白-AC-cAMP-PKA 通路，使胞内 cAMP 水平升高，激活蛋白激酶 A（PKA），可使心肌细胞的许多功能蛋白磷酸化，进而改变其功能活动。

（1）窦房结 P 细胞的 T 型钙通道磷酸化，使 4 期钙内流增加，同时 I_f 也增强，故 4 期自动去极化速度加快，自律性增加，心率加快，即正性变时作用。

（2）PKA 使工作细胞膜上的 L 型钙通道磷酸化而激活，开放概率增加，平台期钙内流增加，进而激动肌质网上的 ryanodme 受体，促进肌质网 Ca^{2+} 的释放，心肌收缩力增强，即正性变力作用。PKA 使受磷蛋白（PLB）磷酸化，与钙泵解离，钙泵和 Ca^{2+} 亲和力增强，钙泵活性增强，加快舒张期肌质网对 Ca^{2+} 的回收，使心肌舒张速度加快，有利于心室充盈，也有利于正性变力作用。

（3）心肌慢反应细胞膜中 L 型钙通道的激活，使钙内流增加，0 期去极化速度和幅度增大，因而传导速度加快，即正性变传导作用。正性变传导作用又可使各心肌纤维的活动同步化更强，也有利于心肌收缩力的加强。

18. 牵拉家兔颈总动脉可引起动脉血压下降，其机制如下：

牵拉颈总动脉使颈动脉窦处的血管壁受到机械牵张刺激→颈动脉窦压力感受器传入冲动增多→经窦神经和舌咽神经传入心血管中枢→心血管中枢的整合作用→心迷走紧张加强，心交感紧张和交感缩血管紧张减弱→心率减慢，心输出量减少，血管舒张，外周阻力下降→动脉血压下降。

19. 血液中的肾上腺素和去甲肾上腺素对心脏和血管影响是通过与相应的肾上腺素能受体结合而实现，因此它们的作用有很多共同点。体内肾上腺素能受体分为 α 和 β 两类，再分成许多亚型。在皮肤、肾脏和胃肠道等器官的血管平滑肌上主要是 α_1 受体，其兴奋可使血管收缩；心肌上主要是 β_1 受体，其兴奋可产生正性变时、变力和变传导作用；骨骼肌和肝血管平滑肌上主要是 β_2 受体，其兴奋可使血管舒张。由于肾上腺素和去甲肾上腺素与 α 和 β 受体的结合能力不同，所以它们的作用也不完全相同。

与受体的亲和力：去甲肾上腺素与血管平滑肌的 α 受体亲和力高，可以和心肌的 β_1 受体结合，但与血管平滑肌的 β_2 受体结合的能力很弱；肾上腺素与 α 受体和 β 受体都有较高的亲和力，但对 α 受体的作用不如去甲肾上腺素的作用强，对 β 受体的作用则远比去甲肾上腺素强。

对心脏的作用：肾上腺素和去甲肾上腺素都能激活心肌细胞膜上的 β_1 受体引起心率增加、心肌收缩能力增强、心输出量增大。由于肾上腺素对 β_1 受体的作用比去甲肾上腺素强得多，故在临床上将肾上腺素作为强心剂使用。而在完整机体内静脉注射去甲肾上腺素，由于血压明显增高，可通过减压反射使心率减慢，从而掩盖了去甲肾上腺素对心脏的直接效应。

对血管的作用：去甲肾上腺素作用于 α 受体，能使大多数血管反射强烈收缩，外周阻力明显增高，血压急剧升高，故在临床上将去甲肾上腺素作为升压药。肾上腺素对血管的作用取决于该血管平滑肌上何种受体占优势，以 α 受体占优势的血管肾上腺素使其收缩，以 β_2 受体占优势的血管肾上腺素使其舒张。因此肾上腺素可调节全身器官的血流分配。

20.冠脉循环的生理特点如下：

（1）灌注压高，血流量大：冠状动脉直接开口于主动脉根部，其开口处血压等于主动脉压，加上冠状血管的血流途径短，因此在其较小的分支血管内，血压仍能维持在较高水平。正常成年人在安静状态下，冠脉血流量约占心输出量的 4%～5%，而心脏的重量只为体重的 0.5%。

（2）摄氧率高，耗氧量大：心肌富含肌红蛋白，摄氧能力很强。动脉血流经心脏后，其中 70%左右的氧被心肌摄取，远高于其他器官组织。但由于心肌耗氧量大，即使在平静时，冠状静脉血液中的氧含量就较低，即动-静脉血中的含氧量差很大。因此，当机体进行剧烈运动时，心肌耗氧量增加，心肌依靠提高从单位血液中摄氧的潜力就较小，此时主要依靠扩张冠脉血管来增加其血流量，以满足心肌当时对氧的需求。

（3）血流量受心肌收缩的影响显著：由于冠脉的分支大部分深埋于心肌组织中，故心肌收缩对冠脉血流量有很大影响，左冠状动脉血流受心肌收缩的影响尤为显著。在心室收缩期，心室壁张力急剧升高，压迫肌纤维之间的小血管，使冠状动脉血流量明显减少。在舒张期，心肌对冠脉的压迫减弱或消失，冠脉血流阻力减小，血流量迅速增加。因此，动脉舒张压的高低及心舒期的长短是影响冠脉血流量的重要因素。

（陈　笛）

第五章　呼　　吸

【目 的 要 求】

1. 掌握　①肺通气的原理与肺通气功能的指标；肺换气及其影响因素。②氧和二氧化碳在血液中的运输形式；化学因素对呼吸的调节。

2. 熟悉　①肺换气和组织换气的基本原理。②血氧饱和度；呼吸中枢。

3. 了解　①氧解离曲线。②呼吸节律的形成。

【教 材 精 要】

机体与外界环境之间的气体交换过程，称为呼吸。呼吸全过程包括三个相互联系的环节：①外呼吸：外界气体在肺部与血液进行气体交换的过程。包括肺通气和肺换气两方面。肺通气：肺与外界空气之间的气体交换过程。肺换气：肺泡与肺毛细血管之间的气体交换过程。②气体在血液中的运输。③内呼吸（组织换气）：指的是血液与组织细胞间的气体交换，而细胞内的物质氧化过程也可以认为是内呼吸的一部分。

第一节　肺　通　气

一、肺通气的原理

（一）肺通气的动力

直接动力——肺泡气与大气之间的压力差（指混合气体压力差，而不是某种气体的分压差）。原始动力——呼吸肌的节律性收缩、舒张所引起的呼吸运动。

1. 呼吸运动　平静呼吸时吸气是主动的，呼气是被动的，用力呼吸时，吸气和呼气都是主动的。吸气肌主要有膈肌和肋间外肌，呼气肌主要有肋间内肌。吸气肌收缩使胸廓容积增大，肺内气压降低，引起吸气过程。吸气肌的舒张，肺因自身的回缩力而回位并牵引胸廓使胸廓容积减小，肺内压增大，引起呼气过程。

主要由膈肌完成的呼吸运动称为腹式呼吸，主要由肋间外肌完成的呼吸运动称为胸式呼吸。正常生理情况下，呼吸运动呈胸式和腹式的混合式呼吸。

2. 肺内压　指肺泡内的压力，呈周期性改变。吸气时，先下降后升高；呼气时，先升高后下降。

3. 胸膜腔内压（胸内压）　胸膜腔是由脏层胸膜与壁层胸膜所围成的密闭的潜在的腔隙，其间仅有少量起润滑作用的浆液，无气体存在。胸膜腔内的压力，在平静呼吸时低于大气压称为胸内负压。形成：肺内压与肺的回缩力两方向相反压力的代数和，胸内压=肺内压–肺回缩力。在吸气末和呼气末，肺内压等于大气压，这时胸内压= –肺回缩力，故胸内负压是肺的回缩力造成的。

胸内负压形成原因：由于婴儿出生后胸廓比肺的生长快，而胸腔的壁层和脏层又粘在一起，故肺处于被动扩张状态，产生一定的回缩力。吸气末回缩力大，胸内负压绝对值大，呼气时，胸内负压绝对值变小。

胸内负压的意义：

（1）保持肺的扩张状态。

（2）促进血液和淋巴液的回流（导致胸腔内静脉和胸导管扩张）。

（二）肺通气的阻力

阻力包括两种，一是弹性阻力，包括肺和胸廓的弹性阻力，约占总通气阻力的 70%；二是非弹性阻力，包括气道阻力，惯性阻力和组织的黏滞阻力，约占总气道阻力的 30%。

1. 弹性阻力与顺应性　弹性阻力是指弹性物体对抗外力作用所引起的变形的力。弹性阻力的大小可以用顺应性来度量。顺应性是指在外力作用下弹性体的可扩张性。弹性阻力大，不易扩张，顺应性小；反之亦然，$C=1/R$，R 为弹性阻力。顺应性的大小用单位压力变化所引起的容积变化来表示，单位是 L/cmH_2O。

（1）肺弹性阻力和顺应性

1）肺静态顺应性曲线：曲线的斜率反映不同肺容量下顺应性或弹性阻力的大小，平静呼吸时肺顺应性约为 $0.2L/cmH_2O$，位于曲线中段斜率最大的部分，表明平静呼吸时肺的弹性阻力最小，呼吸最省力。

2）比顺应性：顺应性/肺总量，可较好的反映肺组织的弹性。

3）肺弹性阻力的来源：肺弹性成分构成的弹性回缩力占 1/3，肺泡内的液气界面构成的表面张力占 2/3。肺泡表面活性物质由肺泡Ⅱ型细胞分泌，主要成分为二棕榈酰卵磷脂（DPPC），它具有降低表面张力的作用，其生理意义在于：①维持大小肺泡的形态；②增加肺的顺应性，降低吸气阻力；③防止肺水肿的发生。

（2）胸廓的弹性阻力和顺应性：胸廓的弹性阻力由构成胸廓的弹性成分所致，对呼吸的影响与胸廓所处的位置有关，当胸廓处于自然位置（肺容量占肺总量的 67%）无弹性阻力；当肺容量小于肺总量的 67%时，其弹性阻力向外，是吸气的动力；当肺容量大于肺总量的 67%时，其弹性阻力向内，是呼气的动力。其顺应性=胸腔容积的变化/跨胸壁压的变化（L/cmH_2O）。

2. 非弹性阻力　包括气道、惯性和黏滞阻力，以气道阻力为主。

气道阻力主要受气道管径大小的影响。使气道平滑肌舒张的因素有：跨壁压增大、肺实质的牵引、交感神经兴奋、PGE_2、儿茶酚胺类等。使气道平滑肌收缩的因素有：副交感神经兴奋、组胺、PGF2α、内皮素、白三烯、过敏原等。平静呼吸时气道阻力主要发生在直径 2mm 细支气管以上的部位。

二、肺通气功能的评价

肺容积是构成肺总量的各基本分量。

肺容量是两项或以上肺容积的组合气量。

肺通气能力常用肺通气量来评价，是衡量单位时间内肺通气的基本指标。从气体交换的意义来说，最好的指标是肺泡通气量。因为肺通气效果的好坏主要取决于每分钟进入肺泡里进行气体交换的部分的多少以及肺泡通气量是否与肺血流量相互适应，其他评价指标都不能直接反映肺通气的效果。

（一）潮气量

每次呼吸时，吸入或呼出的气量。平常成年人平静呼吸平均约 500ml。

（二）补吸气量与补呼气量

平静吸气末再尽力吸入的气量，约 1500～2000ml；平静呼气末再尽力呼出的气量，约 900～1200ml。

（三）余气量与功能余气量

用力呼气后仍留于肺内的气量约 1500～2000ml。功能残气量=残气量＋补呼气量，约 2500ml。

（四）肺活量与用力肺活量

肺活量=潮气量+补吸气量+补呼气量；用力肺活量指尽力吸气后，尽力尽快呼气时所能呼出的最大气体量。

（五）肺总量=肺活量+残气量

（六）每分肺通气量

每分钟吸入或呼出的气体总量，等于潮气量×呼吸频率，安静状态下 6000～9000ml。

（七）每分最大通气量

尽力尽快吸气和尽力尽快呼气时的每分通气量，正常值为 70～120L。

（八）通气贮量百分比

（最大通气量–每分通气量）/最大通气量×100%，反映通气贮备能力，正常值大于 93%。

（九）每分肺泡通气量

每分钟吸入肺泡的气体量，等于（潮气量–无效腔气量）×呼吸频率。

潮气量和呼吸频率的变化，对肺通气和肺泡通气有不同的影响。如潮气量减少 1/2，呼吸频率增加 1 倍，此时肺通气不变，而解剖无效腔占的比例比正常潮气量时大，所以肺泡通气量减少。从气体交换的效果看，深慢呼吸比浅快呼吸有利于气体交换。

第二节　肺换气和组织换气

一、气体交换的基本原理

肺换气与组织换气的原理完全相同，其动力来自气体的分压差。分压是指在混合气体中某一种气体所占的压力。在肺部，氧气从分压高的肺泡通过呼吸膜扩散到血液，而二氧化碳则从分压高的肺毛细血管血液中扩散到分压低的肺泡中。

（一）气体的扩散

单位时间内气体扩散的容积为气体扩散的速率（D）$D \propto (\Delta P \cdot T \cdot A \cdot S)/(d \cdot \sqrt{MW})$　$S/\sqrt{MW}$ 是扩散系数，CO_2 约是 O_2 的 20 倍。ΔP 是气体分压差，T 是温度，A 是扩散面积，S 是溶解度，d 为扩散距离，MW 是气体的分子量。

（二）机体不同部位的气体分压（表 5-1）

表 5-1　机体不同部位的气体分压（mmHg）

	肺泡气	静脉血	动脉血	组织
PO_2	104	40	100	30
PCO_2	40	46	40	50

二、肺换气

肺泡与肺毛细血管血液之间的气体交换。

（一）肺换气过程

混合静脉血流经肺泡时，O_2 与 CO_2 跨膜扩散并迅速达到平衡。

（二）影响肺换气的因素

1. 气体扩散速率 机体内的气体交换是以扩散的方式进行的，单位时间内气体扩散的容积为气体扩散速率。它受下列因素的影响：①气体的分压差。气体扩散速率与分压差成正比。②气体的分子量和溶解度。质量轻的气体扩散较快。在相同条件下，各气体扩散速率和气体分子量的平方根成反比，还与气体在溶液中的溶解度成正比。③温度：扩散速率与温度成正比。

2. 呼吸膜的厚度 呼吸膜（肺泡膜）结构基础：包括六层结构：①单分子的表面活性物质层和肺泡液体层；②肺泡上皮层；③上皮基底膜层；④组织间隙层；⑤毛细血管基底膜层；⑥毛细血管内皮细胞层。

气体扩散速率与呼吸膜的厚度成反比，膜越厚，分子扩散的距离越大，扩散经全程所需的时间越长，单位时间内交换的气体量就越少。

3. 呼吸膜的面积 扩散面积越大，所扩散的分子总数也越大，所以气体扩散速率与扩散面积成正比。

4. 通气/血流比值（*V*/*Q*） 每分钟肺泡通气量与每分肺血流量的比值。正常成人安静时，约为 0.84。只有适宜的通气/血流比值才能实现适宜的气体交换。此值增大说明通气过剩或血流不足，部分肺泡气体不能与血液气体充分交换，致使肺泡无效腔扩大；通气/血流比值下降，则表示通气不足，血流相对过多，犹如发生功能性动-静脉短路。

（三）肺扩散容量

三、组织换气

第三节 气体在血液中的运输

气体在血液中的运输形式：氧和二氧化碳的运输都包括物理溶解和化学结合。物理溶解：少量；化学结合：绝大部分。

一、氧的运输

主要是氧合血红蛋白（HbO_2）形式，属于化学结合，占氧运输的 98.5%。Hb 是红细胞内的色蛋白，它的分子结构特征使之成为极好的运 O_2 工具。Hb 还参与 CO_2 的运输，所以在血液气体运输方面 Hb 占有极为重要的地位。

（一）血红蛋白的分子结构

（二）血红蛋白与氧气结合的特征

1. 反应快，可逆，不需酶的参与。

2. 是氧合而不是氧化。

3. 一分子的血红蛋白可结合四分子的氧气。

血红蛋白氧容量：100ml 血液中 Hb 能结合 O_2 的最大量。

血红蛋白氧含量：100ml 血液中 Hb 实际结合 O_2 的量。

血红蛋白氧饱和度：血红蛋白氧含量占血红蛋白氧容量的百分数。

在通常情况下，血中溶解的 O_2 甚少，比起结合的 O_2 可忽略不计。因此常常把血红蛋白氧容量叫做血氧容量，把血红蛋白氧含量叫做血氧含量，把血红蛋白氧饱和度叫做血氧饱和度。

4. 结合或解离曲线呈 S 形

（三）氧解离曲线：呈 S 型

1. 上段相当于氧分压在 60～100mmHg 范围内，血红蛋白氧饱和度变化不大。

2. 中段较陡，相当于氧分压在 40～60mmHg 范围内，氧合血红蛋白释放氧气的部分。

3. 下段相当于氧分压在 15～40mmHg 范围内，此段最陡，有利于运动时组织的供氧。下段代表 O_2 贮备。

血液 pH 降低或 PCO_2 升高，使 Hb 对 O_2 的亲和力降低，在任意 PO_2 下 Hb 氧饱和度均降低，氧离曲线右移，反之，pH 升高或 PCO_2 降低，则 Hb 对 O_2 的亲和力增加，在任意 PO_2 下 Hb 氧饱和度均增加，氧离曲线左移。pH 对 Hb 氧亲和力的这种影响称为波尔效应。

二、二氧化碳的运输

二氧化碳的运输形式

物理溶解量占 5%，化学结合占 95%，其中碳酸氢盐占 88%，氨基甲酰血红蛋白占 7%。O_2 与 Hb 结合将促使 CO_2 释放，这一效应称为何尔登效应。

1. 碳酸氢盐 血浆：$NaHCO_3$ 占 60%；红细胞：$KHCO_3$ 占 28%。

2. 氨基甲酰血红蛋白 $HbNH_2 + CO_2 \leftrightarrow HbNHCOOH$。

特点：可逆，迅速，不需酶参与。

第四节 呼吸运动的调节

一、呼吸中枢与呼吸节律的形成

（一）呼吸中枢

1. 脊髓 无呼吸节律产生，仅仅起到联系脑和呼吸肌的中继作用。

2. 延髓 是产生呼吸节律的最基本中枢，但节律不规则。

3. 脑桥 在脑桥上部的 PBKF 核群起到调控延髓基本呼吸节律的作用，使呼吸节律趋于正常。

4. 高位脑 包括大脑皮层、边缘系统、下丘脑，参与对呼吸系统的意识调控和情绪化调控。

所以，呼吸运动的基本调节中枢在脑桥和延髓呼吸中枢。基本呼吸节律产生于延髓，延髓是自主呼吸的最基本中枢。

（二）呼吸节律的形成

二、呼吸的反射性调节

（一）化学感受性呼吸反射

1. 化学感受器 调节呼吸的化学因素：动脉血或脑脊液中的 O_2、CO_2、H^+。化学感受器分为外周化学感受器和中枢化学感受器（表5-2）。

表 5-2 中枢感受器和外周感受器

	位置	感受细胞	感受刺激
中枢感受器	延髓腹外侧浅表部位	神经细胞	脑脊液和局部细胞外液中的 H^+
外周感受器	颈动脉体和主动脉体	Ⅰ型细胞	动脉血 PO_2↓，PCO_2 或 H^+↑

2. CO_2、H^+和低氧对呼吸运动的调节

（1）CO_2 对呼吸运动的调节（CO_2 是调节呼吸最重要的生理性化学因素）通过中枢和外周化学感受器两条途径实现，以中枢途径为主。在中枢途径中，PCO_2 增加时，在碳酸酐酶的作用下使 H^+增多，从而间接兴奋了中枢化学感受器。

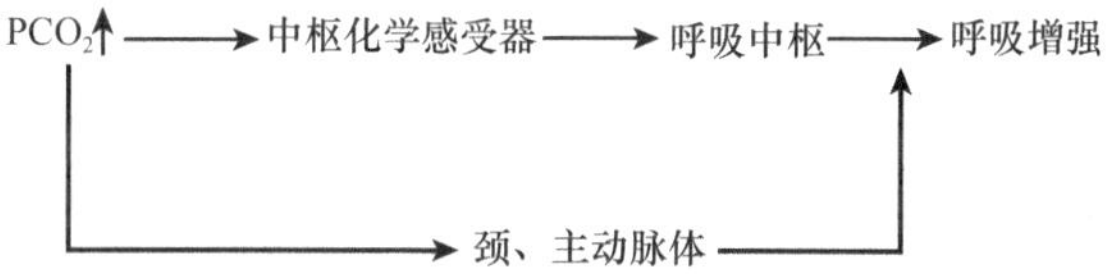

因为中枢化学感受器的反应较慢，血中 PCO_2 突然上升引起的快速呼吸反应主要通过外周完成。

（2）H^+对呼吸运动的调节：H^+不能自由通过血脑屏障，主要作用于外周的化学感受器。血中 H^+上升通过外周引起呼吸频率增加，肺通气量增加。脑脊液 H^+上升通过中枢引起呼吸频率增加，肺通气量增加。

（3）低氧对呼吸运动的调节：只能通过外周引起呼吸增加，通常在动脉 PO_2 下降到 80mmHg（10.64kPa）以下时才具有明显调节作用。低 O_2 对中枢的直接作用是抑制，外周的传入在一定程度上可对抗低 O_2 对中枢的直接抑制作用。

（二）肺牵张反射（黑-伯反射）

肺牵张反射包括肺扩张时抑制吸气的肺扩张反射和肺缩小时引起吸气的肺萎陷反射，以肺扩张反射为主。平静呼吸时，这两种反射都不参与人的呼吸调节，仅在病理情况下发挥作用。

生理作用：肺扩张反射使吸气不至于过长，使吸气及时转为呼气。肺萎陷反射可防止呼气过深。

【强化训练题】

一、名词解释

1. 肺通气（pulmonary ventilation）
2. 顺应性（compliance）
3. 比顺应性（specific compliance）
4. 肺表面活性物质（pulmonary surfactant）
5. 潮气量（tidal volume）
6. 补吸气量（inspiratory reserve volume）
7. 功能余气量（functional residual capacity）
8. 用力呼气量（forced expiratory volume）
9. 肺通气量（pulmonary ventilation）
10. 肺泡通气量（alveolar ventilation）
11. 通气/血流比值（ventilation/perfusion ratio）
12. 发绀（cyanosis）
13. 氧解离曲线（oxygen dissociation curve）
14. 波尔效应（Bohr effect）
15. 何尔登效应（Haldane effect）
16. 肺牵张反射（pulmonary stretch reflex）

二、填空题

1. 呼吸的全过程包括______、______和______三

个基本环节。外呼吸包括______与______两个过程。

2. ______和______之间的气体交换过程，称为肺通气。

3. ______和______之间的气体交换过程，称为肺换气。

4. ______是肺通气的原动力，______是肺通气的直接动力。

5. 肺通气阻力包括______和______两种类型。弹性阻力用______来度量，它与弹性阻力成______关系。

6. 肺表面活性物质是由______分泌的，其主要成分是______，它以单分子层覆盖在______上。肺表面活性物质具有______，______，______的功能。

7. 每次呼吸时吸入或呼出的气体量，称为______。

8. 肺的有效通气量是______，由于______的存在，浅而快的呼吸不利于______。

9. 气体在血液中通过______和______两种方式运输。O_2主要以______形式运输，CO_2的化学结合形式主要是______和______。

10. 氧合血红蛋白呈______色，去氧血红蛋白呈______色。若毛细血管中去氧血红蛋白含量超过______，黏膜、甲床或皮肤将呈紫色，称为______。

11. 肺牵张感受器存在于______，当肺扩张到一定程度时肺牵张感受器受刺激而兴奋，导致______。这一反射被称为______。

12. 体内存在感受二氧化碳分压、氧分压和 H^+ 浓度的结构，即______和______。其中，中枢化学感受器位于______，外周化学感受器位于______和______。

13. 当动脉血中CO_2浓度______，H^+浓度______或O_2分压______时，均可使呼吸加深加快。

三、选择题

A 型题

1. 内呼吸指的是
A. 肺泡和肺毛细血管间的气体交换
B. 组织细胞和毛细血管血液间的气体交换
C. 组织细胞间的气体交换过程
D. 线粒体膜内、外的气体交换
E. 细胞内的生物氧化过程

2. 肺通气是指
A. 气道与外界环境间的气体交换
B. 气道与肺部间的气体交换
C. 肺部与外界环境间的气体交换
D. 肺与血液间的气体交换
E. 二氧化碳排出肺的过程

3. 肺换气是指
A. 肺泡与肺毛细血管间的气体交换
B. 肺与气道间的气体交换
C. 肺与外环境间的气体交换
D. 肺泡与组织细胞的气体交换
E. CO_2排出肺的过程

4. 肺通气的动力是
A. 肺的弹性回缩　B. 肺的舒缩活动
C. 胸内压的周期性变化　D. 呼吸肌的舒缩
E. 胸内压和肺内压之差

5. 肺换气的动力为
A. 肺内压与大气压之差
B. 呼吸膜两侧气体分压差
C. 肺内压与胸内压之差　D. 呼吸运动
E. 气体分压差

6. 胸膜腔内的压力是由哪个因素形成的
A. 大气压–非弹性阻力
B. 肺内压+跨胸壁压　C. 大气压+跨肺压
D. 大气压+肺回缩力　E. 大气压–肺回缩力

7. 下列关于平静呼吸的叙述，错误的是
A. 吸气时肋间外肌收缩　B. 吸气时膈肌收缩
C. 呼气时呼气肌收缩
D. 呼气时肋间外肌和膈肌舒张
E. 呼气时胸骨和肋骨恢复原位

8. 平静呼吸时，吸气和呼气过程中
A. 肺内压相等　B. 胸内压相等
C. 气道阻力相等　D. 潮气量相等
E. 肺表面张力相等

9. 有关肺泡表面活性物质的叙述，正确的是
A. 增加肺表面张力　B. 增加肺顺应性
C. 双分子层分布在肺泡液气界面
D. 由肺泡Ⅰ型细胞所分泌
E. 化学成分主要是蛋白质

10. 肺泡表面活性物质减少时，将会使
A. 小肺泡内压高于大肺泡内压
B. 肺弹性阻力减小
C. 肺泡内液体层表面张力减小
D. 肺顺应性增大
E. 小肺泡内压低于大肺泡内压

11. 引起肺泡回缩的主要因素是
A. 支气管平滑肌收缩　B. 肺泡表面张力
C. 胸膜腔内压　D. 大气压　E. 肺内压

12. 关于胸膜腔内压的叙述，正确的是
A. 使胸膜腔内存有少量气体
B. 有利于胸腔内静脉血和淋巴液的回流

C. 在呼吸过程中胸膜腔内压无变化
D. 胸膜腔内压大于肺回缩力
E. 呼气末胸膜腔内压等于大气压
13. 关于肺内压的描述，正确的是
A. 肺内压在整个呼吸过程中始终低于大气压
B. 肺内压=大气压−肺回缩力
C. 肺内压的变化导致气体进出肺
D. 肺内压=肺回缩力
E. 肺内压不利于静脉血和淋巴液回流
14. 平静呼吸时，肺内压在下列哪一时相中低于大气压?
A. 呼气末 B. 吸气末 C. 呼气初
D. 吸气初 E. 停止呼吸时
15. 维持胸内压的必要条件是
A. 胸廓扩张 B. 胸膜腔密闭 C. 吸气肌收缩
D. 呼气肌收缩 E. 肺内压低于大气压
16. 肺通气中所遇到的弹性阻力主要是
A. 肺泡表面张力 B. 胸内压
C. 气道阻力 D. 惯性阻力 E. 黏性阻力
17. 非弹性阻力主要成分是
A. 气道阻力 B. 肺泡表面张力
C. 组织黏滞阻力 D. 惯性阻力 E. 肺回缩力
18. 下列各种情况中，可使肺顺应性增加的是
A. 气道阻力增加 B. 气道阻力减小
C. 肺弹性阻力增加 D. 肺弹性阻力减小
E. 肺表面活性物质减少
19. 有关肺顺应性的叙述，错误的是
A. 可用来度量肺弹性阻力
B. 与肺弹性阻力成正变关系
C. 可用单位压力所引起的容积变化来衡量
D. 表示在外力作用下肺的可扩张性
E. 容易扩张者肺顺应性大
20. 肺的弹性回缩力见于
A. 吸气初 B. 呼气初 C. 呼气中
D. 呼气末 E. 以上各期都存在
21. 下列情况中能使气道口径增大的是
A. 肾上腺素 B. 乙酰胆碱 C. 前列腺素
D. 白三烯 E. 内皮素
22. 呼吸肌完全处于安静、自然舒张状态时，肺的容量等于
A. 余气量 B. 功能余气量 C. 肺总容量
D. 肺活量 E. 潮气量
23. 呼吸频率从 12 次/分增加到 24 次/分，潮气量从 500ml 减少到 250ml 时，则
A. 肺通气量减少 B. 肺通气量增加
C. 肺泡通气量增加 D. 肺泡通气量不变
E. 肺泡通气量减少
24. 使肺泡通气量增加的方式是
A. 增大潮气量保持呼吸频率
B. 增加肺血流量
C. 减少潮气量保持呼吸频率
D. 减少肺血流量
E. 减少肺血流量，保持呼吸频率
25. 肺有效的气体交换量是指
A. 肺通气量 B. 潮气量 C. 肺泡通气量
D. 肺活量 E. 功能余气量
26. 肺总量等于
A. 潮气量+肺活量 B. 潮气量+功能余气量
C. 功能余气量+肺活量 D. 余气量+肺活量
E. 余气量+补吸气量
27. 关于肺活量的叙述，错误的是
A. 是尽力吸气后从肺内呼出的最大气量
B. 其值有较大的个体差异
C. 可充分反映通气功能的状况
D. 与身材大小、年龄、体位、性别等有关
E. 随呼吸肌强弱不同而有变化
28. 对肺泡气分压变化起缓冲作用的肺容量是
A. 补吸气量 B. 补呼气量 C. 深吸气量
D. 功能余气量 E. 余气量
29. 正常情况下，1 秒用力呼气量占用力肺活量的百分数为
A. 70% B. 83% C. 85% D. 89% E. 90%
30. 最大吸气后作最大呼气所呼出的气量称为
A. 余气量 B. 肺活量 C. 补吸气量
D. 深吸气量 E. 功能余气量
31. 关于每分通气量的叙述，错误的是
A. 每分钟进或出肺的气体总量
B. 随性别年龄不同而有差异
C. 随活动量不同而有差异
D. 与身材大小无关
E. 等于潮气量×呼吸频率
32. 胸廓弹性回缩力方向向外发生在
A. 深呼气末 B. 深吸气末 C. 平静呼气末
D. 平静吸气末 E. 开放性气胸时
33. 胸廓处于自然位置时，肺容量相当于肺总量的
A. 37% B. 47% C. 57% D. 67% E. 87%
34. 关于影响气体扩散速率因素的叙述中，错误的是
A. 气体分压差成正比 B. 温度成正比
C. 扩散面积成正比 D. 扩散距离成反比
E. 气体分子量成反比
35. 氧分压最高的部位是
A. 动脉血 B. 静脉血 C. 毛细血管血

D. 细胞内液　E. 组织液

36. 二氧化碳分压由高至低的顺序是

A. 组织液、静脉血、肺泡气、呼出气

B. 组织液、静脉血、呼出气、肺泡气

C. 呼出气、肺泡气、静脉血、组织液

D. 呼出气、肺泡气、组织液、静脉血

E. 组织液、呼出气、肺泡气、静脉血

37. 如某人的肺通气量为 7500ml/min，呼吸频率为 20 次/分，无效腔气量为 125ml，每分心输出量为 5000ml 时，其通气/血流比值应是

A. 0.7　B. 0.8　C. 0.9　D. 1.0　E. 1.1

38. 关于肺换气的叙述，错误的是

A. 潮气量减半和呼吸频率加倍时肺通气量不变

B. 潮气量加倍和呼吸频率减半时肺通气量不变

C. 潮气量减半和呼吸频率加倍时肺泡通气量减小

D. 潮气量加倍和呼吸频率减半时肺泡通气量加大

E. 浅而快的呼吸有利于肺换气

39. 关于影响肺换气的因素，错误的是

A. 气体扩散速率与呼吸膜厚度成反比

B. 扩散速率与呼吸膜面积成正比

C. 扩散速率与温度成正比

D. 通气/血流比值减小有利于换气

E. 通气/血流比值增大不利于换气

40. 关于通气/血流比值的叙述，正确的是

A. 比值增大表示通气不足，血流过剩

B. 比值减小表示肺泡无效腔增大

C. 人体直立时肺尖部的比值较小

D. 比值增大或减小都可导致缺 O_2 与 CO_2 潴留

E. 为肺通气量与心输出量的比值

41. 下列有关发绀的叙述，错误的是

A. CO 中毒时不出现发绀

B. 严重贫血可不出现发绀

C. 高原性红细胞增多症不出现发绀

D. 机体出现紫绀不一定代表缺氧

E. 机体发生缺氧不一定出现发绀

42. 氧离曲线是

A. PO_2 与血氧容量间的关系曲线

B. PO_2 与血氧含量间的关系曲线

C. PO_2 与血氧饱和度间的关系曲线

D. PO_2 与 pH 间的关系曲线

E. 以上都不对

43. 氧离曲线右移是由于

A. 氧分压降低　　B. 二氧化碳分压降低

C. pH 降低

D. 2，3-二磷酸甘油酸含量降低　E.温度降低

44. CO_2 通过呼吸膜扩散的速度比 O_2 快的主要原因是

A. CO_2 浓度高　　B. CO_2 为易化扩散

C. 压力梯度比 O_2 大　D. 相对分子质量比 O_2 大

E. CO_2 在血浆中的溶解度比 O_2 大

45. CO_2 在血液中运输的主要形式是

A. 物理溶解　　B. 形成碳酸

C. 形成碳酸氢盐　　D. 形成碳氧血红蛋白

E. 形成氨基甲酰血红蛋白

46. 不影响氧合血红蛋白与 O_2 解离的因素是

A. 血中 PCO_2　B. 血中 PO_2　C. 血液温度

D. 血液酸碱度　E. 血型

47. 何尔登效应是指

A. CO_2 与 Hb 结合将促使 O_2 释放

B. CO_2 与 Hb 结合将抑制 O_2 释放

C. O_2 与 Hb 结合将促使 CO_2 释放

D. O_2 与 Hb 结合将抑制 CO_2 释放

E. O_2 与 Hb 结合将促使 CO_2 结合

48. CO 中毒时，主要影响动脉血中的

A. 氧含量　B. 氧饱和度　C. 携氧能力

D. PO_2　E. PCO_2

49. 下列哪项是产生节律性呼吸的基本中枢

A. 脊髓前角　B. 延髓　C. 脑桥背外侧部

D. 下丘脑　E. 大脑皮层

50. 关于呼吸中枢的叙述，正确的是

A. 延髓是最基本的呼吸中枢

B. 脊髓中没有支配呼吸肌的运动神经元

C. 呼吸调整中枢位于中脑

D. 大脑和低位脑干对呼吸运动的调节通路是一致的

E. 大脑皮层对呼吸运动的调节是不随意调节

51. 在动物的脊髓和延髓间横断时出现

A. 呼吸停止　B. 喘式呼吸　C. 长吸式呼吸

D. 呼吸节律基本正常　E. 以上都可能

52. 脑桥呼吸调整中枢的主要功能是

A. 使吸气过程加强　　B. 限制吸气相的时间

C. 作为肺牵张反射的中枢

D. 激活延髓长吸中枢　E. 产生基本呼吸节律

53. 切断动物两侧迷走神经后，呼吸变得

A. 呼吸频率加快　B. 呼气幅度减小

C. 吸气相缩短　　D. 呼气相延长

E. 呼吸频率减慢、幅度增大

54. 关于肺牵张反射的叙述，错误的是

A. 感受器位于从气管到细支气管的平滑肌中

B. 感受器是牵张感受器，阈值高，适应快

C. 其兴奋经迷走神经粗纤维传入延髓

D. 在成人，此反射一般不参与平静呼吸运动调节

E. 有种属差异，兔的最强，人的最弱
55. 关于外周化学感受器的叙述，错误的是
A. 是指颈动脉体和主动脉体
B. 颈动脉体球细胞内含大量囊泡
C. 颈动脉体所含Ⅱ型细胞起着感受器的作用
D. 可感受动脉血 PCO_2、PO_2 和 H^+浓度的变化
E. 感受器冲动经窦神经和舌咽神经传入
56. 关于中枢化学感受器的叙述，错误的是
A. 感受器信息传递环节中可能有胆碱能机制参与
B. 血液 pH 的变动对其作用较小
C. 对 CO_2 反应相当迅速
D. 生理刺激是脑脊液和局部细胞外液中的 H^+
E. 作用是维持中枢神经系统的 pH 环境
57. 低氧对呼吸的兴奋作用是通过
A. 直接兴奋延髓吸气神经元
B. 直接兴奋脑桥调整中枢
C. 外周化学感受器所实现的反射性效应
D. 刺激中枢化学感受器而兴奋呼吸中枢
E. 直接刺激呼吸中枢
58. 当动脉血 PCO_2 升高时，可引起快速呼吸反应的是
A. 中枢化学感受器 B. 外周化学感受器
C. 延髓呼吸中枢 D. 脑桥呼吸中枢
E. 迷走神经兴奋
59. 下列关于缺氧对呼吸影响的叙述，错误的是
A. 严重肺气肿、肺心病患者不宜吸入纯氧
B. 低氧可兴奋外周化学感受器
C. 主要刺激外周化学感受器
D. 轻度缺氧时呼吸加深加快
E. 直接刺激中枢的呼吸神经元
60. 正常情况下维持呼吸中枢兴奋性的有效刺激是
A. 肺牵张感受器的传入冲动
B. 呼吸肌本体感受器的传人冲动
C. 一定浓度的二氧化碳 D. 一定程度的缺氧
E. 一定浓度的 H^+
61. 中枢化学感受器最敏感的刺激物是
A. 脑脊液中的 CO_2 B. 脑脊液中的 H^+
C. 血液中的 CO_2 D. 血液中的 H^+
E. 脑脊液中 PO_2 降低
62. 动脉血 H^+浓度升高主要通过外周化学感受器兴奋呼吸的原因是
A. H^+难以通过血脑屏障
B. H^+对中枢化学器感受器有抑制作用
C. 中枢化学感受器对 H^+不敏感
D. 脑脊液对 H^+浓度的缓冲
E. 以上都不对
63. 血液中使呼吸运动增强的主要因素是
A. CO_2 分压升高 B. O_2 分压降低
C. 非蛋白氮增多 D. 乳酸增多 E. CO 中毒
64. 平静呼吸时所没有的现象是
A. 肺内压的变化 B. 胸内压的变化
C. 回心血量的变化 D. 解剖无效腔的变化
E. PCO_2 的变化

B 型题

（65～67）
A. 外呼吸 B. 内呼吸 C. 肺通气
D. 肺换气 E. 气体在血液中的运输
65. 血液或组织液与组织细胞间的气体交换过程称为
66. 组织换气又称
67. 肺通气和肺换气合称
（68～69）
A. 潮气量 B. 肺活量 C. 功能余气量
D. 通气/血流比值
E. 用力呼气量（即时间肺活量）
68. 测定肺换气效率较好的指标是
69. 测定肺通气功能较好的指标是
（70～74）
A. 肺表面活性物质 B. 胸膜腔内压
C. 肺内压 D. 弹性阻力 E. 顺应性
70. 肺内压与肺回缩力之差是
71. 在吸气末与呼气末和大气压相等的是
72. 物体对抗外力作用所引起的变形的力是
73. 与弹性阻力成反变关系的是
74. 有降低表面张力作用的是
（75～78）
A. 非弹性阻力 B. 弹性阻力 C. 表面张力
D. 肺的回缩力 E. 肺的扩张力
75. 与胸内负压形成有关的因素是
76. 胸廓和肺的弹性回缩力称为
77. 气体分子与气道壁之间摩擦力属于
78. 液气界面液体分子间互相吸引，使表面积缩至最小的力称为
（79～84）
A. 肺牵张感受器 B. 呼吸肌本体感受器
C. 颈动脉体化学感受器
D. 中枢化学感受器 E. 呼吸中枢
79. 缺 O_2 引起呼吸增强通过
80. 静脉注射乳酸引起呼吸增强主要是通过
81. 吸入气中 CO_2 增加使呼吸增强主要是通过
82. 肺扩张时反射性引起吸气向呼气转化，其感受器是

83. 呼吸阻力增加时，反射性自动调节呼吸强度和频率，其感受器是
84. 大出血时反射性引起呼吸增强，其感受器是
（85～86）
A. 波尔效应 B. 何尔登效应
C. 氧离曲线左移 D. 氧离曲线右移
E. 氧离曲线不变
85. 酸度对 Hb 氧亲和力的影响称为
86. PCO_2 升高时
（87～89）
A. 呼吸节律基本正常 B. 呈节律性喘式呼吸
C. 出现深而慢的呼吸 D. 出现长吸式呼吸
E. 呼吸停止
87. 在动物四叠体间横断脑干时
88. 在动物延髓与脊髓之间横断脑干时
89. 切断动物双侧迷走神经后
（90～93）
A. Hb 的氧含量 B. Hb 的氧容量
C. Hb 的氧饱和度 D. 氧合血红蛋白
E. 氧化血红蛋白
90. O_2 的结合形式为
91. 100ml 血液中 Hb 所能结合的最大 O_2 量是
92. 100ml 血液中 Hb 实际结合的 O_2 量是
93. Hb 氧含量与氧容量的百分比
（94～96）
A. 经刺激外周化学感受器兴奋呼吸中枢
B. 经刺激中枢化学感受器兴奋呼吸中枢
C. 直接抑制呼吸中枢
D. 直接兴奋呼吸中枢
E. 经刺激脑桥呼吸调整中枢兴奋呼吸中枢
94. 动脉血中 PCO_2 升高兴奋呼吸的主要机制是
95. 低 O_2 对呼吸的刺激作用完全是通过
96. 低 O_2 对呼吸中枢的直接作用是

C 型题

（97～98）
A. 吸气动作为主动过程 B. 呼气动作为主动过程
C. 两者均是 D. 两者均否
97. 平静呼吸时
98. 用力呼吸时
（99～102）
A. 肺的弹性阻力增加 B. 气道阻力增加
C. 两者均是 D. 两者均否
99. 肺表面活性物质减少时
100. 迷走神经兴奋时
101. 交感神经兴奋时
102. 肺顺应性减小时
（103～104）
A. 功能残气量增加 B. 用力肺活量减少
C. 两者均有 D. 两者均无
103. 哮喘患者
104. 肺气肿患者
（105～106）
A. 动脉血氧分压降低
B. 动脉血二氧化碳分压降低
C. 两者均有 D. 两者均无
105. 无效腔增大时
106. 过度通气时
（107～108）
A. 动脉血氧含量降低
B. 动脉血氧张力降低
C. 两者都是 D. 两者都不是
107. 慢性贫血时出现
108. 一氧化碳中毒时出现
（109～110）
A. 刺激颈动脉体和主动脉体化学感受器
B. 刺激延髓的中枢化学感受器
C. 两者均是 D. 两者均否
109. 动脉血中 PO_2 降低时呼吸增强的原因是
110. 动脉血中 PCO_2 升高时呼吸增强的原因是

X 型题

111. 呼吸膜的结构包括
A. 毛细血管内皮细胞 B. 毛细血管基底膜
C. 弹力纤维和胶原纤维组成的间隙层
D. 肺泡上皮与上皮基底膜层
E. 含表面活性物质的液体分子层
112. 参与平静呼吸的呼吸肌有
A. 肋间外肌 B. 肋间内肌 C. 膈肌
D. 胸锁乳突肌 E. 斜角肌
113. 参与用力呼气的有
A. 肋间外肌 B. 肋间内肌 C. 腹壁肌
D. 斜角肌 E. 膈肌
114. 能引起支气管平滑肌强烈收缩的物质有
A. 组胺 B. 白三烯 C. 肾上腺素
D. 内皮素 E. PGE_2
115. 关于肺通气的叙述，正确是
A. 原动力是呼吸肌的舒缩
B. 肺内压与胸内压的压力差是其直接动力
C. 指肺泡与肺毛细血管的气体交换过程
D. 平静呼吸主要是膈肌和肋间外肌参与
E. 平静呼吸主要是腹壁肌和肋间内肌参与
116. 平静呼吸时参与呼吸运动的肌肉是
A. 肋间内肌 B. 肋间外肌 C. 膈肌
D. 腹壁肌 E. 胸锁乳突肌

117. 关于肺泡表面活性物质的叙述，正确的是
A. 由肺泡Ⅱ型细胞合成并释放
B. 主要成分是二棕榈酰卵磷脂
C. 增加肺泡表面张力
D. 降低吸气阻力，减少吸气做功
E. 可防止肺水肿
118. 关于顺应性的叙述，正确的是
A. 是指在外力作用下弹性组织的可扩展性
B. 可反映弹性阻力的大小
C. 等于容积变化（L）/压力变化（kPa）
D. 肺泡表面活性物质减少时肺顺应性减小
E. 与非弹性阻力成反比关系
119. 可使肺顺应性减小的因素有
A. 肺充血 B. 肺不张 C. 肺纤维化
D. 表面活性物质减少 E. 肺气肿
120. 使气道阻力增大的因素是
A. 副交感神经兴奋 B. 交感神经兴奋
C. 肾上腺素分泌增加
D. 肥大细胞释放组胺 E. 内皮素合成增加
121. 影响气体交换的物理因素有
A. 气体分压差 B. 血红蛋白含量
C. 气体分子量 D. 呼吸膜通透性
E. 气体溶解度
122. 血红蛋白和氧的结合
A. 以氧的物理溶解为基础
B. 不需要酶的催化
C. 在氧分压较高情况下，可迅速达到较高的饱和状态
D. 受血液中CO_2压力影响
E. 比血红蛋白与CO的结合力高
123. 下列关于血液气体运输的叙述，正确的是
A. 化学结合的量大于物理溶解的量
B. 化学结合的量在正常动脉血中已接近饱和
C. CO_2的化学结合形式有碳酸氢盐和氨基甲酰血红蛋白
D. O_2和血红蛋白结合而运输
E. CO_2只有物理溶解一种运输形式
124. 有关延髓呼吸中枢的叙述，正确的是
A. 基本呼吸节律起源于延髓
B. 包钦格复合体主要含吸气神经元
C. 背侧呼吸组呼吸神经元主要集中在孤束核的腹外侧部
D. 背侧呼吸组主要含吸气神经元
E. 包钦格复合体可能是呼吸节律起源的关键部位
125. 有关肺牵张反射的叙述，正确的是
A. 参与正常成年人平静呼吸时的调节
B. 其感受器分布在肺泡壁
C. 反射的传入神经是迷走神经
D. 反射的效应呈浅快呼吸
E. 有种属差异，兔的最强，人的最弱
126. 关于中枢化学感受器的叙述，正确的是
A. 位于延髓腹外侧浅表部位
B. 分为头、中、尾三个区，三个区都有化学感受性
C. 对血液中H^+浓度变化非常敏感
D. 对脑脊液中O_2分压的变化敏感
E. 不能维持对呼吸的驱动
127. 下列有关 CO_2 对呼吸调节的叙述，正确的是
A. 是调节呼吸最重要的生理性因子
B. 动脉血PCO_2增高，短期内主要通过刺激中枢化学感受器兴奋呼吸
C. CO_2兴奋呼吸是通过刺激中枢和外周化学感受器实现的
D. 刺激外周化学感受器的作用大于中枢化学感受器
E. 吸入气CO_2量过高会出现CO_2麻醉
128. 在动物实验中，能使呼吸频率增加的因素有
A. 造成缺氧 B. 增大无效腔
C. 吸入一定量的CO_2
D. 向肺内注入20 ml空气 E. 切断迷走神经

四、问答题

1. 试述肺表面活性物质的来源、成分、作用和生理意义。
2. 简述平静呼吸和用力呼吸的进行过程。
3. 胸内负压是如何形成的？有什么生理意义？
4. 肺通气的阻力是什么？有何特点？
5. 为什么深慢呼吸其交换效率高于浅快呼吸？
6. 反映肺通气功能的有哪些主要指标？它们有何价值？
7. 影响肺部气体交换的因素有哪些？肺通气/血流比值增大或减少对机体有何影响？
8. 试分析氧解离曲线的特性及其生理意义。
9. 何谓肺的顺应性？它与弹性阻力有何关系？顺应性的改变常见于哪些情况？
10. 为什么临床上易出现缺氧而不易发生二氧化碳潴留？
11. 缺O_2、CO_2蓄积、血液中pH降低时呼吸运动有何影响？作用机制如何？
12. 切断兔子双侧迷走神经，其呼吸出现什么变化？为什么？
13. 动物实验中，增加气管插管的长度，动物呼

吸有何变化？为什么？

【参 考 答 案】

一、名词解释

1. 肺通气：是指肺与外界环境之间进行气体交换的过程，肺通气是整个呼吸过程的基础，其动力来源于呼吸运动。
2. 顺应性：在外力作用下弹性组织的可扩张性，容易扩张者，顺应性大，弹性阻力小；顺应性和弹性阻力成反变关系。
3. 比顺应性：指单位肺容量的顺应性，可用以比较不同肺总量个体的肺弹性阻力。
4. 肺表面活性物质：由肺泡Ⅱ型细胞合成并释放，其主要成分是二棕榈酰卵磷脂，作用是降低液-气界面的表面张力，具有维持肺泡的稳定性、减少肺间质和肺泡内的组织液生成、降低吸气阻力减少吸气做功等生理意义。
5. 潮气量：指每次呼吸时吸入或呼出的气体量。正常成年人平静呼吸时的潮气量为400～600ml。
6. 补吸气量：平静吸气末，再尽力吸气所能吸入的气体量。反映吸气的储备量。
7. 功能余气量：指平静呼气末尚留于肺内的气体量。
8. 用力呼气量：是指一次最大吸气后再尽力尽快呼气时，在一定时间内所能呼出的气体量，通常以它所占用力肺活量的百分数表示。正常时，第一秒用力呼气量（FEV_1）约为用力肺活量（FVC）的83%，第二秒钟的FEV_2/FVC约为96%，第三秒钟的FEV_3/FVC约为99%。其中第一秒钟内呼出的气体量称为一秒用力呼气量，在临床上最为常用。
9. 肺通气量：每分钟吸入或呼出的气体总量。它等于潮气量乘以呼吸频率。平静呼吸时，大约为6～9 L。
10. 肺泡通气量：每分钟吸入肺泡的新鲜空气量等于潮气量和无效腔气量之差再乘以呼吸频率。
11. 通气/血流比值：是指每分钟肺泡通气量和每分钟肺血流量之间的比值。正常成人约为0.84，只有适宜的通气血流比值才能实现适宜的肺换气，可作为肺换气功能的指标。
12. 发绀：血液中去氧Hb含量达5g/100ml以上时，皮肤黏膜呈暗紫色，这种现象称为发绀，出现发绀常表示机体缺氧。
13. 氧解离曲线：是表示血PO_2与Hb氧饱和度关系的曲线。
14. 波尔效应：酸度对Hb氧亲和力的影响称为波尔效应，其发生机制主要与pH改变时Hb的构型变化有关，生理意义在于既可促进肺毛细血管血液的氧合又利于组织毛细血管血液释放氧气。
15. 何尔登效应：O_2与Hb结合可促使CO_2释放，而去氧Hb容易与CO_2结合，这一现象称为何尔登效应。
16. 肺牵张反射：由肺扩张和肺萎陷引起的吸气抑制或吸气兴奋的反射称为肺牵张反射，由迷走神经参与。包括肺扩张反射和肺萎陷反射，前者的生理意义在于加速吸气过程向呼气过程转换，使呼吸频率增加，后者的生理意义在于防止过深的呼气以及在肺不张等情况下可能起一定作用。

二、填空题

1. 外呼吸　气体在血液中的运输　内呼吸　肺通气　肺换气
2. 肺　外界环境
3. 肺泡　肺毛细血管
4. 呼吸肌的收缩和舒张　肺泡与外界大气之间的压力差
5. 弹性阻力　非弹性阻力　顺应性　反比
6. 肺泡上皮Ⅱ型细胞　二棕榈酰卵磷脂　肺泡液体表面　维持肺泡的稳定性　减少肺泡和肺间质组织液生成　降低吸气阻力，减少吸气做功
7. 潮气量
8. 肺泡通气量　无效腔　肺换气
9. 物理溶解　化学结合　氧合血红蛋白　碳酸氢盐　氨基甲酰血红蛋白
10. 鲜红　紫蓝色　50g/L　发绀
11. 细支气管平滑肌层内　吸气抑制　黑-伯反射
12. 中枢化学感受器　外周化学感受器　延髓腹侧面　颈动脉体　主动脉体
13. 升高　升高　降低

三、选择题

A型题

1. B	2. C	3. A	4. D	5. B
6. E	7. C	8. D	9. B	10. A
11. B	12. B	13. C	14. D	15. B
16. A	17. A	18. D	19. B	20. E
21. A	22. B	23. E	24. A	25. C
26. D	27. C	28. D	29. B	30. B
31. D	32. A	33. D	34. E	35. A
36. A	37. D	38. E	39. D	40. D
41. C	42. C	43. C	44. E	45. C
46. E	47. C	48. C	49. B	50. A

51. A 52. B 53. E 54. B 55. C
56. C 57. C 58. B 59. E 60. C
61. B 62. A 63. A 64. D

B 型题

65. B 66. B 67. A 68. D 69. E 70. B 71. C
72. D 73. E 74. A 75. D 76. B 77. A 78. C
79. C 80. C 81. D 82. A 83. B 84. C 85. A
86. D 87. A 88. E 89. C 90. D 91. B 92. A
93. C 94. B 95. A 96. C

C 型题

97. A 98. C 99. A 100. B 101. D 102. A
103. C 104. C 105. A 106. B 107. A 108. A
109. A 110. C

X 型题

111. ABCDE 112. AC 113. BC 114. ABD
115. AD 116. BC 117. ABDE 118. ABCD
119. ABCD 120. ADE 121. ACE
122. ABC 123. ABCD 124. ACDE
125. CDE 126. AE
127. ABCE 128. ABC

四、问答题

1. (1)肺表面活性物质由肺泡Ⅱ型细胞合成并分泌，主要成分是二棕榈酰卵磷脂，正常肺表面活性物质不断更新，以保持其正常的功能。

(2)肺表面活性物质具有降低肺泡表面张力的作用。由于表面活性物质的存在，降低了肺表面张力，从而使回缩力减小，吸气肌收缩引起的胸廓扩大的力较易带动肺扩张，吸气阻力减小。

(3)生理意义：①有助于维持肺泡的稳定性。由于小肺泡表面活性物质的密度大，降低表面张力的作用强，表面张力小，使小肺泡内压力不致过高，防止了小肺泡的塌陷；大肺泡表面张力则因表面活性物质分子的稀疏而不致明显下降，维持了肺泡内压力与小肺泡大致相等，不致过度膨胀，有利于吸入气在肺内得到较为均匀的分布。②减少肺间质和肺泡内组织液的生成，防止肺水肿的发生。表面活性物质可减弱表面张力对肺毛细血管中液体的吸引作用，防止了液体渗入肺泡，防止肺水肿，使肺泡得以保持相对干燥。有利于吸入气在肺内得到较为均匀的分布。③降低吸气阻力，减小吸气做功。

2. 呼吸形式分平静呼吸和用力呼吸两种。在平静呼吸时，吸气的产生是由膈肌与肋间外肌收缩所引起，引起胸腔上下径，前后左右径增大，从而使肺被动扩张，肺内压下降，低于大气压，气体流入。由于肌肉需要做功，所以吸气是主动过程。平静呼气则是由膈肌和肋间外肌舒张所致，肌肉不需要做功，所以呼气是被动过程。用力呼吸时，除吸气肌群加强收缩增大做功外，呼气肌和许多呼吸辅助肌也参与了呼吸活动，所以吸气和呼气过程都是主动的。

3. 胸内压是指胸膜腔内的压力，正常人平静呼吸过程中胸内压都低于大气压，故胸内压又称为胸内负压。胸内负压是出生后形成和逐渐加大的，出生后吸气入肺，肺组织有弹性，在被动扩张时产生弹性回缩力，形成胸内负压，婴儿在发育过程中，胸廓的发育速度比肺的发育速度快，造成胸廓的自然容积大于肺，由于胸膜腔内浆液分子的内聚力作用和肺的弹性，肺被胸廓牵引不断扩大，肺的回缩力加大，因而胸内负压增加。胸内负压形成的直接原因是肺的回缩力。胸内压=肺内压–肺的回缩力。胸内负压有利于肺保持扩张状态，不至于由于自身回缩力而缩小萎陷。由于吸气时胸内负压加大，可降低中心静脉压，促进静脉血和淋巴液的回流。

4. 肺通气的阻力有两种：一是弹性阻力，包括肺的弹性阻力和胸廓的弹性阻力，是平静呼吸时的主要阻力，约占总通气阻力的 70%；二是非弹性阻力，包括气道阻力、惯性阻力和组织的黏滞阻力，约占总通气阻力的 30%，其中以气道阻力为主。

(1)肺的弹性阻力来自肺组织本身的弹性回缩力和肺泡内面的液体层与肺泡内气体之间的液-气界面的表面张力所产生的回缩力。因此肺在被扩张时产生弹性回缩力，回缩力的方向与肺扩张的方向相反，因而是吸气的阻力，即肺的回缩力构成了肺扩张的阻力。

(2)胸廓的弹性阻力来自胸廓的弹性成分，胸廓处于自然位置的时候，肺容量约为肺总量的 67% 左右，此时胸廓无变形，不表现出弹性阻力；肺容量小于肺总量的 67%时，胸廓被牵引向内而缩小，其弹性阻力向外，是吸气的动力呼气的阻力；肺容量大于肺总量的 67%，胸廓被牵引向外而扩大，其弹性阻力向内，是吸气的阻力呼气的动力。

(3)非弹性阻力中，惯性阻力和黏滞阻力较小，以气道阻力为主，它来自气体流经呼吸道时气体分子间和气体分子与气道壁之间的摩擦。气道阻力受气流速度、气流形式和气道管径大小的影响。

5. 浅快呼吸将导致：

(1)肺泡气体更换率降低：由于解剖无效腔和功能余气量的存在，每次呼吸只能使部分肺泡气得到更新。肺泡气体的更新率，即(潮气量-无效腔气量)/ 功能余气量与维持肺泡 PO_2、PCO_2

的正常有密切关系。潮气量的减少或者功能余气量的增多，都会使得肺的气体交换率降低，从而使 PO_2 降低 PCO_2 升高，不利于肺气体交换的进行。

（2）通气/血流比值降低：由于无效腔的存在，潮气量和呼吸频率的变化对每分通气量与每分肺泡通气量的影响不同。浅快呼吸的肺泡通气量小于深慢呼吸，导致通气/血流比值降低，增加功能性动-静脉短路。因此，在一定范围内，深慢呼吸的气体交换效率高于浅而快的呼吸。

6. 主要有以下指标：

（1）肺活量：指最大吸气后，从肺内所能呼出的最大气量。等于是潮气量+补吸气量+补呼气量。反映一次呼吸时可达到的最大通气量，是最常用的肺通气功能的指标之一。肺活量有较大的个体差异，与身材大小、性别、年龄、体位、呼吸肌强弱以及肺和胸廓的弹性阻力等因素有关。正常成年男性约为 3500ml，女性为 2500ml。由于测定肺活量时不限制呼气的时间，所以不能充分反映肺组织的弹性状态和气道的通畅程度。

（2）用力呼气量：也称时间肺活量，指一次最大吸气后再尽力尽快呼气时，在一定时间内所能呼出的气量。通常以它占肺活量的百分数来表示，分别称为第 1 秒、2 秒、3 秒的时间肺活量，正常人各为 83%、96%和 99%的肺活量。即正常成人在 3 秒内基本上可呼出全部肺活量的气体。时间肺活量是一种动态指标，不仅反映肺活量容量的大小，而且反映了呼吸所遇阻力的变化，所以是评价肺通气功能的较好指标。阻塞性肺疾病患者往往需要 5～6 秒或更长的时间才能呼出全部肺活量。

（3）最大通气量：指尽力做深快呼吸时，每分钟所能吸入或呼出的最大气量为最大通气量。它反映单位时间内充分发挥全部通气能力所能达到的通气量，是估计一个人能进行多大运动量的生理指标之一。与胸廓和呼吸肌的健全、气道的通畅、肺的弹性正常与否有关。

（4）通气贮量百分比：比较平静呼吸时的每分通气量和最大通气量，可以了解通气功能的储备能力，通常用通气储量百分比表示：通气贮量百分比=[（最大通气量–每分平静通气量）/最大通气量]×100%。正常值等于或大于 93%。低于 80%表示肺通气功能降低，不能胜任剧烈劳动。测定的意义同最大通气量。

7. （1）气体扩散速率：机体内的气体交换是以扩散的方式进行的，单位时间内气体扩散的容积为气体扩散速率。它受下列因素的影响：①气体的分压差。气体扩散速率与分压差成正比。②气体的分子量和溶解度。质量轻的气体扩散较快。在相同条件下，各气体扩散速率和气体分子量的平方根成反比，还与气体在溶液中的溶解度成正比。③温度：扩散速率与温度成正比。

（2）呼吸膜的厚度：气体扩散速率与呼吸膜的厚度成反比，膜越厚，分子扩散的距离越大，扩散经全程所需的时间越长，单位时间内交换的气体量就越少。

（3）呼吸膜的面积：扩散面积越大，所扩散的分子总数也越大，所以气体扩散速率与扩散面积成正比。

（4）通气/血流比值：正常成人安静时，通气/血流比值约为 0.84。只有适宜的通气/血流比值才能实现适宜的气体交换。通气/血流比值过大，意味着通气过剩，血流相对不足，部分肺泡气体不能与血液气体充分交换，致使肺泡无效腔扩大；通气/血流比值下降，则表示通气不足，血流相对过多，犹如发生功能性动–静脉短路。

8. 氧解离曲线是表示 PO_2 和 Hb 氧含量或血氧饱和度之间关系的曲线，表示不同 PO_2 下 Hb 和 O_2 的结合情况或者是 Hb 和 O_2 的解离情况。氧解离曲线呈“S”形，与 Hb 的变构效应有关。“S”形的氧离曲线可以人为地分成 3 段：

（1）氧离曲线上段：相当于 $PO_2$8～1.3.3kPa（60～100mmHg），即 PO_2 较高的水平，是 Hb 和 O_2 结合的部分。这段曲线的特点是比较平坦，表明在这段范围内 PO_2 的变化对血氧饱和度影响不大。其生理意义是在吸入气或肺泡气的 PO_2 有所下降，如在高原或患某些呼吸疾病时，只要 PO_2 不低于 8kPa（60mmHg），血氧饱和度仍能保持在 90%以上，血液携带足够的 O_2，很少发生低氧。

（2）氧离曲线中段：相当于 $PO_2$5.3～8kPa（40～60mmHg），是 HbO_2 释放 O_2 的部分。这段曲线的特点是较陡。$PO_2$5.3kPa（40mmHg），相当于混合静脉血的 PO_2，此时血氧饱和度达 75%，血氧含量为 14.4ml/100ml 血液，即每 100ml 血液流经组织时释放 5mlO_2。其生理意义是血液流经组织时可释放适量的 O_2，保证安静状态下组织代谢的 O_2 需要。

（3）氧离曲线下段：相当于 $PO_2$2～5.3kPa（15～40mmHg），是氧离曲线最陡的一部分，在这一段范围中，PO_2 稍有下降，血氧饱和度就有较大的下降。其生理意义是保证组织活动加强时有足够的 O_2 供应。该段曲线所表示的范围可看作是 O_2 的储备。

9. 肺的顺应性是指在外力作用下肺的弹性组织

的可扩展性，容易扩张者，顺应性大，反之，顺应性小。弹性阻力与顺应性相反，是指弹性组织在受外力作用时对抗变形的能力和回位的倾向。用同等大小的外力作用时，弹性阻力大者，变形程度小；弹性阻力小者，变形程度大。弹性组织在外力作用下，容易扩张者，顺应性大，弹性阻力小；不易扩张者，顺应性小，弹性阻力大。可见顺应性与弹性阻力成反变关系：顺应性（C）=l/弹性阻力（R）。在生理条件下，用力呼吸时，弹性阻力增大，顺应性减小，平静呼吸时，弹性阻力小，顺应性大，呼吸省力。临床上肺顺应性减小最常见于肺表面活性物质分泌减少，此时肺泡表面张力增高，肺回缩力增大。成年人患肺炎、肺血栓等疾病时，肺泡表面活性物质减少，早产儿的肺泡表面活性物质较足月产新生儿少。肺顺应性减小还可见于肺充血、肺组织纤维化等。这些疾病患者肺的弹性阻力增加，吸气困难。此外，肥胖、胸廓畸形、胸膜增厚和腹内占位病变可限制胸廓扩张，使胸廓顺应性降低。顺应性增大可见于某些肺气肿患者，肺气肿时肺的弹性成分大量破坏，肺回缩力减小，弹性阻力减小，患者呼气困难。

10. 在临床上容易发生缺 O_2 而不易发生 CO_2 潴留，原因有：

（1）动、静脉血液间 O_2 分压差较 CO_2 分压差大得多，如果发生动-静脉短路，动脉血 PO_2 下降的程度大于 PCO_2 下降的程度。

（2）动脉血 PO_2 下降和 PCO_2 升高都可以刺激化学感受器，反射性加强呼吸。在肺通气量增加时，各局部的肺泡通气量增加是不均匀的。一般是呼吸道通畅、弹性良好的肺泡通气量增加的程度大于呼吸道阻塞或弹性减退的肺泡部分。也就是说通气量增加主要是通气/血流比值正常或偏高的部分。这些部位的毛细血管血液的氧饱和度已很高，处于血红蛋白氧离曲线的平坦部分，增加血液 PO_2，并不增加血氧饱和度，因此缺 O_2 不易纠正。

（3）对动脉血 PCO_2 和 PO_2 调节呼吸作用比较中发现 PCO_2 的变动较 PO_2 敏感，PCO_2 只要略有升高，通气就明显增大。而且 CO_2 的扩散系数约为 O_2 的 20 倍，扩散快，不宜潴留。

11. （1）缺 O_2 主要是通过颈动脉体，主动脉体化学感受器兴奋呼吸中枢，引起呼吸加深加快。缺 O_2 对呼吸中枢的直接作用是抑制作用。故轻中度缺 O_2 兴奋呼吸中枢，严重缺 O_2 则抑制呼吸中枢。

（2）CO_2 是调节呼吸的最重要的生理性体液因子。CO_2 浓度升高（一般在吸入气体中 CO_2 浓度在 7%以下时），呼吸加深加快同 CO_2 浓度为正变关系。该作用主要是通过中枢化学感受器兴奋呼吸中枢引起呼吸加深加快；其次则是反射性的通过颈动脉体，主动脉体引起呼吸加深加快。CO_2 浓度过高，则引起中枢抑制。

（3）动脉血 H^+ 增高，主要是通过外周化学感受器颈动脉体、主动脉体引起呼吸加深加快；另外脑脊液中的 H^+ 可通过中枢化学感受器兴奋呼吸中枢引起呼吸加深加快。

12. 切断双侧迷走神经将使呼吸变深变慢。兔子的肺牵张感受器较为敏感，正常的呼吸受肺牵张反射的调节，阻止吸气活动过长，加速吸气动作和呼气动作的交替。迷走神经中含有肺牵张反射的传入纤维。切断两侧迷走神经后，中断了肺牵张反射的传入通路，肺牵张反射作用被消除，呼吸变深变慢。

13. 长橡皮管呼吸时呼吸加深加快。一方面长橡皮管增大了无效腔，降低了气体的更新率，肺泡气中 PO_2 降低和 PCO_2 升高，从而使血液中 PO_2 降低和 PCO_2 升高，通过化学感受性反射使呼吸运动加深加快。另一方面，长管使气道加长，加大了气道阻力，通过呼吸肌本体感受性反射使呼吸运动加强。

（黄春霞）

第六章　消化与吸收

【目的要求】

1. 掌握　①胃液的性质、成分和作用；消化期胃液分泌的调节；胃的运动类型。②胰液的成分和作用；胰液分泌的神经体液调节。③胆汁的成分和作用，胆汁的分泌的调节。④小肠运动的形式。⑤吸收的主要部位；三种主要营养物质吸收的形式和途径。

2. 熟悉　①消化道平滑肌的生理特性。②消化道的神经支配及其作用。③胃肠激素及其作用。④唾液的作用和分泌的调节。⑤小肠液的成分和作用，小肠液分泌的调节。⑥大肠内细菌的活动。

3. 了解　①消化腺的分泌功能。②咀嚼和吞咽。③非消化期的胃、肠运动；大肠液的分泌；大肠的运动和排便。④肝脏的消化功能和其他生理作用。

【教材精要】

第一节　概　　述

消化：指食物在消化道内被分解为可吸收的小分子物质的过程。

食物的消化包括机械性消化和化学性消化。

机械性消化：通过消化道平滑肌的舒缩活动，对食物进行磨碎、搅拌和推移的过程。

化学性消化：通过消化腺分泌的消化液中的消化酶的作用，将大分子物质分解成可被吸收的小分子物质的过程。

吸收：是指食物消化后的营养成分通过消化道黏膜，进入血液和淋巴循环的过程。

一、消化道平滑肌的生理特性

（一）消化道平滑肌的一般生理特性

包括兴奋性低、具有自律性、具有紧张性、富有伸展性、对不同的刺激敏感性不同。

（二）消化道平滑肌的电生理特性

其电生理变化大致可分为三种，即静息电位、慢波电位和动作电位。

1. 静息电位　约为–50～–60mV，主要由 K^+ 由膜内向膜外扩散和生电钠泵的活动所形成。

2. 慢波电位　消化道的平滑肌细胞可在静息电位的基础上，产生缓慢的、节律性的、自发性去极化，称为慢波电位或基本电节律。慢波的波幅约为 5～15mV，持续时间由数秒至十几秒。慢波起源于消化道纵行肌和环形肌之间的 Cajal 间质细胞。而平滑肌细胞存在机械域和电域两个临界膜电位值，当慢波去极化达到或超过机械域时可引起肌细胞收缩而不引起动作电位；当去极化达到或超过电域时，可引发动作电位而进一步诱发较强的肌肉收缩。在大部分胃肠道，不是所有的慢波都能到达阈电位水平和引起动作电位。去极化波能否到达阈电位水平，受去极化波起点电位水平的影响，去极化波起点电位越接近阈电位，则去极化波就容易到达阈电位；反之，去极化波起点电位如偏离阈电位较远，就不易到达阈电位。慢波电位产生的原因可能是由于 Na^+-K^+泵活性的周期性改变所至。

3. 动作电位　在慢波的基础上产生。动作电位的去极化相主要由 Ca^{2+}的内流造成，复极化与骨骼肌相同，是通过 K^+的外流引起。较大频率的动作电位引起较强的平滑肌收缩。

二、消化道的神经支配及其作用

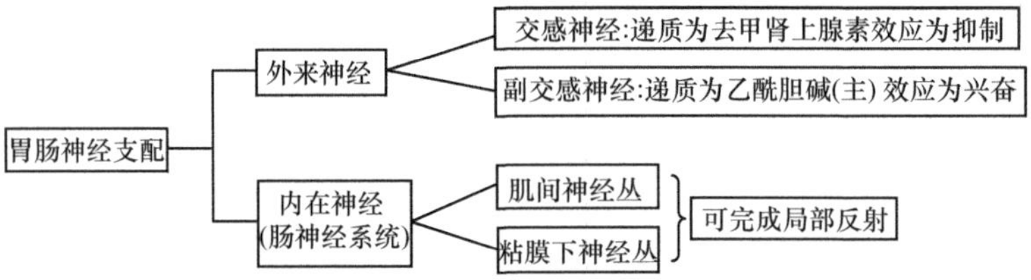

如上图所述，支配消化道的神经由外来神经和内在神经（肠神经系统）一起，共同调节消化道平滑肌的运动、腺体分泌和血管运动。交感神经通过末梢释放去甲肾上腺素产生抑制作用，抑制胃肠运动和腺体分泌，而副交感神经（主要指迷走神经）主要发挥兴奋作用，增强胃肠运动并促进腺体分泌。另外，除大部分副交感神经节后纤维释放的是乙酰胆碱外，有少量副交感神经节后纤维是非肾上腺素能、非胆碱能纤维。

胃肠内在神经系统又称为肠神经系统，是由分布在从食管中段到肛门的消化管壁内的两种神经丛组成的。一是位于胃肠壁黏膜下的黏膜下神经丛（submucosal plexus）；另一种是位于环行肌与纵行肌层之间的肌间神经丛（myenteric plexus）。前者主要调节腺细胞和上皮细胞功能，后者主要支配平滑肌的活动。两种神经系统之间存在着复杂的纤维联系，具有感觉神经元、中间神经元和运动神经元，构成一个完整的局部神经反射系统。食物对消化管壁的机械或化学刺激，可不通过中枢神经而仅通过壁内神经丛，引起消化道运动和腺体分泌，称为局部反射。壁内神经丛还接受副交感神经和交感神经的联系。正常情况下，自主神经对壁内神经丛具有调节作用。当切断自主神经后，这种局部反射仍然存在。因此，消化管壁内的神经丛构成一个完整的、相对独立的整合系统，在胃肠活动的调节中具有十分重要的作用。肠神经系统释放的递质和调质种类繁多，包括 NO、Ach、5-HT、多巴胺 γ-氨基丁酸（GABA）及众多的肽类，如脑啡肽、血管活性肠肽（VIP）、P 物质等。

三、胃肠激素

由消化道黏膜中的内分泌细胞所分泌的激素为胃肠激素，可调节消化腺的分泌、消化道的运动等，还可调节上皮细胞的生长、影响其他激素的释放等。胃肠激素的调节是神经调节的重要补充，对某些消化器官的活动（如胰腺的外分泌）调节甚至起主导作用。

胃肠内分泌细胞属于 APUD 细胞，即它们都具有摄取胺前体，进行脱羧而产生肽类或活性胺的能力。多数脑肠肽也存在于中枢神经系统中，这种具有双重分布特征的肽类物质称为脑肠肽。

三种主要胃肠激素的分泌和作用：

1. 促胃液素　胃窦和十二指肠黏膜 G 细胞分泌。

蛋白质消化产物、迷走神经兴奋、扩张胃促进分泌，胃和十二指肠 pH 下降抑制分泌。促胃液素具有促进胃酸和胃蛋白酶分泌，使胃窦和幽门括约肌收缩延缓胃排空，促进胃的运动和营养胃黏膜的作用。

2. 缩胆囊素（CCK）　十二指肠和空肠的 I 细胞分泌。

蛋白质、脂肪的消化产物等是缩胆囊素分泌的自然刺激因素。缩胆囊素可促进胆囊平滑肌收缩，具有促进胆汁排放的作用。缩胆囊素还可直接作用于腺泡细胞引起胰酶分泌；抑制胃排空，增强幽门括约肌收缩，松弛壶腹括约肌，促进胰腺外分泌部生长。

3. 促胰液素　十二指肠和空肠的 S 细胞分泌。

进入小肠的盐酸和脂肪酸可刺激分泌；促胰液素主要作用是刺激胰腺小导管的上皮细胞，使其分泌 HCO_3^-和水，因而使胰液量大大增加，而酶的含量不高。对肝胆汁和小肠液分泌也有促进作用。还具有抑制胃酸分泌和胃肠运动，抑制胃排空的作用。

第二节　口腔内消化

食物引起唾液分泌主要是神经调节，包括非条件反射和条件反射两种。条件反射的传入神经纤维在第 1、2、8 对脑神经中；非条件反射的传入神经纤维在第 5、7、9、10 对脑神经中。唾液分泌的初级中枢在延髓；高级中枢位于下丘脑及大脑皮层。

交感神经和副交感神经在唾液分泌上具有协同作用，均可促进唾液分泌。其中，交感神经兴奋，主要引起含固体成分较多的黏稠唾液分泌；副交感神经兴奋，主要引起量多而含固体成分较少的稀薄的唾液分泌。

第二节　胃 内 消 化

一、胃液及其分泌

胃黏膜中有三种外分泌腺，包括贲门腺、幽门腺和泌酸腺。其中，泌酸腺包括三种外分泌细胞：①壁细胞，分泌盐酸和内因了；②主细胞，分泌胃蛋白酶原；③颈黏液细胞，分泌黏液。

（一）胃液的性质、成分和作用

pH 为 0.9～1.5。每日分泌的量约为 1.5～2.5L。主要成分水、盐酸、胃蛋白酶原、黏蛋白、内因子等。

1. 盐酸　基础酸排出量约为 0～5mmol/L。最大排出量可达 20～25mmol/L。盐酸的排出量反映胃的分泌能力，它主要取决于壁细胞的数量，但也与壁细胞的功能状态有关。

盐酸的主要生理作用　在胃内：①杀死随食物进入胃内的细菌。②激活胃蛋白酶原，使之转变为有活性的胃蛋白酶，并为胃蛋白酶作用提供必要的酸性环境。③使蛋白质变性利于水解。盐酸进入小肠后：④可以引起促胰液素的释放，从而促进胰液、胆汁和小肠液的分泌。⑤盐酸所造成的酸性环境，有助于小肠对铁和钙的吸收。

2. 胃蛋白酶原 胃蛋白酶原主要由胃泌酸腺的主细胞分泌，颈黏液细胞、贲门腺和幽门腺黏液细胞等也可分泌胃蛋白酶原。分泌入胃腔内的胃蛋白酶原在胃酸的作用下，转变为具有活性的胃蛋白酶，已激活的胃蛋白酶对胃蛋白酶原也有激活作用，即胃蛋白酶自身催化作用。胃蛋白酶能水解食物中的蛋白质，其主要分解产物是月示、胨及少量多肽。胃蛋白酶只有在酸性环境中才能发挥作用，其最适 pH 为 1.8～3.5。当 pH 超过 5.0 时，胃蛋白酶便完全失活。

3. 黏液和碳酸氢盐 胃的黏膜分泌黏液，主要成分为糖蛋白，可覆盖在胃黏膜表面形成保护层，起润滑和保护作用。胃黏膜内的非泌酸细胞还可分泌碳酸氢盐，与黏液一起形成黏液-碳酸氢盐屏障，这层屏障具有润滑作用，可减少粗糙食物对胃黏膜的机械性损伤，并可阻止胃黏膜细胞与胃蛋白酶及高浓度的酸直接接触，因此虽然胃腔内 pH<2，但胃黏膜表面部分的 pH 可接近中性。

4. 内因子 是由壁细胞分泌的一种糖蛋白，其具有两个活性部位。一个活性部位与进入胃内的维生素 B_{12} 结合，形成一种复合物，这种复合物对蛋白质水解酶有很强的抵抗力，可保护维生素 B_{12} 不被小肠内水解酶破坏。当复合物移行至回肠时，内因子另一活性部位可与远端回肠黏膜的特殊受体结合，从而促进回肠上皮吸收维生素 B_{12}。胃切除者将会因为内因子的缺乏而出现维生素 B_{12} 吸收不良，从而影响红细胞的生成，造成巨幼红细胞性贫血。

（二）胃液分泌的调节

1. 刺激胃液分泌的内源性物质 ACh、促胃液素、组胺。

2. 抑制胃液分泌的内源性物质 生长抑素。

3. 消化期胃液分泌的调节

（1）头期

食物对口腔、咽的直接刺激和食物相关性状对视、嗅、听觉器官的刺激→兴奋迷走神经，使支配胃的迷走神经传出冲动增多→直接刺激胃腺或通过刺激促胃液素和组胺的分泌发挥间接作用，促进胃液分泌。

头期分泌特点：分泌量较大、酸度较高，胃蛋白酶的含量丰富；分泌量与食欲正相关；主要属于神经调节。

头期胃液分泌的调节归纳如下：

（2）胃期

食物对胃的扩张刺激，通过迷走-迷走神经长反射和壁内神经丛短反射→胃液分泌↑。

食糜中的蛋白质分解产物可直接刺激促胃液素分泌→胃液分泌↑。

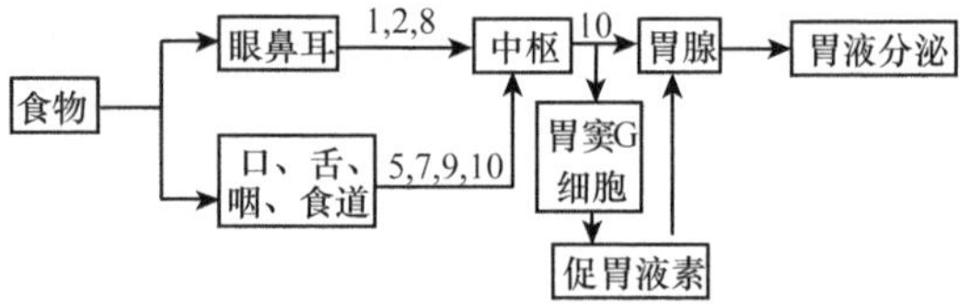

1：嗅神经；2：视神经；5：三叉神经；7：面神经；8：位听神经；9：舌咽神经；10：迷走神经

胃窦部的扩张可通过壁内神经丛引起促胃液素分泌→胃液分泌↑。

胃期分泌的特点：分泌量大，酸度高，胃蛋白酶含量较头期少；神经、体液调节均参与。

胃期胃液分泌的调节归纳如下：

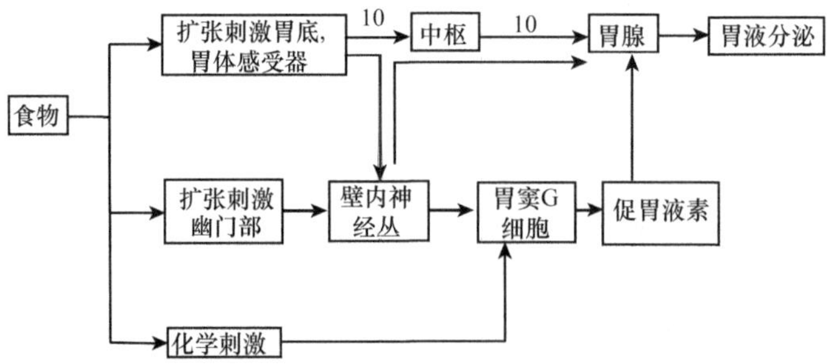

10:迷走神经

（3）肠期

食糜进入小肠后对十二指肠和空肠上部的化学和扩张刺激，可通过体液因素引起胃液分泌。

肠期分泌的特点：胃液分泌量较少；属于体液调节。

肠期胃液分泌的调节归纳如下：

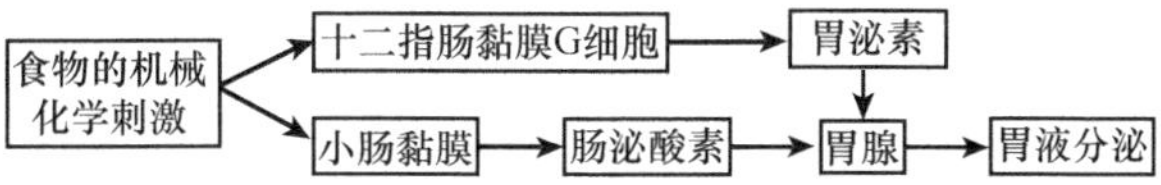

在消化期的胃液分泌的三个时期中，头期和胃期的胃液分泌是主要的，而肠期的胃液分泌较次要。

4. 胃液分泌的抑制性调节　消化期胃液分泌还同时受到抑制性调节，这对防止胃酸分泌过多对胃、小肠的损伤具有重要的意义。

抑制胃液分泌的因素主要有：盐酸、脂肪和高张溶液。

二、胃的运动及其控制

（一）头区的运动——容受性舒张

进食时食物刺激口、咽、食道等处的感受器，可反射性地引起胃底和胃体平滑肌舒张，称为容受性舒张。容受性舒张是胃特有的运动形式。它的作用是使胃完成容受和贮存食物的功能。调节这一活动的传出神经是迷走神经，释放的递质是某种肽类物质。

（二）尾区的运动——蠕动

起于胃中部推向幽门部的收缩波，蠕动波的频率每分钟约 3 次，约需 1 分钟到达幽门。因此，通常是一波未平，一波又起。

胃尾区的蠕动受胃平滑肌的慢波控制，也受神经和体液因素的影响。迷走神经兴奋、促胃液素等可增强胃的蠕动收缩；交感神经兴奋、促胰液素、生长抑素和抑胃肽等抑制胃蠕动。

（三）胃的排空

1. 定义　食糜由胃排入十二指肠的过程称为胃排空。

2. 胃排空的速度　液体食物＞固体食物，糖类食物＞蛋白质食物＞脂肪食物；混合食物由胃完全排空一般需 4～6 小时。

3. 胃排空的动力　胃收缩运动所产生的胃内压与十二指肠内压之差是胃排空的直接动力。

（四）影响胃排空的神经和体液因素

胃的排空是间断进行的，受来自胃和十二指肠两方面因素的影响。

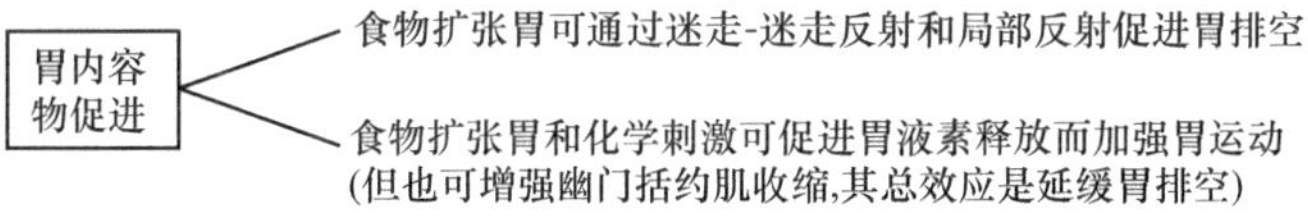

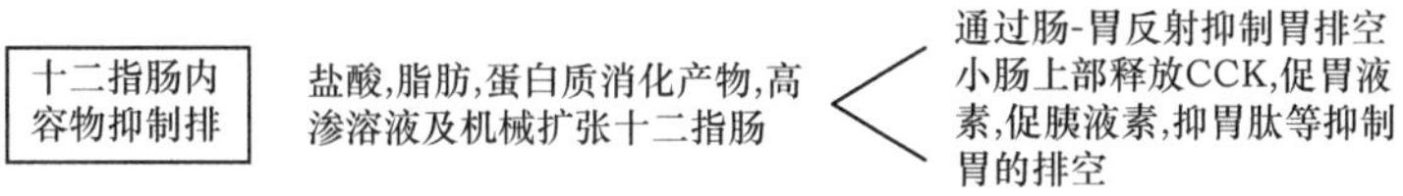

第四节　小肠内消化

一、胰液的分泌

（一）胰液的主要成分和作用

1. 胰液　是无色无臭的碱性液体，pH 约为 8.0，成人每日分泌约 1～2L。胰液由无机成分和有机成分组成，无机成分主要由小导管的上皮细胞分泌，包括水、碳酸氢盐和多种离子；有机成分主要包括消化三种营养物质的消化酶，如胰淀粉酶、胰脂肪酶、胰蛋白酶原和糜蛋白酶原，它们由胰腺腺泡细胞分泌。

2. 胰液的主要作用　HCO_3^-能中和进入十二指肠的胃酸、避免肠黏膜受强酸的侵蚀，并为小肠内多种消化酶的活动提供适宜的环境。

胰蛋白质水解酶包括胰蛋白酶、糜蛋白酶、和羧基肽酶等。它们均以酶原的形式贮存腺泡细胞内并被分泌。肠液中的肠致活酶（肠激酶）可激活胰蛋白酶原，使之变为具有活性的胰蛋白酶。胰蛋白酶本身也能使胰蛋白酶原激活，即自身催化。此外，生成的胰蛋白酶可激活糜蛋白酶原、羧基肽酶原使其变为有活性的相对应的酶。胰蛋白酶和糜蛋白酶共同作用能使蛋白质分解为多种大小不等的多肽及少量氨基酸。多肽可再被羧基肽酶等进一步分解。

胰淀粉酶和胰脂肪酶分别将淀粉、脂肪完全分解和消化。胰脂肪酶分解脂肪的作用需在辅酯酶的存在下才能充分发挥。

（二）胰液分泌的调节

非消化期，胰液几乎不分泌或者很少分泌。进食开始后，胰液即开始分泌。胰液的分泌是通过神经和体液的调节而实现的，其中体液调节是主要调节方式。

1. 神经调节 食物的性状、气味以及食物对口腔、食管、胃和小肠的刺激都可通过神经反射引起胰液分泌，反射的传出神经是迷走神经。迷走神经可通过其末梢释放乙酰胆碱直接作用于胰腺，或者通过引起促胃液素的释放，间接引起胰腺分泌。迷走神经主要作用于胰腺腺泡细胞，其引起胰液分泌的特点是水和碳酸氢盐很少，酶含量很丰富。

2. 体液调节 调节胰液分泌的体液因素主要有促胰液素和缩胆囊素。①促胰液素：主要作用于小导管上皮细胞，分泌大量水和碳酸氢盐，酶含量很低。盐酸是引起促胰液素释放的最强刺激物，其次是蛋白质分解产物和脂酸钠，糖类几乎没有作用。迷走神经兴奋不引起促胰液素释放。②缩胆囊素：可促进胰液中各种酶的分泌；对胰腺组织具有营养作用。引起缩胆囊素分泌的刺激物质由强到弱依次为蛋白质分解产物、脂酸钠、盐酸、脂肪，糖类没有刺激作用。

另外，促胃液素、血管活性肠肽等也可促进胰液的分泌。

二、胆汁的分泌与排出

（一）胆汁的成分和作用

1. 胆汁的主要成分 包括胆盐、卵磷脂、胆固醇和胆色素等。

2. 胆汁的主要作用

（1）乳化脂肪：胆盐、卵磷脂和胆固醇可作为乳化剂将脂肪乳化为微滴，增加胰脂肪酶的作用面积，促进脂肪的消化。

（2）促进脂肪的吸收：胆盐与脂肪分解产物形成水溶性复合物，促使不溶于水的脂肪分解产物被小肠吸收。

（3）促进脂溶性维生素 A、维生素 D、维生素 E、维生素 K 的吸收。

（4）胆汁在十二指肠内可中和部分胃酸。

胆汁中不含任何消化酶，它只能起到帮助脂肪消化、吸收和帮助脂溶性维生素吸收的作用，而不能分解营养物质。

胆盐的肠肝循环：胆汁中的胆盐被排至小肠后，约有 95%在回肠末端被吸收入血，通过门静脉回到肝，再组成胆汁而又排入肠内，这一过程称为胆盐的肠肝循环。

（二）胆汁的分泌和排出的调节

食物是引起胆汁分泌和排出的自然刺激物，其中高蛋白食物刺激作用最强，其次是高脂肪和混合食物，糖类作用最弱。胆汁的分泌和排出受神经和体液因素双重调控，但以体液调节为主。

1. 神经因素的作用 食物的信号、进食动作以及食物对胃、小肠等部位的机械和化学性刺激，可通过条件反射和非条件反射引起肝胆汁分泌的少量增加，胆囊收缩也轻度加强。反射的传出神经是迷走神经。交感神经兴奋，则引起胆囊舒张。

2. 体液因素的作用

（1）缩胆囊素（cholecystokinin，CCK）是引起胆囊收缩作用最强的胃肠激素，但对 Oddi 括约肌则使其舒张。在 CCK 的作用下胆囊强烈收缩，可使大量胆汁排入十二指肠。

（2）促胰液素（secretin）具有促进肝胆汁分泌的作用，由于其主要作用于胆管系统而不是肝细胞，所以分泌的胆汁中胆盐含量增加不多，以水分和碳酸氢盐分泌为主。

（3）促胃液素（gastrin）可通过血液循环作用于肝细胞引起肝胆汁的分泌；也可通过盐酸作用于十二指肠黏膜，使之释放促胰液素，进而促进胆汁分泌。

三、小肠液的分泌

小肠液由十二指肠腺和小肠腺所分泌。十二指肠腺分泌富含 HCO_3^-的碱性液体，其主要作用是中和胃酸保护十二指肠黏膜免受消化液的消化。小肠黏膜中的肠腺，每天分泌大量的小肠液，但从小肠腺分泌入肠腔内的消化酶可能只有肠激酶一种，它的作用是激活胰蛋白酶原。小肠内的消化是以一种特殊的方式进行，即在小肠上皮细胞的刷状缘或上皮细胞内进行的通过这些部位的肽酶和寡糖酶对进入上皮细胞的营养物质进行进一步消化。

四、小肠运动的形式

小肠运动形式除持续的紧张性收缩外，在消化期还有两种主要的运动形式，即分节运动和蠕动。分节运动是小肠特有的运动形式。

1. 紧张性收缩 是其他运动形式的基础。

2. 分节运动 是一种以环行肌为主的节律性收缩和舒张运动。分节运动（segmentation contraction）在空腹时几乎不存在，进食后才逐渐增强。进食后，在有食糜的一段肠管上，环行肌以一定间隔在许多点同时收缩，把食糜分割成许多节段；数秒后，原来收缩处舒张，原来舒张处收缩，使原来的节段分为两半，相邻的两半则混合形成一个新的节段；如此反复进行，食糜得以不断地分开，又不断地混合。分节运动的推进作用很小，其意义是：①使食糜与消化液充分混合，便于进行化学性消化。②使食糜与肠壁紧密接触，为吸收创造了良好的条件。③分节运动还能挤压肠壁，有助于血液和淋巴的回流。

3. 蠕动　慢的蠕动，可发生在小肠的任何部位，其传播的速度较慢；在小肠内还有一种强烈的快速蠕动，称为蠕动冲，可在数分钟内把食糜从小肠上段推送到结肠，从而可迅速清除食糜中的有害刺激物或解除肠管的过度扩张。

第五节　大肠内消化

人类的大肠没有重要的消化活动。大肠的主要功能是吸收水分和盐类，以及暂时贮存经消化吸收后剩下的食物残渣，形成粪便排出体外。

大肠内有许多细菌。细菌中含有能分解食物残渣的酶。可将糖分解为乳酸、醋酸、二氧化碳、沼气等；将脂肪分解为、脂肪酸、甘油、胆碱等。糖和脂肪的分解称为发酵。蛋白质的细菌分解称为腐败，大肠内的物质分解是由细菌完成，而不是大肠液的作用。大肠内的某些细菌能利用肠内较为简单的物质合成B族维生素和维生素K，它们在肠内吸收后，对人体有营养作用。

第六节　吸　　收

在口腔和食管内，食物实际上是不被吸收的。在胃，由于胃组织没有典型的绒毛样的吸收膜，所以食物的吸收也很少，仅可吸收少量水分和酒精。在大肠，由于小肠内容物进入大肠时已不存在多少可被吸收的营养物质，所以大肠主要吸收水分和盐类。

一、吸收部位：小肠是吸收的主要部位

原因：①是食物在小肠内已被消化为可吸收的小分子物质；②吸收面积大；③有丰富的血液供应和淋巴回流；④食物在小肠内停留的时间长。

二、几种物质的吸收

1. 糖　食物中的糖主要为多糖（淀粉），它们必须被水解成单糖（葡萄糖）后才能被吸收。只有少量的二糖被吸收。小肠对葡萄糖的吸收是一种与钠离子相耦联的继发性主动转运过程。进入细胞内的葡萄糖再以易化扩散方式通过细胞的基底侧膜出胞并入血。吸收后的糖经血液循环途径运至肝脏和全身。

2. 蛋白质　以氨基酸的形式被小肠吸收，它的吸收机制和途径与糖的吸收机制和途径相同。近年发现小肠上皮细胞上有二肽和三肽的转运系统，许多二肽和三肽被吸收入细胞，再被胞内的二肽酶和三肽酶进一步分解为氨基酸，再进入血液。

3. 脂肪　脂肪分解成脂肪酸、一酰甘油等，在胆盐的帮助下转运至小肠黏膜上皮细胞内。然后经过血液和淋巴两条途径吸收运输，以淋巴途径为主。

4. 钠的吸收　小肠对钠的吸收是主动的过程，钠的吸收还为单糖和氨基酸的吸收提供动力。

5. 铁的吸收　铁主要在十二指肠和空肠被吸收。维生素C、盐酸也促进铁的吸收。胃大部切除后易发生缺铁性贫血。

6. 钙的吸收　从食物中摄入的钙仅小部分被吸收，大部分随粪便排出。钙的吸收是主动过程。由位于黏膜上皮细胞基底侧膜上的钙泵将胞内钙转运入血中。酸性环境、维生素D_3、葡萄糖可促进糖的吸收。

【强化训练题】

一、名词解释

1. 消化（digestion）
2. 吸收（absorption）
3. 慢波（slow wave）
4. 脑肠肽（brain-gut peptide）
5. 胃肠激素（gastrointestinal hormone）
6. 黏液-碳酸氢盐屏障（mucus-bicarbonate barrier）
7. 内因子（intrinsic factor）
8. 胃容受性舒张（receptive relaxation）
9. 蠕动（peristalsis）
10. 胃排空（gastric emptying）
11. 分节运动（segmentation contraction）
12. 胆盐的肠肝循环（enterohepatic circulation of bile salt）

二、填空题

1. 消化道有两套神经系统，分别是_____和_____。
2. 消化有两种方式，分别是_____和_____。
3. 胃液的成分除了水以外，主要还有_____、_____、_____和_____。
4. 壁细胞可分泌两种物质，包括_____和_____。
5. 口腔内最重要的机械性消化为_____。
6. 胆汁主要成分是_____；其在_____的消化中发挥重要作用，包括_____和_____。

7. 糖类吸收的主要形式是______,蛋白质吸收的主要形式是_______，脂肪吸收的主要形式是______、______和______。
8. 大肠内的细菌可合成对人体有营养作用的维生素______和______。

三、选择题

A 型题

1. 维生素 B_{12} 需要在什么物质的帮助下被吸收
A. 内因子 B. 盐酸 C. 肠激酶
D. 乙酰胆碱 E. 碳酸氢盐
2. 纯净胃液 pH 约为
A. 0.9～1.5 B. 2.0～3.9 C. 4.3～5.6
D. 6.7～7.2 E. 7.4～8.0
3. 促胃液素的生理作用是
A. 促进唾液分泌 B. 促进胰液分泌
C. 抑制胃酸分泌 D. 抑制小肠液分泌
E. 促进胃的运动
4. 促胰液素能促进胰腺分泌
A. 大量的水分和碳酸氢盐；而酶的含量却比较少
B. 少量的水分和碳酸氢盐，而酶的含量也比较少
C. 少量的水分和碳酸氢盐，但是酶的含量很丰富
D. 大量的水分，而碳酸氢盐和酶的含量却比较少
E. 大量的碳酸氢盐，水分和酶的含量也丰富
5. 胆汁中参与消化作用的主要成分是
A. 胆色素 B. 胆盐 C. 胆固醇
D. 肠激酶 E. 卵磷脂
6. 对小肠运动产生抑制作用的因素为
A. 交感神经的兴奋 B. 副交感神经的兴奋
C. 促胃液素的作用 D. 胰岛素的作用
E. 5-羟色胺的作用
7. 交感神经兴奋引起的唾液腺分泌特点是
A. 量多而固体成分也多 B. 量多但固体成分少
C. 量少，固体成分多 D. 量少、固体成分也少
E. 唾液分泌量不变
8. 关于蛋白质吸收的叙述，错误的是
A. 蛋白质绝大多数需被水解为氨基酸才能吸收
B. 氨基酸的吸收是继发性主动转运
C. 氨基酸可与钠形成同向转运体被吸收
D. 内源性蛋白质在十二指肠被迅速吸收
E. 小肠上皮细胞可吸收二肽、三肽
9. 关于唾液分泌的调节错误的描述是
A. 有神经调节和体液调节两种形式
B. 有条件反射和非条件反射共存
C. 引起非条件反射的有效刺激为食物对口腔的刺激
D. 非条件反射的传入纤维在第 5、7、9、10 对脑神经中
E. 副交感神经兴奋主要引起量多而固体成分较少的唾液分泌
10. 关于胃液的分泌的描述，错误的是
A. 壁细胞分泌盐酸 B. 主细胞分泌胃蛋白酶
C. 黏液细胞分泌糖蛋白 D. 幽门腺分泌黏液
E. 内因子由壁细胞分泌
11. 关于胰液分泌的调节，错误的是
A. 非消化期，胰液几乎不分泌
B. 体液因素主要是促胰液素与缩胆囊素
C. 胰腺分泌的调节可分为头期、胃期和肠期
D. 胰腺分泌的调节以神经调节为主
E. 食物是兴奋胰腺分泌的自然因素
12. 激活糜蛋白酶原的物质是
A. 内因子 B. 胰蛋白酶 C. 盐酸
D. 肠激酶 E. 糜蛋白酶
13. 激活胃蛋白酶原的物质是
A. 肠激酶 B. 内因子 C. HCl
D. 胰蛋白酶 E. K^+
14. 激活胰蛋白酶原的物质是
A. 胃蛋白酶 B. HCl C. 肠激酶
D. 糜蛋白酶 E. 内因子
15. 具有消化三大营养成分的消化液是
A. 唾液 B. 胃液 C. 胰液
D. 胆汁 E. 小肠液
16. 下列哪种情况可能引起排便感
A. 小肠食物残渣积聚 B. 升结肠粪便积聚
C. 粪便进入乙状结肠 D. 粪便进入直肠
E. 粪便刺激肛门
17. 三种主要食物成分的胃排空速度由快到慢依次是
A. 糖类，脂肪，蛋白质
B. 脂肪，蛋白质，糖类
C. 糖类，蛋白质，脂肪
D. 蛋白质，糖类，脂肪
E. 脂肪，糖类，蛋白质
18. 上皮细胞由肠腔吸收葡萄糖，是属于
A. 单纯扩散 B. 易化扩散 C. 主动转运
D. 出胞作用 E. 胞饮
19. 实现胃容受性舒张的途径是
A. 交感神经兴奋
B. 迷走神经末梢释放乙酰胆碱
C. 迷走神经末梢释放某种肽类物质
D. 壁内神经丛兴奋
E. 迷走神经引起胃黏膜释放前列腺素
20. 食糜进入小肠可引起胰酶分泌的机制是
A. 迷走神经兴奋 B. 交感神经兴奋

C. 小肠黏膜释放促胃液素
D. 小肠黏膜释放促胰液素
E. 小肠黏膜释放生长抑素
21. 食糜进入小肠后引起小肠液分泌的主要机理是
A. 壁内神经丛的局部反射
B. 神经内分泌反射
C. 迷走-迷走反射
D. 通过刺激甲状腺激素的分泌而实现
E. 内脏大神经的兴奋性调节
22. 胃肠道平滑肌的自动节律性主要是由于
A. 食物消化产物的刺激作用
B. 平滑肌本身的特性
C. 壁内神经丛的作用　D. 交感神经的支配
E. 副交感神经的支配
23. 胃肠平滑肌动作电位去极化的主要离子基础是
A. K^+内流　B. Na^+内流　C. Ca^{2+}内流
D. Ca^{2+}与K^+内流　E. Na^+与K^+内流
24. 下列胃肠激素中，属促胃液素族激素的是
A. 促胰液素　B. 抑胃肽　C. 缩胆囊素
D. 血管活性肠肽　E. 胰高血糖素
25. 胃酸的生理作用不包括
A. 促进胰液，胆汁的分泌
B. 杀死进入胃内的细菌
C. 激活胃蛋白酶原　D. 促进维生素 B_{12} 的吸收
E. 促进铁和钙的吸收
26. 胃头区的主要运动形式是
A. 蠕动　B. 分节运动　C. 容受性舒张
D. 强直收缩　E. 集团运动
27. 胃蠕动的起步点位于
A. 胃大弯中部　B. 胃大弯上部　C. 胃底部
D. 胃幽门部　E. 胃小弯
28. 下列对基本电节律特性的描述，错误的是
A. 起源于 Cajal 间质细胞
B. 波幅 10～15mV
C. 频率变动在 3～12 次/分钟
D. 慢波不能引起肌肉收缩
E. 慢波可能直接引起肌肉收缩，而不通过动作电位诱发
29. 下列对缩胆囊素（CCK）作用的叙述，错误的是
A. 抑制胃排空　B. 抑制小肠运动
C. 促进胆囊收缩　D. 促使幽门括约肌收缩
E. 促进胰酶分泌
30. 下列关于促胰液素的作用，错误的是
A. 促进肝胆汁分泌　B. 促进胰液分泌
C. 促进胃运动　D. 促进胰液分泌 HCO_3^-
E. 促进小肠液分泌
31. 下列关于正常人胰液的叙述，错误的是
A. 胰液的 pH 约为 8
B. 胰液的碳酸氢钠含量高
C. 每天分泌量超过 1000 毫升
D. 胰液中含有羧基肽酶
E. 胰液的分泌以神经调节为主
32. 下列哪个因素可能促进胃排空
A. 促胃液素　B. 促胰液素　C. 抑胃肽
D. 肠-胃反射　E. 食物对胃的扩张刺激
33. 下列途径，引起胃期胃液分泌的是
A. 肠-胃反射　B. 迷走-迷走反射
C. 促胰液素分泌　D. 抑胃肽分泌
E. 交感神经兴奋
34. 下列途径，引起胃容受性舒张的是
A. 交感神经　B. 迷走神经　C. 壁内神经丛
D. 抑胃肽　E. 促胰液素
35. 下列因素中不能引起胰液分泌的是
A. 迷走神经兴奋　B. 促胃液素　C. 缩胆囊素
D. 促胰液素　E. 进食
36. 下列有关糖类吸收的叙述，错误的是
A. 糖类是以单糖的形式吸收
B. 糖是通过同向转运机制进入细胞内
C. 进入细胞内的糖通过主动转运至细胞间液
D. 糖的吸收与 Na^+转运相耦联
E. 不同单糖吸收速率有差别
37. 小肠腺可分泌
A. 蔗糖酶　B. 麦芽糖酶　C. 肠激酶
D. 脂肪酶　E. 肽酶
38. 以下各因素中，不能引起促胃液素分泌的是
A. 刺激迷走神经　B. 扩张刺激幽门部黏膜
C. 肉汤灌注幽门部黏膜
D. 盐酸灌注幽门部黏膜
E. 食物刺激十二指肠黏膜
39. 以下各因素中，能引起促胰液素分泌的是
A. 刺激迷走神经　B. 扩张刺激幽门部黏膜
C. 肉汤灌注幽门部黏膜
D. 盐酸灌注十二指肠黏膜
E. 食物机械刺激小肠黏膜
40. 壁细胞除了分泌盐酸，还可以分泌
A. 内因子　B. 维生素 B_{12}　C. 糖类
D. 促胃液素　E. 胆盐
41. 引起促胰液素释放的因素由强至弱的顺序排列为
A. 蛋白质分解产物，脂酸钠，盐酸
B. 脂酸钠，蛋白质分解产物，盐酸

C. 盐酸，蛋白质分解产物，脂酸钠
D. 盐酸，脂酸钠，蛋白质分解产物
E. 蛋白质分解产物，盐酸，脂酸钠
42. 引起促胰液素释放作用最强的因素是
A. 脂酸钠　B. 蛋白分解产物　C. 糖类
D. HCl　E. 内因子
43. 引起头期胃液分泌的主要因素是
A. 迷走神经直接刺激壁细胞
B. 肠-胃反射刺激壁细胞
C. 促胰液素分泌刺激壁细胞
D. 促胃液素分泌刺激壁细胞
E. 交感神经兴奋刺激壁细胞
44. 引起胃容受性舒张的感受器是存在于
A. 胃幽门　B. 口腔，咽，食管　C. 胃底
D. 胃体　E. 十二指肠
45. 正常时胃蠕动的起始部位在
A. 贲门部　B. 胃底部　C. 胃体中部
D. 幽门部　E. 头区
46. 主动吸收胆盐和维生素 B_{12} 的部位是
A. 十二指肠　B. 空肠　C. 回肠
D. 结肠上段　E. 升结肠
47. 消化道的各项功能中，不包括
A. 消化功能　B. 吸收功能　C. 免疫功能
D. 水平衡功能　E. 内分泌功能
48. 迷走神经兴奋可以引起
A. 胃液、胰液、胆汁等消化液分泌增多
B. 消化管的活动减弱
C. 胃泌素的分泌减少
D. 促胰液素释放
E. 促进唾液腺分泌含黏蛋白多的黏稠唾液
49. 阻断乙酰胆碱的药物能够使
A. 唾液分泌增多　B. 胃液分泌增多
C. 胃肠蠕动减弱　D. 胃容受性舒张受阻
E. 胰腺分泌含酶丰富的胰液
50. 关于胃蛋白酶的叙述，错误的是
A. 由壁细胞以酶原的形式分泌
B. 由 HCl 激活胃蛋白酶原变成
C. 必须在酸性环境中起作用
D. 能将蛋白质水解为际和胨
E. 当 pH 超过 5.0 时，胃蛋白酶完全失活

B 型题

（51～53）
A. 主细胞　B. 壁细胞　C. 黏液细胞
D. 胃幽门部 G 细胞　E. 胃表面上皮细胞
51. 分泌内因子的是
52. 分泌盐酸的是
53. 分泌促胃液素的是
（54～56）
A. 胃肠 D 细胞　B. 胃肠 G 细胞
C. 小肠的 S 细胞　D. 小肠的 I 细胞
E. 小肠的 K 细胞
54. 分泌生长抑素的是
55. 分泌缩胆囊素的是
56. 分泌促胰液素的是
（57～58）
A. 促胃液素　B. 促胰液素　C. 血管活性肠肽
D. 缩胆囊素　E. 胰岛素
57. 引起胰液分泌大量水和碳酸氢盐的是
58. 主要刺激胃酸分泌的激素是
（59～61）
A. 渗透　B. 单纯扩散　C. 易化扩散
D. 主动转运　E. 入胞作用
59. 蛋白质消化产物小肠的吸收机制为
60. 水的吸收机制为
61. 胆盐在回肠吸收的机制为

C 型题

（62～64）
A. 兴奋　B. 抑制
C. 二者都有　D. 二者都无
62. 迷走神经对胃运动的作用是
63. 促胰液素对小肠运动的作用是
64. 缩胆囊素对胰液分泌的作用是
（65～66）
A. 神经调节　B. 体液调节
C. 二者都有　D. 二者都无
65. 胃期的胃液分泌属于
66. 胰液的分泌属于
（67～68）
A. 迷走-迷走反射　B. 肠-胃反射
C. 二者都有　D. 二者都无
67. 参与胃容受性舒张的是
68. 可影响胃排空的是
（69～70）
A. 胃液分泌　B. 胰液分泌
C. 二者都有　D. 二者都无
69. 缩胆囊素可能引起
70. 盐酸能刺激
（71～72）
A. 促胰液素　B. 胃酸
C. 二者都有　D. 二者都无
71. 可以抑制促胃液素分泌的有
72. 可激活胃蛋白酶原的有
（73～74）
A. 兴奋　B. 抑制

C. 二者都有　　　D. 二者都无
73. 交感神经兴奋对唾液腺的作用是
74. 交感神经兴奋对胰液分泌的影响是
X 型题
75. 下列不属于大肠内细菌活动的作用是
A. 促进大肠吸收水分　B. 刺激大肠的运动
C. 促进大肠吸收无机盐
D. 腐败和酵解食物
E. 可合成维生素 K 及 B 族维生素
76. 进食动作可引起
A. 唾液分泌　　　B. 胃容受性舒张
C. 胃运动增强　　D. 肠运动增强
E. 胃液、胰液、胆汁分泌
77. 迷走神经兴奋引起的胰液分泌特点是
A. 酶含量丰富　　B. 酶含量少
C. 水和碳酸氢盐含量高
D. 水和碳酸氢盐含量少
E. 胰高血糖素分泌量增加显著
78. 下列对维生素 B_{12} 的叙述，正确的是
A. 维生素 B_{12} 与白细胞的合成密切相关
B. 维生素 B_{12} 在回肠吸收
C. 维生素 B_{12} 须先与内因子结合后在被主动吸收
D. 它是水溶性维生素　E. 它是脂溶性维生素
79. 钙可以被吸收的部位是
A. 胃　　　B. 十二指肠　　　C. 空肠
D. 回肠　　E. 大肠
80. 唾液的生理作用有
A. 清洁和保护口腔　　B. 湿润、溶解食物
C. 初步水解蛋白质　　D. 杀菌
E. 水解淀粉为麦芽糖
81. 胃肠激素的生理作用是
A. 调节消化腺分泌
B. 促进消化道组织的代谢和黏膜生长
C. 调节其他激素的释放
D. 促进水盐代谢及钠的吸收
E. 调节消化道的运动
82. 胃的运动功能有
A. 贮存食物　B. 使食物与胃液充分混合
C. 以适宜的速度排空　D. 促进胃的吸收作用
E. 促进胃黏膜分泌 HCl
83. 抑制胃液分泌的因素有
A. 脂肪　　　B. 盐酸　　　C. 蛋白分解产物
D. 高张溶液　E. ACh
84. 下列关于胆汁的描述，正确的是
A. 胆汁可乳化脂肪
B. 胆汁可促进脂肪的吸收
C. 胆汁可促进脂溶性维生素的吸收
D. 胆汁中的胆盐主要是钠盐
E. 胆盐是一种重要的利胆剂
85. 下列关于胃排空的叙述，正确的是
A. 胃内容物多，排空快
B. 胃迷走神经切断后，排空减慢
C. 糖类排空速度慢于蛋白质
D. 促胃液素可延缓排空
E. 胃的排空是间断的
86. 下列能使胰蛋白酶原转变为胰蛋白酶的是
A. 胃酸　　　B. 胰蛋白酶　　　C. 肠激酶
D. 内因子　　E. 糜蛋白酶
87. 下列胃肠道消化酶是以酶原方式分泌的是
A. 肠激酶　　B. 胰蛋白酶　C. 糜蛋白酶
D. 淀粉酶　　E. 胃蛋白酶
88. 消化道平滑肌的生理特性有
A. 具有自律性　　B. 对电刺激敏感
C. 可伸缩性差　　D. 被动牵拉很敏感
E. 静息电位不稳定

四、问答题

1. 何谓胃排空？简述胃排空调节的机理。
2. 简述胃肠平滑肌的慢波、动作电位和肌肉收缩间的关系。
3. 试述胆汁的性质、成分和作用。
4. 试述头期胃液分泌的机制和特点。
5. 试述消化期胃液分泌增多的机制。
6. 试述胰液的分泌调节。
7. 试述胰液的性质、成分和作用。
8. 为什么说小肠是营养物质吸收的主要部位？
9. 简述胃液的成分和作用。

【参考答案】

一、名词解释

1. 消化（digestion）：食物在消化道内被分解为可被吸收的小分子物质的过程，称为消化。
2. 吸收（absorption）：被消化后的小分子物质透过消化道黏膜上皮细胞进入血液和淋巴液的过程，称为吸收。
3. 慢波（slow wave）：又称基本电节律，是指消化道平滑肌在静息电位的基础上，自发的产生周期性的去极化和复极化波，频率较慢，称为慢波。
4. 脑-肠肽（brain-gut peptide）：指既存在于脑中又存在于胃肠道的具有双重分布特征的肽类物质称为脑-肠肽。
5. 胃肠激素（gastrointestinal hormone）：由胃肠黏膜内分泌细胞分泌的多种可在消化道发挥作

用的多肽类激素。

6. 黏液-碳酸氢盐屏障（mucus-bicarbonate barrier）：由胃黏膜表面覆盖的黏液和胃黏膜分泌的碳酸氢盐共同构筑的抵抗胃酸和胃蛋白酶侵蚀的屏障，称为黏液-碳酸氢盐屏障。

7. 内因子（intrinsic factor）：是由壁细胞分泌的一种糖蛋白，内因子可与食物中的维生素 B_{12} 结合，形成一种复合物，可保护维生素 B_{12} 不被小肠内水解酶破坏并促进回肠上皮吸收维生素 B_{12}。

8. 胃容受性舒张（receptive relaxation）：进食时，食物刺激口腔、咽、食管等处感受器，反射性地引起胃底和胃体部肌肉舒张，称为容受性舒张。

9. 蠕动（peristalsis）：由消化管纵行平滑肌的顺序收缩，形成的一种向前推进的波形运动称蠕动。

10. 胃排空（gastric emptying）：食糜由胃排入十二指肠的过程称为胃排空。

11. 分节运动（segmentation contraction）：是一种以环行肌为主的节律性收缩和舒张运动。进食后，在有食糜的一段肠管上，环行肌以一定间隔在许多点同时收缩，把食糜分割成许多节段；数秒后，原来收缩处舒张，原来舒张处收缩，使原来的节段分为两半，相邻的两半则混合形成一个新的节段；如此反复进行，食糜得以不断地分开，又不断地混合的运动。

12. 胆盐的肠肝循环（enterohepatic circulation of bile salt）：胆汁中的胆盐被排至小肠后，绝大部分可由小肠（主要为回肠末端）黏膜吸收入血，通过门静脉回到肝，再组成胆汁而又分泌入肠，这一过程称为胆盐的肠肝循环。

二、填空题

1. 外来神经系统　内在神经系统
2. 机械性消化　化学性消化
3. 盐酸　胃蛋白酶原　内因子　黏液和碳酸氢盐
4. 内因子　盐酸
5. 咀嚼
6. 胆盐　脂肪　乳化作用　促进脂肪分解产物的吸收
7. 葡萄糖或单糖　氨基酸　脂肪酸　一酰甘油　胆固醇
8. B 复合物　K

三、选择题

A 型题

1. A	2. A	3. E	4. A	5. B
6. A	7. C	8. D	9. A	10. B
11. D	12. B	13. C	14. C	15. C
16. D	17. C	18. C	19. C	20. A
21. A	22. B	23. C	24. C	25. D
26. C	27. A	28. D	29. B	30. C
31. E	32. E	33. B	34. B	35. B
36. C	37. C	38. D	39. D	40. A
41. C	42. D	43. A	44. B	45. C
46. C	47. D	48. A	49. C	50. A

B 型题

51. B	52. B	53. D	54. A	55. D
56. C	57. B	58. A	59. D	60. A
61. D				

C 型题

62. A	63. B	64. A	65. C	66. C
67. A	68. C	69. C	70. B	71. C
72. B	73. A	74. B		

X 型题

75. ABC	76. ABCDE	77. AD	78. BCD
79. BCD	80. ABDE	81. ABCE	82. ABC
83. ABD	84. ABCE	85. ABDE	86. BC
87. BCE	88. ADE		

四、问答题

1. 食物由胃排入十二指肠的过程称为胃排空。胃的排空是间断进行的，受来自胃和十二指肠两方面因素的影响。

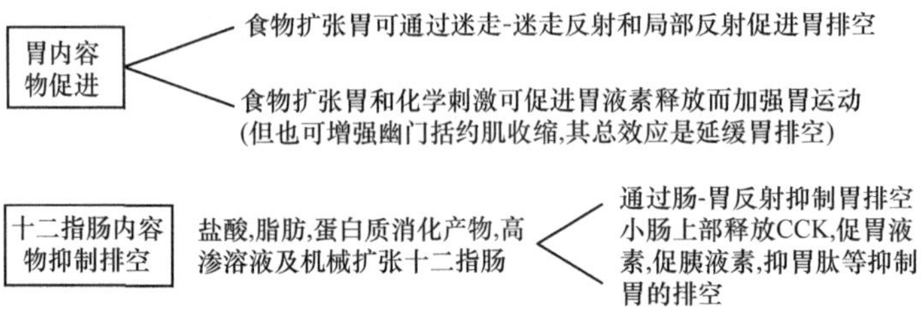

2. 慢波、动作电位和肌肉收缩的关系可简要归纳为：平滑肌的收缩是继动作电位之后产生的，而动作电位则是在慢波去极化的基础上发生的。因此，虽然慢波电位本身较少引起平滑肌的收缩，但却被认为是平滑肌的起步电位，是平滑肌收缩节律的控制波，它决定蠕动的方向、节律和速度。

3. 胆汁包括肝胆汁和胆囊胆汁，其中肝胆汁弱碱性，胆囊胆汁弱酸性。其成分包括胆盐、胆色素、卵磷脂、胆固醇等。胆汁中没有消化酶，其在消化的生理作用主要是由胆盐发挥。

（1）促进脂肪的消化 胆汁中的胆盐、胆固醇和卵磷脂等都可作为乳化剂，减低脂肪的表面张力，使脂肪乳微滴，从而增加了胰脂肪酶的作用面积，有利于脂肪的分解。

（2）促进脂肪分解产物的吸收 肠腔中的胆盐在水溶液中易聚合而形成微胶粒；肠腔中脂肪的分解产物，如脂肪酸、一酰甘油等均可掺入到微胶中，形成水溶性复合物。因此，胆盐便成了不溶于水的脂肪水解产物到达肠黏膜表面所必需的运载工具，对于脂肪消化产物的吸收具有重要意义。

（3）促进脂溶性维生素（维生素 A、维生素 D、维生素 E、维生素 K）的吸收。

（4）中和进入十二指肠的部分胃酸。

（5）具有利胆效应 通过肠肝循环回到肝脏的胆盐具有利胆效应，有刺激肝胆汁分泌的作用。

4. 头期胃液分泌包括条件反射和非条件反射两种机制。食物对口腔、咽的直接刺激和食物相关性状对视、嗅、听觉器官的刺激→兴奋迷走神经，使支配胃的迷走神经传出冲动增多→直接刺激胃腺或通过刺激促胃液素和组胺的分泌发挥间接作用，促进胃液分泌。

头期胃液分泌的神经体液调节归纳如下：

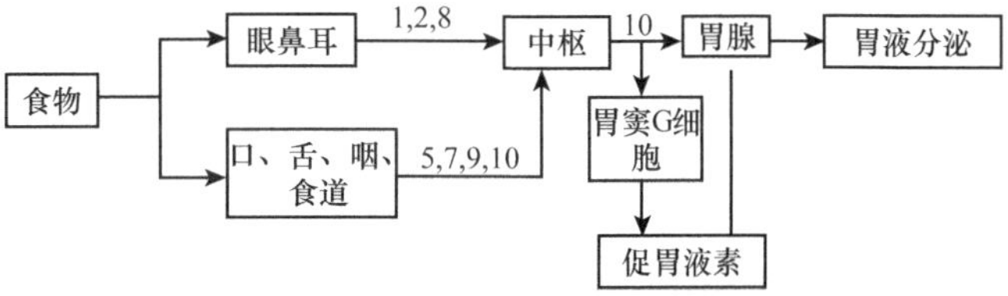

头期胃液分泌的特点是：酸高，酶多，分泌量较大；分泌量与食欲正相关；主要通过神经调节起作用。

5. 消化期的胃液分泌变化分为头期、胃期和肠期。实际上，这三个时期是互相重叠的，可同时发生。

头期胃液分泌包括条件反射和非条件反射两种机制。食物对口腔、咽的直接刺激和食物相关性状对视、嗅、听觉器官的刺激→兴奋迷走神经，使支配胃的迷走神经传出冲动增多，迷走神经兴奋刺激胃液分泌通过两种机制发挥作用：①迷走神经直接刺激壁细胞使胃酸分泌增多；②迷走神经兴奋刺激 G 细胞及 ECL 细胞分别释放促胃液素和组胺，间接促进胃液分泌。一般情况下，迷走神经刺激以直接作用为主。

胃期胃液分泌是指食物进入胃后，刺激胃部的各种感受器引起的胃液分泌过程。其作用机制包括以下几方面：①食物对胃的扩张刺激，通过迷走-迷走神经长反射和壁内神经丛短反射→胃液分泌增加；②食糜中的蛋白质分解产物可直接作用于 G 细胞，引起促胃液素分泌，使胃液分泌增加；③扩张刺激幽门部的感受器，通过壁内神经丛引起 G 细胞释放促胃液素分泌→胃液分泌增加。

食物进入十二指肠后，继续引起的胃液分泌是胃液分泌的肠期。

肠期胃液分泌，可能原因为食糜进入十二指肠后，通过化学和扩张刺激肠黏膜，可使其释放促胃液素、肠泌酸素促进胃液分泌。

6. 胰液的分泌是通过神经和体液的调节而实现的，其中体液调节是主要调节方式。非消化期，胰液几乎不分泌或者很少分泌。进食开始后，胰液即开始分泌。

（1）神经调节：食物的性状、气味以及食物对口腔、食管、胃和小肠的刺激都可通过神经反射引起胰液分泌，反射的传出神经是迷走神经。迷走神经可通过其末梢释放乙酰胆碱直接作用于胰腺，或者通过引起促胃液素的释放，间接引起胰腺分泌。迷走神经主要作用于胰腺腺泡细胞，其引起胰液分泌的特点是水和碳酸氢盐很少，酶含量很丰富。

（2）体液调节：调节胰液分泌的体液因素主要有促胰液素和缩胆囊素。①促胰液素：主要作用于小导管上皮细胞，分泌大量水和碳酸氢盐，酶含量很低。盐酸是引起促胰液素释放的最强刺激物；其次是蛋白质分解产物和脂酸钠，糖类几乎没有作用。迷走神经兴奋不引起促胰液素释放。②缩胆囊素：可促进胰液中各种酶的分泌；对胰腺组织具有营养作用。引起缩胆囊素分泌的刺激物质由强到弱依次为蛋白质分解产物、脂酸钠、盐酸、脂肪，糖类没有刺激作用。

另外，促胃液素、血管活性肠肽等也可促进胰液的分泌。

7. 胰液是一种弱碱性液体，由无机成分和有机成分组成，无机成分主要为水、碳酸氢盐和多种离子；有机成分主要是消化三种营养物质的消化酶，主要有胰淀粉酶、胰脂肪酶、胰蛋白酶原和糜蛋白酶原，它们由胰腺腺泡细胞分泌。

胰液的作用包括：

HCO_3^-可中和进入十二指肠的胃酸，保护肠黏膜免受强酸的侵蚀；并为小肠内多种消化酶的活动提供最适的碱性 pH 环境。

胰液的有机成分主要是由胰腺腺泡细胞分泌的多种消化酶，主要消化酶有：

（1）胰淀粉酶：是人体重要的水解淀粉的酶。它可消化淀粉为糊精、麦芽糖及麦芽寡糖。

（2）胰脂肪酶：能分解中性脂肪为脂肪酸、一酰甘油等。

（3）胰蛋白酶和糜蛋白酶：两者都以不具活性的酶原形式存在于胰液中。肠液中的肠致活酶可以激活胰蛋白酶原，使之变为具有活性的胰蛋白酶。此外，盐酸、胰蛋白酶本身和组织液也能使胰蛋白酶原激活。生成的胰蛋白酶可激活糜蛋白酶原使其变为有活性的糜蛋白酶。胰蛋白酶和糜蛋白酶共同作用能使蛋白质分解为多种大小不等的多肽及少量氨基酸。

胰蛋白酶原和糜蛋白酶原的激活过程及作用归纳如下：

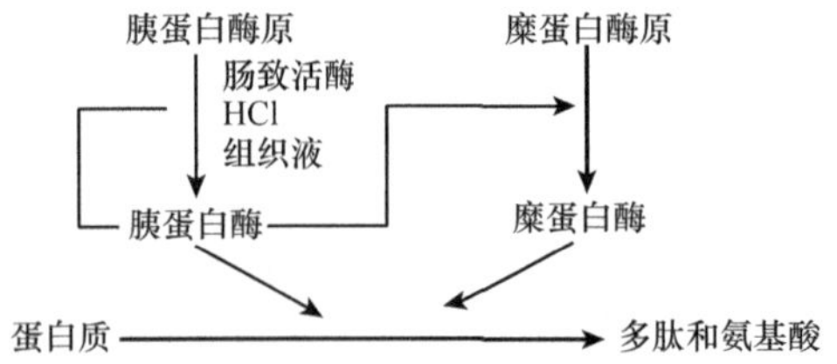

8. 原因：①是食物在小肠内已被消化为可吸收的小分子物质；②吸收面积大，人的小肠长约 4m，由于环状皱褶、绒毛和微绒毛等的存在，最终使小肠的吸收面积达到 200m^{2}左右；③有丰富的血液供应和淋巴回流；④食物在小肠内停留的时间长（3～8h）。

9. 胃液的主要成分包括：壁细胞分泌的 HCl、内因子；主细胞分泌的胃蛋白酶原；非泌酸细胞分泌的黏液和碳酸氢盐等。

胃液的作用：

（1）盐酸的作用：在胃内：①可杀死随食物进入胃内的细菌，因而对维持胃和小肠内的无菌状态具有重要意义。②激活胃蛋白酶原，使之转变为有活性的胃蛋白酶，并为胃蛋白酶作用提供必要的酸性环境。③使蛋白质变性利于水解。④盐酸进入小肠后：可以引起促胰液素的释放，从而促进胰液、胆汁和小肠液的分泌。⑤盐酸所造成的酸性环境，还有助于小肠对铁和钙的吸收。

（2）胃蛋白酶原的主要作用：胃蛋白酶原在盐酸的作用下激活为有活性的胃蛋白酶，作用是分解蛋白质，其主要分解产物是脲、胨及少量多肽。胃蛋白酶只有在酸性较强的环境中才能发挥作用，此环境由盐酸提供。

（3）黏液和碳酸氢盐的主要作用：黏液和碳酸氢盐共同构筑成黏液-碳酸氢盐屏障，以抵抗胃酸和胃蛋白酶的侵蚀，对胃黏膜具有保护作用。

（4）内因子的主要作用：内因子可与食物中的维生素 B_{12}结合形成复合物，可保护维生素 B_{12}不被小肠内水解酶破坏，促进回肠上皮吸收维生素 B_{12}。若体内产生抗内因子抗体或内因子分泌不足，将会出现维生素 B_{12}吸收不良，从而影响红细胞的生成，造成巨幼红细胞性贫血。

（涂　柳）

第七章　能量代谢与体温

【目 的 要 求】

1. 掌握　①基础代谢的概念；影响能量代谢的主要因素。②体温的概念；主要产热器官；散热的主要方式及途经。

2. 熟悉　①能量代谢测定的基本原理。②机体产热与散热原理及维持体温相对稳定的机制。

3. 了解　①机体能量代谢概况。②临床应用的简化测定方法。③机体体温的正常变异和测定法。

【教 材 精 要】

第一节　能 量 代 谢

物质代谢过程中所伴随着的能量的贮存、释放、转移和利用称为能量代谢（energy metabolism）。

一、食物的能量转化

三磷酸腺苷（ATP）是体内的能量转化和利用的关键物质，是体内直接的供能物质和储能物质，它所释放的能量可供机体完成各种生理活动的需要。

（一）几种主要营养物质的能量转化

机体所需的能量来源于食物中的糖（60%～70%）、脂肪（30%～40%）和蛋白质（少量）。生理情况下，体内的糖和脂肪供能，特殊情况下，如长期饥饿或体力极度消耗时，靠蛋白质供能。

1. 糖　糖的主要功能是供给机体生命活动所需要的能量。其中葡萄糖占主要部分。葡萄糖可以通过有氧氧化和无氧酵解途径直接为组织细胞供能，同时，可以合成糖原储存在肝脏和肌细胞中。甘油和一些氨基酸也可以转化为葡萄糖。当摄入的糖量大于机体的消耗时，糖可以转化为脂肪储存。

2. 脂肪　是体内各种能源物质储存的主要方式，机体储存的脂肪中，有来自摄入机体的外源性脂肪，也有由糖和氨基酸在体内转化形成的内源性脂肪。一般情况下，脂肪作为供能物质仅次于糖，在饥饿时，则成为机体的主要供能物质。

3. 蛋白质　蛋白质的分解产物是氨基酸。氨基酸主要用于重新合成蛋白质，作为细胞的成分以实现组织的自我更新，或用于合成酶、激素等生物活性物质。但在特殊情况下，也参与供能，如长期不能进食或体力极度消耗。

（二）机体能量的去路

营养物质所释放的能量中，热量用来维持体温，储存在 ATP 中的化学能被机体利用来完成各种生理活动，如生长、腺体分泌、神经传导等。营养物质在体内转化时，50%以上以热能形式释放出来，剩余的化学能则储存在 ATP 的高能磷酸键中。

二、能量代谢的测定

根据能量守恒定律，机体分解营养物质所释放出的总能量，应等于机体所产生热量和肌肉对外物做功所消耗的能量之和。

（一）与能量代谢测定有关的几个基本概念

1. 食物的热价（thermal equivalent of food）　1g 食物氧化（或在体外燃烧）时所释放出来的能量称为该种食物的热价。食物的热价有生物热价和物理热价两种，分别指食物在体内氧化和在体外燃烧时释放的能量。糖和脂肪的生物热价等于其物理热价，蛋白质的生物热价小于其物理热价，因为蛋白质在体内不能彻底氧化，部分以尿素形式排出体外。

2. 食物的氧热价（thermal equivalent of oxygen）　某种食物氧化时消耗 1L 氧所产生的能量。

3. 呼吸商（respiratory quotient，RQ）　一定时间内机体呼出的 CO_2 的量与吸入的 O_2 量的比值，称为呼吸商。糖的呼吸商为 1.0，脂肪的呼吸商为 0.71，蛋白质的呼吸商为 0.80。正常人进食混合食物时，呼吸商一般为 0.85 左右。

4. 非蛋白呼吸商（NPRQ）　一般情况下，体内能量主要来自糖和脂肪的氧化，蛋白质的代谢可忽略不计。根据糖和脂肪按不同比例混合氧化时所产生的二氧化碳量以及消耗氧的量，计算出相应的呼吸商，这样计算出来的呼吸商称为非蛋白的呼吸商。

（二）直接测热法

直接收集机体在一定时间内所释放的热量，并加以测定，称为直接测热法。

（三）间接测热法

根据的原理是化学反应中反应物的量与产

物之间呈一定的比例关系，即定比定律。计算出一定时间内机体氧化三大物质的量，根据有关数据计算该段时间内机体所释放的总热量。

1. 间接测热法 只要测定单位时间内的耗O_2量、CO_2量和尿氮，查表求食物的热价，氧热价和呼吸商，就可计算出单位时间内机体产热量。

2. 具体步骤

（1）测出机体在一定时间内的耗 O_2 量和CO_2产生量，并测出尿氮排出量。

（2）根据尿氮含量算出蛋白质的氧化量和蛋白质食物的产热量，并求出 NPRQ。

（3）查表求出 NPRQ 相对应的非蛋白氧热价。

（4）计算非蛋白部分（糖、脂肪）的产热量。

（5）总产热量=蛋白质产热量+非蛋白质食物产热量。

（四）耗氧量与CO_2产量的测定方法

1. 闭合式测定法

2. 开放式测定法

三、影响能量代谢的主要因素

（一）肌肉活动

肌肉活动对于能量代谢的影响最为显著。人在运动或劳动时耗氧量显著增加，即使轻微的劳动或运动，都将提高代谢率，剧烈运动时耗氧量可增加 10～20 倍。

（二）精神活动

当精神活动处于紧张状态（烦恼、愤怒、恐惧或强烈情绪激动）时热量显著增加，这是由于出现无意识的肌紧张增加和某些内分泌激素释放增加引起的。

（三）食物的特殊动力效应（specific dynamic effect）

人在进食之后的一段时间内，虽然同样处于安静状态，所产生的热量要比进食前有所增加，食物的这种刺激机体产生额外能量消耗的作用，称食物的特殊动力效应。

（四）环境温度

人处于安静时的能量代谢在 20～30℃的环境中最稳定。温度高于 30℃或低于 20℃代谢都将增加。当环境温度低于 20℃时，代谢率的增加主要是由于寒冷刺激反射性地引起寒战和肌肉紧张度的增强；当环境温度高于 20℃时，体内化学过程的反应速度加快等。

四、基础代谢

基础代谢：基础状态下的能量代谢。

基础状态：清晨、清醒、静卧，未作肌肉的活动；前夜睡眠良好，无精神紧张；测定前至少禁食 12h；室温 20～25℃；体温正常。

基础代谢率（BMR）：基础状态下单位时间内的能量代谢。

临床上测定基础代谢率可以协助诊断某些疾病。如甲状腺功能亢进时，基础代谢率高于正常值 25%～80%。甲状腺功能低下时，基础代谢率比正常值低 20%～40%。

第二节 体温及其调节

一、体温

（一）体温的定义

体温是指身体深部的平均温度。体温又分为表层温度和深部温度。表层温度随外界温度改变而变化，其各部位间有较大差异。深部温度较为恒定。临床上通常用口腔、直肠、腋窝的温度来代表体温，这三个部位的正常值分别为 36.7～37.7℃、36.9～37.9℃、36～37.4℃。

（二）体温的正常变动

1. 体温的昼夜周期性变化 体温在一昼夜之间有周期性的波动：清晨 2～6 时体温最低，午后 1～6 时最高，波动幅度一般不超过 1℃。体温的这种周期性波动称为体温的昼夜节律。

2. 性别的影响 男性体温比女性体温略低 0.3℃。女性体温还随月经周期而变动，月经期至排卵这段时间体温较低，排卵前日最低，排卵后体温回升至月经前水平。

3. 年龄的影响 新生儿，特别是早产儿，因其体温调节机构发育尚未完善，调节能力差，体温易受环境因素的影响。老年人代谢降低体温也偏低。

二、机体的产热与散热

（一）产热过程

1. 人体主要产热器官 肝脏（安静状态）和骨骼肌（运动状态）。肝脏是人体内代谢最旺盛的器官，产热量最大。产热量的多少受基础代谢、肌肉的收缩活动、内分泌激素等因素的影响。

2. 机体的产热形式 战栗产热和非战栗产热。

（1）战栗产热：战栗是指在寒冷的环境中骨骼肌发生不随意的节律性收缩，其节律为 9～11 次/分。特点：是屈肌和伸肌同时收缩，不做外功，但产热量很高。

（2）非战栗产热：又称代谢产热。以褐色脂肪组织的产热量为最大，约占非战栗产热总量的70%。

3. 产热的调节 参加产热活动的有体液因素和神经因素。

（1）体液调节：甲状腺激素是调节产热活动的最重要的体液因素。寒冷刺激时，甲状腺活动增强。

（2）神经调节：当机体处于寒冷状态时，通过寒冷刺激中枢神经系统，使甲状腺激素和儿茶酚胺类物质分泌增加，来提高代谢率。

（二）散热过程

人体的主要散热部位是皮肤。

1. 散热的方式 ①辐射散热是指人体以发射红外线的形式将体热传给外界的一种散热形式。②传导散热：机体的热量直接传给同它接触的较冷物体的一种散热方式。③对流散热：是指通过气体进行热量交换的一种散热方式。④蒸发散热：机体通过体表水分的蒸发来散失体热的一种形式。它包括不感蒸发和可感蒸发（发汗）两种形式。不感蒸发：指平时有少量体液透出皮肤和黏膜表面，在未形成明显水滴前就被蒸发掉的一种散热形式。可感蒸发：有汗腺分泌的汗液在皮肤表面形成汗滴而被蒸发带走体热的散热形式。汗液中水分占99%，固体成分（NaCl、KCl和尿素）不足1%。

2. 循环系统在散热中的作用 皮肤温度与环境温度间温差大小决定辐射、传导和对流散热的多少，而皮肤温度的高低则取决于皮肤的血流量。寒冷环境中，交感神经活动加强，皮肤小血管收缩，皮肤血流量减少，皮肤温度下降，散热量减少。炎热环境中，交感神经紧张活动下降，皮肤小血管舒张，皮肤血流量增大，皮肤温度上升，散热增加。环境温度在（20～30℃）时，体热维持平衡状态。

3. 发汗 发汗形式分为温热性发汗和精神性发汗。

三、体温调节

1. 机体通过行为性体温调节和自主性体温调节来控制产热与散热过程的平衡，从而维持体温的稳定。

（1）自主性体温调节：在体温调节机构的控制下，通过增减皮肤的血流量、发汗、战栗等生理调节反应，使体温维持在一个相对稳定的水平。

（2）行为性体温调节：机体在不同环境中的姿势和行为，特别是人为保温和降温所采取的措施，如增减衣着等。

2. 温度感受器

（1）外周温度感受器：存在于皮肤、黏膜和内脏的游离神经末梢。当局部温度升高时，热感受器兴奋，反之，温度降低时，冷感受器兴奋。

（2）中枢温度感受器：是指存在于中枢神经系统内的对温度变化敏感的神经元。视前区-下丘脑前部（PO/AH）存在着对温度敏感的神经元。在血液温度升高时，放电频率增加的神经元称热敏神经元；而在血液温度下降时，放电频率增加的神经元，称为冷敏神经元。

3. 下丘脑体温调节中枢

（1）PO/AH 的活动在体温调节的中枢整合中占有非常重要的地位。

（2）实验表明：①广泛破坏 PO/AH 区，体温调节作用明显减弱或消失。②体内各部位的温度传入信息汇聚于 PO/AH。③PO/AH 对温度信息进行整合形式与整体的体温调节反应形成是相似的。④PO/AH 中的温度敏感神经元对致热原以及其他能影响体温的化学物质的反应同这些物质所引起的体温调节反应是一致的。

4. 体温调定点学说 体温调定点学说认为：体温的调节类似于恒温器的调节，PO/AH 神经元的活动设定一个调定点，即规定的温度值，如37℃。PO/AH 部位的体温调节中枢就是按照这个设定的温度来调整体温。当体温与调定点的水平一致时，机体的产热与散热取得平衡。当中枢的局部温度稍高于调定点水平时，中枢的调节活动立即使产热活动降低，散热活动加强；反之，当中枢的局部温度稍低于调定点水平时，产热活动加强，散热活动降低，直到体温回到调定点水平。

【强化训练题】

一、名词解释

1. 能量代谢（energy metabolism）
2. 氧热价（thermal equivalent of oxygen）
3. 呼吸商（respiratory quotient，RQ）
4. 非蛋白呼吸商（NPRQ）
5. 食物特殊动力效应（specific dynamic effect）
6. 基础代谢率（basal metabolic rate，BMR）
7. 体温（body temperature）
8. 不感蒸发（insensible perspiration）
9. 可感蒸发（sensible evaporation）
10. 自主性体温调节（autonomic thermoregulation）

二、填空题

1. 常温下，安静机体的主要散热方式是______，当环境温度等于或高于皮肤温度时，机体的主要散热方式是______。
2. 人体安静时主要产热器官是______和______。
3. 人体的主要散热器官是______。
4. 蒸发散热可分为______和______两种。
5. 出汗可分为______和______两种。
6. 小汗腺受______支配。
7. 在致热源作用下，下丘脑-视前区中的热敏神经元的阈值______调定点______，导致发热。
8. 女子体温在排卵后期______,这种变动可能与血中______水平变化有关。
9. 生理上所说的体温是指______,口腔温度比直肠温度平均低______℃
10. 葡萄糖，脂肪和蛋白质的呼吸商分别为______、______和______。

三、选择题

A 型题

1. 1mol 葡萄糖完全分解可释放的能量可合成
A. 28molATP B. 30molATP C. 35molATP
D. 38molATP E. 32molATP
2. 在一般情况下糖是供应能量最主要的物质,约占人体所需能量的
A. 40%～50% B. 50%～70% C. 70%～80%
D. 70%～85% E. 40%～60%
3. 细胞内除 ATP 外，能够贮存能量的另一种物质是
A. 乙酰辅酶 A B. 磷酸肌酸 C. ADP
D. 丙酮酸 E. AMP
4. 糖原储存最多的组织或器官是
A. 脂肪 B. 肾脏 C. 肝脏
D. 肌肉 E. 脑
5. 营养物质在体内氧化时，1g 脂肪释放的热量是 1g 糖的
A. 1 倍 B. 2 倍 C. 3 倍 D. 4 倍 E. 5 倍
6. 既是重要的储能物质又能直接供能的物质是
A. 肝糖原 B. 脂肪 C. 磷酸肌酸
D. 葡萄糖 E. 三磷酸腺苷
7. 对能量代谢影响最为显著的是
A. 寒冷 B. 高温 C. 肌肉运动
D. 精神运动 E. 进食
8. 当人体发热时，体温每升高 1℃基础代谢率将升高
A. 13% B. 18% C. 20% D. 23% E. 30%
9. 人在寒冷环境中主要依靠下列哪种方式来增加产热量
A. 寒战性产热 B. 非寒战性生热
C. 温度刺激性肌紧张
D. 肝脏代谢亢进 E. 全部内脏代谢增强
10. 在常温下，皮肤的物理散热速度主要决定于
A. 皮肤温度 B. 环境温度 C. 环境湿度
D. 皮肤和环境温度差 E. 风速
11. 当外界温度等于或高于机体皮肤温度时，体机的散热形式是
A. 辐射散热 B. 传导散热 C. 对流散热
D. 蒸发散热 E. 辐射和对流散热
12. 摄取混合食物，呼吸商通常为
A. 0.71 B. 0.75 C. 0.80 D. 0.85 E. 1.00
13. 体温调节的基本中枢位于
A. 下丘脑前部-视前区 B. 中脑
C. 下丘脑视上核 D. 脑干网状结构
E. 延髓
14. 增加产热作用最强的激素
A. 甲状腺激素 B. 去甲肾上腺素
C. 肾上腺素 D. 孕激素 E. 乙酰胆碱
15. 下列哪种情况下，机体代谢率最低
A. 安静时 B.基础条件下
C. 清晨醒后未进食之前 D. 平卧时
E. 慢波睡眠时
16. 安静时主要的产热组织或器官是
A. 皮肤 B. 脑 C. 肝脏
D. 骨骼肌 E. 肾脏
17. 下列哪种情况下呼吸商较大
A. 机体将脂肪转化为糖时 B. 肺通气不足时
C. 代谢性碱中毒时 D. 肌肉剧烈活动时
E. 吸入 O_2 过多
18. 下列哪种情况下基础代谢率将降低
A. 发热 B. 糖尿病 C. 甲状腺功能减退
D. 甲状腺功能亢进 E. 肾上腺皮质功能亢进
19. 机体在安静时产热量高于基础代谢率的原因是
A. 大脑思考问题多 B. 消化腺分泌旺盛
C. 机体发生寒战 D. 肌肉收缩以维持姿势
E. 食物的特殊动力作用
20. 用冰袋给高热病人降温属于
A. 蒸发散热 B. 传导散热 C. 对流散热
D. 辐射散热 E. 不感蒸发散热
21. 临床上用简便方法测定能量代谢，必须测定的数据是
A. 一定时间内的耗氧量
B. 一定时间内的 CO_2 产生量
C. 食物的热价 D. 食物的氧热价

E. 非蛋白的呼吸商
22. 女性的基础体温随月经周期而改变，这可能与下列激素有关的是
A. 雌激素　B. 孕激素　C. 甲状腺素
D. 肾上腺素　E. 胰岛素
23. 呼吸商等于 1 的物质是
A. 糖　B. 脂肪　C. 蛋白质
D. 混合食物　E. 维生素
24. 人体体温昼夜节律变化中，体温最低的时间是
A. 上午 8～10 时　B. 下午 3～4 时
C. 清晨 2～6 时　D. 上午 10～12 时
E. 夜间 10～12 时
25. 人体感受外界环境温度降低刺激的主要感受器是
A. 中枢冷敏神经元　B. 皮肤热感受器
C. 中枢热敏神经元　D. 皮肤冷感受器
E. 中枢冷、热敏神经元
26. 基础代谢率的实测值与正常平均值相比较，其正常变动的范围是
A. ±5%～±10%　B. ±10%～±15%
C. ±20%～±25%　D. ±25%～±30%
E. ±30%～+35%
27. 人体 24 小时内通过皮肤的不感蒸发量为
A. 100～200ml　B. 200～400ml
C. 400～600ml　D. 600～800ml
E. 800～1000ml

B 型题

（28～31）
A. 辐射　B. 对流　C. 传导
D. 蒸发　E. 辐射、对流、传导和蒸发
28. 气温高于皮肤温度时散热方式是
29. 气温低于皮肤温度时散热方式是
30. 在安静状态下，气温 22℃时机体的主要散热方式是
31. 受风速影响最大的散热方式是
（32～35）
A. 食物的氧热价　B. 呼吸商
C. 非蛋白呼吸商　D. 食物的物理热价
E. 食物的生物热价
32. 1g 食物在体外燃烧时所释放的能量称为
33. 1g 食物在体内氧化时所释放出来的能量称为
34. 一定时间内机体氧化脂肪和糖所产生的 CO_2 与耗 O_2 之比为
35. 某营养物质氧化时消耗 1L 氧所产生的能量称为
（36～39）
A. 0.71　B. 0.80　C. 0.85　D. 0.90　E. 1.00
36. 糖的呼吸商
35. 蛋白质的呼吸商
38. 正常情况下混合食物的呼吸商
39. 长期病理性饥饿情况下，呼吸商接近于
（40～43）
A. 大脑皮层运动区　B. 视前区-下丘脑前部
C. 下丘脑　D. 脑干网状结构　E. 中脑
40. 精神性发汗中枢可能位于
41. 体温调节的基本中枢位于
42. 体温的行为调节中枢位于
43. 热敏和冷敏神经元较多的部位
（44～47）
A. 脑　B. 内脏　C. 皮肤　D. 肌肉　E. 神经系统
44. 安静时的主要散热部位
45. 运动时的主要产热部位
46. 运动时的主要散热部位
47. 寒冷时，血管明显收缩，使机体散热减少的部位是
（48～50）
A. 35～36℃　B. 36.0～37.4℃
C. 36.7～37.7℃　D. 36.9～37.9℃
E. 38.0～38.9℃
48. 正常成人腋窝的温度范围是
49. 正常成人口腔的温度范围是
50. 正常成人直肠的温度范围是

C 型题

（51～52）
A. 肌糖原　B. 肝糖原
C. 两者均是　D. 两者均不是
51. 糖原的储存形式
52. 主要维持血糖水平的相对稳定
（53～55）
A. 靠糖酵解供能　B. 靠糖有氧氧化供能
C. 两者均是　D. 两者均不是
53. 正常生理情况下，脑组织
54. 正常生理情况下，成熟红细胞
55. 骨骼肌运动时
（56～59）
A. 基础代谢率增高　B. 基础代谢率降低
C. 两者均是　D. 两者均否
56. 甲状腺功能异常
57. 机体病理性饥饿
58. 红细胞增多症
59. 肾上腺皮质功能减退
（60～62）
A. 对流散热　B. 辐射散热
C. 两者均可　D. 两者均否
60. 环境温度可影响

61. 风速可影响
62. 环境湿度可影响

X 型题

63. 基础状态是指
A. 清晨、清醒、静卧、空腹 B. 肌肉要松弛
C. 环境温度 20～25℃ D. 排除精神因素影响
E. 肌肉紧张
64. 影响机体能量代谢的因素有
A. 肌肉活动 B. 精神紧张 C. 环境温度
D. 食物的特殊动力效应 E. 体温
65. 当血液温度低于体温调定点规定的数值时，将会出现
A. 寒战 B. 汗腺活动减弱或停止
C. 皮肤血管收缩 D. 肾上腺素分泌增加
E. 肾上腺素分泌减少
66. 天气炎热时能引起
A. 皮肤血管舒张 B. 汗腺活动增加
C. 散热量增加 D. 皮肤血流量增加
E. 皮肤血管收缩
67. 机体内提供能量的物质主要为
A. 糖 B. 脂肪 C. 蛋白质 D. 核酸 E. AMP
68. 使呼吸商增大的因素有
A. 碱中毒 B. 酸中毒 C. 糖转化为脂肪
D. 糖酵解增加 E. 肺过度通气
69. 影响体温的因素有
A. 年龄 B. 性别 C. 精神活动
D. 肌肉活动 E. 环境温度
70. 不感蒸发的特点有
A. 水分蒸发时不形成液滴，不为人所知
B. 持续不断地进行，人体不能控制
C. 蒸发的水分不是由汗腺分泌的
D. 环境温度升高时，不感蒸发量增加
E. 环境温度降低时，不感蒸发量减少
71. 下丘脑温度高于 37℃时
A. 汗腺分泌增多 B. 冷敏神经元放电频率增多
C. 热敏神经元放电频率增多 D. 出现寒战
E. 皮肤血管扩张
72. 使基础代谢率增加的因素有
A. 甲状腺功能亢进 B. 垂体功能低下
C. 体温升高 D. 肾上腺皮质功能亢进
E. 交感神经兴奋性增高

四、问答题

1. 简述影响能量代谢的因素。
2. 根据散热原理，如何给高热病人降温？
3. 什么是食物特殊动力作用？正常情况下三种营养物质的特殊动力效应各为多少？
4. 简述皮肤在维持体温恒定中的作用。
5. 为什么发热病人常伴有寒战？
6. 机体在安静和肌肉在活动时的主要产热器官是哪些？机体通过什么方式增加产热量？

【参 考 答 案】

一、名词解释

1. 能量代谢：生物体内物质代谢过程中所伴随发生的能量的释放、转移、储存和利用。
2. 氧热价：某种食物氧化时消耗 1L 氧所产生的热量。
3. 呼吸商：营养物质在细胞内氧化时，一定时间内机体呼出的 CO_2 量与吸入的 O_2 量的比值。
4. 非蛋白呼吸商：糖和脂肪氧化时产生的 CO_2 量与耗 O_2 量的比值。
5. 食物特殊动力作用：进食能刺激机体额外消耗能量的作用。
6. 基础代谢率：在基础状态下（清醒、安静、不受肌肉活动、精神紧张、食物及环境温度等因素的影响）单位时间内的能量代谢。
7. 体温：指机体核心部分的平均温度。
8. 不感蒸发：指体内的水从皮肤和黏膜表面不断渗出而被气化的过程。
9. 可感蒸发：汗腺主动分泌汗液的活动。
10. 自主性体温调节：在体温调节中枢的控制下，通过增减皮肤的血流量、发汗、战栗和改变代谢水平等生理性调节反应，以维持产热和散热的平衡，使体温维持在相对稳定的水平。

二、填空题

1. 辐射 蒸发
2. 肝脏 脑
3. 皮肤
4. 不感蒸发 发汗（可感蒸发）
5. 温热性出汗 精神性出汗
6. 交感胆碱能纤维
7. 升高 上移
8. 升高 孕激素
9. 机体核心部分的平均温度 0.5
10. 1 0.71 0.80

三、选择题

A 型题

1. D	2. B	3. B	4. D	5. B
6. E	7. C	8. A	9. A	10. D
11. D	12. D	13. A	14. A	15. E
16. C	17. D	18. C	19. D	20. B

21. A　22. B　23. A　24. C　25. D
26. B　27. D

B 型题

28. D　29. E　30. A　31. B　32. D　33. E　34. C
35. A　36. E　37. B　38. C　39. B　40. A　41. C
42. A　43. B　44. C　45. D　46. C　47. C　48. B
49. C　50. D

C 型题

51. C　52. B　53. B　54. A　55. C　56. C　57. B
58. A　59. B　60. C　61. A　62. D

X 型题

63. ABCD　64. ABCD　65. ABCD　66. ABCD
67. ABC　68. BCDE　69. ABCD　70. ABC
71. ACE　72. ACDE

四、简答题

1. ①肌肉活动：是影响能量代谢最重要的因素，人体在劳动和运动时能量代谢增加同肌肉活动的强度成正比关系。②环境温度：在 20～30℃时能量代谢最稳定。温度过高或过低，能量代谢加强。③食物的特殊动力作用：以蛋白质刺激产热的作用最强，额外产热可达 30%。④精神活动：精神紧张时能量代谢加强。

2. ①利用冰袋或冰帽给高热病人降温(增加传导散热)。②注意通风，降低室温(加强对流散热)。③用酒精擦身(通过蒸发散热)。④降低室内温度，(增加辐射散热)。

3. 进食能刺激机体额外消耗能量的作用叫食物特殊动力作用。其中蛋白质为 30%，而糖为 6%，脂肪为 4%。

4. ①皮肤是机体的主要散热器官，通过辐射、传导、对流和蒸发散热。在环境温度低于体温时，4 种散热方式均参与，以辐射为主。在环境温度等于或高于体温时，蒸发便成为惟一有效的散热方式。②皮肤中的温度感受器能将环境温度的变化传递到中枢，通过体温调节中枢调节体温。③皮肤血管的收缩舒张可增加或减少皮肤血流量，改变皮肤温度进而影响散热。

5. 某些疾病引起发热时，由于细菌生长和组织破坏所产生的致热原可以使视前区-下丘脑前部与调定点有关的热敏神经元的阈值升高，使调定点上移，即机体的温度通常需要一段时间才能达到调定点水平，此时体温低于调定点温度。由于调定点上移，下丘脑后部产热中枢兴奋加强，骨骼肌出现不随意收缩，并伴有寒冷感觉称为寒战。寒战开始后，产热过程明显加强，散热减弱，体温逐渐上升，直到体温升高到新的调定点水平时，产热和散热达新的平衡，寒战停止。

6. 人体主要的产热器官：肝(安静状态)和骨骼肌(运动状态)。产热量的多少受基础代谢、肌肉的收缩活动、内分泌激素等因素的影响。

机体的产热形式有战栗产热和非战栗产热。战栗是指骨骼肌发生不随意的节律性收缩的表现，其节律 9～11 次/分。特点：屈肌和伸肌同时收缩。非战栗产热又称代谢产热，以褐色脂肪组织的产热量最大。当机体处于寒冷状态时，由于散热量增加，机体通过提高代谢率来增加产热以维持体温。寒冷刺激可通过中枢神经系统使甲状腺激素和儿茶酚胺物质分泌来提高代谢率。寒冷刺激也可通过肌紧张和寒战来提高产热量。寒战是寒冷条件下最有效的产热方式，可提高代谢率 4～5 倍。

（余　畅）

第八章　尿的生成和排出

【目 的 要 求】

1. 掌握　①肾小球滤过率和滤过分数的概念。肾小球滤过的动力有效滤过压和影响肾小球滤过的因素。②肾小管和集合管对 Na^+、Cl^-、H_2O、HCO_3^-和葡萄糖的重吸收以及 H^+等的分泌。③肾脏泌尿功能的调节：小管液中溶质浓度和球-管平衡；抗利尿激素、肾素-血管紧张素-醛固酮系统的调节和作用。

2. 熟悉　①肾的功能解剖、肾脏血液循环的特征和肾血流量的调节。②滤过膜通透性的特点。③K^+、Ca^{2+}的重吸收。④尿液浓缩和稀释的机制。

3. 了解　肾单位的构成，肾的神经支配和血管分布，血浆清除率的概念和应用，尿的排放。

【教 材 精 要】

第一节　肾的功能解剖和肾血流量

一、肾的功能解剖

（一）肾单位的构成

1. 组成　肾单位（nephron）由肾小体和肾小管构成。肾小体包括肾小球和肾小囊两部分；肾小管由近端小管、髓袢和远曲小管组成。

2. 分类　皮质肾单位和近髓肾单位两类（表8-1）。

表 8-1　皮质肾单位、近髓肾单位的结构、功能及特点

	皮质肾单位	近髓肾单位
分布	外、中皮质层	内皮质层
数量	多，占 85%～90%	少，占 10%～15%
肾小球体积	较小	较大
髓袢特点	短，只达外髓质层	长，可深入内髓质层
血管口径	入球小动脉大于出球小 A，约 2∶1	入球、出球小动脉的口径无显差别
出球小动脉特点	形成肾小管周围	形成网状小血管
	毛细血管网	U 型直小血管
功能	生成尿液	浓缩稀释尿液

（二）球旁器

1. 组成　球旁器（juxtaglomerular apparatus）由颗粒细胞、球外系膜细胞和致密斑组成。

2. 功能　颗粒细胞也称为球旁细胞，细胞内含分泌颗粒，能合成、贮存和释放肾素。

致密斑（extraglomerular mesangial cell）是髓袢升支粗段远端由特殊分化的高柱状上皮细胞构成的一小块组织，可感受小管液中 Na^+含量的变化，并通过某种形式的信息传递，调节球旁细胞对肾素的分泌和该肾单位肾小球的滤过率。

球外系膜细胞具有吞噬和收缩的功能。

（三）滤过膜的构成

1. 滤过膜（filtration membrane）　的构成由毛细血管内皮细胞、基膜和肾小囊脏层上皮细胞三层结构组成。

（1）毛细血管内皮细胞：有 70～90nm 的窗孔结构，小分子溶质及小分子量的蛋白质可自由通过，但血细胞不能通过。

（2）基膜：有 2～8nm 的网孔，网孔的大小决定分子大小不同的溶质是否可以通过，也是阻碍血浆蛋白滤过的一个重要屏障。

（3）肾小囊脏层上皮细胞层：上皮细胞有很长的突起，相互交错，在突起之间形成滤过裂隙膜，膜上有 4～11nm 的小孔，是滤过膜的最后一道屏障。

（4）滤过膜各层含有带负电荷的物质，如唾液酸蛋白、硫酸肝素等，这些带负电荷的物质构成滤过膜的电学屏障。

2. 滤过膜的屏障作用

（1）对物质的通过起机械屏障作用：分子有

效半径小于2.0nm的物质，可完全被滤过。有效半径大于4.2nm的物质，完全不被滤过。有效半径为2.0～4.2nm的物质，随半径增加，滤过量逐渐降低。

（2）电学屏障作用：有效半径约为3.6nm的血浆蛋白却很难滤过，这是因为白蛋白带负电荷。在滤过膜三层结构中，每层都覆盖有薄层带负电荷的物质，故能阻碍带负电荷的物质通过，起电学屏障作用。

（四）肾脏的神经支配和血管分布

1. 肾脏的神经支配 肾脏受交感神经支配，肾交感神经节后纤维末梢释放NE调节肾血流量、肾小球滤过率、肾小管的重吸收和肾素的释放。一般认为肾脏无副交感神经末梢分布。

2. 肾脏血管分布 肾脏血管分布的特点有两套相互串联的毛细血管网。

（1）肾小球毛细血管网：血压高，有利于肾小球的滤过。

（2）肾小管周围毛细血管网：血管血压较低且胶体渗透压高，有利于肾小管的重吸收。

二、肾血流量及其调节

（一）肾血流量的自身调节

1. 概念 在没有外来神经和体液因素的影响下，当肾动脉血压在80～160mmHg范围之间变动时，肾脏的血流量可保持相对恒定的现象，称为肾血流量的自身调节（autoregulation of renal blood flow）。

2. 自身调节的机制 肌源性学说和管-球反馈。

（1）肌源性学说：在一定范围内，肾灌注压增高时，肾小球入球动脉血管平滑肌因灌注压增高紧张性增强，激活细胞膜上Ca^{2+}通道，Ca^{2+}由细胞外进入细胞内，使血管平滑肌收缩增强，血管口径变小，血流阻力增大，肾血流量不致因肾灌注压增高而增加；当肾灌注压下降时，肾小球入球动脉血管平滑肌受到牵张刺激减弱，血管平滑肌舒张，血管口径变大，血流阻力减小，肾血流量也能保持稳定。动脉血压在80～160mmHg的范围内，入球动脉血管平滑肌才能发挥自身调节作用，保持肾血流量的相对恒定。用罂粟碱、水合氯醛或氰化钠等药物抑制血管平滑肌的活动，自身调节减弱或消失。

（2）管-球反馈：是指肾小管内小管液流量发生变化时反馈性调节肾血流量和肾小球滤过率的现象称为管-球反馈（tubuloglomerular feedback，TGF）。

肾血流量增加时，肾小球滤过率增加，到达远曲小管致密斑的小管液中流量增加，小管液中NaCl浓度增加，Na^+感受器致密斑将信息反馈至肾小球，使入球动脉收缩，肾血流量和肾小球滤过率相应减少而恢复至正常。相反，肾血流量和肾小球滤过率减少时，流经致密斑的小管液流量中NaCl浓度下降，致密斑将信息传递给肾小球，一方面使入球动脉的阻力下降，肾小球毛细血管静水压升高。另一方面是增加球旁细胞释放肾素，通过肾素-血管紧张素系统生成血管紧张素Ⅱ，血管紧张素Ⅱ选择性的使出球动脉收缩，肾小球毛细血管静水压升高，肾小球滤过率增加至正常水平。

（二）肾血流量的神经和体液调节

1. 交感神经 安静时，肾交感神经的紧张性活动使血管平滑肌有一定收缩性。肾交感神经兴奋时，可引肾血管强烈收缩，肾血液量减少。

2. 体液调节 去甲肾上腺素、肾上腺素、血管升压素、血管紧张素和内皮素等均使肾血管收缩，肾血流量减少。肾组织中生成的PGI_2、PGE_2、NO和缓激肽等可引起肾血管舒张。

第二节 肾小球的滤过功能

肾小球的滤过指血液流经肾小球毛细血管时，血浆中除蛋白质分子外的其他成分被滤入肾小囊而形成的超滤液（ultrafitration）过程。原尿就是血浆的超滤液。超滤液的生成是尿生成的第一步。

肾小球滤过率（glomerular filtration rate，GFR）是指单位时间内（每分钟）两肾生成的原尿量，正常成年人肾小球滤过率平均值为125ml/min。

滤过分数（filtration fraction）是指肾小球滤过率与肾血浆流量的比值。正常成年人约为19%。

一、有效滤过压

有效滤过压是肾小球滤过的动力。是指促进超滤过的动力与对抗超滤过的阻力之间的差值。超滤过的动力由（肾小球毛细血管静水压+肾小囊内胶体渗透压）决定。由于蛋白质几乎不能通过滤过膜滤过，所以肾小囊内超滤液的胶体渗透压接近于0 mmHg。超滤的阻力由（肾小球毛细血管内血浆胶体渗透压+肾小囊内静水压）决定。

有效滤过压=（肾小球毛细血管静水压+肾小

囊内液胶体渗透压）–（血浆胶体渗透压+肾小囊内压）。当有效滤过压为正值时，动力大于阻力，即有超滤液产生；当有效滤过压为零时，则停止滤过。

肾小球毛细血管入球小动脉端有效滤过压>0 有超滤液生成，且血浆中蛋白质浓度就会逐渐升高，使滤过阻力逐渐增大。

出球小动脉端有效滤过压=0 mmHg，停止滤过。有效滤过压等于 0 时，滤过动力=滤过阻力，称为滤过平衡。一旦达到滤过平衡，滤过就停止。

二、影响肾小球滤过的因素

（一）肾小球毛细血管血压

当动脉血压在 80～160mmHg 范围内变动时，由于肾脏具有自身调节的机制，肾小球毛细血管血压维持稳定，因而有效滤过压基本保持不变，肾小球滤过率也保持恒定，尿量不变。但在大失血等情况下，如平均动脉压降至 60mmHg 或更低时，肾小球毛细血管血压亦随之降低，因此肾小球滤过率下降，出现少尿或无尿。

（二）囊内压的改变

在正常情况下，囊内压比较稳定，当肾盂或输尿管结石或肿瘤引起尿路梗阻时，使囊内压逐渐上升，有效滤过压降低，则肾小球滤过率减少。

（三）血浆胶体渗透压

在正常情况下，血浆胶体渗透压变动也很小。静脉输入大量生理盐水，或在某些病理情况下，尿中丢失过多蛋白质，使血浆胶体渗透压下降，有效滤过压增加，肾小球滤过率增大。

（四）肾血浆流量

肾血浆流量对肾小球滤过率的影响主要是通过改变滤过平衡点来实现的。

肾血浆流量增大，肾小球毛细血管血浆胶渗压上升速度减慢，滤过平衡点向出球小动脉端靠近，甚至不出现滤过平衡，肾小球滤过率增大。反之，肾血浆流量减少，滤过平衡点向入球小动脉端靠近，肾小球滤过率减少。在大失血、严重缺 O_2、中毒性休克等因素影响下，由于交感神经兴奋，使入球小动脉强烈收缩，肾血流量和肾血浆流量明显减少，故肾小球滤过率也显著降低。

（五）滤过系数

滤过系数（filtration coefficient，K_f）指在单位有效滤过压的驱动下，单位时间内经过滤过膜滤过的滤液量。K_f 是滤过膜的有效通透系数（k）和滤过膜的面积（s）的乘积。因此，凡能影响 k 和 s 因素都能影响肾小球滤过率。

第三节　肾小管和集合管的物质转运功能

一、肾小管与集合管中物质转运的方式

1. 经肾小球滤过所生成的超滤液，每天约为 180L，但排出体外的终尿不过 1.5L 左右，这是由于超滤液在流经肾小管和集合管时，约有 99% 的滤液被重新吸收回血液。

2. 肾小管和集合管的物质转运功能　包括重吸收与分泌功能。

（1）重吸收（reabsorption）是指小管液中的成分被上皮细胞转运到管周毛细血管中去的过程。

（2）分泌（secretion）是指肾小管上皮细胞将自身产生的物质或血液中的物质转运至小管液的过程。

（3）排泄（excretion）指机体将物质代谢的终产物、异物、过剩的物质，经血液循环排出体外的过程。

3. 肾小管和集合管的物质转运方式　分为被动转运和主动转运。

（1）被动转运包括单纯扩散、渗透和易化扩散。

（2）溶剂拖曳（solvent drag）是指当水分子通过渗透被重吸收时有些溶质可随水分子一起被转运，这一转运方式称为溶剂拖曳。

（3）主动转运包括原发性主动转运和继发性主动转运。

1）原发性主动转运：物质逆浓度差、逆电位差的转运。转运所需能量由 ATP 直接水解供能量，如 Na^+泵、质子泵等。

2）继发性主动转运（secondary active transport）：转运所需能量不是 Na^+泵直接提供，而是由其他溶质顺电化学梯度转运时所释放的能量，即由 Na^+泵等所间接提供。包括 Na^+-葡萄糖、Na^+-氨基酸同向转运、还有 Na^+-H^+等逆向转运。此外，肾小管上皮细胞还可通过入胞方式重吸收少量小管液中的小分子蛋白质。

二、肾小管和集合管中各种物质的重吸收与分泌

1. Na^+、Cl^-和水的重吸收　近端小管是 Na^+、Cl^-和 H_2O 重吸收的主要部位。小管液中约

65%～70%的 Na^+、Cl^-和 H_2O 被重吸收，其中在近端小管前 2/3 段经跨细胞途径被重吸收；在近端小管后 1/3 段经细胞旁途径被重吸收。

（1）近端小管前 2/3 段 Na^+、Cl^-和 H_2O 的重吸收。

1）Na^+- H^+交换：小管液中的 Na^+和细胞内的 H^+由顶端膜的 Na^+- H^+交换进行逆向转运，H^+被分泌到小管液中，小管液中的 Na^+顺浓度梯度进入上皮细胞内。

2）Na^+-葡萄糖、Na^+-氨基酸同向转运：小管液中的 Na^+也可由顶端膜上的 Na^+-葡萄糖同向转运体和 Na^+-氨基酸同向转运体与葡萄糖、氨基酸共同转运，小管液中的 Na^+顺电-化学梯度进入上皮细胞内，同时也将葡萄糖和氨基酸转运入细胞内。

进入细胞内的 Na^+再由基底侧膜的 Na^+泵将其泵入细胞间隙。进入细胞内的葡萄糖和氨基酸则以易化扩散方式通过基底侧膜离开上皮细胞，进入血液循环。

3）H_2O 的重吸收：Na^+、葡萄糖和氨基酸等进入细胞间隙，细胞间液中渗透压升高，H_2O 在渗透作用下进入细胞间液，细胞间液静水压升高，推动 Na^+、H_2O 进入毛细血管而被重吸收。

在近端小管前半段，因 Na^+-H^+交换使 H^+进入到小管液中，有利于 HCO_3^-的重吸收，而 Cl^-不被重吸收，其结果是小管液中的 Cl^-浓度高于管周组织间液中的浓度。

（2）近端小管后半段 Na^+、Cl^-和 H_2O 的重吸收。

1）Na^+-H^+交换和 Cl^--HCO_3^-逆向转运：近端小管后半段 Na^+主要与 Cl^-一起被重吸收。在近端小管后半段有 Na^+-H^+交换和 Cl^--HCO_3^-逆向转运，其转运结果是 Na^+和 Cl^-进入细胞内，H^+和 HCO_3^-进入小管液，HCO_3^-再以 CO_2 方式重新进入细胞内。

2）Na^+、Cl^-被动重吸收：近端小管前半段因 HCO_3^-重吸收速度大于 Cl^-，所以近端小管后半段小管液中 Cl^-浓度高于管周组织间液约 20%～40%，因此 Cl^-顺浓度梯度经细胞旁路，被重吸收回血。

由于 Cl^-被动重吸收使小管腔内带正电荷，小管腔外带负电荷，促使小管液中的 Na^+ 顺电位差经细胞旁路被动重吸收。

近端小管重吸收的特点：①Na^+的重吸收主要是主动重吸收，重吸收量大；②葡萄糖、氨基酸全部被重吸收；③Cl^-主要是被动重吸收；④H_2O 在渗透作用下吸收。近端小管中物质的重吸收为等渗性重吸收，小管液为等渗液。

（3）髓袢：肾小球滤过的 NaCl 约 20%、水约 15%被重吸收。

1）髓袢降支细段：对 NaCl 通透性低，对水通透性高，水被重吸收。

2）髓袢升支细段：对水不通透，对 Na^+和 Cl^-易通透，NaCl 顺浓度差扩散进入管周组织被动重吸收。

3）髓袢升支粗段：对水不通透，对 NaCl 的重吸收则通过 Na^+-$2Cl^-$-K^+同向转运方式主动重吸收。

髓袢升支粗段上皮细胞基底侧膜上的 Na^+泵，将 Na^+由细胞内转运至细胞外组织间液，造成小管腔与细胞内 Na^+的浓度差。小管液中 Na^+与顶端膜上同向转运体结合，形成 Na^+-$2Cl^-$-K^+同向转运复合体，Na^+顺电-化学梯度进入细胞的同时，将 2 个 Cl^-和 1 个 K^+一起同向转运至细胞内。

进入细胞内的 Na^+由 Na^+泵泵至管周组织间液，Cl^-经管周膜上 Cl^-通道进入组织间液，K^+则顺浓度梯度经顶端膜返回小管腔内，导致小管液呈正电位。K^+再与同向转运体结合，继续参与 Na^+-$2Cl^-$-K^+的同向转运。

管腔内的正电位使小管液中 Na^+、K^+等正离子顺电位差经细胞旁路进入组织间液，Na^+被动重吸收。

速尿（呋喃苯胺酸）、利尿酸可抑制 Na^+-$2Cl^-$-K^+同向转运体的转运功能，因此也抑制 Na^+和 Cl^-的重吸收，从而干扰尿的浓缩机制，导致利尿。

（4）远端小管和集合管重吸收大约为滤过量 12%Na^+和 Cl^-，重吸收不同量的水。在远曲小管和集合管，水的重吸收主要受血管升压素调节，Na^+的重吸收主要受醛固酮调节。

1）远曲小管初段：对水不通透，NaCl 通过 Na^+-Cl^-同向转运体被重吸收。

Na^+-Cl^-同向转运体可被噻嗪类利尿药抑制。

2）远曲小管后段和集合管：含有两类细胞，主细胞主动重吸收 Na^+，Cl^-被动重吸收，分泌 K^+，重吸收水。闰细胞则分泌 H^+。

利尿剂阿米洛利可抑制远曲小管和集合管上皮细胞顶端膜的 Na^+通道，既减少 Na^+的重吸收，又减少 Cl^-的重吸收而产生利尿。

2. HCO_3^-重吸收与 H^+的分泌

（1）近端小管：肾小球滤过的 HCO_3^-约 80%在近端小管被重吸收。血中的 HCO_3^-以 $NaHCO_3$ 形式存在，$NaHCO_3$ 进入小管液中解离为 Na^+和

HCO_3^-。

1）Na^+-H^+交换分泌 H^+，重吸收 Na^+和 HCO_3^-。

肾小管各段上皮细胞均可以分泌 H^+，进入小管液的 $H^++HCO_3^-\rightarrow H_2CO_3$，$H_2CO_3\rightarrow CO_2+H_2O$。$CO_2$ 以单纯扩散方式进入细胞内，在碳酸酐酶的催化下，$CO_2+H_2O\rightarrow H_2CO_3$，$H_2CO_3\rightarrow H^++HCO_3^-$，$H^+$则通过 Na^+-H^+交换进入小管液，再次与 HCO_3^-结合形成 H_2CO_3。细胞内的大部分 HCO_3^-则进入细胞间隙；小部分 HCO_3^-通过 Cl^--HCO_3^-逆向转运方式进入细胞间液。

近端小管重吸收 HCO_3^-是以 CO_2 的形式进行的，故 HCO_3^-重吸收优先于 Cl^-的重吸收。碳酸酐酶抑制剂乙酰唑胺可抑制 H^+的分泌，使 Na^+和 HCO_3^-重吸收减少，产生利尿。

2）小部分 H^+通过 H^+-ATP 酶主动分泌入小管腔内。

（2）髓袢 HCO_3^-的重吸收主要发生在髓袢升支粗段，机制同近端小管。

（3）远端小管和集合管：远曲小管和集合管的闰细胞可主动分泌 H^+。远曲小管和集合管的顶端膜存在两种主动转运机制，质子泵和 H^+-K^+-ATP 酶，两者均可将细胞内的 H^+泵入小管液中。泵入小管液中的 H^+分别与：$H^++HCO_3^-\rightarrow H_2CO_3$，分解成 H_2O 和 CO_2；也可与 $H^+ + HPO_4^{2-}\rightarrow H_2PO_4^-$；还可与 $H^+ + NH_3\rightarrow NH_4^+$，从而降低小管液中的 H^+浓度。

3. NH_3 的分泌与 H^+、HCO_3^-的转运的关系

（1）近端小管、髓袢升支粗段和远端小管：上皮细胞内的谷氨酰胺在谷氨酰胺酶的作用下脱氨，生成谷氨酸根和 NH_4^+，谷氨酸根又在谷氨酸脱氢酶作用下生成 α-酮戊二酸和 NH_4^+；α-酮戊二酸的代谢用去 2 个 H^+，生成二分子 HCO_3^-。通过管腔膜上 Na^+- NH_4^+（H^+）逆向转运体转运，1 分子谷氨酰胺被代谢时，生成 2 个 NH_4^+进入小管液，在转运 Na^+同时，获得 2 个 HCO_3^-重吸收入血。

（2）集合管：集合管上皮细胞膜对 NH_3 有高度的通透性而对 NH_4^+通透性低。细胞内产生的 NH_3 向小管液内扩散，NH_3 与小管液中 H^+结合而成为 NH_4^+，并与小管液中强酸盐的负离子，如 Cl^-结合，以铵盐形式排出。强酸盐的正离子，如 Na^+，则可与 H^+交换而进入细胞内和 HCO_3^-一起转运回血。肾小管分泌 NH_3，不仅促进 H^+排出，而且也能促进 $NaHCO_3$ 的重吸收。因此，NH_3 的分泌是肾脏调节酸碱平衡的重要机制之一。

4. K^+的重吸收和分泌

（1）K^+的重吸收：肾小球滤过的 K^+大约 65%～70%被近端小管主动重吸收，25%～30%在髓袢重吸收，远端小管和集合管既可重吸收 K^+，也能分泌 K^+。

（2）K^+的分泌：远端小管和集合管上皮细胞内 K^+浓度较高，小管腔顶端膜对 K^+有通透性，K^+可顺化学梯度通过 K^+通道进入小管液。

形成细胞内高钾浓度的基础是基底侧膜上的 Na^+-K^+泵。Na^+-K^+泵将细胞内的 Na^+泵出细胞，同时将细胞外液中的 K^+泵入细胞内。由于远端小管和集合管顶端膜有 Na^+通道，小管液中的 Na^+顺电化学梯度扩散进入小管上皮细胞内，造成小管液呈负电位，也构成 K^+扩散的电位梯度。

远端小管后半段和集合管的主细胞分泌 K^+。远端小管后半段和集合管的闰细胞可重吸收 K^+，其机制尚不十分清楚。

肾脏对 K^+的排出量主要取决于远端小管和集合管主细胞 K^+的分泌量，故凡能影响主细胞基底侧膜上 Na^+-K^+-ATP 酶活性和顶端膜对 Na^+、K^+通透性的因素，均可影响 K^+的分泌量。

刺激主细胞分泌 K^+的因素包括细胞外液 K^+浓度升高，醛固酮分泌增加和小管液流量增高；而 H^+浓度升高，细胞外液 K^+浓度降低，小管液流量降低时，K^+的分泌减少。

5. 钙的重吸收和排泄

（1）钙的重吸收

1）近端小管 Ca^{2+}的重吸收：经肾小球滤过的 Ca^{2+}约 70%在近端小管被重吸收，与 Na^+重吸收平行。近端小管对 Ca^{2+}的重吸收约 80%由溶剂拖曳方式经细胞旁途径进入细胞间隙，约 20%经跨细胞途径重吸收。

2）髓袢：髓袢降支细段和升支细段对 Ca^{2+}不通透，仅髓袢升支粗段能重吸收 Ca^{2+}。髓袢升支粗段小管液为正电位，该段膜对 Ca^{2+}也有通透性，故可能存在被动重吸收，也可能存在主动重吸收。

3）远端小管和集合管：小管液为负电位，故钙的重吸收是跨细胞途径的主动转运。

（2）钙的排泄：肾脏对 Ca^{2+}的排泄主要受甲状旁腺激素（PTH）的影响，细胞外液 Ca^{2+}浓度升高可增加肾小球对 Ca^{2+}的滤过，从而使 Ca^{2+}排泄增加，细胞外液 Ca^{2+}浓度升高同时又抑制 PTH 的分泌，使重吸收减少。血浆磷浓度升高可刺激 PTH 分泌，使肾小管对 Ca^{2+}的重吸收增加，减少 Ca^{2+}的排泄。

6. 葡萄糖和氨基酸的重吸收

（1）葡萄糖的重吸收

1）重吸收部位：只限于近端小管特别是近端小管的前半段，其他各段肾小管都没有重吸收葡萄糖的能力。

2）葡萄糖的重吸收机制：Na^+-葡萄糖同向转运相耦联，属于继发性主动转运。

3）近端小管对葡萄糖的吸收能力有限：肾小管对葡萄糖的重吸收有一定限度。当血中葡萄糖的浓度超过一定数值时，滤液中葡萄糖的含量就会超过肾小管重吸收的限量，此时尿中即出现葡萄糖。

肾糖阈（renal threshold for glucose）指尿中刚开始出现葡萄糖时的血浆葡萄糖浓度。一般为160～180mg/100ml。

当血糖浓度超过160～180mg/100ml时，部分近端小管对葡萄糖的转运能力已达极限，因此尿中开始出现葡萄糖；当血糖浓度进一步升高，达300mg/100ml时，近端小管对葡萄糖的重吸均已达到或超过近端小管对葡萄糖的最大转运率，称为肾小管葡萄糖重吸收极限量（maximal rate of transport of glucose）。正常人两肾的葡萄糖重吸收的极限量，男性平均为375mg/min，女性平均为300mg/min。

（2）氨基酸的重吸收与葡萄糖的重吸收机制相同，主要在近端小管被继发性主动重吸收。

三、影响肾小管和集合管重吸收与分泌的因素

1. 小管液中溶质的浓度　肾小管和集合管重吸收水的动力是小管液和上皮细胞之间的渗透浓度梯度。小管液中溶质所形成的渗透压，是对抗肾小管重吸收水的力量。

渗透性利尿（osmotic diuresis）：指小管液中溶质浓度增加，渗透压增加，肾小管重吸收水减少，导致尿量增多的现象。如糖尿病病人的多尿和临床上用甘露醇利尿等都是渗透性利尿。

2. 球-管平衡

（1）概念：球-管平衡（glomerulotubular balance）：不论肾小球滤过率增加或减少近端小管中Na^+和水的重吸收率始终占肾小球滤过率的65%～70%，这种现象称为球-管平衡。

近端小管的定比重吸收：近端小管中Na^+和水的重吸收率总是占肾小球滤过率的65%～70%，这称为近端小管的定比重吸收（constant fraction reabsorption）。

（2）定比重吸收的机制：与肾小管周围毛细血管的血浆胶体渗透压的变化有关。

当肾血流量不变而肾小球滤过率增高时，进入近端小管旁毛细血管的血量会减少，血浆胶体渗透压增高，而毛细血管血压下降，这些改变使近端小管对Na^+和水的重吸收增多；当肾小球滤过率下降时，近端小管对Na^+和水的重吸收减少。两种情况下，近端小管对Na^+和水的重吸收率仍保持在65%～70%。

（3）球-管平衡的意义使尿中排出的Na^+和水不会随肾小球滤过率的增减而出现大幅度的变化，从而保持尿量和尿钠的相对稳定。

渗透性利尿等情况下，可打乱球-管平衡。

第四节　尿液的浓缩和稀释

尿的浓缩和稀释是根据尿液渗透压与血浆渗透压相比较而言。排出尿的渗透压与血浆渗透压相等，称为等渗尿。排出尿的渗透压比血浆高，称为高渗尿（hyperosmotic urine），尿的渗透压可高达1200mOsm/（kg·H_2O），约为血浆渗透压的4～5倍。如果尿的渗透压比血浆低，可低至50mOsm/（kg·H_2O），称为低渗尿（hypoosmotic urine）。

一、尿液的稀释

尿液的稀释主要发生在远端小管和集合管，与血管升压素的释放有关。当体内水过多，血管升压素的释放减少，尿量增加，尿液稀释；如果血管升压素完全缺乏或肾小管和集合管缺乏血管升压素受体时，可出现尿崩症（diabetes insipidus），每天可排出高达20L的低渗尿。

二、尿液的浓缩

尿液的浓缩也在远端小管和集合管。小管液中水的重吸收比率大大超过溶质的重吸收。肾脏对水的重吸收方式是渗透，其动力来自肾髓质渗透浓度梯度。实验证明从肾皮质部到肾髓质部渗透浓度越来越高，这是尿浓缩的必备条件。

（一）肾髓质中渗透压梯度的形成过程和机制

1. 结构基础　近髓肾单位髓袢呈“U”型结构，构成逆流交换系统。肾小管和集合管各段细胞膜对溶质和水有不同的通透性，可产生逆流倍增现象。

2. 外髓部组织液高渗梯度的形成机制　在髓袢升支粗段，溶质中的NaCl是通过Na^+-$2Cl^-$-K^+同向转运体主动重吸收的，对水通透性低，结果导致在髓袢升支的周围髓质组织间液出现高渗。故外髓部的渗透压梯度主要是由髓袢升支粗

段 NaCl 的主动重吸收所形成。呋塞米抑制髓袢升支粗段 Na^+-$2Cl^-$-K^+同向转运，故可降低外髓组织的高渗程度，从而降低管内外渗透浓度梯度，使水重吸收减少，产生利尿效应。

3. 内髓部组织液高渗梯度的形成机制

（1）髓袢降支细段：髓袢降支细段对水易通透，而对 NaCl 不易通透。由于肾髓质从外髓部向内髓部的渗透浓度梯度，降支中的水即由细段渗透入内髓部组织间隙，而使小管液中 NaCl 的浓度成倍增加。至髓袢折返处，渗透浓度达峰值。

（2）髓袢升支细段：升支细段对水不易通透，而对 NaCl 易通透，对尿素为中等度通透。由于小管液中 NaCl 浓度高于组织间液，NaCl 扩散进入组织间液，提高了内髓部的渗透压。同时小管液中 NaCl 浓度逐渐降低，髓袢降支和升支就构成了一个逆流倍增系统，使内髓组织间液形成了渗透压梯度。

（3）内髓质集合管：远曲小管和外髓部的集合管对尿素不易通透。当小管液流经此时，在血管升压素的作用下，水被重吸收，使小管液中尿素的浓度逐渐升高。当小管液进入内髓部集合管时，由于上皮细胞对尿素通透性增高，尿素从小管液向内髓部组织液扩散，使组织间液的尿素浓度升高，同时使内髓部的渗透浓度进一步增加。血管升压素可增加内髓部集合管对尿素的通透性。

尿素的再循环（urea recycling）：内髓质组织液中的尿素扩散进入髓袢升支细段，经髓袢升支粗段进入内髓集合管，再扩散进入内髓组织间液，这一过程称为尿素的再循环。所以，内髓部组织高渗是由 NaCl 和尿素共同构成。

（二）直小血管在保持肾髓质高渗中的作用

1. 直小血管的特点 直小血管呈“U”型结构，与髓袢平行，对水和溶质有高度的通透性。

2. 直小血管的作用 直小血管的降支和升支也存在逆流交换。

（1）直小血管的降支：尿素和 NaCl 顺浓度差扩散进入血管内，血液中水进入肾髓质组织间液。

（2）直小血管的升支：与降支相反的作用。

故直小管最终带走的是髓质中多余的溶质和水，维持了肾髓质的渗透压梯度。直小血管的这一作用与血流量有关。直小血管的血流量增加时，可将肾髓质中的溶质带走，使髓质部的渗透梯度变小；当直小血管血流量减少时，肾髓质供氧量降低，肾小管特别是髓袢升支粗段主动重吸收 NaCl 的功能减弱，髓质部的高渗梯度也就不能维持。

（三）影响尿液稀释及浓缩的因素

凡是影响肾髓质逆流倍增和直小血管逆流交换机制各环节的因素，最终都将影响尿液稀释及浓缩。

（1）影响肾髓质高渗形成的因素。

（2）影响远曲小管末端和集合管对水通透性的因素。

（3）直小血管血流量和血液速度对髓质高渗维持的影响。

第五节 尿生成的调节

一、神经调节

肾交感神经的作用

肾交感神经兴奋时主要释放去甲肾上腺素。

1. 作用于肾血管平滑肌的 α 肾上腺素能受体引起肾血管收缩而减少肾血流量。由于入球小动脉收缩强于出球小动脉，肾小球毛细血管血浆流量减少，毛细血管血压下降，有效滤过压下降，肾小球滤过率下降。

2. 通过激活肾血管平滑肌 β 受体，使球旁细胞释放肾素，导致血液循环中血管紧张素Ⅱ和醛固酮浓度增加。血管紧张素Ⅱ可直接促进近端小管重吸收 Na^+；醛固酮主要作用是促进远曲小管和集合管重吸收 Na^+，并促进 K^+的分泌。

3. 直接刺激近端小管和髓袢对 Na^+、Cl^-和水的重吸收。

二、体液调节

（一）血管升压素

1. 部位血管升压素（vasopressin，VP） 也称为抗利尿激素（antidiuretic hormone，ADH），是由下丘脑视上核和室旁核神经细胞分泌的肽类激素，经下丘脑-垂体束运输到神经垂体储存并释放。

2. 主要作用 抗利尿激素可增加远曲小管、集合管对水的通透性，使水重吸收增加，尿液浓缩，尿量减少；增加内髓集合管对尿素的通透性，提高肾髓质渗透浓度，有利于尿的浓缩。

3. 机制血管升压素的受体有两类 即 V1 和 V2 受体。V1 受体分布于血管平滑肌，V2 受体主要分布在远端小管后段和集合管上皮细胞。血管升压素与 V2 受体结合，通过跨膜信号转导即 V2 受体-Gs-cAMP-PKA 通路，使上皮细胞内含水孔蛋白 AQP-2 的小泡镶嵌在上皮细胞的管腔膜上形成水通道，增加管腔膜对水的通透性，水重吸收增多，尿量减少。

4. 血管升压素分泌释放的调节　最重要的因素是体液渗透压和血容量。

（1）体液渗透压：细胞外液渗透浓度的改变是调节血管升压素分泌的最重要因素。由 Na^+和 Cl^-形成的渗透压是引起血管升压素释放的最有效的刺激；静脉注射甘露糖和蔗糖也能刺激血管升压素分泌，但葡萄糖和尿素则无作用。

1）血浆晶渗压增高，血管升压素增加。当机体以大量失水为主的时候（大量出汗、严重呕吐、腹泻），体液渗透压升高，下丘脑渗透压感受器（osmoreceptor）兴奋，血管升压素释放增多，远曲小管和集合管对水的通透性增加，水的重吸收增多，尿量减少。

2）血浆晶渗压降低，血管升压素下降。当大量饮清水后，体液被稀释，血浆晶渗压下降，血管升压素释放减少，远曲小管和集合管对水的通透性减小，水重吸收减少，尿量增多，尿液稀释。这种大量饮清水后尿量增多的现象，称为水利尿。

（2）血容量：左心房和胸腔大静脉内有容量感受器。

1）血容量减少，抗利尿激素的释放增加。在急性大失血等情况下，循环血量减少，静脉回心血量减少，对容量感受器刺激减弱，经迷走神经传入下丘脑的冲动减少，减弱或解除对抗利尿激素释放的抑制作用，故抗利尿激素的释放增加，远曲小管和集合管对水的重吸收增加，尿量减少。

2）血容量增加，抗利尿激素的释放减少。当大量静脉输液（1000ml）以上后，循环血量增多，左心房被扩张，对容量感受器刺激增强，经迷走神经传入下丘脑的冲动增多，反射性抑制抗利尿激素的合成和释放，使远曲小管和集合管对水的重吸收减少，尿量增多，排出体内过多的水分，血容量得到恢复。

（3）其他因素：动脉血压升高时，刺激颈动脉窦压力感受器，可反射性抑制抗利尿激素的释放。此外，心房钠尿肽也可抑制抗利尿激素的释放。疼痛、情绪紧张、低血糖、血管紧张素Ⅱ等则可刺激抗利尿激素的释放。

（二）肾素-血管紧张素-醛固酮系统（renin-angiotensin-aldosterone system）

1. 肾素-血管紧张素-醛固酮系统的组成　肾素是球旁细胞合成释放的酸性蛋白酶，能催化血浆中的血管紧张素原成为血管紧张素Ⅰ（10肽），在血管紧张素转换酶作用下血管紧张素Ⅰ转变为血管紧张素Ⅱ（8肽），血管紧张素Ⅱ在氨基肽酶的作用下转变为血管紧张素Ⅲ（7肽）。

2. 血管紧张素Ⅱ的作用　①刺激肾上腺皮质合成和释放醛固酮；②促进近端小管对 Na^+的重吸收，使尿中排出 Na^+减少；③刺激垂体后叶释放血管升压素，增加远曲小管，集合管对水的通透性，使水重吸收增多，尿量减少；④对肾小球滤过率的影响：血浆血管紧张素Ⅱ浓度较低时，主要引起出球小动脉收缩，肾血流量减少，但此时肾小球毛细血管血压升高，故对肾小球滤过率影响不大；而浓度较高时，由于入球小动脉强烈收缩使肾小球滤过率减小；⑤系膜细胞收缩，K_f值减小，使肾小球滤过率减小。

3. 醛固酮的功能　醛固酮是肾上腺皮质球状带合成分泌的激素。

（1）主要作用：是促进远曲小管和集合管对 Na^+的主动重吸收和对 K^+的分泌。由于 Na^+的主动重吸收增多，氯离子和水的重吸收也增多，因此，醛固酮的作用可以概括为保钠、保水和排钾。

（2）作用机制：醛固酮进入远曲小管和集合管的上皮细胞后，与胞浆内的受体结合，形成激素-受体复合物通过核膜进入细胞核，与核中 DNA 特异性结合位点结合，调节特异性 mRNA 转录，最后合成多种醛固酮诱导蛋白（aldosterone-induced protein）。醛固酮诱导蛋白的作用可能是：①生成管腔膜 Na^+通道蛋白，从而增加 Na^+通道数目；②增加 ATP 的生成量，为基底侧膜 Na^+-K^+-ATP 酶提供生物能；③增强基底侧膜 Na^+泵的活性，加速胞内外 Na^+-K^+交换的过程，增大细胞内与小管液之间 K^+的浓度差，有利于 K^+的分泌。

4. 肾素分泌的调节　包括肾内调节机制和神经、体液调节机制。

（1）肾内机制：①当肾脏血液量减少时，肾血管内血压降低，入球小动脉的牵张感受器受到的刺激减少，可促进肾脏球旁细胞释放肾素。②当肾小球滤过率减少或其他因素导致流经致密斑的小管液中 Na^+和 Cl^-的含量减少时，球旁细胞释放肾素增加。反之，致密斑的小管液中 Na^+增加，肾素分泌减少。

（2）神经机制：当肾交感神经兴奋时，其末梢释放的去甲肾上腺素作用于球旁细胞膜上β肾上腺素受体，而使肾素分泌增加。

（3）体液机制：体液中的肾上腺素、去甲肾上腺素和前列腺素（PGE_2 和 PGI_2）等可促进肾素的释放，而血管紧张素Ⅱ、血管升压素、心房钠尿肽、内皮素和 NO 则抑制肾素的释放。

（三）心房钠尿肽（atrial natriuretic peptide，ANP）

1. 由心房肌产生合成并释放的肽类激素。其主要作用是使血管平滑肌舒张，促进 H_2O 和 NaCl 的排出。

2. 对肾脏的作用 使入球小动脉舒张，肾小球滤过率增大；通过 cGMP 使集合管上皮细胞管腔膜上的 Na^+ 通道关闭，抑制 NaCl 的重吸收；抑制肾素、醛固酮、血管升压素的分泌。

第六节 清 除 率

一、清除率的概念及计算方法

（一）血浆清除率的概念

血浆清除率是指两肾在单位时间（一般用每分钟）内能将多少毫升血浆中所含的某一物质完全清除，这个被完全清除了某物质的血浆的毫升数称为该物质的清除率（clearance rate，C）。

（二）计算方法

测量三个数值：尿中某物质的浓度（U，mg/100ml），每分钟尿量（V，ml/min）和血浆中某物质的浓度（P，mg/100ml）。因为尿中该物质均来自血浆，所以，$U\times V=P\times C$，亦即 $C=U\times V/P$。

二、测定清除率的意义

（一）测定肾小球滤过率

可通过测定菊粉清除率和内生肌酐清除率等方法来测定。菊粉能被肾小球自由滤过，但不能被肾小管和集合管重吸收和分泌，符合上述条件。根据对菊粉清除率的测定，可推算肾小球滤过率，但由于测定菊粉清除率操作不便，临床上常用测定较为简便的内生肌酐清除率，来推测肾小球滤过率。

1. 内生肌酐清除率指肾单位时间内能将多少毫升血浆中的肌酐完全排出。所谓内生肌酐是指体内组织代谢所产生的肌酐，在控制肉食和避免剧烈运动或体力劳动时内生肌酐较为恒定。可按下列公式计算：

2. 内生肌酐清除率=[尿肌酐浓度（mg/L）×尿量（L/24h）]/血浆肌酐浓度（mg/L）

由于肾小管和集合管能分泌少量肌酐，也能重吸收少量的肌酐，故内生肌酐清除率值略大于肾小球滤过率。我国成人内生肌酐清除率平均为128ml/min。

（二）测定肾血浆流量

通过静脉滴注碘锐特或对氨基马尿酸的钠盐，计算这两种物质的血浆清除率，平均值为660ml/min，这一数值代表了肾血浆流量。滤过分数则通过肾小球滤过率和肾血浆流量来计算。而肾血浆流量和血细胞比容，又能计算出肾血流量。

（三）推测肾小管的功能

第七节 尿 的 排 放

一、膀胱和尿道的神经支配

盆神经（副交感神经）起至骶髓，兴奋时使膀胱逼尿肌收缩、内括约肌舒张，促进排尿。腹下神经（交感神经）起至腰髓，兴奋时使膀胱逼尿肌舒张、内括约肌收缩，抑制排尿。阴部神经（躯体神经）由骶髓发出，受意志和反射控制，支配膀胱外括约肌，兴奋时使外括约肌收缩。上述三种神经也含有传入纤维。

二、排尿反射

排尿反射（micturition）是一种脊髓反射活动。当膀胱内尿量充盈到一定程度时（400～500ml），膀胱壁的牵张感受器受到刺激而兴奋。冲动沿盆神经传入，到达骶髓的排尿反射初级中枢；同时，冲动也到达脑干和大脑皮层的排尿反射高位中枢，并产生排尿欲。排尿反射进行时，冲动沿盆神经传出，引起膀胱逼尿肌收缩、尿道内括约肌松弛，于是尿液进入后尿道。尿液还可以刺激尿道的感受器，冲动沿阴部神经再次传到脊髓排尿中枢，进一步加强排尿中枢的活动，这是一种正反馈。此外，在排尿时，腹肌和膈肌的强力收缩也可产生较高的腹内压，协助排尿。

三、排尿异常

排尿反射弧的任何一个环节受损，都将导致排尿异常。如尿失禁、尿潴留等。

【强化训练题】

一、名词解释

1. 肾血流量的自身调节（autoregulation of renal blood flow）
2. 肾小球的滤过（glomerular filtration）
3. 有效滤过压（effective filtration pressure）
4. 滤过分数（filtration fraction）
5. 肾小球滤过率（glomerular filtration rate，GFR）

6. 球-管平衡（glomerulotubular balance）
7. 管-球反馈（tubuloglomerular feedback）
8. 水利尿（water diuresis）
9. 渗透性利尿（osmotic diuresis）
10. 血浆清除率（plasma clearance）
11. 肾糖阈（renal threshold for glucose）
12. 心房钠尿肽（atrial natriuretic peptide）
13. 肾小管的分泌（tubuler secretion）
14. 肾小管的重吸收（tubuler reabsorption）
15. 排泄（excretion）

二、填空题

1. 尿生成的基本过程包括______、______、______。
2. 肾小球滤过作用的动力是______。
3. 肾交感神经兴奋时，引起肾血管______，肾血流量______。
4. 肾小球毛细血管血压______，有利于______；肾小管周围毛细血管血压______，有利于______。
5. 不论肾小球滤过率增加或减少，近球小管的重吸收率始终占肾小球滤过率的______%左右，这种现象称为______。
6. 近端小管重吸收 HCO_3^-是以______的形式进行的。
7. 当肾血流量减少到 60mmHg 时，滤过平衡点移向______，故肾小球滤过率______。
8. 肾外髓部组织间液渗透压高是由主动重吸收______形成的，肾内髓部组织间液渗透压高是由______和______共同构成的。
9. 正常人两肾的葡萄糖重吸收的极限量，男性平均为______，女性平均为______。
10. 促进 ADH 合成和释放的主要因素有______和______。
11. 醛固酮的主要作用是促进远曲小管和集合管对______的重吸收和对______的分泌。
12. 血浆晶体渗透压______，将引起垂体后叶分泌增多______。
13. 在肾脏中，血管升压素的主要作用部位是______，其作用是______。
14. 肾小囊超滤液中的葡萄糖浓度与血浆中的葡萄糖浓度______，滤过的葡萄糖均在______被重吸收。
15. 静脉注射甘露醇后，尿量将______，这种利尿方式称为______。
16. 尿浓缩作用是在肾的______部位进行，最终在______作用下，使______对水的通透性增加而形成。
17. 肾脏分泌的生物活性物质有______和______。
18. 当动脉血压在______mmHg 范围内变动时，肾血流量保持相对稳定。
19. 肾脏通过重吸收______和分泌______以及 NH_3，对机体酸碱平衡起重要的调节作用。
20. 决定尿钾排出量的最重要的因素是______和______的钾分泌量。

三、选择题

A 型题

1. Na^+被动重吸收的部位是
A. 远曲小管　B. 髓袢降支粗段
C. 髓袢降支细段　D. 髓袢升支细段
E. 髓袢升支粗段
2. 促进肾小管分泌 H^+的因素是
A. 尿素的排泄　B. 肌酐的排泄
C. NH_3 的分泌　D. K^+的分泌
E. 葡萄糖的重吸收
3. 大量饮清水 1000ml 后，尿量增多的主要原因是
A. 血浆晶体渗透压增高
B. 血浆胶体渗透压增高
C. 血浆胶体渗透压降低
D. 血管升压素分泌减少　E. 肾血浆流量增多
4. 夏天大量出汗后导致尿量减少的主原因是
A. 血管升压素分泌增多　B. 醛固酮分泌增多
C. 血浆胶体渗透压增高
D. 血浆晶体渗透压增高　E. 有效滤过压增高
5. 尿中排出的 K^+主要是由下列哪个部分分泌的
A. 髓袢降支细段　B. 近曲小管
C. 髓袢升支粗段　D. 髓袢升支细段
E. 远曲小管和集合管
6. 给家兔静脉注射 20%葡萄糖 10ml 后，引起尿量增加的原因是
A. 肾小管液溶质浓度增高
B. ADH 分泌增多
C. 血浆晶体渗透压增高
D. 血浆胶体渗透压增高
E. 有效滤过压增高
7. 剧烈运动后出现少尿的主要原因是
A. 肾脏小动脉收缩，肾血流量减少
B. ADH 分泌增多
C. 肾小球毛细血管血压增高
D. 醛固酮分泌增多
E. 肾小球滤过膜面积减少
8. 滤过分数是指
A. 肾血流量/心输出量
B. 肾小球滤过率/肾血流量

C. 肾血流量/肾血浆流量
D. 肾血浆流量/肾血流量
E. 肾小球滤过率/肾血浆流量
9. 尿液流经尿道刺激感受器，使逼尿肌收缩增强，加强排尿过程的是
A. 正反馈调节　B. 负反馈调节
C. 体液调节　D. 自身调节　E. 前馈调节
10. 盆神经受损时，排尿功能障碍的表现是
A. 多尿　B. 尿频　C. 尿潴留
D. 尿失禁　E. 少尿
11. 醛固酮的主要作用是
A. 保 K^+排 H^+　B. 保 Na^+排 K^+
C. 保 Na^+保 K^+　D. 保 Na^+排 H^+
E. 保 K^+排 Na^+
12. 小管液在流经肾小管时滤液中大部分 Na^+的重吸收是在
A. 近端小管　B. 远端小管和集合管
C. 髓袢降支　D. 髓袢升支细段
E. 髓袢升支粗段
13. 肾小球滤过率是指
A. 每侧肾脏每分钟生成的超滤液量
B. 每分钟每侧肾脏的血浆流量
C. 每分钟两侧肾脏的血浆流量
D. 每分钟两肾生成的超滤液量
E. 肾血浆流量/肾血流量
14. 肾小球滤液中大部分溶质的吸收部位是
A. 近球小管　B. 髓袢升支粗段
C. 髓袢降支细段　D. 远曲小管　E. 集合管
15. 肾髓质渗透压梯度的维持主要靠
A. 髓袢升支粗段　B. 髓袢降支细段
C. 远曲小管　D. 网形小血管
E. U 型直小血管
16. 对尿素有高度通透的部位是
A. 远曲小管　B. 近曲小管　C. 髓袢降支细段
D. 髓袢升支细段　E. 内髓集合管
17. 葡萄糖重吸收的部位是
A. 近端小管　B. 髓袢升支粗段
C. 髓袢升支细段　D. 集合管　E. 远曲小管
18. 形成肾脏内髓部高渗梯度的主要溶质是
A. NaCl　B. KCl　C. 尿素
D. KCl 和尿素　E. NaCl 和尿素
19. 肾素-血管紧张素-醛固酮系统激活时，可使
A. ADH 减少　B. 醛固酮减少
C. 肾脏排钠量增加　D. 肾脏排钠量减少
E. 肾脏排钾量减少
20. 当肾小管分泌 H^+增多时可使某离子分泌减少的是
A. Na^+的重吸收　B. Cl^-的排泄
C. NH_3的分泌　D. K^+的分泌
E. 尿素的排泄
21. 促进远曲小管和集合管重吸收 Na^+的是
A. 醛固酮　B. 血管紧张素　C. 心房钠尿肽
D. 肾素　E. 抗利尿激素
22. 下列哪项不能使尿量增加的是
A. 尿崩症　B. 糖尿病　C. 交感神经兴奋
D. 大量饮清水　E. 输入甘露醇
23. 下列物质中不是肾小管分泌的是
A. H^+　B. NH_3　C. 尿素　D. K^+　E. NH_4^+
24. 下列能引起血管升压素分泌的最重要因素是
A. 循环血量增多　B. 血浆晶体渗透压增高
C. 血浆胶体渗透压增高
D. 血浆晶体渗透压降低
E. 寒冷刺激
25. 下列哪项与肾小球滤过率无关的是
A. 肾髓质血流量　B. 有效滤过压
C. 滤过膜的面积　D. 肾血浆流量
E. 滤过膜的通透性
26. 形成肾脏外髓部渗透梯度的主要溶质是
A. NaCl　B. NaCl 与尿素　C. KCl
D. 尿素　E. 尿素与 KCl
27. 水的等渗性重吸收发生在
A. 近端小管　B. 髓袢降支细段
C. 内髓集合管　D. 髓袢升支粗段
E. 远曲小管和集合管
28. 在肾小管中对水通透，而对 Na^+相对不通透的部位是
A. 近端小管　B. 髓袢降支细段
C. 髓袢升支细段　D. 髓袢升支粗段
E. 远曲小管和集合管
29. 肾脏致密斑的主要作用是
A. 感受醛固酮的变化
B. 感受肾血管内 NaCl 含量变化
C. 感受小管液中 NaCl 含量的变化
D. 感受入球小动脉牵张刺激
E. 感受抗利尿激素含量的变化
30. 正常人每昼夜尿量为
A. 500ml　B. 25000～3000ml
C. 2000～2500ml　D. 1000～2000ml
E. 1000～1500ml
31. 影响远曲小管和集合管对水重吸收的激素是
A. 醛固酮　B. 血管升压素　C. 甲状腺素
D. 心房钠尿肽　E. 肾上腺素
32. 终尿中的 K^+主要是由
A. 肾小球滤过　B. 远曲小管与集合管分泌

C. 髓袢升支细段分泌 D. 髓袢降支细段分泌
E. 近曲小管分泌
33. 下列关于肾血液循环的叙述正确的是
A. 血流分布均匀 B. 直小血管内血压高
C. 肾小管周围毛细血管血压高
D. 肾小球毛细血管血压低
E. 肾血流量相对恒定
34. 促进肾小球滤出的直接动力是
A. 全身动脉血压 B. 肾动脉血压
C. 入球小动脉血压 D. 出球小动脉血压
E. 肾小球毛细血管血压
35. 在动物实验中，能使肾小球滤过率增加的是
A. 快速静脉输入生理盐水
B. 注射大剂量去甲肾上腺素
C. 动脉血压升高至 160mmHg
D. 静脉注射大剂量高渗葡萄糖
E. 肾交感神经兴奋
36. 能主动重吸收 Cl^-的部位是
A. 远端小管 B. 髓袢升支粗段
C. 髓袢升支细段 D. 近端小管
E. 髓袢降支细段
37. 肾小管分泌 K^+增多时可减少
A. Na^+的重吸收 B. H^+的分泌
C. 尿素的排泄 D. 水的重吸收
E. NH_3的分泌
38. 内生肌酐清除率用于测定
A. 肾小球滤过率 B. 肾小管重吸收率
C. 肾血浆流量 D. 肾小管分泌和排泄功能
E. 肾血流量
39. 下列关于 H^+分泌的叙述，正确的是
A. K^+-Na^+交换增强，H^+的分泌增多
B. H^+-Na^+交换增强，H^+的分泌增多
C. H^+的分泌增加，抑制 NH_3的重吸收
D. H^+的分泌能抑制 HCO_3^-的重吸收
E. H^+的分泌增加，能促进 K^+的分泌
40. 肾脏分泌的 NH_3主要来源于
A. 谷氨酰胺 B. 甘氨酸 C. 丙氨酸
D. 肌酸 E. 尿素
41. 下列关于 HCO_3^-重吸收的叙述，正确的是
A. 小管液中的 HCO_3^-容易透过顶端膜
B. HCO_3^-与 H^+一起被转运回血液
C. 重吸收回血的 HCO_3^-是小管液中滤过的 HCO_3^-
D. 肾小管上皮细胞能直接将 HCO_3^-重吸收
E. HCO_3^-的重吸收是以 CO_2形式吸收的
42. 用于测定肾血浆流量的物质是
A. 菊粉 B. 肌酐 C. 碘锐特
D. 葡萄糖 E. 尿素
43. 血浆清除率为零的物质是
A. 菊粉 B. 葡萄糖 C. 尿素
D. 肌酐 E. 碘锐特
44. 血浆清除率最高的物质是
A. 碘锐特 B. 葡萄糖 C. 菊粉
D. 尿素 E. 肌酐
45. 关于肾素的叙述下列哪项是错误的
A. 肾素由颗粒细胞分泌
B. 肾素是一种蛋白水解酶
C. 肾素可使血管紧张素Ⅰ转变为血管紧张素Ⅱ
D. 致密斑兴奋可导致肾素分泌增加
E. 入球小动脉壁牵张减弱可导致肾素分泌增加
46. 不是心房钠尿肽的作用机制的是
A. 抑制集合管对 NaCl 的重吸收
B. 抑制醛固酮分泌 C. 抑制肾素分泌
D. 增加 ADH 分泌
E. 激活鸟苷酸环化酶，使细胞内 cAMP 含量增加
47. 下列叙述，不是血管紧张素Ⅱ作用的是
A. 使抗利尿激素分泌减少 B. 引起渴觉
C. 使醛固酮分泌增多 D. 使血管收缩
E. 使肾上腺素分泌增加
48. 下列关于肾单位的叙述，错误的是
A. 肾单位是肾脏的基本功能单位
B. 肾单位可分为皮质肾单位和近髓肾单位
C. 近髓肾单位与尿液浓缩和稀释密切相关
D. 近髓肾单位数量多于皮质肾单位
E. 肾单位与集合管共同完成泌尿功能
49. 下列对尿量增多的叙述中与 ADH 作用无关的是
A. 大量饮清水 B. 静脉输入大量生理盐水
C. 静脉输入甘露醇
D. 血浆晶体渗透压降低 E. 循环血量增加
50. 下列关于排尿反射的叙述，错误的是
A. 感受器位于膀胱壁上
B. 排尿反射受意识控制
C. 反射过程存在负反馈调节
D. 初级中枢位于骶髓
E. 反射过程受高位中枢的随意控制
51. 关于醛固酮作用机制下列叙述错误的是
A.醛固酮的作用机制可用基因调制学说来解释
B.醛固酮与远曲小管和集合管上皮细胞的膜受体结合
C. 上皮细胞产生醛固酮诱导蛋白
D. 诱导蛋白增加使 ATP 的生成量增加
E. 诱导蛋白可使 Na^+通道数目增加

52. 下列关于肾小球滤过作用的叙述，错误的是
A. 肾小球毛细血管血压是促进滤过的力量
B. 血浆胶体渗透压是阻止滤过的力量
C. 正常情况下肾小球毛细血管的全长均有滤过
D. 达滤过平衡时，滤过停止
E. 肾小囊内压升高时滤过减少
53. 关于 H^+分泌的叙述下列哪项是错误的
A. 肾小管各段均可分泌 H^+
B. H^+的分泌与 Na^+的重吸收有关
C. H^+的分泌有利于 HCO_3^-的重吸收
D. H^+的分泌可促进 NH_3 的分泌
E. 远曲小管和集合管 H^+的分泌增多时 K^+的分泌也增多
54. 下列关于 NH_3 分泌的叙述，正确的是
A. 各段小管均可分泌 NH_3
B. NH_3 的分泌促进 $NaHCO_3$ 重吸收
C. NH_3 主要由谷氨酸脱氨产生
D. H^+的分泌增多将减少 NH_3 的分泌
E. 分泌的 NH_3 以原形排出体外
55. 对 Na^+重吸收的叙述，下列正确的是
A. Na^+的重吸收常伴有 HCO_3^-的分泌
B. 近端小管重吸收的 Na^+量与肾小球滤出的 Na^+量成定比关系
C. 各段肾小管和集合管重吸收 Na^+的量均受 ADH 调节
D. 肾小管和集合管各段均能重吸收 Na^+
E. Na^+的重吸收常伴有 Cl^-和水的分泌
56. 下列关于 HCO_3^-重吸收的叙述，错误的是
A. 主要在近端小管重吸收
B. HCO_3^-是以 CO_2 的形式重吸收
C. HCO_3^-重吸收需要碳酸酐酶的作用
D. 与 H^+的分泌有关
E. Cl^-的重吸收优先于 HCO_3^-的重吸收
57. 关于葡萄糖重吸收的叙述错误的是
A. 近端小管是葡萄糖的重吸收的部位
B. 葡萄糖的重吸收与 Na^+的重吸收相耦联
C. 葡萄糖的重吸收是一种主动转运过程
D. 近端小管重吸收葡萄糖的能力有限
E. 正常情况下，近端小管不能将肾小球滤出的糖全部重吸收
58. 通过 Na^+-2Cl^--K^+同向转运体主动重吸收 Na^+的部位是
A. 近曲小管 B. 髓袢降支细段
C. 髓袢升支粗段 D. 髓袢升支细段
E. 远曲小管
59. 近髓肾单位的主要功能是
A. 释放肾素 B. 分泌醛固酮
C. 分泌抗利尿激素 D. 排泄 Na^+和 Cl^-
E. 浓缩和稀释尿液
60. 酸中毒时常伴有高血钾的原因是
A. H^+-Na^+交换增强 B. H^+-K^+交换增强
C. K^+-Na^+交换增强 D. 细胞破坏，释放 K^+增加
E. 肾小管重吸收 K^+增加

B 型题

（61～66）
A. 近端小管 B. 髓袢降支细段
C. 髓袢升支细段 D. 髓袢升支粗段
E. 远曲小管和集合管
61. 葡萄糖重吸收的部位是
62. Cl^-被继发性主动重吸收的部位是
63. Na^+的重吸收受醛固酮调节的部位是
64. 水的重吸收受血管升压素调节的部位是
65. 尿浓缩的部位是
66. HCO_3^-被重吸收的主要部位是
（67～69）
A. Na^+ B. K^+ C. H^+ D. Cl^- E. Ca^{2+}
67. 能促进肾脏分泌氨的是
68. 与葡萄糖的重吸收相耦联的是
69. 与氨基酸的重吸收相耦联的是
（70～72）
A. 入球小动脉管壁 B. 出球小动脉管壁
C. 致密斑 D. 间质细胞 E. 近球细胞
70. Na^+感受器是
71. 分泌肾素的细胞是
72. 接受压力牵张性刺激的部位是
（73～77）
A. 肾小球毛细血管血压降低
B. 肾小囊内压升高 C. 肾小球滤过率增高
D. 肾小球滤过总面积减少
E. 血浆胶体渗透压升高
73. 临床上急性失血性休克可导致
74. 大量输生理盐水后，可使肾血浆流量增加导致
75. 输尿管结石可导致
76. 大量溶血可导致
77. 急性肾小球肾炎可导致
（78～81）
A. 0～100ml/d B. 100～500ml/d
C. 1000～2000ml/d D. 大于 2500ml/d
E. 100～2000ml/d
78. 正常人每昼夜排出的尿量为
79. 少尿是指每昼夜排出的尿量为
80. 无尿是指每昼夜排出的尿量为

81. 多尿是指每昼夜排出的尿量长期保持在
（82～85）
A. 渗透性利尿　B. 水利尿　C. 无尿
D. 尿失禁　E. 尿崩症
82. 饮清水 1000ml 导致尿量增加称为
83. 下丘脑视上核受损会导致
84. 静脉输入甘露醇产生利尿消肿的基本原理是
85. 糖尿病患者多尿是由于

C 型题

（86～87）
A. NaCl 的重吸收　B. 尿素的重吸收
C. 二者均有　D. 二者均无
86. 外髓部高渗透梯度形成的重要因素是
87. 内髓部高渗透梯度形成的重要因素是
（88～89）
A. 循环血量减少　B. 血浆晶体渗透压升高
C. 二者均有　D. 二者均无
88. 使血管升压素分泌增多的是
89. 使醛固酮分泌增多的是
（90～93）
A. 水利尿　B. 渗透性利尿
C. 二者均有　D. 二者均无
90. 大量饮清水 1000ml 可引起
91. 大量饮生理盐水 1000ml 可产生
92. 糖尿病患者多尿属于
93. 给家兔静脉注射高渗葡萄糖后产生
（94～97）
A. 主动重吸收　B. 被动重吸收
C. 二者均有　D. 二者均无
94. 肾小管对水的重吸收
95. 肾小管对 Cl^-的重吸收主要是
96. 肾小管对葡萄糖的重吸收
97. 肾小管对 K^+的主要重吸收
（98～99）
A. 渗透梯度　B. 电位差
C. 二者均有　D. 两者均无
98. 无机离子被动重吸收的动力是
99. 水被动重吸收的动力是
（100～104）
A. 循环血量减少　B. 血浆晶体渗透压升高
C. 二者均有　D. 二者均无
100. 使心房钠尿肽分泌增多的是
101. 使肾素分泌增多的是
102. 大失血后可导致
103. 静脉注射生理盐水可导致
104. 大量出汗可导致

X 型题

105. 肾小球有效滤过压包括下列哪些的因素
A. 肾小球毛细血管血压　B. 血浆胶体渗透压
C. 肾小囊内压　D. 血浆晶体渗透压
E. 肾小球血浆流量
106. 关于 K^+的叙述正确的是
A. 大约 65%～70%的 K^+在近端小管被重吸收
B. 在远曲小管和集合管 K^+由主细胞分泌
C. 肾脏对 K^+的排出量取决于肾小球滤过量、肾小管 K^+的重吸收量和分泌量
D. 决定尿钾排出量的最重要因素是远端小管和集合管 K^+的分泌量
E. K^+分泌增加能促进 H^+的分泌
107. 关于葡萄糖重吸收的叙述正确的是
A. 近端小管是葡萄糖重吸收的唯一部位
B. 远曲小管也能吸收葡萄糖
C. 葡萄糖的重吸收属于继发性主动转运
D. 肾糖阈为 160～180mg/100ml
E. 男性葡萄糖吸收极限量大于女性
108. 下列因素可使近端小管重吸收率增高的是
A. 肾小球滤过率降低　B. 囊内压升高
C. 肾小管内压下降　D. 有效滤过压降低
E. 肾血浆流量增加
109. 静脉输入 1000ml 生理盐水后，可引起
A. 肾小管溶质浓度增加，造成渗透性利尿
B. 血容量增加，抗利尿激素释放减少
C. 血浆胶体渗透压降低，肾小球滤过率增加
D. 血浆晶体渗透压增高，抗利尿激素释放增加
E. 抑制肾髓质浓缩尿能力，尿量增加
110. 能影响肾小球滤过的因素有
A. 肾小球毛细血管血压　B. 肾小球血浆流量
C. 血浆晶体渗透压　D. 滤过膜的通透性
E. 肾小管重吸收
111. 下列哪些因素可引起尿量增多
A. 静脉注射大量去甲肾上腺素
B. 抑制髓袢粗段对 Na^+重吸收
C. 静脉输入大量生理盐水
D. 静脉注射抗利尿激素　E. 静脉注射甘露醇
112. 排尿反射过程中盆神经兴奋可引起
A. 膀胱逼尿肌收缩
B. 阴部神经元传出冲动减少　C. 内括约肌松弛
D. 腹下神经兴奋　E. 膀胱逼尿肌舒张
113. 醛固酮分泌减少可导致
A. 肾素含量减少　B. 血管紧张素含量增高
C. 循环血量减少　D. 高血钾　E. 水肿
114. 肾小管分泌 H^+常伴随着

A. Na^+重吸收 B. NH_3分泌 C. K^+分泌
D. Cl^-重吸收 E. HCO_3^-重吸收
115. 肾小管可主动重吸收的物质有：
A. 葡萄糖 B. Na^+和 Cl^- C. 氨基酸
D. 尿素和水 E. K^+
116. 关于水利尿的机制是
A. 血浆晶体渗透压降低
B. 血管升压素分泌增多
C. 血浆胶体渗透压增高
D. 血管升压素分泌减少
E. 醛固酮分泌减少
117. 下列关于肾小球滤过膜通透性的叙述，正确的是
A. 有效半径小于 2.0nm 的物质可以被完全滤过
B. 有效半径大 4.2nm 的物质也可以被滤过
C. 带负电荷的分子易通过
D. 带电荷的物质比中性物质更容易通过滤过膜
E. 滤过膜的主要屏障是基膜层
118. 心房钠尿肽的作用机制包括：
A. 使肾小管管腔上的 Na^+通道关闭
B. 增加肾小球滤过率 C. 抑制醛固酮的分泌
D. 使入球小动脉舒张
E. 抑制血管升压素的分泌
119. 可使尿浓缩能力降低的因素有
A. 髓袢升支粗段对 NaCl 重吸收增加
B. 髓袢升支粗段对 NaCl 重吸收下降
C. 髓袢升支细段对 NaCl 重吸收增加
D. 直小血管内血流过慢
E. 直小血管内血流过快
120. 下列哪些因素可使肾素释放增加的有
A. 入球小动脉牵张感受器兴奋
B. 致密斑感受器兴奋 C. 循环血量减少
D. 流经致密斑的 Na^+量减少
E. 交感神经兴奋
121. 在“影响尿生成因素”的实验中，下列结果正确的是
A. 静脉注射 20%葡萄糖 10ml，尿量增加
B. 静脉注射生理盐水，尿量增加
C. 静脉注射 1∶10000 去甲肾上腺素，尿量增加
D. 静脉注射乙酰胆碱，尿量减少
E. 电刺激迷走神经外周端，尿量减少
122. 失血性休克时可使
A. 心肺感受器受到的刺激减弱
B. 迷走神经传入冲动减少
C. 对血管升压素释放的抑制作用减弱
D. 血管升压素释放增加
E. 醛固酮分泌增加

四、问答题

1. 肾的血液循环特征有哪些？何谓肾血流的自身调节？有何特点？
2. 何谓肾小球滤过率？哪些因素会影响肾小球的滤过？
3. 何谓肾糖阈及葡萄糖吸收极限量？正常数值各是多少？
4. 终尿中 K^+与 Na^+的来源有何不同？为什么？
5. 试述静脉快速输入大量生理盐水或大量饮用清水后，尿量发生的变化及其原理。
6. 在动物实验中，用 5mV 电刺激家兔颈迷走神经外周端对尿量有何影响？为什么？
7. 试述近端小管前半段对 Na^+的重吸收过程。
8. 试述肾小管分泌 H^+和重吸收 $NaHCO_3$ 的过程。
9. 在临床上，大失血造成失血性休克（平均动脉血压为 50mmHg）的病人，其尿量会发生什么变化？为什么？
10. 夏天时大量出汗后，尿量会发生什么变化？为什么？大量饮清水 1000ml 后，尿量会发生什么变化？为什么？
11. 临床上用甘露醇或山梨醇给病人利尿消肿的原理是什么？
12. 当患者的血糖超过肾糖阈时，病人为什么会出现糖尿和多尿症状，试述其原理。
13. 何谓水利尿？举例说明水利尿的现象及机理。
14. 简述肾髓质渗透压梯度形成的原理。
15. 试述醛固酮的作用及其分泌的调节。

【参考答案】

一、名词解释

1. 肾血流量的自身调节：在没有外来神经、体液因素的影响下，肾血流量在动脉血压 80～160 mmHg 范围内变动时，肾血流量能保持相对恒定的现象，称为肾血流量的自身调节。
2. 肾小球的滤过：血液流经肾小球毛细血管时，除蛋白质分子外的血浆成分，通过滤过膜被滤入肾小球囊腔形成超滤液的过程，称为肾小球滤过作用。
3. 有效滤过压：肾小球有效滤过压是指促进滤过的动力与对抗超滤的阻力之间的差值。
有效滤过压=肾小球毛细血管血压–（血浆胶体渗透压+肾小球囊内压）
4. 滤过分数：肾小球滤过率和肾血浆流量的比值称为滤过分数。
5. 肾小球滤过率：单位时间内（每分钟）两肾生成的超滤液量称为肾小球滤过率。

6. 球-管平衡：不论肾小球滤过率增加或减少，近端小管的重吸收率始终占肾小球滤过率的65%～70%左右，这种现象称为球-管平衡。
7. 管-球反馈：小管液流量变化影响肾血流量和肾小球滤过率的现象称为管-球反馈。管-球反馈通过致密斑感受器调节肾血流量和肾小球滤过率。
8. 水利尿：大量饮清水后，血浆晶渗压下降，ADH 分泌减少，远曲小管和集合管对水重吸收减少而尿量增加的现象称为水利尿。
9. 渗透性利尿：指小管液中溶质浓度升高，使小管液渗透压升高，对抗水的重吸收，而使尿量增加的现象称为渗透性利尿。
10. 血浆清除率：是指肾脏每分钟将多少毫升血浆中所含的某种物质完全清除出去，这个被完全清除了某物质的血浆毫升数，称为该物质的血浆清除率，其单位是 ml/min。
11. 肾糖阈：尿中不出现葡萄糖的最高血糖浓度。
12. 心房钠尿肽：由心房肌细胞合成并释放的肽类激素，其主要作用是使血管平滑肌舒张，促进肾脏排钠、排水。
13. 肾小管的分泌：指肾小管和集合管上皮细胞将自身产生的物质或血液中的物质转运到小管液中的过程称为肾小管和集合管的分泌作用。
14. 肾小管的重吸收：指小管液流经肾小管和集合管时将小管液中的物质转运到血液的过程称为肾小管和集合管的重吸收作用。
15. 排泄：是指机体将物质代谢终产物、过剩的物质和异物通过排泄器官排出体外的过程。

二、填空题

1. 肾小球滤过　肾小管和集合管的重吸收　肾小管和集合管的分泌
2. 有效滤过压
3. 收缩　减少
4. 增高　肾小球的滤过增高　肾小管的重吸收
5. 65～70　球管平衡
6. CO_2
7. 入球小动脉端　滤过率减少
8. NaCl　NaCl 和尿素
9. 375mg/min　300mg/min
10. 体液渗透压的增高　血容量的减少
11. Na^+　K^+
12. 增高　增多
13. 远曲小管和集合管　增加远曲小管和集合管对水的通透性
14. 相等　近端小管
15. 增多　渗透性利尿
16. 远端小管和集合管　ADH　远端小管和集合管
17. 肾素　促红细胞生成素
18. 80～160
19. HCO_3^-　H^+
20. 远端小管　集合管

三、选择题

A 型题

1. D	2. C	3. D	4. A	5. E
6. A	7. A	8. E	9. A	10. D
11. B	12. A	13. D	14. A	15. E
16. E	17. A	18. E	19. D	20. D
21. A	22. C	23. C	24. B	25. A
26. A	27. A	28. B	29. C	30. D
31. B	32. B	33. E	34. E	35. A
36. B	37. B	38. A	39. B	40. A
41. E	42. C	43. B	44. A	45. C
46. D	47. A	48. D	49. C	50. C
51. B	52. C	53. E	54. B	55. B
56. E	57. E	58. C	59. E	60. A

B 型题

61. A	62. D	63. E	64. E	65. E
66. A	67. C	68. A	69. A	70. C
71. E	72. A	73. A	74. C	75. B
76. D	77. D	78. C	79. B	80. A
81. D	82. B	83. E	84. A	85. A

C 型题

86. A	87. C	88. C	89. A	90. A
91. D	92. B	93. B	94. B	95. B
96. A	97. A	98. C	99. A	100. D
101. A	102. A	103. D	104. B	

X 型题

105. ABC	106. ABCD	107. ACDE
108. CE	109. BC	110. ABD
111. BCE	112. ABC	113. CD
114. ABE	115. ABCE	116. AD
117. AE	118. ABCDE	119. BDE
120. ABCDE	121. ABDE	122. ABCDE

四、问答题

1. 肾的血液循环特征：①肾血液供应丰富，分布不均。正常人每分钟肾血流量约 1200ml，相当于心输出量的 1/5～1/4，其中 94%流经皮质，5%～6%流经外髓，流经内髓的仅不到 1%。②有两套毛细血管网。肾小球毛细血管网内压力较高，有利于肾血浆滤过；肾小管周围毛细血管网内压力较低，有利于肾小管的重吸收。

肾血流量的自身调节指在没有外来神经、体液因素的影响下，当动脉血压在 80～160mmHg 范围内变动时，肾血流量仍保持相对恒定的现象。

自身调节的特点：是在切断神经或在离体的肾灌注实验中都存在自身调节，可使肾血流量保持相对稳定的水平。

2. 单位时间内（每分钟）两肾生成的超滤液量称为肾小球滤过率。影响肾小球滤过作用的因素是有效滤过压，肾血浆流量和滤过系数。

（1）肾小球毛细血管血压：正常情况下，当血压在 60～160mmHg 变动时，肾血流量通过自身的调节作用，肾小球毛细血管血压变化不大，肾小球滤过率基本不变、尿量基本不变。在大失血等情况下，当动脉血压降至 60mmHg 以下，肾小球毛细血管血压才会明显降低，有效滤过压下降，肾小球滤过率减少、出现少尿。

（2）血浆胶体渗透压下降：当蛋白质摄取不足或蛋白质丢失过多造成血浆蛋白大量减少时，血浆胶体渗透压下降，有效滤过压升高，滤过率增加，出现多尿。

（3）囊内压在生理情况下变动不大。在输尿管或肾盂结石的情况下，囊内压会升高，有效滤过压降低，滤过率减少，出现少尿。

（4）肾血浆流量对肾小球滤过率的影响主要是通过改变滤过平衡点来实现的。肾血浆流量增大，肾小球毛细血管血浆胶渗压上升速度减慢，滤过平衡点向出球小动脉端靠近，甚至不出现滤过平衡，肾小球滤过率增大。反之，肾血浆流量减少，滤过平衡点向入球小动脉端靠近，肾小球滤过率减小。在大失血、严重缺 O_2、中毒性休克等因素影响下，由于交感神经强烈兴奋，使入球小动脉强烈收缩，肾血流量和肾血浆流量明显减少，故肾小球滤过率也显著降低。

（5）滤过系数（K_f）指在单位有效滤过压的驱动下，单位时间内经过滤过膜滤过的滤液量。K_f 是滤过膜的有效通透系数（k）和滤过膜的面积（s）的乘积。在某些肾脏疾病的情况下，滤过膜面积减少，滤过率降低出现少尿，或滤过膜受损，其通透性增加，将会出现蛋白尿甚至血尿。

3. 肾糖阈指尿中刚开始出现葡萄糖时的血浆葡萄糖浓度。一般为 160mg /100ml～180mg/100ml。肾小管葡萄糖重吸收极限量指近端小管对葡萄糖的重吸均已达到或超过近球小管对葡萄糖的最大转运率，称为肾小管葡萄糖重吸收极限量。正常人两肾的葡萄糖重吸收的极限量，男性平均为 375mg/min，女性平均为 300mg/min。

其特点是：所有转运体都达到饱和。

4. 肾小球滤过的 K^+大约 65%～70%被近端小管重吸收，25%～30%在髓袢重吸收，而远端小管和集合管既能重吸收 K^+，也能分泌 K^+。尿中排出的 K^+主要是远端小管后半段和集合管的主细胞分泌的。形成细胞内高钾浓度的基础是基底侧膜上的 Na^+-K^+泵。Na^+-K^+泵将细胞内的 Na^+泵出细胞，同时将细胞外液中的 K^+泵入细胞内。由于远端小管和集合管顶端膜有 Na^+通道，小管液中的 Na^+顺电化学梯度扩散进入小管细胞内，造成小管液呈负电位，也构成 K^+扩散的电位梯度。远端小管和集合管上皮细胞内 K^+浓度较高，管腔顶端膜对 K^+有通透性，K^+可顺化学梯度通过 K^+通道进入小管液。肾对 K^+的排出量取决于肾小球滤过量、肾小管对钾的重吸收量和分泌量。

终尿中的 Na^+是通过肾小球的滤过和肾小管的重吸收后未被重吸收的多余的 Na^+。而终尿中的 K^+一般认为它主要是远端小管和集合管的主细胞所分泌，因为原尿中的 K^+绝大部分已在近球小管及髓袢被重吸收回血。

5. 静脉快速输入大量生理盐水或大量饮用清水时，尿量都会发生增多的现象，但增多的原因却不同。

静脉快速输入大量生理盐水时，尿量增多的原因有：一是大量输入生理盐水时，血浆蛋白浓度的下降，血浆胶体渗透压降低，使有效滤过压增高，肾小球滤过率增高；二是肾血浆流量增加，血浆蛋白上升的速度减慢，滤过平衡点靠近出球小动脉，肾小球滤过率增高；三是血容量增加，可使血管升压素分泌减少，远曲小管和集合管对水的重吸收减少，尿量增多。

大量饮清水后，尿量增加的原因是血浆晶体渗透压下降，对渗透压感受器的刺激减弱，血管升压素释放减少，使远曲小管和集合管对水的通透性下降，重吸收减少，尿量增加，即水利尿。

6. 用电刺激家兔颈迷走神经外周端使尿量减少。用电刺激迷走神经外周端，其末梢释放乙酰胆碱，乙酰胆碱与心肌细胞膜上的 M 受体结合，产生负性的变时、变力、变传导作用，使心输出量减少，动脉血压下降到 50mmHg 以下。因此，肾小球毛细血管内压下降，有效滤过压减少，肾小球滤过率下降，尿量减少。

7. 近端小管前半段 Na^+进入上皮细胞的过程与 H^+的分泌以及葡萄糖、氨基酸的转运相耦联。

近端小管前半段（2/3 段）细胞基底侧膜上的 Na^+泵将细胞内 Na^+泵入细胞间隙。使细胞内 Na^+浓度降低，小管液中的 Na^+和细胞内的 H^+由顶端膜的 Na^+-H^+交换进行逆向转运，H^+被分泌到小管液中，小管液中的 Na^+顺浓度梯度进入上皮细胞内。

小管液中的 Na^+也可由管腔膜上的 Na^+-葡萄糖同向转运体和 Na^+-氨基酸同向转运体与葡萄糖、氨基酸共同转运，小管液中的 Na^+顺电化学梯度进入上皮细胞内，同时将葡萄糖和氨基酸转运入细胞内。进入细胞内的 Na^+再由基底侧膜的 Na^+泵将其泵入细胞间隙。进入细胞内的葡萄糖和氨基酸以易化扩散方式转运到细胞外，进入血液循环。

伴随着 Na^+、葡萄糖和氨基酸等进入细胞间隙，细胞间隙中渗透压升高，H_2O 随之进入细胞间隙，细胞间隙静水压升高，推动 Na^+、H_2O 进入毛细血管而被重吸收。

8. 肾小球滤过的 HCO_3^-与被肾小管上皮细胞分泌入小管液中的 H^+结合成 H_2CO_3，H_2CO_3 再解离成 H_2O 和 CO_2，CO_2 扩散进入上皮细胞内，在细胞内碳酸酐酶催化下 CO_2 和 H_2O 结合形成 H_2CO_3。H_2CO_3 解离出 H^+和 HCO_3^-。H^+通过 H^+-Na^+交换被分泌到小管液中，同时 Na^+被吸收进入上皮细胞内，这一过程称为 H^+-Na^+交换。进入小管细胞内的 Na^+和细胞内的 HCO_3^-一起被吸收回血。因此，HCO_3^-的重吸收是与 H^+的分泌密切相关的。HCO_3^-是以 CO_2 的形式被吸收。

9. 大失血时可使尿量减少。大失血时动脉血压降低至 50mmHg，超过肾血流量的自身调节范围，导致肾小球毛细血管血压明显下降，有效滤过压降低，肾小球滤过率下降，尿量减少。

大失血造成循环血量减少，对左心房容量感受器刺激减弱，反射性地引起血管升压素释放增加，使远曲小管和集合管对水的重吸收增加，尿量减少。

循环血量减少，肾素-血管紧张素-醛固酮系统活动增强，使醛固酮合成和分泌增加，加强远曲小管和集合管对 Na^+、Cl^-和水的重吸收，促进 K^+的排出，使尿量减少。

大失血可使交感神经兴奋，肾动脉收缩，肾血流量减少，肾小球滤过率下降，尿量减少。

10. 大量出汗后尿量减少。因为大量出汗导致机体水分的丢失大于电解质的丢失，使血浆晶体渗透压升高，对渗透压感受器刺激增强，血管升压素释放增多，作用于远曲小管和集合管使水的通透性增加，远曲小管和集合管对水的重吸收增加，尿量减少。

11. 甘露醇和山利醇消肿的原理是渗透性利尿。它们通过静脉注射以后，可以通过肾小球滤过进入小管液后不被肾小管重吸收，使小管液中溶质浓度增加，渗透压增加，妨碍肾小管和集合管对水的重吸收，引起尿量增加，即渗透性利尿，从而达到利尿消肿的目的。

12. 肾糖阈指尿中不出现葡萄糖时的最高血糖浓度。近端小管是葡萄糖吸收的唯一部位，近端小管对小管液中的葡萄糖不能被完全吸收，多余的糖会在终尿中出现，即出现糖尿。因为患者空腹血糖大于 180mg/100ml，已经超过肾糖阈（160～180mg/100ml），餐后血糖会进一步增高，大大超过近端小管对葡萄糖吸收的极限量，滤过的葡萄糖不能被完全重吸收，终尿中出现葡萄糖，即糖尿。由于肾小管液中的葡萄糖不能全部吸收，使小管液溶质浓度增加，渗透压升高，从而妨碍远曲小管和集合管对水的重吸收，造成渗透性利尿，即多尿。

13. 大量饮清水后引起尿量增多的现象称为水利尿。如正常人一次饮清水 1000ml，尿量半小时后开始增加，1 小时达峰值，2～3 小时后恢复正常。尿量增多的机制是：一次大量饮清水后，血浆晶体渗透压降低，对渗透压感受器刺激减弱，导致抗利尿激素合成、释放减少，远曲小管、集合管壁对水的通透性下降，它们对的水重吸收减少，尿量增多。

14. 肾外髓部组织间液的渗透压梯度主要是由髓袢升支粗段对 NaCl 的主动重吸收所形成。肾内髓部组织间液的高渗梯度是由尿素和 NaCl 被动扩散造成的。降支细段对水通透性高而对 Na^+不易通透，水被重吸收，小管液中 NaCl 浓度越来越高，当小管液折返入升支细段时，由于升支细段对 NaCl 有通透性，NaCl 顺浓度梯度扩散到内髓部组织间液，该部渗透压增高。远曲小管和皮质部及外髓部集合管对尿素不易通透而对水通透，在血管升压素作用下，水被重吸收，小管液中尿素的浓度升高；而内髓部集合管对尿素通透性大，小管液中尿素扩散到内髓部组织间液使组织间液渗透压进一步增高，部分尿素进入小管液经髓袢升支细段、髓袢升支粗段、远曲小管及内髓部集合管，形成尿素的再循环。

15. 醛固酮的主要作用是促进远曲小管和集合管对 Na^+的主动重吸收和对 K^+的分泌。由于 Na^+的主动重吸收增多，氯离子和水的重吸收也增多。

醛固酮的分泌受肾素-血管紧张素-醛固酮系统的调节。肾素是球旁细胞合成、储存和释放的一种酸性蛋白酶，能催化血浆中的血管紧张素原成为血管紧张素Ⅰ，后者进而转变成血管紧张素Ⅱ和血管紧张素Ⅲ。血管紧张素Ⅱ是其中生物活性最强的一种。血管紧张素Ⅱ、血管紧张素Ⅲ，它们可刺激肾上腺皮质球状带合成和释放醛固酮。

血 K^+浓度升高和血 Na^+浓度降低也可直接刺激肾上腺皮质球状带分泌醛固酮，醛固酮起到保钠、保水和排钾的作用，从而维持血 K^+和血 Na^+浓度的平衡。

（汪志群）

第九章　感觉器官的功能

【目 的 要 求】

1. 掌握　①简化眼；眼的调节；眼的折光与调节能力的异常。②视杆细胞的感光换能机制；视力、视野、暗适应与明适应。

2. 熟悉　①视网膜的结构和两种感光换能系统。②传音系统——外耳与中耳的功能；声音感受器，声音传导的行波学说；耳蜗的感音换能作用。

3. 了解　①感受器，感觉器官的概念和分类，感受器的一般生理特性。②光的折射与眼内物像的形成。③前庭器官的组成及其功能。

【教 材 精 要】

第一节　感受器及其一般生理特性

一、感受器、感觉器官的定义和分类

感受器（receptor）是指分布在体表或组织内部的一些专门感受机体内、外环境变化的特殊结构。感受细胞连同它们的附属结构，构成各种复杂的感觉器官。高等动物中最重要的感觉器官有眼（视觉）、耳（听觉）、前庭（平衡感觉）、嗅上皮（嗅觉）、味蕾（味觉）等器官，这些感觉器官都分布在头部，称为特殊感觉器官。

根据感受器的分布部位可将感受器分为两大类：一类是接受外环境中各种变化的感受结构，称外感受器。如视觉、听觉、嗅觉、味觉和皮肤感觉的感受器。另一类是接受内环境变化的感受结构，称内感受器。如感受身体位置、运动感觉的本体感受器和内脏感受器等。有些外感受器，在进化过程中产生了各种有利于感受的附属装置。通常把这种感受器及其附属装置称为感觉器官，简称感官，如眼、耳等。

二、感受器的一般生理特性

（一）感受器的适宜刺激

各种感受器的一个共同功能特点是，它们各有自己最敏感、最容易接受的刺激形式，这一刺激形式或种类就称为该感受器的适宜刺激（adequate stimulus）。如波长为380～760nm的可见光，是视网膜光感受细胞的适宜刺激。所谓“适宜”，除刺激的性质需适宜外，还需要一定的刺激强度和一定的持续时间，皮肤触觉感受器所接受的机械刺激，还必须达到一定的面积。

（二）感受器的换能作用

各种感受器还能把所接受到的各种刺激能量转变为以电能形式表现出来的神经动作电位，这种作用称为换能作用（transducer function）。故每一种感受器都可看做是一种特殊的生物换能器。各种感受器受到适宜刺激后，首先引起神经末梢膜电位的小幅度波动，称之为感受器电位。感受器电位不具有“全或无”的性质，随着刺激强度的增加而增大到一定程度时，就引起神经末梢产生动作电位。

（三）感受器的编码功能

感受器在换能过程中，不仅仅是发生了能量形式的转换，更重要的是把刺激所包含的环境变化的信息也转移到了动作电位的序列之中，称为感受器的编码功能（coding function）。感受器的编码功能表现在对外界刺激的性质和强度以及其他属性的编码。编码过程可发生在感受器部位，传入神经动作电位的频率以及信息在中枢神经元网络的整合处理过程。

（四）感受器的适应现象

感受器经过恒定的连续刺激一段时间后，对刺激的敏感性逐渐降低，发放冲动的频率逐渐减少，感觉也随之减弱，这种现象称为感受器适应（adaptation）。适应是所有感受器的一个功能特点，但它出现的快慢在不同感受器有很大的差别，通常根据感受器发生适应的快慢，可将感受器区分为快适应感受器（rapidly adapting receptor）和慢适应感受器（slowly adapting receptor）两类。感受器适应的快慢各有其生理意义，快适应有利于感受器及中枢再次接受新事物的刺激，慢适应则有利于机体对某些功能进行长期持续的检测，对它们可能出现的波动进行随时的调整。

第二节　眼的视觉功能

视觉（vision）由眼睛、视神经、视觉中枢共同活动完成。眼睛是视觉的外周感受器官，具有折光成像和感光换能两种作用。

一、眼的折光系统及其调节

（一）眼的折光系统的光学特征

折光系统由角膜、房水、晶状体和玻璃体组成。外界物体发出的光线入眼，通过眼折光系统时发生折射，最后于视网膜上形成一清晰的物像，这就是眼的折光功能。其折射程度由折射界面曲率半径和各种介质的折射率所决定。曲率半径越小，折射越强；折射界面的折射率相差越大，折射越强。

（二）眼内光的折射与简化眼

光线进入眼内折射途径比较复杂，为便于说明视像的形成，一般用简约眼的模型来解释。简约眼的眼球由一个前后径为 20mm 的单球面折光体构成，外界光线只在由空气进入前方球面时折射一次，折射率为 1.333；球面曲率半径 5mm，节点位于折射面后方 5mm 处，后主焦点恰好位于该折光体的后极，相当于视网膜的位置。这个模型与一个正常而处于安静状态的人眼一样，恰好能使来自 6m 以外的平行光线聚集在视网膜上，形成一清晰的物像。

（三）眼的调节

正常眼在安静时，正好能使 6m 以外的物体发出的平行光线成像在视网膜上，那么来自 6m 以内物体的辐散光线，将成像在安静眼的视网膜之后，由于光线到达视网膜时尚未聚焦，因而物像是模糊的。但实际上正常眼看近物时也十分清楚，这是由于眼在看近物时已进行了调节，使进入眼内辐散光线经过较强的折射，聚焦在视网膜上。

眼的调节主要靠晶状体曲率半径的改变，同时伴有瞳孔缩小和双眼视轴会聚，这一系列的调节称为眼的近反射（near reflex）。

1. 晶状体调节　视近物时，动眼神经副交感纤维活动加强，使睫状肌收缩，睫状体前移，于是睫状小带松弛，晶状体依靠其自身弹性变厚，折光力增强，使射入眼内的辐散光线经过较强的折射成像在视网膜上，这就是眼折光力的调节。

人眼的调节能力，即眼能看清近物的能力是有一定限度的，并随年龄的增长逐渐减弱。眼的最大调节能力可用眼能看清物体的最近距离来表示，这个距离称为近点（near point）。近点的远近决定于晶状体的弹性，近点越近，说明晶状体的弹性越好。通常是由于晶状体随年龄增长而逐渐失去弹性所致，故亦称老视（presbyopia）。

2. 瞳孔的调节　视近物时，动眼神经副交感纤维活动加强，使瞳孔括约肌收缩，瞳孔缩小，称为瞳孔近反射（near reflex of the pupil）。瞳孔近反射减少进入眼内的光线量，并使光线通过晶状体中心进入眼内，以减少球面像差和色差。

瞳孔的大小主要由环境中光线的亮度所决定的。当强光照射眼睛时，瞳孔会反射性缩小；当照射的光线突然减弱时，瞳孔又会反射性扩大。瞳孔的大小随照射视网膜的光线强弱而出现的改变，称为瞳孔对光反射（pupillary light reflex）。该反射的感受器是视网膜，传入纤维在视神经中，但这部分纤维进入中枢后是在中脑的顶盖前区换神经元，然后到达同侧和对侧的动眼神经核，传出纤维主要是动眼神经中的副交感神经纤维，效应器是瞳孔括约肌。

瞳孔对光反射的效应是双侧性的，即光照一只眼的视网膜，同侧及对侧的瞳孔均缩小称为互感性对光反射。

3. 双眼球会聚　视近物时，动眼神经活动加强，使眼内直肌收缩，两眼球同时向鼻侧会聚，使物像落在两侧视网膜的对称点上，产生清晰的视觉。

（四）眼的折光异常

正常眼睛无需进行调节就可以看清远处的物体，经过调节也可看清楚近点以外的物体，此称为正视眼（emmetropia）。若眼的折光能力异常或眼球的形态异常，使平行光线不能在静息眼的视网膜上清晰成像，则称为非正视眼（ametropia）或屈光不正。屈光不正包括近视、远视和散光眼。

1. 近视　近视(myopia)的形成原因有两种。一种是调节过度造成的。如弱光下看书，阅读时间过长，读写距离太近，使睫状肌呈痉挛性收缩，晶状体变凸，看远物时难以依靠调节使睫状肌完全松弛，由于晶状体折光力过大，远物光线聚焦在视网膜前，使物像模糊不清。另一种是眼球前后径即眼轴过长造成的。眼轴过长也可使远物光线聚焦在视网膜前，造成视物不清。但近视眼看近物时，眼无需进行调节或只进行较小程度的调节，就可在视网膜上成像，这就使近视眼的近点比正常眼还要近。近视眼的矫正方法是配戴合适的凹透镜，使远处物体的平行光线到眼之前先行发散，然后再通过眼的折光而成像于视网膜上。

2. 远视　远视（hyperopia）多因眼球前后径过短造成的。眼轴过短，远处物体光线通过折光系统聚焦在视网膜之后，形成一个模糊的物像。远视眼在看远物时就需要进行晶状体的调节，使平行光线聚焦在位置靠前的视网膜上，所以远视眼的特点是在看远物时即需动用眼的调节能力，因而看近物时晶状体的凸出差不多已达到它的最大限度，故近点距离较正常人为大，视近物能力下降，且易产生视力疲劳。远视的矫正方法是配戴合适的凸透镜。

3. 散光 正常眼的折光系统的各折光面都是正球面，即在球表面任何一点其曲率半径都是相等的。如果因为某些原因，折光面（通常发生在角膜）在某一角度的方位上曲率半径大小不等，则到达角膜不同方位的光线在眼内不能同时聚焦，造成物像变形和视物不清。这种情况属于规则散光（astigmatism），可用适当的柱面镜矫正。

二、眼的感光换能系统

（一）视网膜的结构特点

视网膜（retina）的厚度只有 0.1～0.5mm，但结构十分复杂。是由色素上皮细胞层、感光细胞层、双极细胞层和神经节细胞层等 4 层细胞构成的神经性结构。

1. 色素上皮细胞层 视网膜的最外层是色素上皮细胞层，每个细胞向里面伸有许多突起，插入感光细胞突起之间，其胞体和突起内都含有黑色素颗粒和维生素 A，可吸收由视网膜折返的光线，避免其干扰视像，同时对相邻的感光细胞起保护和营养作用。

2. 感光细胞层 感光细胞分视杆和视锥两种细胞，它们都含有特殊的感光色素，是真正的光感受器细胞。视杆细胞和视锥细胞在形态上都可分为 4 部分，由外向内依次称为外段、内段、胞体和终足。其中外段是感光色素集中的部位，在感光换能中起重要的作用。视杆细胞和视锥细胞在形态上的区别，也主要在外段。视杆细胞外段呈长杆状，主要分布在视网膜周边部分；视锥细胞外段呈短圆锥状，主要分布在视网膜的中央部分。它们外形不同，所含感光色素也不同。两种感光细胞都通过终足和双极细胞层内的双极细胞发生突触联系。

3. 双极细胞层 双极细胞为联络神经元，它有两个突起，一个是树突，向外呈树枝状，与许多感光细胞联系；另一个是轴突，向内与神经节细胞的树突形成突触联系。

4. 神经节细胞层 神经节细胞为多极神经元，其树突与许多双极细胞形成突触联系，神经节细胞的轴突在视网膜的里面形成一层神经纤维，这些纤维汇集在视神经乳头处，然后穿过视网膜形成视神经。该处没有感光细胞，因此无感光能力，在视野上表现出一个缺损区，称生理盲点（blind spot）。

（二）视网膜的两种感光换能系统

目前认为，在人和大多数脊椎动物的视网膜中存在着两种感光换能系统，即视杆系统和视锥系统，这称为视觉的二元理论。

视杆系统由视杆细胞和与它们相联系的双极细胞及神经节细胞等成分组成。它们对光的敏感度较高，能感受弱光，但视物无色觉而只能区别明暗，且视物时只能有较粗略的轮廓而看不清微细结构，分辨力差，又称晚光觉系统。

视锥系统由视锥细胞和与它们有关的传递细胞等成分组成。它们对光的敏感性较差，只能感受强光，但视物时可以辨别颜色，且对物体表面的细节和轮廓境界都能看得很清楚，分辨力高，又称昼光觉系统。

（三）视杆细胞的感光换能机制

视杆细胞外段所含的感光色素称视紫红质。在受到光线照射时视紫红质迅速分解为视蛋白和全反视黄醛，在此反应中，视黄醛发生了分子构象的改变，并导致视蛋白分子构象也发生改变，经过较复杂的信息传递系统的活动，诱发视杆细胞出现感受器电位。

在亮处分解的视紫红质，在暗处又可重新合成。在视紫红质分解和再合成的过程中，有一部分视黄醛将被消耗，这最终要靠由食物进人血液循环的维生素 A 来补充。长期维生素 A 摄入不足，会影响人在暗处的视力，将患夜盲症。

（四）视锥系统的感光换能和颜色视觉

人的眼睛能够感受波长为 370～740nm 的光波刺激，波长只要有 3～5nm 的增减，就可被视觉系统分辨为不同的颜色，这种分辨颜色的能力即为色觉。人眼能分辨的颜色不下 150 种。关于辨色机制，人们根据色光混合原理提出了三原色觉学说。此学说认为：视网膜中的 3 种视锥细胞各含有不同的感光色素，分别对蓝、绿、红光刺激最敏感，反应最强，对其他光刺激反应很弱。三种视锥细胞产生的色觉冲动由神经通路传到视觉中枢不同部位形成相应的色觉。不同比例混合的各色光线，分别引起 3 种视色素不同比例分解，产生冲动传至视觉中枢，可辨别出各种不同的颜色。有些人缺乏辨别某些颜色的能力，称为色盲。色盲分为单色盲和全色盲，全色盲极为少见，红色盲和红绿色盲较为多见。有些人只是辨别某种颜色的能力较弱，称为色弱。

三、视网膜的信息处理

视杆与视锥细胞在视网膜外表面有规律的交织排列，它们是视觉通路中的第一级感觉神经元。在光刺激作用下，由视杆和视锥细胞产生的电信号，在视网膜内经过复杂的神经元网络的传递，最后由神经节细胞发出的神经纤维以动作电位的形式传向中枢。

在视网膜的神经通路中，只有神经节细胞及少数无长突细胞具有产生动作电位的能力。目前比较明确的是，视杆细胞膜外段在接受光照刺激后产生超极化，该超极化型感受器电位以电紧张形式扩布到细胞终足，引起谷氨酸的释放，将信息传递至双极细胞。

另外，有事实表明，视网膜像经视网膜处理后，已被分解为不同的“像素”，如有些节细胞向中枢传递图像组成波长的信息；有的传输不同的亮度；有的传输光强度的短暂变化。需要指出的是，最复杂的信息处理与加工发生在中枢，尤其是高级中枢。

四、与视觉有关的若干生理现象

（一）视力

视力又叫视敏度（visual acuity），是指眼睛分辨最小两点间距离的能力，亦即对物体形态的精细辨别能力。正常眼在 5m 远处能分辨两点的最小距离为 1.5mm，此时的视角为 1 分角。临床上把 1 分角的视力定为 1.0，为眼的正常视力。

（二）暗适应和明适应

人从光亮处进入黑暗的环境，最初任何东西都看不清楚，经过一定时间，视觉敏感度才逐渐增高，恢复了在暗处的视力，这一过程称暗适应。相反，从暗处初来到亮处时，最初感到一片耀眼的光亮，不能看清物体，只有稍待片刻才能恢复视觉，这一过程称明适应。

（三）视野

单眼固定地注视前方一点不动，这时该眼所能看到的空间范围称为视野（visual field）。它能反映视网膜普遍的感光功能状况，所以又叫周边视力。视野与视网膜对应各点的位置，是上下、左右相反的。通常视野上侧和内侧较小，是由于眼睑和鼻根限制的缘故。在颜色视野中白色最大，黄蓝色较小，而红色视野更小，绿色视野最小。

（四）视后像和融合现象

注视一个光源或较明亮的物体，闭眼后感觉到一个光斑，形状与其相似，这种主观的感觉视觉后效应称为视后像。持续几秒到几分钟。重复的闪光刺激达到一定频率，可引起主观的连续光感，此现象称为融合。因闪光间歇时间比视后像时间短。能引起闪光融合的最低频率为临界融合频率。大小与光的强度、中枢疲劳程度有关；还受闪光颜色、视角大小、受试者年龄及某些药物影响。

（五）双眼视觉和立体视觉

双眼同时看一物体时所产生的视觉，称为双眼视觉。两眼同时看一个物体时，物体的光线能同时到达两眼的视网膜，因两眼的视神经纤维有部分交叉到对侧，所以每侧大脑皮质的视觉中枢都同时接受来自两眼的纤维投射。在正常情况下，面对远近方向不同的物体，中枢神经系统通过两眼眼外肌精细调节眼球位置，维持两眼视轴的对称关系，以保证两眼的主要对称点能精确地对准所注视的物体。双眼视觉弥补了单眼视野中存在盲点的缺陷，同时又扩大了单眼视觉的视野，增强了判断物体大小和距离的准确性，形成了立体视觉。

第三节　听觉器官

听觉器官由外耳、中耳和内耳的耳蜗组成。人耳的适宜刺激是 16～20000Hz 的空气震动疏密波，即声波。人耳最敏感的声波频率为 1000～3000Hz。

一、外耳和中耳的功能

（一）外耳的功能

包括耳廓和外耳道，耳廓具有集音作用，并有助于声源方向的判断；外耳道具有传音和增压作用。

（二）中耳的功能

中耳包括鼓膜、听小骨、鼓室和咽鼓管等主要结构。中耳的主要功能是起传音作用，将来自外耳的空气中声音振动能量真实地传到内耳淋巴液中。鼓膜呈浅漏斗形，对声波有较好的频率相应，其内侧连锤骨柄。听小骨即锤骨、砧骨和镫骨，三者互相连接成一个听骨链，并共同组成交角杠杆。声波通过鼓膜、听骨链作用于卵圆窗时，产生了明显的增压效应。

（三）声音传入内耳的途径

正常声音传导途径有两条：

1. 气传导　即声波经耳廓、外耳道振动鼓膜，再经听骨链和卵圆窗进入耳蜗，这一传导途径称为气传导（air conduction），是声波传导的主要途径。此外，鼓膜的振动也引起鼓室内空气的振动，再经圆窗膜传入耳蜗，这一途径也属气传导，但作用较弱。

2. 骨传导 声波可以直接引起颅骨振动，再引起位于颞骨骨质内的耳蜗骨壁传至内耳，这一传导途径称为骨传导（bone conduction）。正常人骨传导的效能远低于气传导。

二、内耳（耳蜗）的功能

内耳的听觉功能可概括为对声音的感受和对声音信息的初步分析。当外淋巴的振动引起耳蜗中的内淋巴振动时，位于基底膜上的螺旋器的毛细胞受刺激而兴奋，产生神经冲动，经耳蜗神经的听神经支传到大脑皮质颞叶的听觉中枢，产生听觉。

（一）耳蜗的结构特点

耳蜗由一条骨质管道围绕一个骨轴盘旋 $2^1/_2$～$2^3/_4$ 周所构成，耳蜗骨管内有两层膜，分别为横行的基底膜和斜行的前庭膜。它们把耳蜗分为 3 个腔，即前庭阶、鼓阶、蜗管。前庭阶和鼓阶内充满外淋巴，它们通过蜗顶的蜗孔相交通。蜗管为一条充满内淋巴的盲管与外淋巴不相通。位于基底膜上的螺旋器（又称科蒂器）由毛细胞和支持细胞组成，螺旋器内毛细胞是声音感受细胞。在蜗管的横断面上靠蜗轴一侧，可以看到有一行毛细胞纵行排列，称内毛细胞；在蜗管的靠外一侧有 3～5 行外毛细胞纵行排列。每一个毛细胞顶部表面都有上百条排列整齐的听毛，其中较长的一些埋植在盖膜的胶冻状物质中，盖膜在内侧连耳蜗轴，外侧游离在内淋巴中。

（二）耳蜗的感音换能作用

当声波振动由听骨链到达卵圆窗时，卵圆窗的振动可引起内耳的外淋巴振动，后导致基底膜的振动，基底膜的振动是以所谓“行波”的方式进行，即内淋巴的振动首先在靠近卵圆窗处引起基底膜振动，然后此振动再以行波的形式沿基底膜向蜗顶部方向传播，就像人在抖动一条绸带向远端传播一样。这样使得基底膜上的螺旋器（科蒂器）的毛细胞受刺激而兴奋，冲动经耳蜗神经（听神经支）传向听觉中枢。在链霉素中毒时，毛细胞发生退化，兴奋性消失。

耳蜗对声音频率和强度具有初步分析功能。实验证明，基底膜传播的行波随频率不同，传播的远近和最大行波振幅的出现部位也不同，振动频率愈低，行波传播愈远，最大振幅越靠近耳蜗的顶部；振动频率越高，行波传播越近，最大振幅越靠近耳蜗底部。因此，耳蜗底部受损时主要影响高频听力，蜗顶受损主要影响低频听力。

（三）耳蜗的生物电现象

1. 耳蜗内电位 在耳蜗结构中可以记录到 3 种电位：一是在没有声音刺激时引导出的耳蜗内电位；二是在耳蜗接受声音刺激时记录到的；三是耳蜗神经的动作电位。

在耳蜗未接受刺激时，如果把一个电极放在鼓阶外淋巴中并接地，使之保持在零电位，那么用另一个测量电极可测出蜗管内淋巴中的电位为+80mV 左右，这一电位称为耳蜗内电位又称内淋巴电位（endolymphatic potential）。如果将此测量电极刺入毛细胞内，则膜内电位为−70～−80mV。由于细胞顶端与周围浸浴在不同的淋巴液中，因此测出的静息电位不同。在毛细胞周围浸浴液为外淋巴（电位相当于零），该处膜内外的电位差为 80mV 左右；而毛细胞顶端外的浸浴液为内淋巴，则该处细胞膜内（相当于−80mV）和膜外（相当于+80mV）的电位差为 160mV，这是毛细胞静息电位和一般细胞不同之处。

2. 耳蜗微音器电位 当耳蜗接受声音刺激时，在耳蜗及其附近结构可记录到一种特殊的电位波动，称为微音器电位（cochlear microphonic potential，CM），CM 呈等级式反应，即其电位随刺激强度的增强而增大，能真实地反映基底膜瞬时位移振幅。耳蜗微音器电位的特点是：①在一定刺激强度范围内，其频率和幅度与声波振动完全相同；②微音器电位无真正阈值，潜伏期极短，小于 0.1 毫秒，无不应期；③不易疲劳，对缺氧和深麻醉相对地不敏感，在听神经纤维变性时仍能出现。

三、听神经动作电位

听神经动作电位（AP）是耳蜗对声音刺激所产生的一系列反应中最后出现的电变化，是耳蜗对声音刺激进行换能和编码的总结果。

（一）听神经复合动作电位

当把引导电极放在内耳卵圆窗附近，给予一个短声刺激时，可记录到在微音器电位之后出现听神经的复合动作电位。复合动作电位反应起源于基底膜不同部位的多条神经纤维的放电，在一定声音刺激强度范围内，动作电位的振幅随声音刺激强度的增大而增大。

（二）单一听神经纤维动作电位

如果把微电极刺入听神经纤维内，可记录到单一听神经纤维的动作电位，它是一种“全或无“式的反应，安静时有自发放电，声音刺激时放电增加。仔细分析每一条听神经纤维的放电特性和声音频率之间的关系时就可发现，单一听神经纤维对某一特定频率的纯音只需很小的刺激强度便可发生兴奋，这个频率称为特征频率（characteristic frequency）或最佳频率。随着声音强度增加，能使更多的纤维兴奋，由这些纤维传递的神经冲动，共同向中枢传递这一声音的频率及其强度的信息。

第四节　前庭器官的平衡感觉功能

前庭器官由内耳迷路的椭圆囊、球囊和 3 个半规管组成，是感受人体在空间的位置以及运动情况的感官，在调节肌紧张和维持身体平衡中起重要作用。

一、前庭器官的感受细胞和适宜刺激

（一）前庭器官的感受细胞

前庭器官的感受细胞都称为毛细胞，它们具有类似的结构和功能。这些毛细胞有两种纤毛，其中有一条最长，位于细胞顶端的一侧边缘处，称为动纤毛；其余的纤毛较短，数量较多，每个细胞约有 60～100 条，呈阶梯状排列，称为静纤毛。毛细胞的底部有感觉神经纤维末梢分布。各类毛细胞的适宜刺激是与纤毛的生长面呈平行的机械力作用。当纤毛都处于自然状态时，细胞膜内外存在着约–80mV 的静息电位，同时与毛细胞相连的神经纤维上有一定频率的持续放电；此时如果外力使静纤毛朝向动纤毛一侧偏转时，细胞膜电位减小（去极化），达一定阈值时（约–60mv），支配毛细胞的传入神经冲动发放频率增加，表现兴奋效应；相反，当外力使动纤毛朝向静纤毛一侧弯曲时，则毛细胞膜电位增大（超极化），同时传入冲动减少，表现为抑制效应。

（二）前庭器官的适宜刺激和生理功能

1. 半规管的功能　半规管的适宜刺激是人体各方为的旋转变速运动。半规管壶腹嵴毛细胞的结构同囊斑中的相似。当头发生旋转变速转动时，内淋巴的惯性作用冲击半规管壁，致使壶腹嵴变形。与运动方向相反的壶腹嵴内毛细胞受到刺激，当壶腹嵴毛细胞的静纤毛朝动纤毛一侧弯曲时，发生兴奋；而静纤毛背离动纤毛弯曲时，则产生抑制。例如：当直立位置人体向左水平方向旋转时，左侧水平半规管中的内淋巴将压向壶腹的方向，使该侧毛细胞兴奋，传入冲动增多。与此同时，旋转使右侧水平半规管中的内淋巴压力作用方向正好离开壶腹，于是该侧毛细胞抑制，传入冲动减少。因此可以认为，人脑正是根据来自两侧水平半规管传入信号的不同来判定是否开始旋转和旋转方向的。水平半规管的功能是感知以身体长轴为轴所作的旋转变速运动，并通过反射调整身体两侧肌肉的紧张性和眼的运动，使人体在运动时，保持身体的平衡以及判别体位方向和看清物体。内耳迷路中其他两对半规管，可以接受和它们所处平面方向一致的旋转变速运动的刺激，并产生相应的旋转运动感觉。

2. 椭圆囊和球囊的功能　椭圆囊和球囊均有一个囊斑，囊斑的适宜刺激为头部位置的改变和直线变速运动。因此，椭圆囊和球囊的功能是感知头部及身体静态时的位置和直线变速运动的状况。

正常头的位置保持其矢状面及额面与地面呈垂直。在头部处于正常位置时，耳石膜与毛细胞间呈一定的压力关系，当头部位置改变时，使耳石膜位移，从而改变了耳石膜与毛细胞在空间上的相对位置，因耳石密度大于内淋巴，所以在不同位向情况下，耳石膜就向不同方向、不同程度地牵拉毛细胞纤毛，刺激毛细胞产生传入冲动，引起头部位置变化的感觉，同时引起颈部肌肉张力的改变。

当人体在水平方位做变速运动时，主要刺激椭圆囊囊斑；而做垂直方位的直线变速运动时主要刺激球囊囊斑。某一方向作加速或减速运动时，使附着于耳石膜的纤毛弯曲，引起毛细胞兴奋，向中枢发放有关运动方向和运动速度等方面的信息，引起相应的速度变化感觉。同时，反射性地引起躯干、四肢等各部分的肌肉产生肌张力改变，调整姿势，以维持身体的平衡。

二、前庭反应

（一）前庭器官的姿势调节反射

当人乘电梯突然上升时，会出现肢体的伸肌抑制而腿屈曲；当电梯突然下降时伸肌收缩而肢体伸直。当汽车突然加速时，由于惯性身体后仰，但在后仰之前躯体屈肌和下肢伸肌紧张性增强，使身体前屈以保持身体平衡。车突然停止时又出现相反的情况。这都是前庭器官的姿势反射，其意义在于维持机体一定的姿势和保持身体平衡。

（二）前庭自主神经反应

如果前庭器官受到过强或过长的刺激，或刺激未过量而前庭功能过敏时，常会引起恶心、呕吐、眩晕、皮肤苍白等现象，称为前庭自主神经反应，严重时可导致晕船、晕车和航空病。

（三）眼震颤

身体旋转引起的眼球运动称为眼球震颤，简称眼震颤。眼震颤是眼球不自主的节律性运动。生理情况下，上下半规管受刺激时，引起垂直方向的眼震颤；外半规管受刺激时，引起水平方向的眼震颤。眼震颤包括眼球运动的慢动相与快动相两种成分。当旋转开始时，如果是向右旋转，两眼球并不随头向右旋转，而要保持注视正前方原来的目标，因此，缓慢地向左移动，这一过程称为慢动相；当眼球向左偏移达到最大限度不能再向左偏移时，立即迅速回跳到原来的位置，这一过程称为快动相。同时眼球又注视正前方的新目标，但是头与身体仍继续向右旋转，眼球又重复向左偏移并再次回到原位，完成第二次眼震颤运动。眼震颤慢动相的方向与旋转方向相反，而快动相的方向与旋转方向一致。由于快动相容易被察觉，临床上用它来代表眼震颤方向。通过检查眼震颤可以判断前庭器官功能状态。方法是让受试者坐在转椅上，头向前倾 30°，以每两秒转一周的速度旋转 10 周，然后突然停止，这时一个正常人眼震颤应持续 15～40 秒。身体旋转刺激半规管引起的眼球运动（眼震颤），其生理意义是在运动中的一段时间内能使眼内物象暂时不动，借以看清物体，辨别自己在空间的位移方向。

【强化训练题】

一、名词解释

1. 感受器（receptor）
2. 简化眼（reduced eye）
3. 感受器的适宜刺激（adequate stimulus of receptor）
4. 感受器的换能作用（sensory transduction）
5. 感觉编码作用（sensory coding）
6. 感受器的适应现象（adaptation of receptor）
7. 视敏度（visual acuity）
8. 近点（near point of vision）
9. 散光（astigmatism）
10. 瞳孔对光反射（pupillary light reflex）
11. 色盲（color blindness）
12. 近视（myopia）
13. 老视（presbyopia）
14. 眼的调节（accommodation of the eye）
15. 暗适应（dark adaptation）
16. 视野（visual field）
17. 听阈（hearing threshold）
18. 最大可听阈（maximal auditory threshold）
19. 气传导（air conduction）
20. 耳蜗微音器电位（microphonic potential）
21. 前庭自主神经反应（vestibular autonomic reaction）
22. 眼震颤（nystagmus）

二、填空题

1. 感受器的一般生理特性有______、______、______和______。
2. 人眼能看到的可见光波长为______。
3. 声波刺激引起耳蜗产生______电位，再由它引起______的兴奋。
4. 声波通过鼓膜、听骨链作用于卵圆窗时，其振幅______，而压强______。
5. 瞳孔对光反射的中枢在______。
6. 根据感受器的分布部位可将感受器分为两大类，一类是接受外环境中各种变化的感受结构，称______，一类是接受内环境变化的感受结构，称______。
7. 眼的折光组织有______、______、______和______，其中能使眼的折光度发生改变的是______。
8. 眼具有______和______两项功能。
9. 近点的远近决定于______的弹性，近点越近，说明晶状体的弹性越好。
10. 视近物时，动眼神经副交感纤维活动加强，使瞳孔括约肌收缩，瞳孔______，称为瞳孔近反射。
11. 屈光不正包括近视、______和散光眼。
12. 正常眼的折光系统的各折光面都是______，即在球表面任何一点其曲率半径都是相等的。
13. 视近物时，眼的调节包括______、______和______。
14. 人能辨别 4 种基本的味质，即______、酸、苦、咸。
15. 味觉敏感度易受温度的影响，在 20～30℃间，味觉的敏感性______。
16. 前庭功能过敏或前庭器官受到过强或过长的刺激时，会出现恶心、呕吐、眩晕和皮肤苍白等现象，称为______。
17. 远视眼的近点距离较正常人______。

18. 眼睛分辨最小两点间距离的能力称为______。
19. 近视眼的原因多数是由于______或______，远处物体发出的平行光线聚焦在视网膜的______方。
20. 视网膜上存在两种感光细胞，即______和______，前者主要分布在______、后者主要分布在______。
21. 视杆细胞所含的感光色素是______、在光照时迅速分解为______和______，在暗处又能重新合成。被消耗了得______则由维生素 A 补充。
22. 当机体维生素 A 过低时，将影响______的合成，能引起______症。
23. 视杆细胞和视锥细胞的感受器电位一样，表现为一种______型的慢电位，而其他类型的感受器电位一般都表现为膜的______。
24. 按照三原色学说，视网膜上存在分别对______、______、______的光线特别敏感的三种______细胞。
25. 最常见的色盲是______色盲，表现为不能分辨______和______，绝大多数色盲是由______引起的。
26. 中耳的主要功能是起______作用。
27. 人耳的适宜刺激是______Hz 的声波，而人耳最敏感的声波频率在______Hz 之间。
28. 视杆细胞外段所含的感光色素为______。
29. 视力为 1.0 时的视角是______。
30. 在视网膜的神经通路中，只有______细胞及少数______细胞具有产生动作电位的能力，在信息到达这些细胞之前，视觉信息主要依赖______的方式传递。
31. 暗适应实际是人眼在______光下，对光的敏感度逐渐______的过程。
32. 不同颜色的视野不同，其中白色视野最______，绿色视野最______。
33. 双眼视觉可以弥补单眼视野中的______缺损，扩大视野，并能产生______感。
34. 外耳道作为一个共鸣腔，其最佳共振频率约为______，当这种声波由外耳道口传到鼓膜时，强度约提高______倍。
35. 听骨链主要由______、______和______三块听小骨组成。通过听骨链的传递，整个中耳的增压效应约为______倍。
36. 咽鼓管的主要功能是______，平时处于______，当吞咽或呵欠时______。
37. ______和______构成了声波由外界传入内耳的最有效的传导途径。声波经此途径传入内耳时，其振动幅度______，振动强度______，这种效应称为______。
38. 骨传导是指外界空气的振动，直接引起______的振动，最终引起______振动的传导途径。
39. 按照行波学说的观点，基底膜的底部主要感受______频声波，基底膜的顶部主要感受______频声波。
40. 耳蜗感受______，与______有关。
41. 椭圆囊和球囊的适宜刺激是______，壶腹嵴的适宜刺激是______。
42. 前庭器官包括______、______和______，其感受细胞都称为______。
43. 用两眼视物时，能看到物体的高度、宽度和深度，这种感觉称为______。

三、选择题

A 型题

1. 具有“全或无”性质的电位是
A. 静息电位　B. 感受器电位　C. 动作电位
D. 终板电位　E. 兴奋性突触后电位
2. 感受器对外界刺激的强度和量的编码是通过
A. 改变动作电位的幅度
B. 改变动作电位的潜伏期
C. 改变动作电位的发放频率
D. 改变动作电位的传导速度
E. 改变动作电位的波形
3. 感受器的适应现象表现在持续刺激条件下
A. 动作电位发放频率变慢
B. 动作电位幅度减小
C. 动作电位发放频率变慢，幅度减小
D. 动作电位潜伏期延长
E. 动作电位发放频率变快
4. 正常情况下，最容易出现适应现象的感受器是
A. 肌梭　B. 触觉感受器　C. 伤害性感受器
D. 牵张感受器　E. 内脏化学感受器
5. 下列关于感受器电位和突触后电位的叙述，错误的是
A. 可以总和　B. 都属于局部电位
C. 扩布有衰减性
D. 其幅度比动作电位的大
E. 其幅度可随刺激强度的增加而增大
6. 当光照增强时瞳孔缩小，此反射称为
A. 瞳孔近反射　B. 瞳孔对光反射
C. 直接光反射　D. 直接缩小反射
E. 减弱的瞳孔开大反射
7. 正常成年人看 6 米以外的物体时
A. 折光系统需要调节，使物体在视网膜上清晰成像
B. 折光系统不需要调节，物体即可在视网膜上清晰成像折射
C. 折光系统不需调节时，物体在视网膜前成像

D. 折光系统不需调节时，物体在视网膜后成像
E. 折光系统需要调节，使物体在视网膜前形成清晰的图像

8. 眼的折光系统中，最主要的折光发生在
A. 空气-角膜前表面界面
B. 角膜后表面-房水界面
C. 房水-晶状体前表面界面
D. 晶状体后表面-玻璃体界面
E. 玻璃体-视网膜界面

9. 正常成年人看 6 米以内的物体时
A. 折光系统需要调节，使物体在视网膜上清晰成像
B. 折光系统不需要调节，物体在视网膜前形成清晰的图像
C. 折光系统需要调节，物体在视网膜后形成清晰的图像
D. 折光系统需要调节，物体在视网膜上形成清晰的图像
E. 折光系统需要调节，物体在视网膜前形成清晰的图像

10. 视近物时使之成像聚集在视网膜上的主要调节活动是
A. 角膜曲率变大
B. 晶状体前面的曲率增大
C. 晶状体前面的曲率变小
D. 眼球前后径增大　E. 房水折光系数增高

11. 近点距离主要决定于
A. 睫状肌中环形纤维的收缩能力
B. 瞳孔括约肌的收缩能力
C. 角膜的曲率半径
D. 眼球前后径的距离
E. 晶状体弹性

12. 关于视杆系统，下列描述错误的是
A. 主要分布在视网膜的周边部
B. 与双极细胞连接时会聚程度高
C. 含有的感光色素为视紫红质
D. 可分辨紫色和红色光　E. 司暗视觉

13. 眼经充分调节能看清眼前物体的最近之点，称为
A. 主点　B. 节点　C. 焦点　D. 近点　E. 远点

14. 在视网膜中能产生动作电位的细胞是
A. 色素细胞　B. 视杆细胞和视锥细胞
C. 双极细胞　D. 水平细胞　E. 神经节细胞

15. 视杆细胞的感受器电位是一种
A. 除极化慢电位　B. 超极化慢电位
C. 先除极化后超极化慢电位
D. 锋电位　E. 兴奋性突触后电位

16. 当用光照射正常人的左眼时
A. 左眼瞳孔缩小，右眼瞳孔不变
B. 右眼瞳孔缩小，左眼瞳孔不变
C. 两眼瞳孔均缩小
D. 两眼瞳孔都不变
E. 左眼瞳孔缩小，右眼瞳孔扩大

17. 使平行光线聚焦于视网膜前方的眼，称为
A. 远视眼　B. 散光眼　C. 近视眼
D. 正视眼　E. 老光眼

18. 老视发生的原因主要是
A. 晶状体透明度改变　B. 晶状体弹性减弱
C. 角膜曲率改变　D. 角膜透明度改变
E. 房水循环障碍

19. 近视眼与正视眼相比，前者的
A. 近点变远，远点变近
B. 近点和远点都变远
C. 近点变近，远点变远
D. 近点和远点都变近
E. 近点变远，远点不变

20. 近视眼的矫正方法是配戴合适的
A. 凸透镜　B. 凹透镜　C. 柱面镜
D. 老花镜　E. 平面镜

21. 远视眼的矫正方法是配戴合适的
A. 凸透镜　B. 凹透镜　C. 柱面镜
D. 棱柱镜　E. 平面镜

22. 视网膜中对暗光最敏感的部位是
A. 视网膜中央凹　B. 黄斑　C. 视神经乳头部
D. 视网膜周边部　E. 整个视网膜

23. 下列关于近视眼的叙述，错误的是
A. 眼球前后径过长　B. 近点较正常眼更远
C. 眼的折光力过强
D. 平行光线聚焦于视网膜前
E. 可用凹透镜纠正

24. 当支配睫状肌的副交感神经兴奋时可使
A. 晶状体曲度增大　B. 晶状体曲度减小
C. 角膜曲度增大　D. 角膜曲度减小
E. 瞳孔缩小

25. 当睫状肌收缩时可使
A. 角膜曲度增大　B. 角膜曲度减小
C. 瞳孔缩小　D. 晶状体曲度增大
E. 晶状体曲度减小

26. 关于对视锥细胞的叙述，不正确的是
A. 视锥细胞主要集中在中央凹
B. 视锥细胞与双极细胞和节细胞连接时会聚程度小
C. 视锥细胞含视紫红质　D. 有色觉辨别能力
E. 对物体精细分辨力强

27. 视网膜中央凹的视敏度最高，其原因是
A. 视锥细胞多而直径最小，单线式联系
B. 视锥细胞多而直径最小，聚合式联系
C. 视锥细胞多而直径较大，聚合式联系
D. 视杆细胞多而集中，单线式联系
E. 视杆细胞多而集中，聚合式联系
28. 临床上较为多见的色盲是
A. 红色盲　B. 绿色盲　C. 黄色盲
D. 红绿色盲　E. 黄蓝色盲
29. 视锥与视杆细胞的本质不同在于
A. 外段　B. 内段　C. 胞体
D. 连接部　E. 终足
30. 夜盲症发生的原因是
A. 视紫红质过多　B. 视紫红质缺乏
C. 顺视黄醛过多　D. 视蛋白合成障碍
E. 视紫蓝质合成过多
31. 视紫红质是
A. 视锥细胞内的感光色素　B. 对紫光最敏感
C. 视杆细胞内的感光色素　D. 一种视蛋白
E. 与明视野有直接关系
32. 视紫红质的化学本质是
A. 糖脂　B. 磷脂　C. 结合蛋白
D. 肽类物质　E. 固醇类物质
33. 视黄醛由下列哪种物质转变而来
A. 维生素 D　B. 维生素 E　C. 维生素 A
D. 维生素 B_2　E. 维生素 K
34. 关于视杆细胞的感光换能机制，下列错误的是
A. 外段是视紫红质密集的部位
B. 外段是进行光-电转的关键部位
C. 视紫红质受光照射分解后，可在外段膜上出现离子通透性的改变
D. 外段膜在无光照时，钠离子由膜外向膜内流动
E. 感受器电位是一种去极化型的电位，是 Na^+ 内流所造成
35. 视远物和视近物都需要进行调节的眼为
A. 老视眼　B. 正视眼　C. 远视眼
D. 散光眼　E. 近视眼
36. 瞳孔近反射和瞳孔对光反射中枢的共同部位是
A. 大脑皮质　B. 下丘脑　C. 中脑
D. 脑桥　E. 延髓
37. 视锥细胞最重要的功能特点是
A. 能感光色素　B. 能产生感受器电位
C. 含有 11-顺视黄醛　D. 具有辨别颜色的能力
E. 对光刺激敏感
38. 引起色觉的“三原色”是
A. 红、绿、白　B. 红、黄、蓝
C. 绿、黄、紫　D. 黑、白、红
E. 红、绿、蓝
39. 下列关于正常视野的叙述，错误的是
A. 颞侧视野较大　B. 鼻侧视野较小
C. 红色视野最小　D. 白色视野最大
E. 黄色视野大于绿色视野
40. 颜色视野范围最小的是
A. 红色　B. 黄色　C. 蓝色
D. 绿色　E. 白色
41. 视觉最敏锐处是视网膜上的
A. 视盘　B. 黄斑　C. 中央凹
D. 视神经乳头　E. 筛板
42. 眼的近点的远近主要决定于
A. 瞳孔直径　B. 晶状体的弹性
C. 房水的折光指数
D. 角膜前表面的曲率半径
E. 玻璃体的折光指数
43. 军装多为绿色，从视觉生理来说，其依据是
A. 色盲中红绿色盲最常见　B. 绿色亮度较低
C. 视杆细胞无色觉　D. 绿色视野最小
E. 绿色视野最大
44. 感光色素集中在感光细胞的部位是
A. 外段　B. 内段　C. 连接部
D. 终足　E. 突触小泡
45. 视野范围最大的是
A. 黄色　B. 红色　C. 绿色
D. 白色　E. 蓝色
46. 下列结构的损害将造成两颞侧视野的丧失，即出现“管状视野”的是
A. 视交叉　B. 右侧视神经　C. 右侧视束
D. 左侧视束　E. 左侧视神经
47. 听骨链传导声波的作用是使声波的振动
A. 幅度减小，压强增大
B. 幅度增大，压强减小
C. 幅度和压强均增大　D. 幅度和压强均减小
E. 幅度不变，压强增大
48. 内耳血管纹的重要作用是
A. 产生外淋巴液　B. 吸收内淋巴液
C. 营养基底膜　D. 产生微音器电位
E. 产生和维持蜗管内正电位
49. 声音传入内耳的主要途径是
A. 骨传导
B. 外耳→鼓膜→听骨链→卵圆窗→内耳
C. 外耳→鼓膜→鼓室空气→圆窗→内耳
D. 外耳→鼓膜→听骨链→圆窗→内耳

E. 颅骨→耳蜗
50. 振动由鼓膜经听骨链传向卵圆窗时
A. 幅度增大，压强增大
B. 幅度减小，压强减小
C. 幅度增大，压强减小
D. 幅度减小，压强增大
E. 幅度不变，压强增大
51. 外界声音通过中耳时，可使声压增加约
A. 1.3 倍 B. 3.2 倍 C. 17.2 倍
D. 22.4 倍 E. 55 倍
52. 听骨链传导声波的作用是使振动
A. 幅度减小，压强增大
B. 幅度增大，压强增大
C. 幅度减小，压强减小
D. 幅度增大，压强减小
E. 幅度不变，压强增大
53. 为中耳鼓室和外界环境提供压力平衡的结构是
A. 咽鼓管 B. 卵圆窗 C. 圆窗
D. 蜗孔 E. 听骨链
54. 飞机上升和下降时，嘱乘客做吞咽动做其生理意义在于
A. 调节基底膜两侧的压力平衡
B. 调节前庭膜两侧的压力平衡
C. 调节圆窗膜内外压力平衡
D. 调节鼓室与大气之间的压力平衡
E. 调节中耳与内耳间的压力平衡
55. 耳蜗的主要功能是
A. 集音作用 B. 传音作用 C. 感音换能作用
D. 声压增益作用 E. 传导动作电位
56. 耳蜗底部受损时，出现的听力障碍主要是
A. 高频听力 B. 低频听力 C. 中频听力
D. 中、低频听力 E. 高、中频听力
57. 听觉的感受器是
A. 耳蜗神经纤维 B. 前庭膜
C. 螺旋器的毛细胞 D. 盖膜 E. 鼓膜
58. 耳蜗感音换能过程中，一个关键的因素是
A. 耳蜗内出现各种直流性电变化
B. 前庭膜的振动 C. 盖膜的振动
D. 基底膜的振动 E. 内淋巴的振动
59. 耳蜗螺旋器毛细胞的听毛发生弯曲时，可产生
A. 耳蜗静息电位 B. 耳蜗动作电位
C. 行波运动 D. 耳蜗微音器电位
E. 听神经动作电位
60. 前庭植物性神经反应的主要表现为
A. 恶心、呕吐 B. 眩晕、呼吸困难
C. 脉搏加快，体温升高
D. 眩晕、恶心、呕吐、皮肤苍白
E. 眩晕、腰痛、背痛
61. 囊斑的适宜刺激是
A. 正角加速度 B. 负角加速度
C. 角匀速运动 D. 头部和躯干各方向直线正负加速运动
E. 各方向的直线匀速运动
62. 含 H^+的物质常有
A. 苦味 B. 甜味 C. 咸味
D. 酸味 E. 腐臭味
63. 感受苦味的感受器分布在
A. 舌根部 B. 舌的两侧 C. 舌的中部
D. 舌尖 E. 舌背侧前部
64. 冷水进入一侧耳内而导致出现头晕和恶心等自主神经功能改变是由于
A. 冷却了耳石器官 B. 壶腹嵴的运动减弱
C. 内淋巴流动 D. 前庭传入神经放电增加
E. 前庭传入神经放电减少

B 型题

（65～67）
A. 呈正变 B. 呈反变 C. 呈正比
D. 呈反比 E. 无关系
65. 对感受器的刺激强度与传入神经发放冲动的频率之间的关系是
66. 对感受器的刺激强度和被兴奋的传入神经纤维数量之间的关系是
67. 视杆细胞内视紫红质的含量与对光敏感性的关系是
（68～70）
A. 疲劳 B. 适应 C. 换能
D. 编码 E. 调制
68. 感受器把各种刺激的能量转变为神经纤维上的动作电位，称为
69. 感受器把内、外环境变化的信息转变为神经纤维上动作电位的序列过程，称为
70. 感受器对刺激的敏感性逐渐降低的过程，称为
（71～72）
A. 瞳孔的大小 B. 房水的折光指数
C. 晶状体的弹性 D. 玻璃体的折光指数
E. 角膜前表面的曲率半径
71. 眼的近点远近主要决定于
72. 眼的调节能力的大小主要决定于
（73～75）
A. 眼球前后径过长 B. 眼球前后径过短
C. 眼的折光能力过强 D. 晶状体弹性降低

E. 角膜表面不呈正球形
73. 散光眼是由于
74. 老花眼是由于
75. 远视眼是由于
（76～78）
A. 凹透镜 B. 凸透镜 C. 圆柱镜
D. 棱镜 E. 平面透镜
76. 远视眼应配戴
77. 近视眼应配戴
78. 散光眼应配戴
（79～82）
A. 对感光细胞起营养和保护作用
B. 能进行光-电转换
C. 视信息传递的第二级神经元
D. 能产生动作电位
E. 起联络感光细胞作用
79. 水平细胞
80. 神经节细胞
81. 视锥和视杆细胞
82. 色素细胞
（83～87）
A. 色素上皮层 B. 双极细胞层
C. 神经节细胞层 D. 感光细胞
E. 无长突细胞
83. 视网膜脱离发生在与其他层之间
84. 感光细胞层的内侧层为
85. 在双极细胞层与神经节细胞层之间起横向联系的是
86. 位于视网膜最内层的是
87. 都通过终足与双极细胞发生突触联系的是
（88～89）
A. 视盘 B. 中央凹 C. 中央凹的周边部
D. 视盘的周边部 E. 视网膜的周边部
88. 视网膜上仅有视锥细胞的部位是
89. 视网膜上既无视锥细胞也无视杆细胞的部位是
（90～94）
A. 感音性耳聋 B. 传音性耳聋
C. 听力不受影响 D. 高频听力受损
E. 低频听力受损
90. 鼓膜穿孔可引起
91. 听骨链受破坏可引起
92. 全耳蜗病变可导致
93. 耳蜗顶部病变可导致
94. 耳蜗底部病变可引起
（95～97）
A. 半规管 B. 椭圆囊 C. 球囊
D. 基底膜 E. 科蒂器
95. 感受声波振动
96. 汽车启动和停止刺激
97. 电梯开动和停止刺激

C 型题

（98～103）
A. 视杆系统 B. 视锥系统
C. 两者都是 D. 两者都不是
98. 可司白昼的强光
99. 可司暗光，无色觉
100. 有物体精细辨别能力
101. 可司立体视觉
102. 感光色素为视紫红质
103. 感光色素中含有 11-顺视黄醛
（104～109）
A. 视杆细胞 B. 视锥细胞
C. 两者都是 D. 两者都不是
104. 主要分布于视网膜的黄斑中心
105. 主要分布于视网膜的边缘部
106. 与双极细胞连接多为 1 对 1 连接
107. 有形成动作电位的能力
108. 感受器电位是一种超极化慢电位
109. 感受器电位是一种除极化慢电位
（110～115）
A. 耳蜗内淋巴液 B. 耳蜗外淋巴液
C. 两者都是 D. 两者都不是
110. 蜗管内含
111. 前庭阶和鼓阶内含
112. 类似细胞内液，内含高 K^+低 Na^+溶液
113. 类似细胞外液，内含高 Na^+低 K^+溶液
114. 毛细胞侧底部的细胞外液
115. 毛细胞底部的突触间隙内含
（116～119）
A. 椭圆囊囊斑 B. 球囊囊斑
C. 两者都是 D. 两者都不是
116. 感受垂直方向的角加速度
117. 感受垂直方向的线加速度
118. 感受水平面的线加速度
119. 感受水平面的角加速度
（120～121）
A. 产生局部电位的能力
B. 产生动作电位的能力
C. 两者都有 D. 两者都无
120. 感光细胞具有
121. 神经节细胞具有
（122～123）
A. 受交感神经支配 B. 受副交感神经支配

C. 两者都有　　D. 两者都无
122. 瞳孔大小的变化
123. 晶状体曲率半径的变化
（124～125）
A. 气导减弱　　B. 骨导减弱
C. 两者都减弱　　D. 两者都不减弱
124. 神经性耳聋
125. 传导性耳聋

X 型题

126. 感受器电位及发生器电位的特点是
A. 多为局部反应　　B. 有总和现象
C. 以电紧张方式扩布　D. 扩布有衰减性
E. 电位变化幅度与刺激强度呈正变关系
127. 与简化眼有关的数据是
A. 折光体的折光指数为 1.33
B. 节点至眼球前表面距离为 5mm
C. 眼球前后径为 20mm
D. 节点至眼球后表面距离为 15mm
E. 后主焦点在节点后方 15mm 处
128. 不同感觉的刺激强度的编码是通过
A. 刺激能量的形式　B. 被刺激的感受器性质
C. 信号传输的特定途径
D. 参加同一信息传输的神经纤维数目多少
E. 单一神经纤维上冲动频率的高低
129. 军装多为绿色，主要是因为
A. 绿色与草相似，隐蔽性强　B. 绿色亮度较低
C. 红、绿色盲最多见　　D. 绿色视野最小
E. 视杆细胞无色觉
130. 能反映眼调节能力的指标有
A. 远点　　B. 近点　　C. 焦距
D. 焦度　　E. 视野
131. 视近物时反射性引起瞳孔缩小，其作用
A. 减小球面像差　B. 减少进入眼内的光量
C. 减少色像差　　D. 降低眼的折光能力
E. 增加视觉的清晰度
132. 鼓膜
A. 传导声音的失真度小
B. 咽鼓管阻塞时可使其内陷
C. 为声压的承受装置　D. 频率响应特性好
E. 与听骨链配合，使声音传导的压强增大
133. 下列关于近视眼的叙述，正确的有
A. 眼球前后径过长　　B. 近点较正常眼为远
C. 可用凹透镜纠正　　D. 近点较正常眼为近
E. 平行光线聚焦于视网膜前
134. 眼视近物的调节过程包括
A. 瞳孔变大　B. 瞳孔缩小　C. 视轴会聚
D. 晶状体变薄　　E. 晶状体变凸
135. 有关瞳孔的正确叙述有
A. 在强光下缩小　B. 在暗光下扩大
C. 视近物时缩小　D. 视近物时扩大
E. 变动于 1.5～8.0mm 之间
136. 老视眼的特点有
A. 近点远移　　B. 视近物不清
C. 视远物时不需调节
D. 静息时折光能力正常
E. 晶状体的弹性降低
137. 关于远视眼的叙述，下列正确的是
A. 近点距离比正视眼大
B. 发生视物疲劳，尤其视近物时
C. 多由眼球前后径过长引起
D. 眼的折光力减弱　E. 矫正方法可用凹透镜
138. 区分不同类型视锥细胞的主要依据有
A. 外段结构的差异　　B. 视黄醛结构的差异
C. 视蛋白结构的不同
D. 光谱吸收特性的不同　E. 分布部位的不同
139. 关于视杆细胞的叙述，下列正确的是
A. 主要分布在视网膜周边部
B. 对光波刺激较视锥细胞敏感
C. 有较强分辨能力　　D. 对色光很敏感
E. 感光色素为视紫红质
140. 视杆细胞
A. 主司暗视觉　B. 主要分布于视网膜周边部
C. 分辨能力较弱　D. 色觉缺乏或不完善
E. 对光刺激比视锥细胞更敏感
141. 视锥细胞
A. 主司明视觉　　B. 主要分布于视网中心部
C. 分辨能力强　　D. 有色觉
E. 对光刺激敏感性比视杆细胞低
142. 下列关于瞳孔对光反射的描述，正确的有
A. 感受器为视网膜
B. 传出纤维为动眼神经中的副交感纤维
C. 效应器为瞳孔散大肌
D. 效应器为瞳孔括约肌
E. 该反射中枢在大脑皮质距状裂
143. 关于视锥细胞的叙述，下列正确的是
A. 主要集中在中央凹处　　B. 司分辨颜色
C. 司明视觉　D. 对光波敏感性高
E. 分辨力较视杆细胞强
144. 房水的功能有
A. 参与折光成像作用　　B. 维持眼内压
C. 维持眼球的正常形态　　D. 营养晶状体
E. 湿润和保护角膜的前后两面
145. 关于视野的叙述，下列正确的是
A. 鼻侧与上侧较宽　　B. 颞侧与下侧较宽

C. 红色视野最小 D. 白色视野最大
E. 黄色视野大于绿色视野
146. 近点距离变大的有
A. 散光 B. 远视 C. 老视
D. 近视 E. 玻璃体混浊
147. 常见的折光异常有
A. 散光 B. 近视 C. 老视
D. 远视 E. 以上都是
148. 关于老视的描述，正确的有
A. 看近物不清 B. 看远物和正常眼相同
C. 晶状体弹性降低
D. 主要为眼球前后径变短
E. 晶状体弹性正常
149. 瞳孔变小的情况有
A. 强光刺激后 B. 弱光刺激后
C. 视近物时 D. 用阿托品后 E. 视远物时
150. 前庭器官包括
A. 椭圆囊 B. 球囊 C. 耳蜗
D. 三个半规管 E. 螺旋器
151. 下列关于盲点的叙述，正确的是
A. 位于中央凹的鼻侧
B. 该处仅缺乏视锥细胞
C. 该处缺乏视锥细胞和视杆细胞
D. 为双极细胞的突起穿出眼球的部位
E. 可被双眼视觉消除
152. 双眼视觉的生理意义是
A. 增加深度觉 B. 扩大平面视野
C. 加强视觉立体感
D. 补偿单眼视觉存在的盲点
E. 增强对物体的距离、大小判断的准确性
153. 当人乘车，车突然向左转弯时
A. 刺激半规管
B. 躯干屈肌与下肢伸肌紧张增强，躯干前倾
C. 刺激囊斑
D. 左侧上下肢伸肌紧张增强，躯干向右偏移
E. 刺激椭圆囊
154. 乘电梯突然上升时，人发生屈腿反应，它的感受器是
A. 肌肉关节中的本体感受器 B. 球囊
C. 垂直半规管 D. 椭圆囊 E. 科蒂器
155. 外耳的作用有
A. 为声波传向中耳的通道 B. 有采音作用
C. 通过共鸣提高声音强度
D. 有助于声源方位的判断
E. 对鼓膜有一定保护作用
156. 鼓膜—听骨链装置的功能是
A. 起传音作用 B. 起增压作用
C. 减少振动的幅度
D. 可防止突发性过强声压对内耳的损伤
E. 补偿由于声阻抗不同所致的能量耗损
157. 下列关于微音器电位的叙述，正确的是
A. 潜伏期极短 B. 其波形与刺激声波无关
C. 是一种交流性质的电变化
D. 对缺氧、麻醉相对不敏感
E. 属于一种局部电位
158. 下列关于前庭器官的叙述，正确的是
A. 包括椭圆囊、球囊和半规管
B. 为自身运动状态和头在空间位置的感受器
C. 受刺激后可反射性引起相应感觉和肌紧张改变等效应
D. 壶腹嵴是感受角变速运动的感受器
E. 囊斑是感受直线加速运动的感受器
159. 咽鼓管
A. 为鼻咽部与鼓室的通道
B. 做吞咽运动时开放
C. 开口部通常处于闭合状态
D. 打呵欠或喷嚏时开放
E. 能使鼓室内压与大气压平衡
160. 眼震颤在
A. 半规管受刺激时可发生
B. 匀速旋转开始时可发生
C. 匀速旋转停止时可发生
D. 匀速旋转继续进行时可发生
E. 可用于检查前庭功能

四、问答题

1. 试述感受器的生理特性。
2. 试述简化眼的概念以及如何利用简化眼来判断物体在视网膜的成像情况。
3. 试述近视产生原因。
4. 试比较视网膜两种感光细胞的分布及其功能特征不同。

【参 考 答 案】

一、名词解释

1. 感受器:是指分布在体表或各种组织内部的专门感受机体内、外环境变化的特殊结构或装置。
2. 简化眼:是指根据眼的实际光学特征而设计出的与真实眼在折光效果上相同的简单的等效光学系统。
3. 感受器的适宜刺激:每一种感受器只对一种特定形式的能量刺激最为敏感，感受阈值最低，这种刺激称为该感受器的适宜刺激。

4. 感受器的换能作用：感受器可把作用于它们的那种特定形式的刺激能量转换为神经信号，再进一步转换成以电能形式表现的传入神经纤维上的动作电位，这种转换称为感受器的换能作用。
5. 感受编码作用：感受器受到刺激时，经换能作用转变为动作电位后，不仅仅是发生了能量形式的转换，而且把刺激所包含的环境变化的信息，也转移到了动作电位的序列之中，这种作用称为编码作用。
6. 感受器的适应现象：当某一恒定强度的刺激作用于感受器时，虽然刺激仍在持续作用，但其感觉传入神经纤维上的脉冲频率随刺激作用时间的延长而下降，这一现象称为感受器的适应现象。
7. 视敏度感受器又称视力，是指眼对物体形态的精细辨别能力，是判断视网膜中央凹视锥细胞功能的指标。用人所能看清的最小视网膜像的大小来表示。
8. 近点：使眼作充分的调节后，所能看清眼前物体的最近距离或限度称为近点，与晶状体的弹性有关。
9. 散光：由于角膜在不同方位上曲率半径不同，使不同方位的光线在眼内不能同时聚焦，造成物像变形和视物不清，称为散光。
10. 瞳孔对光反射：瞳孔对光反射是眼的一种重要的适应功能，指瞳孔的大小随光线的强弱而反射性改变，弱光下瞳孔散大，强光下瞳孔缩小。
11. 色盲：有些人缺乏辨别某些颜色的能力，称为色盲。
12. 近视：是由于眼球前后径过长或折光力过强，看远处物体时平行光线成像在视网膜之前，因而产生视物模糊。需戴凹透镜纠正。
13. 老视：由于晶状体随年龄增长而逐渐失去弹性，看近物时的调节能力减弱，近点远移，称为老视，又叫老花眼。
14. 眼的调节：当人看清近物时，使晶状体的曲率增加的过程，称为眼的调节。
15. 暗适应：当人从亮处突然进入暗室，最初几乎看不清任何物体，经过一定时间后，逐渐恢复了在暗处的视力，这种现象叫暗适应。
16. 视野：单眼固定地注视前方一点不动，这时该眼所能看到的范围称为视野。
17. 听阈：对于每一种频率的声波来说，刚能引起听觉的最小强度称为听阈。
18. 最大可听阈：当声波的强度在听阈以上继续增加时，听觉的感受也相应增强，但当强度增加到某一限度时，它引起的将不单是听觉，同时还会引起鼓膜的疼痛感觉，该限度称为最大可听阈。
19. 气传导：主要指声波经外耳道引起鼓膜振动，再经 3 块听小骨和卵圆窗膜传入内耳的途径；同时，鼓膜振动也可以引起鼓室内空气的振动，再经圆窗将振动传入内耳。正常听觉的产生主要通过气传导来实现。
20. 耳蜗微音器电位：是当耳蜗受到声音刺激时，在耳蜗及其附近结构记录到的一种具有交流性质的特殊电变化，这种电变化的频率和幅度与作用于耳蜗的声波振动完全一致，称为微音器电位。
21. 前庭自主神经反应：如果前庭器官受到过强或过长的刺激，或刺激未过量而前庭功能过敏时，常会引起恶心、呕吐、眩晕、皮肤苍白等现象，称为前庭自主神经反应。
22. 眼震颤：身体旋转引起的眼球运动，称为眼震颤。

二、填空题

1. 感受适宜的刺激　换能作用　编码作用　适应现象
2. 370～740nm
3. 微音器　听神经
4. 减小　增大
5. 中脑
6. 外感受器　内感受器
7. 角膜　房水　晶状体　玻璃体　晶状体
8. 折光成像　感光换能
9. 晶状体
10. 缩小
11. 远视
12. 正球面
13. 晶状体变凸　瞳孔缩小　双眼球会聚
14. 甜
15. 最高
16. 前庭自主神经反应
17. 远
18. 视力（视敏度）
19. 眼球前后径过长　折光能力过强　前
20. 视锥细胞　视杆细胞　中央部　周边部
21. 紫红质　视蛋白　视黄醛　视黄醛
22. 视紫红质　夜盲
23. 超极化　去极化
24. 红　绿　蓝　视锥
25. 红绿　红色　绿色　遗传因素
26. 传音

27. 16～20000 1000～3000
28. 视紫红质
29. 1 分角
30. 神经节 无长突 电紧张性扩布
31. 暗 升高
32. 大 小
33. 盲区 立体
34. 3500Hz 10
35. 锤骨 砧骨 镫骨 22.4
36. 调节鼓室内压力以维持鼓膜两侧气压平衡 闭合状态 开放
37. 鼓膜 听骨链 减小 增大 增压（效应）
38. 颅骨 耳蜗内淋巴液
39. 高 低
40. 声波 听觉
41. 正、负直线加速度 角加速度
42. 椭圆囊 球囊 三个半规管 毛细胞
43. 立体视觉

三、选择题

A 型题

1. C	2. C	3. A	4. B	5. D
6. B	7. B	8. A	9. D	10. B
11. E	12. D	13. D	14. E	15. B
16. C	17. C	18. B	19. D	20. B
21. A	22. D	23. B	24. A	25. D
26. C	27. A	28. D	29. A	30. B
31. C	32. C	33. C	34. E	35. C
36. C	37. D	38. E	39. C	40. D
41. C	42. B	43. D	44. A	45. D
46. A	47. A	48. E	49. B	50. D
51. D	52. A	53. A	54. D	55. C
56. A	57. C	58. D	59. D	60. D
61. D	62. D	63. A	64. C	

B 型题

65. A	66. A	67. A	68. C	69. D
70. B	71. C	72. C	73. E	74. D
75. B	76. B	77. A	78. C	79. E
80. D	81. B	82. A	83. A	84. B
85. E	86. C	87. D	88. B	89. A
90. B	91. B	92. A	93. E	94. D
95. E	96. B	97. C		

C 型题

98. B	99. A	100. B	101. D	102. A
103. C	104. B	105. A	106. B	107. D
108. C	109. D	110. A	111. B	112. A
113. B	114. B	115. B	116. D	117. B
118. A	119. D	120. A	121. C	122. C
123. C	124. C	125. A		

X 型题

126. ABCDE	127. ABCDE	128. DE
129. AD	130. BD	131. ABCE
132. ABCDE	133. ACDE	134. BCE
135. ABCE	136. ABCDE	137. ABD
138. CD	139. ABE	140. ABCDE
141. ABCDE	142. ACD	143. ABCDE
144. BCD	145. BDE	146. BC
147. ABD	148. ABC	149. AC
150. ABD	151. ACE	152. ABCDE
153. AD	154. BD	155. ABCDE
156. ABCE	157. ACDE	158. ABCDE
159. ABCDE	160. ABCE	

四、问答题

1. ①感受器的适宜刺激:各种感受器各有自己最敏感、最容易接受的刺激形式，这一刺激形式或种类就称为该感受器的适宜刺激。如波长为可见光范围的电磁波是视网膜光感受细胞的适宜刺激。所谓“适宜”，除刺激的性质需适宜外；还需要一定的刺激强度和一定的持续时间，皮肤触觉感受器所接受的机械刺激，还必须达到一定的面积。②感受器的换能作用：是指各种感受器都能把所接受到的各种刺激能量转变为以电能形式表现出来的神经动作电位，这种作用称为换能作用。③感受器的编码功能：感受器在换能过程中，不仅仅是发生了能量形式的转换，更重要的是把刺激所包含的环境变化的信息也转移到了动作电位的序列之中，称为感受器的编码功能。感受器的编码功能表现在对外界刺激的性质和强度以及其他属性的编码。编码过程不仅发生在感受器部位，传入信息在中枢神经元网络的传输和处理过程中，也不断进行编码。④感受器的适应现象：是指感受器经过连续刺激一段时间后，对刺激的敏感性逐渐降低，发放冲动的频率逐渐减少，感觉也随之减弱，这种现象称为感受器适应。

2. 简化眼是根据眼的实际光学特性设计的一种简单的等效光学模型。假定眼球由均匀媒质构成，折光率与水相同（为 1.333）；设定眼球由一个前后径为 20mm 的单球面折光体组成，折光界面只有一个，即角膜表面；角膜表面的曲率半径定为 5mm，其节点在角膜前表面的后方 5mm 处，节点至视网膜的距离为 15mm。这个模型和一个正常而不进行调节的人眼成像情况相同，平行光线正好能聚焦在视网膜上。利用简化眼可大致计算出不同远近的物体在视网膜成像大小，计算公式如下：

物像的大小：实物的大小=物像到节点的距离：实物到节点的距离

3. 近视的形成原因有两种。一种是调节过度造成的。如弱光下看书，阅读时间过长，读写距离太近，使睫状肌呈痉挛性收缩，晶状体变凸，看远物时难以依靠调节使睫状肌完全松弛，由于晶状体折光力过大，远物光线聚焦在视网膜前，使物像模糊不清。另一种是眼球前后径即眼轴过长造成的。眼轴过长也可使远物光线聚焦在视网膜前，造成视物不清。

4. 视网膜存在两种感光细胞：视杆细胞和视锥细胞，分别组成了视杆系统（晚光觉系统）和视锥系统（昼光觉系统），其结构和功能上的主要区别是：①视锥细胞在中央凹处分布密集愈近视网膜的周边区域视锥细胞愈稀少；视锥细胞特别是中央凹处的视锥细胞与双极细胞、神经节细胞之间的信息传递存在“单线联系”，甚至还可能存在辐散式的联系，无视杆细胞的会聚现象；同时，视锥细胞还有三种吸收光谱特性不同的视色素。因此视锥系统特别是中央凹处对光的分辨能力强，主司昼光觉和色觉，但对光的敏感度较差，中央凹在亮处有最高的视敏度和色觉。②视杆细胞在中央凹处无分布，愈近视网膜的周边区域视杆细胞愈密集；视杆细胞与双极细胞、神经节细胞的联络方式中普遍存在会聚现象；而且视杆细胞只有视紫红质一种视色素。所以视杆系统有总和刺激的结构基础（会聚联系），因此对暗光敏感，但分辨能力差，在弱光下只能看到物体的粗略的轮廓、视物无色觉。在暗光下视物主要靠视杆系统。

（呼海燕）

第十章　神经系统的功能

【目 的 要 求】

1. 掌握　①掌握反射活动的一般规律,包括反射与反射弧、兴奋性突触后电位、中枢抑制、中枢兴奋传布。②掌握自主神经系统对内脏活动调节。

2. 熟悉　①熟悉神经元活动的一般规律,包括经典的突触概念、外周神经递质、受体学说、神经的营养性作用。②熟悉神经系统的感觉分析功能：包括脊髓、丘脑、大脑皮质的感觉功能，内脏痛、牵涉痛。③熟悉神经系统对躯体运动的调节：包括牵张反射，肌紧张的调节，小脑、基底神经节的调节功能。

3. 了解　①脑的高级机能以及脑电图、皮层诱发电位的概念。②神经元与神经胶质细胞的功能；神经递质与受体的作用与分类。③睡眠发生机制；记忆的形式及学习和记忆机制。

【教 材 精 要】

人类神经系统的功能主要有两个方面：一是调节机体的功能活动；二是实现思维、意识、语言等高级神经活动。神经系统是人体的主要功能调节系统，人体各器官、各系统的功能活动，都直接或间接受神经系统支配，它使体内各器官的活动彼此协调一致，从而使人体成为一个完整的统一体。人体生活在经常变化的环境中，环境的变化不断地影响着体内各种功能，神经系统通过对各种生理功能的调节，使人体的活动随时适应内外环境的变化，从而保持人体和外界环境的平衡。人体各器官、系统的功能都是直接或间接处于神经系统的调节控制之下，神经系统是整体内起主导作用的调节系统。人体是一个复杂的机体，各器官、系统的功能不是孤立的，它们之间互相联系、互相制约；同时，人体生活在经常变化的环境中，环境的变化随时影响着体内的各种功能。这就需要对体内各种功能不断作出迅速而完善的调节，使机体适应内外环境的变化。实现这一调节功能的系统主要就是神经系统。随着进化，神经系统不断发展，越是复杂的功能，越向脑的高级部位集中。在人类，大脑皮质成为调节机体功能活动的最高级中枢，同时又是进行学习、记忆、抽象思维和语言功能的重要器官。

第一节　神经系统功能活动的基本原理

一、神经元

（一）神经元的一般结构与功能

神经系统包括中枢神经系统和外周神经系统两部分。中枢神经系统由神经元和神经胶质细胞构成。神经元（neuron）是一种高度特化的细胞，是神经系统的基本结构和功能单位。神经元在结构上可分为胞体和突起两部分，突起又分为树突和轴突。树突短，分支多。轴突较长，由胞体的轴丘发出，起始的一段称为始段，一个神经元一般只有一个轴突，轴突离开胞体后成为神经纤维。人类中枢神经系统内大约有 10^{12} 个神经元，根据神经元所起的作用不同，将神经元分为传入神经元、中间神经元和传出神经元。神经元虽然是一个独立的功能单位，但任何一个神经元都不能单独完成神经系统的复杂功能。各种反射活动都要通过很多神经元广泛的突触联系，协调配合，才能得以完成。神经元的主要功能是接受刺激、整合信息和传递信息。

（二）神经纤维及其功能

神经元较长的突起（主要由轴突）及套在外面的鞘状结构，称神经纤维。在中枢神经系统内的鞘状结构由少突胶质细胞构成，在周围神经系统的鞘状结构则是由神经膜细胞构成。神经纤维末端的细小分支叫神经末梢。神经纤维的基本功能是传导兴奋。沿着神经纤维传导的兴奋称为神经冲动。

1. 神经纤维兴奋传导的特征

（1）生理完整性：神经纤维传导兴奋首先要求神经纤维在结构上和生理功能上都是完整的。结构完整性和功能完整性遭到破坏，神经纤维均不能传导兴奋。

（2）绝缘性：一条神经干包含着千万根神经纤维，每根神经纤维在传导冲动时都只沿本纤维传导，而不波及邻近的神经纤维。把神经纤维传导冲动时彼此隔绝的特性称为绝缘性。

（3）双向性：实验时刺激神经纤维的任何一点都会产生兴奋，该冲动可沿神经纤维向两侧同时传导，称为双向性传导。但在正常机体内，神经冲动是按反射弧的一定方向传递的。

（4）相对不疲劳性：是指神经纤维具有较长时间地产生兴奋、传导冲动而不疲劳的特性。

2. 神经纤维的传导速度 神经纤维的传导速度与纤维的粗细、髓鞘的有无以及温度等有密切关系。一般说来，神经纤维粗（有髓神经纤维的传导速度与其直径成正比，传导速度（m/s）≈6×直径（μm），这里的直径是指包括轴索和髓鞘在一起的总直径），传导速度快，有髓神经纤维比无髓神经纤维传导速度快；温度降低，神经纤维的传导速度减慢。当温度降低到 0℃时，神经纤维的传导就会发生阻滞。

3. 神经纤维的分类 根据神经纤维的传导速度和直径等可将神经纤维进行分类，通常有以下两种分类法。

（1）根据电生理学的特性分类：主要根据传导速度和后电位的差异，可将哺乳类动物的周围神经的神经纤维分为 A、B、C 三类。其中 A 类纤维又分为 α、β、γ、δ 四类。

（2）根据纤维直径和来源分类：主要是对传入纤维的分类，共分为Ⅰ、Ⅱ、Ⅲ、Ⅳ四类。Ⅰ类纤维中又包括 $Ⅰ_a$ 和 $Ⅰ_b$ 两个亚类。

神经纤维的上述两种分类间存在交叉重叠，但又不完全等同，因此在实际使用中造成一些混乱。目前通常对传出纤维采用第一种分类法，而对传入纤维采用第二种分类法。

（三）神经纤维的轴浆运输

轴浆运输是指在轴突内通过轴浆流动运送物质的现象。轴浆运输是双向的，即一方面部分轴浆由胞体流向轴突末梢（顺向运输），另一方面部分轴浆又由轴突末梢反过来流向细胞体（逆向运输）。顺向运输分为快速运输和慢速运输两类。轴浆运输以顺向运输为主，主要运输递质和营养物质，这对神经纤维实现其生理功能起着重要的作用，并与神经纤维再生有密切关系。逆向轴浆运输机制尚不清楚，可能与异物的处理和递质的回收等有关，也可能对胞体的活动起反馈调节作用。

（四）神经纤维对所支配效应器的作用

神经纤维对所支配的效应器官有两种作用，即功能性作用和营养性作用。经轴浆运输，将含有递质的囊泡及某些营养物质运送到轴突末梢，当神经纤维传导冲动到达末梢时，轴突末梢释放递质，从而改变所支配组织或器官的功能活动，这一作用称为神经纤维的功能性作用。另一方面，神经纤维还能通过轴突末梢经常释放某些营养物质，持续地调整被支配组织的内在代谢活动，影响其生理、生化和持久性的结构变化，这一作用称为神经纤维的营养性作用。

（五）神经营养因子

神经所支配的组织和星状胶质细胞能产生支持神经元的神经营养因子，这些因子本质都是蛋白质，它们作用于神经末梢的特异性受体，然后被末梢摄取，经逆向轴浆运输抵达胞体，促进胞体生成有关蛋白质，从而维持神经元的生长发育和功能的完整性。目前已发现并分离到多种神经营养因子，其中较重要的有神经生长因子（NGF）、脑源性神经生长因子（BDNF）、神经营养因子 3（NT-3）和神经营养因子 4/5（NT-4/5）。

二、神经胶质细胞

（一）神经胶质细胞的特征

神经系统中除了神经元以外，还有大量的神经胶质细胞（neuroglia）。人类约含（1.0～5.0）$\times10^{12}$ 个神经胶质细胞，约为神经元数量的 10～50 倍。神经胶质细胞广泛分布于中枢和周围神经系统，在周围神经系统，有包绕轴索形成髓鞘的施万细胞和脊神经节中的卫星细胞；在中枢神经系统，有星形胶质细胞、少突胶质细胞和小胶质细胞。它们也有突起，但无树突和轴突之分，与相邻的细胞不形成突触样结构。它们也有着随细胞外液 K^+ 浓度改变而改变的膜电位，但不能产生动作电位。

（二）神经胶质细胞的功能

1. 支持和引导神经元迁移的作用 神经胶质细胞充填于神经元及其突起间的空隙内，构成神经元的网架，对神经元起支持作用。此外，大脑和小脑发育中细胞构筑的形成都有赖于胶质细胞作前导，提供最初的框架结构。神经轴突再生过程必须有胶质细胞的引导才能成功。

2. 隔离作用 神经胶质细胞还可分隔神经元，起绝缘作用。中枢神经系统中的少突胶质细胞形成中枢神经纤维的髓鞘，均可防止神经冲动传导时的电流扩散，使神经元活动互不干扰。

3. 修复与再生作用 神经胶质细胞具有有丝分裂的能力，特别是当神经元由于疾病、缺氧或损伤而发生死亡时，胶质细胞特别是星形胶质细胞能通过有丝分裂进行增生，填补神经元死亡造成的缺损，从而起到修复和再生的作用。

4. 免疫应答作用 星型胶质细胞可作为中枢的抗原呈递细胞，将外来抗原呈递给 T 淋巴细胞。

5. 参与脑屏障的作用 神经胶质细胞尚可

参与构成血-脑屏障（blood-brain barrier）。电镜观察发现，星形胶质细胞的部分突起末端膨大而形成血管周足，与毛细血管的内皮紧密相接，这些血管周足几乎包被脑毛细血管表面 85%的面积，是构成血-脑屏障的重要组成部分。许多脑瘤患者的血-脑屏障的破坏常常伴有血管周足星形胶质细胞包被的形态异常。

6. 物质代谢和营养性作用　星形胶质细胞的少数长突起形成的血管周足终止在毛细血管壁上，其余的突起则穿行于神经元之间，贴附于神经元的胞体与树突上，神经胶质细胞的这种分布特点对神经元摄取营养物质与排出代谢产物起着十分重要的作用。此外，星形胶质细胞还产生神经营养因子，来维持神经元生长、发育和生存，并保持其功能的完整性。

7. 稳定细胞外 K^+浓度　星形胶质细胞可通过加强自身膜上钠泵的活动，将细胞外液中聚集的 K^+泵入细胞内，维持细胞外合适的 K^+浓度，从而维持神经元的正常活动。

8. 参与某些递质及生物活性物质的代谢　脑内星形胶质细胞能摄取谷氨酸与 γ-氨基丁酸两种递质，可消除两种神经递质对神经元的持续作用；同时又可通过星形胶质细胞的代谢，将两种递质再转变为两类神经元可重新利用的递质前体物质；此外，星形胶质细胞还能合成并分泌血管紧张素原、前列腺素、白细胞介素及多种神经营养因子等生物活性物质。神经胶质细胞通过对神经递质或生物活性物质的摄取、合成与分泌，发挥其对神经元功能活动的调节作用。

第二节　神经元的信息传递

神经系统由亿万个神经元组成，绝大多数神经元之间在结构上并无原生质的直接沟通，神经元之间的信息传递都是通过相互靠近并且具有特殊结构的一小部分膜之间进行的，这种特殊结构称为突触（synapse）。突触是指神经元的轴突末梢与其他神经元的细胞体或突起相接触所形成的特殊结构。突触前神经元活动可引起突触后神经元活动的过程称突触传递。突触传递分化学性突触传递和电突触传递。此外，与经典的化学性突触传递相比，还有一种信息的传递不在典型突触结构中进行，称为非突触性化学传递。

一、突触传递

（一）电突触传递

中枢神经元之间存在电突触传递。电突触传递发生在缝隙连接处，这种连接很紧密，两层膜间的间隙只有 2～3nm，连接处神经元膜不增厚，其邻近轴浆内无突触囊泡存在，而且两侧膜上有沟通两细胞的细胞间通道，允许带电离子通过，从而传递电信息。缝隙连接部位的膜阻抗较低，容易发生电紧张性作用，这种结构不存在前膜与后膜的区别，传递是双向性的。突触的化学传递存在有潜伏期，而电突触传递的兴奋传递快，几乎不存在潜伏期。这种电突触传递可能有助于不同神经元产生同步放电。现已证实，在哺乳动物大脑皮质的星状细胞、小脑皮质的篮状细胞等均有缝隙连接。这种连接可发生在树突与树突、胞体与胞体、轴突与胞体、轴突与树突之间。

（二）经典的化学性突触传递

1. 定向突触传递

（1）突触的细微结构：经典的化学性突触是由突触前膜、突触后膜和突触间隙三部分组成。突触前膜和突触后膜较一般神经元膜稍增厚。在突触前膜内侧的轴浆内，有线粒体和大量聚集的突触小泡（内含高浓度的神经递质）。不同的突触内所含突触小泡的大小和形态不完全相同，突触小泡一般分为三种：①小而清亮透明的小泡，内含乙酰胆碱、甘氨酸、γ-氨基丁酸或谷氨酸等；②小而具有致密中心的小泡，内含儿茶酚胺类；③大而具有致密中心的小泡，内含神经肽类。前两种小泡可在突触前末梢通过再循环而反复使用。含神经肽类的体积较大的小泡均匀分布于突触前末梢内，并可从突触前末梢膜的所有部位通过出胞作用而释放。

（2）突触的分类：可根据其接触部位和功能特点进行分类。根据突触接触部位的不同，主要分为轴突-树突突触、轴突-胞体突触、轴突-轴突突触三类。但近年来又发现了 6 种类型的突触，如包括树突-树突突触、树突-胞体突触、树突-轴突突触、胞体-树突突触、胞体-胞体突触、胞体-轴突突触等。根据突触的功能特点不同，又可分为兴奋性突触和抑制性突触两种。

（3）突触传递的过程：化学性突触传递是指突触前神经元通过释放化学递质引起突触后神经元活动的过程。

突触前过程主要包括以下几个步骤：①突触前神经元兴奋，动作电位传导至神经末梢，引起突触前膜去极化；②去极化使突触前膜电压门控 Ca^{2+}通道开放，Ca^{2+}由突触间隙进入突触小体内；③突触小泡前移与突触前膜接触、融合；④小泡内递质以胞裂外排方式释放到突触间隙。

突触后过程主要步骤是：①递质经突触间隙扩散到突触后膜，作用于后膜上的特异性受体或化学门控通道；②改变了突触后膜对离子的通透性，引起跨膜离子活动；③突触后膜产生突触后电位（postsynaptic potential），使突触后神经元产生兴奋或抑制；④递质发挥作用后立即被分解或移除。

2. 非定向突触传递 某些神经元之间的信息传递，不在典型突触结构中进行。这种传递的前神经元的轴突末梢有许多分支，在分支上有大量的结节状曲张体（varicosity），曲张体内含有大量囊泡，内有递质。曲张体不与效应细胞形成经典的突触联系，而是分布在效应细胞附近。当神经冲动到达曲张体时，递质从曲张体释放出来，通过周围细胞外液弥散地作用到效应细胞膜上的受体，使效应细胞发生反应。这种无特定突触结构的化学信息传递，称为非突触性化学传递。在外周神经中，以去甲肾上腺素为递质的自主神经-平滑肌接头传递属于非突触性化学传递。在中枢神经内，大脑皮质和黑质等处的单胺类神经元末梢处也属于非突触性化学传递。这种信息传递方式有其特点，它不存在定向突触的对应支配关系，曲张体内囊泡所释放的生物活性物质是通过向周围扩散发挥作用，有的通过细胞间液影响邻近细胞，有的还通过脑脊液传送很远的距离。故其所支配的范围较广，作用距离较远，出现效应的潜伏期较长。

3. 影响化学性突触传递的因素

（1）影响递质释放的因素：①递质的释放量主要取决于进入末梢的 Ca^{2+}量；②胞外 Ca^{2+}浓度升高或者 Mg^{2+}浓度降低可以使递质释放增多，反之减少；③到达突触前末梢动作电位频率或者幅度增加，也可使进入末梢的 Ca^{2+}量增加；④破伤风毒素能阻碍中枢递质释放，导致痉挛性麻痹；⑤肉毒梭菌毒素可阻滞骨骼肌神经-肌肉接头处的递质释放，引起柔软性麻痹。

（2）影响已释放递质清除的因素：①三环类抗抑郁药可抑制脑内去甲肾上腺素在突触前膜的重摄取，使递质滞留于突触间隙而持续作用于受体；②利血平抑制末梢轴浆内突触囊泡对去甲肾上腺素的重摄取，使递质在末梢轴浆内滞留而被酶解。

（3）影响受体的因素：筒箭毒碱和 α-银环蛇毒素可特异地阻断骨骼肌终板膜中的 N_2型 ACh 受体阳离子通道，使神经-肌肉接头的传递受阻，肌肉松弛。

4. 突触后电位

（1）兴奋性突触后电位：兴奋性突触兴奋时，突触前膜释放某种兴奋性递质，作用于后膜上的特异性受体，使后膜对 Na^+、K^+等离子的通透性升高，但主要对 Na^+的通透性升高，Na^+的内流导致局部去极化，使该突触后神经元兴奋性提高。突触后膜这种局部去极化电位称为兴奋性突触后电位（EPSP）。

（2）抑制性突触后电位：抑制性突触兴奋时，突触前膜释放某种抑制性递质，作用于后膜上的特异性受体，使后膜对 Cl^-、K^+等离子的通透性升高，尤其是 Cl^-的通透性增加，由于 K^+的外流和 Cl^-的内流，出现了局部超极化，使该突触后神经元兴奋性降低。突触后膜这种局部超极化电位称为抑制性突触后电位（IPSP）。

在一个神经元的胞体和树突上可存在大量突触，有兴奋性突触，也有抑制性突触。当许多神经冲动同时传至该神经元时，可分别产生兴奋性突触后电位和抑制性突触后电位，而突触后神经元是被兴奋还是被抑制，则取决于这些突触产生的局部电位的总和（代数和）。

（3）慢突触后电位：在自主神经节和大脑皮层的神经元中还记录到慢 EPSP 和慢 IPSP，这些突触后电位的潜伏期为 100～500ms，并可持续几秒钟。一般认为，慢 EPSP 是由于 K^+的膜电导（即通透性）降低所引起，而慢 IPSP 则是由于 K^+的膜电导增高所致。还有，在交感神经节的神经元中还发现一种迟慢的 EPSP，它的潜伏期有 1～5s，持续时间可达 10～30min。关于这种迟慢 EPSP 的形成，目前倾向于认为，部分是由于 K^+的膜电导降低所致。

5. 突触后神经元的兴奋与抑制 突触后神经元常与多个突触前神经末梢构成突触，突触后神经元的胞体起整合作用，突触后膜上电位改变的总趋势取决于同时产生的 EPSP 和 IPSP 的代数和。当总趋势为超极化时，突触后神经元表现为抑制，而当突触后膜去极化达阈电位时，即可在轴突的始段爆发动作电位。轴突的始段先爆发动作电位是因为突触的始段比较细小，EPSP 扩布至该处引起的跨膜电流密度较大，更重要的可能是由于此处膜上电压门控 Na^+通道的密度较大，而在胞体和树突膜上 Na^+通道较少。轴突的始段爆发的动作电位可沿轴突扩布至末梢，也可逆向传到胞体，以刷新神经元胞体的状态。

6. 突触的可塑性 突触的可塑性（plasticity）是指突触传递的功能可发生较长时程的增强或减弱。

可塑性改变的一种形式是强直后增强（post-tetanic potentiation）。它是在突触前末梢受到一短串强直性刺激后在突触后神经元上产生的突触后电位增强，其时程持续长达 60s。强直性刺激可引起 Ca^{2+}在突触前神经元内积累，促进突触囊泡的动员和摆渡，因而可使突触前末梢持续释放神经递质，从而导致突触后电位增强。

突触的可塑性还可表现为习惯化（habituation）和敏感化（sensitization）。当一种较为温和的刺激一遍又一遍地重复时，突触对刺激的反应逐渐减弱甚至消失，这种可塑性称为习惯化，它与钙通道逐渐失活有关。与习惯化相反，敏感化一般是伤害性刺激触发，表现为突触对刺激的反应性增强，传递效能增强。它由于突触前末梢膜中钙通道开放时间延长，递质释放增多所致，而突触前递质释放增多则是由于腺苷酸环化酶的激活，cAMP 大量产生，所以敏感化可能就是突触前易化。

近年来，在中枢神经系统的许多区域，尤其在海马等与学习记忆有关的脑区，发现存在长时程增强（long-term potentiation，LTP）和长时程抑制（long-term depression，LTD）的现象。虽然对于这些活动的详细机制仍不十分清楚，但都与突触的可塑性有关。

长时程增强是给突触前纤维一个短暂的高频刺激后，突触传递效率和强度增加几倍且能持续数小时至几天保持这种增强的现象，它是由于突触后神经元细胞内 Ca^{2+}的增加而引发。不少人把它认为是学习与记忆的神经基础、长时程抑制是一种与 LTP 相反的状态，已在海马、小脑等脑区内观察到它的存在。

二、神经递质和受体

（一）神经递质

1. 递质的鉴定 神经递质（neurotransmitter）是指由突触前膜释放的具有携带并传递信息功能的特殊化学物质。神经递质的主要特征如下：①在突触前神经元内有合成递质的前体物质与酶系统，能合成递质贮存于囊泡内；②当兴奋传至轴突末梢，囊泡内递质释放入突触间隙；③递质作用于突触后膜上的特异性受体，产生特定生理效应；④在突触部位存在灭活递质的酶或使递质移除的机制；⑤递质的突触传递作用，能被特异性激动剂和拮抗剂模拟或阻断。

2. 调质的概念 在神经系统中，由神经元产生，也作用于特定的受体，但它们并不是在神经元之间起直接传递信息的作用，而是调节信息传递的效率，增强或削弱递质的效应，把这类化学物质称为神经调质（neuromodulator）。

3. 递质和调质的分类 共有胆碱类、胺类、氨基酸类、肽类、其他。

4. 递质的共存 两种或两种以上递质（包括调质）共存于在一个神经元内称为递质共存（neurotransmitter co-existence）。其意义在于协调某些生理过程。

5. 递质的代谢 递质在胞浆中合成；在突触小泡内贮存；经 Ca^{2+}依赖性的出胞方式外排，发挥完效应后很快被酶解、末梢重摄取等途径消除，重摄取是去甲肾上腺素消除的主要方式。

（二）受体

1. 受体的概念 受体（receptor）是指细胞膜或细胞内能与某些化学物质（如递质、调质、激素等）发生特异性结合并诱发生物效应的特殊生物分子。

受体激动剂（agonist）：能与受体发生特异性结合并产生生物效应的化学物质。

受体拮抗剂（antagonist）：只发生特异性结合，但不产生生物效应的化学物质。

两者统称为配体（ligand）。一般认为受体与配体的结合具有以下三个特性：特异性、饱和性、可逆性。

2. 受体的分类 从神经递质受体的激活引起突触后神经元产生生物效应的机制来看，可将受体分为两大家族：①离子通道型受体或促离子型受体，如神经-肌接头处的 N 型 ACh 门控通道。②G-蛋白耦联受体或促代谢型受体，目前已知的神经递质受体中，多数属于这个超家的成员，如交感神经节后纤维和副交感神经节后纤维作用于效应器细胞上的受体等。

3. 突触前受体 分布于前膜的受体称为突触前受体。突触前受体激活，多数起负反馈调节突触前递质释放的作用。

4. 受体的作用机制 受体在和递质发生特异性结合后被激活，然后通过一定的跨膜信号转导途径，让突触后神经元活动改变或使得效应细胞产生效应。

5. 受体的浓集 与突触前膜的活化区对应的突触后膜上存在受体的特异结合蛋白，故有受体浓集现象。

6. 受体的调节 受体的上调：当递质分泌不足时，受体的数量将逐渐增加，亲和力也将逐渐升高，称为受体的上调（up regulation）。

受体的下调：当递质分泌过多时，受体的数

量将逐渐减少，亲和力也将逐渐下降，称为受体的下调（down regulation）。

（三）主要的递质和受体系统

1. 乙酰胆碱及其受体

（1）胆碱能神经元（cholinergic neuron）：以ACh作为递质的神经元。包括：脊髓前角运动神经元、丘脑后部腹侧的特异性感觉投射神经元等，还分布于脑干网状结构上行激动系统、纹状体及边缘系统的梨状区、杏仁核、海马内。

（2）胆碱能纤维（cholinergic fiber）：释放ACh作为递质的纤维称为胆碱能纤维。包括：副交感神经与交感神经的节前纤维、副交感神经节后纤维、部分交感神经节后纤维（支配汗腺的交感神经和骨骼肌的交感舒血管纤维）以及躯体运动神经纤维等。

（3）胆碱能受体（cholinergic receptor）：以ACh为配体的受体称为胆碱能受体（cholinergic receptor）。根据其药理特性，胆碱能受体可分为：①毒蕈碱受体（muscarinic receptor，M受体）：大多数副交感节后纤维（除少数纤维释放肽类外）、少数交感节后纤维（引起汗腺分泌和骨骼肌血管舒张的舒血管纤维）所支配的效应器细胞膜上的胆碱能受体都是M受体。当ACh作用于这些受体时，可产生一系列自主神经节后胆碱能纤维兴奋的效应，包括心脏活动的抑制、支气管平滑肌的收缩、胃肠平滑肌的收缩、膀胱逼尿肌的收缩、虹膜环行肌的收缩、消化腺分泌的增加，以及汗腺分泌的增加和骨骼肌血管的舒张等。其的作用可被阿托品阻断。②烟碱受体（nicotinic receptor，N受体）：这类受体存在于所有自主神经节神经元的突触后膜（N_1受体）和神经-肌接头的终板膜上（N_2受体）。小剂量ACh能兴奋自主神经节神经元，也能引起骨骼肌收缩，而大剂量ACh则阻断自主神经节的突触传递。筒箭毒碱可阻断肌肉型和神经元型烟碱受体的功能，十烃季铵主要阻断肌肉型烟碱受体的功能，而六烃季铵则主要阻断神经元型烟碱受体的功能。

2. 去甲肾上腺素和肾上腺素及其受体 去甲肾上腺素（norepinephrine，NE或noradrenaline，NA）和肾上腺素（epinephrine，E或adrenaline，A）都属于儿茶酚胺。

去甲肾上腺素能神经元（noradrenergic neuron）：在中枢，以去甲肾上腺素为递质的神经元称为去甲肾上腺素能神经元。胞体主要位于低位脑干（网状结构、蓝斑、延髓网状结构腹外侧）。

肾上腺素能纤维（adrenergic fiber）：释放NE作为递质的纤维称为肾上腺素能纤维。大多数交感神经节后纤维为肾上腺素能纤维。在外周，NE是多数交感节后纤维（除支配汗腺、骨骼肌血管的胆碱能纤维之外）释放的递质。

肾上腺素能受体（adrenergic receptor）：能与肾上腺素和去甲肾上腺素结合的受体。它是一类接受儿茶酚胺类物质刺激的代谢型G蛋白偶联受体，所接受的儿茶酚胺类主要是去甲肾上腺素以及肾上腺素，尽管多巴胺也属于儿茶酚胺类，但它的受体属于与此不同的另一类。肾上腺素能受体分为两种，即α型肾上腺素能受体（α受体）和β型肾上腺素能受体（β受体）。它们主要分布在肾上腺素能神经纤维所支配的效应器上，有些组织只有α受体或β受体，有些组织既有α受体又有β受体。去甲肾上腺素与α受体结合后主要引起兴奋效应，但也有抑制的，如对小肠平滑肌就引起抑制效应。去甲肾上腺素与α受体结合引起的效应主要是抑制的，但与心脏的β_1受体结合引起的效应则是兴奋的。α受体的阻断剂为酚妥拉明，选择性阻断α_1受体的阻断剂为哌唑嗪、选择性阻断α_2受体的阻断剂为育亨宾。普萘洛尔有阻断β_1和β_2受体的作用。阿替洛尔、美托洛尔主要阻断β_1受体，丁氧胺主要阻断β_2受体。

3. 多巴胺递质及其受体 主要位于中枢，包括三个部分：黑质-纹状体部分、中脑边缘系统部分、和结节-漏斗部分。脑内的多巴胺主要由黑质制造，沿黑质-纹状体投射系统分布，在纹状体贮存，其中以尾核含量最多。现已克隆到五种多巴胺受体，分别为D_1、D_2、D_3、D_4、D_5受体，它们都是与G蛋白耦联并七次跨膜的蛋白质分子。多巴胺系统主要参与对机体运动、精神情绪活动、垂体内分泌以及心血管活动的调节。

4. 5-羟色胺及其受体 5-羟色胺递质系统主要存在于中枢，神经元集中在低位脑干近中线的中缝核内。按其纤维投射途径的不同，也可分为三部分：上行部分、下行部分和支配低位脑干部分。上行部分的神经元位于中缝核上部，神经纤维投射到纹状体、丘脑、下丘脑、边缘前脑和大脑皮层。下行部分的神经元位于中缝核下部，神经纤维下达脊髓背角的胶质区、侧角和前角。支配低位脑干部分的纤维，分布在低位脑干内部。5-羟色胺受体非常多而复杂，受体中的大多数是与G-蛋白耦联，但5-HT_3受体是离子通道。5-羟色胺系统主要调节痛觉、情绪反应、睡眠、体温、性行为、垂体内分泌等功能活动。

5. 组胺及其受体 胞体位于下丘脑后部的结节乳头核内，纤维及受体分布广泛。组胺系统可能与觉醒、性行为、腺垂体激素的分泌、血压、饮水和痛觉等调节有关。

6. 氨基酸类递质及其受体　氨基酸类递质主要存在于中枢神经系统，现已明确的主要有谷氨酸、门冬氨酸、γ-氨基丁酸和甘氨酸，前两种为兴奋性氨基酸，后两种为抑制性氨基酸。

（1）谷氨酸在脑和脊髓内分布极为广泛。谷氨酸受体主要有两种类型：促代谢型受体（metabotropic receptor）和促离子型受体（ionotropic receptor）。促代谢型受体属于G-蛋白耦联受体。它们广泛分布于脑内，可能参与突触的可塑性活动，尤其是在海马和小脑。促离子型受体属于配体化学门控通道。促离子型受体通常分为三个类型，分别命名为海人藻酸受体和AMPA受体（它们开放时允许 Na^+内流和 K^+外流）以及NMDA受体（激活时允许 Ca^{2+}通过）。

（2）γ-氨基丁酸（γ-aminobutyric acid，GABA）在大脑皮层的浅层和小脑皮层的浦肯野细胞层含量较高。GABA受体也分为亲代谢型受体和亲离子型受体两类。前者称为 $GABA_B$受体，其作用是通过G-蛋白介导以增加 K^+通道的电导；后者称为 $GABA_A$受体，是由不同的亚单位构成的 Cl^-通道。

（3）甘氨酸是中枢内另一种抑制性氨基酸递质，用电生理微电泳方法将甘氨酸作用于脊髓运动神经元，可引致突触后膜出现类似IPSP的反应。闰绍细胞轴突末梢释放的递质就是甘氨酸，它对运动神经元起抑制作用。其受体也是一种 Cl^-通道，可被士的宁阻断。此外，甘氨酸也能结合于NMDA受体，但此时产生兴奋效应。

7. 神经肽及其受体　神经肽（neuropeptide）是指分布于神经系统的起信息传递或调节信息传递作用的肽类物质。包括以下几种：

（1）速递肽：包括P物质、神经肽A、神经肽K、神经肽A（3-10）、神经肽B等6个成员。全部是G-蛋白耦联的受体。

P物质的作用是慢痛传入通路中第一级突触的调质；调节神经内分泌；引起肠平滑肌收缩、血管舒张、血压下降等效应。

（2）阿片肽：阿片肽包括β-内啡肽、脑啡肽和强啡肽三类。脊髓背角胶质区。阿片受体有μ受体、κ受体和δ受体都是G-蛋白耦联的蛇形受体，并且都抑制腺苷酸环化酶活性。

（3）下丘脑调节肽和神经垂体肽：可存在于不同脑区，具有激素和神经递质的双重作用。

（4）脑肠肽：在胃肠道和脑内都存在。主要有胆囊收缩素（八肽）、血管活性肠肽、神经降压素、促胃液素释放肽等。

（5）其他：由神经元释放而兴奋或抑制其他神经元，如缓激肽等，因其参与神经系统的调节，故可认为是神经递质。

8. 嘌呤类递质及其受体　主要有腺苷和ATP。嘌呤是中枢神经系统中的一种抑制性调质。

9. 其他可能的递质　气体一氧化氮（NO）、一氧化碳（CO）是另一种可能作为脑内递质的分子，可激活鸟苷酸环化酶而产生生物学效应。此外，前列腺素也存在于神经系统中，但作为一个神经递质还缺乏足够的证据。

三、反射弧中枢部分的活动规律

反射弧的中枢部分通常是指中枢神经系统中调节某一特定生理功能的神经元群。

（一）反射活动的中枢控制

反射的基本过程是：感受器接受刺激发生兴奋；传入神经将信息传递给中枢；中枢分析处理后经传出神经将指令传至效应器，产生效应。

在整体情况下发生反射活动时，感觉冲动传入脊髓或脑干后，除了在同一水平与传出部分发生联系并发出传出冲动外，还有上行冲动传导到更高级的中枢部位，乃至大脑皮层的中枢，进一步通过高级中枢的整合，再发出下行冲动来调整反射的传出冲动。因此，在反射发生时，既有初级水平的整合活动，也有较高级水平的整合活动，通过多级水平的整合后，反射活动便具有更大的复杂性和适应性。

中枢的活动除可通过传出神经直接控制效应器外，有时传出神经还能作用于内分泌腺，通过后者释放激素间接影响效应器活动，使内分泌调节成为神经调节的延长部分。

（二）中枢神经元的联系方式

1. 单线式联系　指一个突触前神经元仅与一个突触后神经元发生突触联系。真正的单线联系很少见，会聚程度较低的突触联系通常可被视为单线式联系。

2. 辐散和聚合式联系

（1）一个神经元可通过其轴突末梢分支与多个神经元形成突触联系，从而使与之相联系的许多神经元同时兴奋或抑制。该联系方式称为辐散式联系，多见于传入通路。

（2）一个神经元可接受来自许多神经元的轴突末梢而建立突触联系，因而有可能使源于不同神经元的兴奋和抑制在同一个神经元上发生整合，导致后者兴奋或抑制。该联系方式为聚合式联系，多见于传出通路。

3. 链锁式和环式联系 链锁式和环式是指联系兴奋冲动通过链锁式联系，在空间上扩大作用范围；环状联系是反馈和后发放的结构基础。

（三）局部回路神经元和局部神经元回路

1. 局部回路神经元 中枢神经系统中存在长轴突的神经元，也有大量短轴突和无轴突的神经元。长轴突的神经元是投射性神经元，它们投射到远隔部位，起到联系各中枢部位功能的作用；其轴突末梢通过经典的突触联系和非突触性化学传递的方式，完成神经元间的相互作用。短轴突和无轴突神经元不投射到远隔部位，它们的轴突和树突仅在某一中枢部位内部起联系作用；这些神经元称为局部回路神经元。

2. 局部神经元回路 局部回路神经元及其突起构成的神经元间相互作用的联系通路，称为局部神经元回路（local nuronal circuit）。这种回路可由几个局部回路神经元构成，例如小脑皮层内的颗粒细胞、篮状细胞、星状细胞等构成的回路。这种回路也可由一个局部回路神经元构成，例如脊髓内闰绍细胞构成的回路。这种回路还可通过局部回路神经元的一个树突或树突的某一部分构成，这种神经元间相互作用的实现不需要整个神经元参与活动。

（四）中枢兴奋传播的特征

1. 单向传播 因为神经递质通常由突触前膜释放，作用于突触后膜受体，因而在反射活动中，兴奋只能从突触前末梢传向突触后神经元。

2. 中枢延搁 兴奋通过反射中枢时往往较慢，这一现象称为中枢延搁。这是由于兴奋经化学性突触传递时需经历前膜释放递质、递质扩散、作用于后膜受体，以及后膜离子通道开放等多个环节，因而所需时间较长。兴奋通过一个化学性突触约需 0.3～0.5ms。

3. 兴奋的总和 在反射活动中产生的 EPSP 需总和才能达到阈电位水平，从而引发动作电位。兴奋的总和包括空间性总和和时间性总和。如果总和未达到阈电位，此时突触后神经元虽未出现兴奋，但使其兴奋性有所提高，即表现为易化。

4. 兴奋节律的改变 指传入神经的冲动频率与传出神经的冲动频率不同。这是因为突触后神经元常同时接受多个突触前神经元的信号传递，突触后神经元自身的功能状态不同，并且反射中枢常经过多个中间神经元接替，因此最后传出冲动的节律取决于各种影响因素的综合效应。

5. 后发放和反馈 在环式联系中，即使最初的刺激已经停止，传出通路上冲动发放仍能持续一段时间，这种现象称为后发放或后放电（after discharge）。反射活动的反馈控制有负反馈、正反馈两种方式。

6. 对内环境变化敏感和易疲劳 因为突触间隙与细胞外液相通，因此内环境理化因素的变化，如缺氧、CO_2过多、麻醉剂以及某些药物等均可影响突触传递。突触传递相对容易发生疲劳，其原因可能与递质耗竭有关。

（五）中枢抑制

中枢抑制可分为突触后抑制（postsynaptic inhibition）和突触前抑制（resynaptic inhibition）两类。

1. 突触后抑制 是由抑制性中间神经元活动引起的。抑制性中间神经元兴奋时，末梢释放抑制性递质，使突触后膜产生 IPSP，从而使突触后神经元出现抑制。突触后抑制包括传入侧支性抑制和回返性抑制两种形式。

（1）传入侧支性抑制：指传入纤维进入中枢后，一方面通过突触联系兴奋某一中枢神经元；另一方面发出侧支兴奋一抑制性中间神经元，再通过后者的活动抑制另一中枢神经元。这种抑制曾被称为交互抑制。例如：伸肌肌梭的传入纤维进入脊髓后，直接兴奋伸肌运动神经元，同时发出侧支兴奋一个抑制性中间神经元，转而抑制屈肌运动神经元，导致伸肌收缩而屈肌舒张。其意义在于能使不同中枢之间的活动得到协调。

（2）回返性抑制：是指中枢神经元兴奋时，其传出冲动沿轴突外传，同时又经轴突侧支兴奋一个抑制性中间神经元，后者释放抑制性递质，反过来抑制原先发生兴奋的神经元及同一中枢的其他神经元。该抑制属反馈抑制。例如：脊髓前角运动神经元轴突支配骨骼肌并发动运动，同时其轴突发出侧支兴奋闰绍细胞（中间抑制性神经元），后者回返的轴突释放甘氨酸，抑制原先发动运动的神经元和同类的其他神经元。其意义是使运动神经元的活动及时终止，或使同一中枢内许多神经元的活动同步化。

2. 突触前抑制

（1）突触前抑制是通过改变突触前膜的活动，最终使突触后神经元兴奋性降低，从而引起抑制现象。突触前抑制的结构基础是具有轴突-轴突式突触与轴突-胞体式突触的联合存在。

（2）突触前抑制的机理是：首先，中间神经元的冲动传至轴突末梢时，其末梢可释放γ-氨基丁酸，它使传入纤维轴突末梢发生部分去极化，膜电位变小；此时，如果有冲动沿该传入纤维的轴突传至末梢，由于此时该传入纤维的轴突末梢的膜电位低，形成的动作电位幅度变小，Ca^{2+}内流量少，所以此传入纤维末梢释放的递质量也减少（递质释放量与动作电位大小有关）；少量的递质与另一神经元的突触后膜受体结合，产生的兴奋性突触后电位（EPSP）幅度大大减小，结果该神经元不能发生兴奋，而呈现出抑制现象。

（3）突触前抑制是一种很有效的抑制形式。突触前抑制与突触后抑制比较，突触前抑制是在多个突触结构上形成的，所以它的潜伏期长，抑制效应持续时间也较长，往往可达 100～200 毫秒。突触前抑制广泛存在于感觉传入系统的各级转换站，对控制外周信息的传入有重要作用。此外，皮质和脑干等的下行纤维束也可发出侧支到感觉传导束，与之形成轴突-轴突型突触，对感觉传导束进行突触前抑制，从而调节外周信息的传入。由此可见，中枢神经系统通过突触前抑制能全面而有效地抑制与调节来自外周神经的感觉信息。

（六）中枢易化

中枢易化可分为突触后易化和突触前易化。

1. 突触后易化 表现为 EPSP 的总和。由于突触后膜的去极化，使膜电位靠近阈电位水平，再接受刺激时，就较容易达到阈电位而爆发动作电位。

2. 突触前易化（presynaptic facilitation） 是由相继的神经冲动触发突触前末梢释放递质量增加，从而导致突触后电位幅值加大，使突触后神经元的兴奋性升高。结构基础也是轴-轴突触。其机制为末梢 B 兴奋后使末梢 A 动作电位的时程延长，Ca^{2+}通道开放时间延长，进入末梢 A 的 Ca^{2+}增加，末梢 A 释放递质量增多引起运动神经元的 EPSP 增大，即产生突触前易化。

第三节 神经系统的感觉分析功能

一、躯体感觉的中枢分析

躯体感觉包括浅感觉和深感觉两大类。浅感觉又包括触-压觉/温度觉和痛觉；深感觉即为本体感觉，主要包括位置觉和运动觉。

（一）传入通路

1. 丘脑前的传入系统

（1）深感觉传导路径：后索（脊髓部分）-内侧丘系（脑干部分）传入系统-传导本体感觉和精细触压觉。

（2）浅感觉传导路径：前外侧传入系统。包括：脊髓丘脑侧束-传导痛温觉；脊髓丘脑前束-传导粗略触-压觉。

传导浅感觉的传入纤维先交叉后上行，而传导深感觉的纤维则先上行后交叉。在脊髓半离断的情况下，出现离断水平以下对侧躯体浅感觉障碍，同侧深感觉障碍。由于痛温觉传入纤维在进入水平的 1～2 个脊髓阶段内换元，并经前联合交叉到对侧，而粗略触-压觉传入纤维，进入脊髓后分成上行和下行纤维，分别在多个节段内换元再交叉到对侧。所以在脊髓空洞症患者，如果病变较局限，就会出现痛温觉和粗略触-压觉分离的现象。

2. 丘脑的核团 丘脑是除嗅觉以外的各种感觉传入通路的重要中继站，并能对感觉传入进行初步的分析综合。

丘脑的核团分为三大类：

（1）第一类细胞群：接受第二级感觉投射纤维，换元后投射到大脑皮层感觉区，称特异感觉接替核。包括：①后腹核：是躯体感觉的中继站，来自躯体不同部位的投射纤维空间分布有一定的规律，躯干四肢的传入纤维在后外侧腹核，下肢的在最外侧部，头面部的在后内侧腹核；②内侧膝状体：是听觉传导通路的换元站；③外侧膝状体：是视觉传导通路的换元站。

（2）第二类细胞群：接受来自特异感觉接替核和其他皮层下中枢的纤维，换元后投射到大脑皮层的特定区域，在功能上与各种感觉在丘脑和大脑皮层水平的联系协调有关，也称联络核。

（3）第三类细胞群：靠近中线髓板内各种结构，主要是髓板内核群，包括中央中核、束旁核、中央外侧核等。这些细胞经过多突触换元接替，弥散地投射到整个大脑皮层，又称非特异投射核。

3. 感觉投射系统

（1）特异投射系统（specific projection system）：特异性投射系统是指从丘脑感觉接替核发出的纤维投射到大脑皮质特定区域，具有点对点投射关系的感觉投射系统。

一般认为，经典的感觉传导路，如皮肤的痛、温、触觉，本体感觉，视觉，听觉，嗅觉和味觉等，除视、听、嗅传导路除外，都是由三级神经元的接替完成的。第一级神经元位于脊神经节或有关的脑神经感觉神经节内，第二级神经元位于脊髓后角或脑干有关的神经核内，第三级神经元在丘脑的感觉接替核内。视、听觉的感觉传导通路都比较复杂，经几次换元后，分别到达丘脑的外侧膝状体和内侧膝状体。除嗅觉外，所有特异性投射系统最终都到达丘脑作最后一次换元，然后再继续向大脑皮质特定区域投射，产生痛、温、触、视和听觉等特异性感觉。所以，一般经典的感觉传导路，是通过丘脑的特异性投射系统而后作用于大脑皮质的。每一种感觉的投射系统都是专一的，各有其专门的上行途径。特异性投射系统的上行纤维主要终止于第四层的细胞，通过若干中间神经元与大锥体细胞的胞体发生突触联系，诱发其兴奋。特异性投射系统的功能是引起特定的感觉并激发大脑皮质发出传出冲动。

（2）非特异投射系统（non-specific projection system）：非特异性投射系统是指由丘脑的髓板内核群发出的纤维弥散地投射到大脑皮质广泛区域的上行传导系统。非特异性投射系统是各种不同感觉的共同上行通路，其功能是提高大脑皮质的兴奋性，保持大脑皮质处于清醒状态，但不产生特定感觉。

实验证明，若阻断非特异性投射系统的传导，保留上传的特异性感觉传导通路，动物可处于昏睡状态，脑电图呈现同步化慢波；若在中脑水平切断特异性感觉传导通路，而不损坏内侧网状结构，则动物仍处于清醒状态，脑电图呈现去同步化快波。由此可见，在脑干网状结构内存在具有上行唤醒作用的功能系统，称为网状结构上行激动系统。临床上可见，当第三脑室后部肿瘤压迫了中脑被盖、丘脑髓板内核群等处，影响了中脑被盖向丘脑的上行通路时，就会阻断上行系统对大脑皮质的激动作用，使患者经常处于昏睡状态。由于非特异性投射系统在脑干网状结构中多次换元，突触较多，因而易受麻醉药和中毒等因素影响，产生传递阻滞。例如巴比妥类催眠药的催眠作用，可能就是阻断了上行激动系统兴奋传递的结果。非特异性投射系统上传的冲动有维持大脑皮质处于清醒状态的作用，在这基础上大脑皮质才能对特异性投射系统的上行冲动产生清晰的特异性感觉。

（二）大脑皮层代表区

1. 体表感觉代表区

（1）第一感觉区（somatic sensory area Ⅰ）：位于中央后回。投射规律：交叉投射（头面部为双侧）；呈倒置安排（头面部是正立的）；投射区域大小与感觉分辨精细程度有关。

（2）感觉柱：中央后回皮层的细胞呈纵向柱状排列，从而构成感觉皮层最基本的功能单位，称为感觉柱。同一柱内的神经元对同一感受野的同一类感觉刺激起反应，是一个传入-传出信息整合处理单位。

（3）第二感觉区：在中央前回与脑岛之间。投射特点：双侧、正立、定位性差。切除人脑第二感觉区并不产生显著的感觉障碍。

2. 本体感觉代表区 位于中央前回（运动区）。

（三）躯体感觉

感觉的强度取决于：感觉神经纤维上动作电位的频率；参与反应的感受器数目。皮肤感觉与感受器的点状分布密切相关。

1. 触-压觉 感受器呈点状分布，四肢、尤其是手指尖较敏感，经内侧丘系与脊丘系两条通路传导，前者为精细感觉，后者为粗略定位。

2. 本体感觉 本体感觉包括位置觉和运动觉。感受器为肌梭（主要）、关节及其周围组织结构，经后索上行，主要进入小脑，有些冲动经内侧丘系和丘脑投射到大脑皮层，对躯体的空间位置、姿势、运动状态和方向进行感觉。

3. 温度觉

（1）冷感受器：主要感受低于体温（10～38℃）的温度刺激，传入纤维为A和C类纤维，适宜刺激是温度差。

（2）热感受器：主要感受高于体温（30～45℃）的温度刺激，其传入纤维属于C类纤维。温度感受器也呈点状分布，冷点多于热点，躯干对冷的敏感性高于四肢。感受器对20～40℃的温度可产生适应，高于45℃时，热感觉消失，而出现痛觉。

4. 痛觉

（1）体表痛：指发生在体表某处的痛感。当伤害性刺激作用于皮肤时，可先后出现两种性质不同的痛觉，即快痛（fast pain）和慢痛（slow pain）。

（2）深部痛：指发生在躯体深部，如关节、骨膜、肌腱、韧带和肌肉等处的痛感。一般表现为慢痛。特点：定位不明确，可伴有恶心、出汗和血压的改变等自主神经反应。

二、内脏感觉的中枢分析

（一）传入通路与皮层代表区

内脏感觉的传入纤维走行于自主神经干内，包括交感神经和副交感神经，沿脊髓丘脑束和感觉投射系统到达大脑皮层。

内脏感觉的皮层代表区混杂于体表感觉代表区、运动辅助区及边缘系统皮层等。

（二）内脏感觉

1. 内脏痛的特点

（1）定位不明确。

（2）发生缓慢，持续时间长。

（3）对扩张刺激或牵拉刺激敏感，而对切割、烧灼刺激不敏感，有痛觉过敏现象。

（4）特别能引起不愉快的情绪活动，并伴有恶心、呕吐和心血管及呼吸活动改变。

2. 体腔壁痛　由于体腔壁浆膜受到刺激而产生的疼痛。与躯体痛相类似，也经躯体神经传入。

3. 牵涉痛　某些内脏疾病往往引起远隔的体表部位感觉疼痛或痛觉过敏，这种现象称为牵涉痛（referred pain）。牵涉痛的机制目前主要有两种：会聚学说和易化学说。会聚学说认为来自牵涉痛的躯体组织与患病内脏的传入纤维会聚到脊髓同一水平的同一后角神经元，即两者通过共同的通路上传，由于平时疼痛刺激多来源于体表部位，因而大脑皮层将内脏传入误认为体表传入，于是发生牵涉痛。易化学说认为可能患病内脏的传入冲动提高了临近的躯体感觉神经元的兴奋性，从而对体表传入冲动产生易化作用，使平常不至于引起疼痛的刺激信号变为致痛信号，从而产生痛觉过敏。

三、特殊感觉的中枢分析

（一）视觉

来自双眼鼻侧视网膜的视神经纤维交叉而形成视交叉，颞侧的传入纤维不交叉。皮层代表区在枕叶皮层的距状裂上、下缘。

视网膜神经节细胞轴突和外侧膝状体以及视皮层之间具有点对点的投射关系，不同视皮层细胞可产生不同性质的视觉。

（二）听觉

听神经传入纤维在脑干的耳蜗神经核换元，交叉到对侧上橄榄核（小部分不交叉），沿外侧丘系上传到内侧膝状体，后者再发出听放射至颞上回、颞横回。

低音调组分分布于听皮层的前外侧，高音调组分分布在后内侧。

（三）平衡感觉

人体的平衡感觉主要与头部的空间方位有关。这取决于四种传入信息：前庭感受器的传入信息，视觉的提示，关节囊本体感受器的传入冲动，皮肤的外感受器的传入冲动。

（四）嗅觉和味觉

嗅觉皮层在边缘叶的前底部，两侧嗅皮层不对称；味觉皮层在中央后回底部。

第四节　神经系统对姿势和运动的调节

一、运动传出的最后公路

（一）脊髓和脑干的运动神经元

脊髓前角存在α、γ和β运动神经元，脑干的脑神经核（Ⅰ、Ⅱ、Ⅷ对脑神经核除外）内存在脑运动神经元。

1. α运动神经元和脑运动神经元接受来自四肢、头面部皮肤、肌肉和关节等处的外周传入信息，也接受从脑干到大脑皮层各级高位中枢的下传信息，产生一定的反射传出冲动，直达所支配的骨骼肌，因此它们是躯体运动反射的最后公路。

会聚到运动神经元的各种冲动的作用：引发随意运动；调节姿势，为运动提供合适而又稳定的基础；协调肌群间的活动，使运动得以平稳和精确地进行。

2. γ运动神经元支配梭内肌，调节肌梭对牵张刺激的敏感性。其兴奋性较高，常持续高频放电。

3. β运动神经元对梭内肌、梭外肌都有支配。

脊髓运动神经元释放的神经递质都是乙酰胆碱。

（二）运动单位

一个脊髓α运动神经元或脑干运动神经元及其所支配的全部肌纤维所构成的一个功能单位，称为运动单位。运动单位的大小有很大差别。小运动单位利于做精细运动，如眼外肌运动神经元，只支配6～12根肌纤维。大运动单位利于产生巨大的肌张力，如四肢肌肉的运动神经元，支配数目可达2000根肌纤维。不同运动单位的肌纤维是交叉分布的，有利于产生均匀的肌张力。

二、姿势的中枢调节

（一）脊髓的调节功能

1. 脊休克

（1）脊休克（spinal shock）指人和动物在脊髓与高位中枢之间离断后反射活动能力暂时丧失而进入无反应状态的现象。其主要表现为横断面以下脊髓所支配的躯体和内脏的反射活动均减退以致消失，如骨骼肌的紧张性降低甚至消失，外周血管扩张，血压下降，发汗反射消失，粪、尿潴留。以脊髓为基本中枢的反射活动暂时丧失，知觉和随意运动永久丧失。

（2）脊休克的产生是由于离断的脊髓突然失去了高位中枢的调节，主要是失去从大脑皮层到低位脑干的下行纤维对脊髓的控制作用。不是由于损伤刺激引起的。

（3）脊休克在持续一定时间后，脊髓反射可逐渐恢复，恢复速度与动物进化水平有关。简单、原始的反射先恢复，如屈肌反射、腱反射；复杂的反射后恢复，如对侧伸肌反射、搔爬反射。内脏反射活动部分恢复。

（4）脊休克的产生和恢复，说明脊髓可以完成某些简单的反射活动，但正常时它们是在高位中枢的控制下进行活动的。高位中枢对脊髓反射既有易化作用的一方面，也有抑制作用的一方面。

2. 脊髓对姿势的调节　中枢神经系统通过调节骨骼肌的紧张度或产生相应的运动，以保持或改正身体在空间的姿势。

这种反射活动称为姿势反射（postural reflex）。在脊髓水平完成的姿势反射有对侧伸肌反射、牵张反射、节间反射等。

（1）对侧伸肌反射：脊动物肢体的皮肤受到伤害性刺激时，受刺激一侧的肢体伸肌弛缓、屈肌收缩，肢体屈曲，称为屈肌反射（flexor reflex）。屈肌反射具有保护性意义，但不属于姿势反射。当肢体皮肤受到较强的伤害性刺激时，在同侧肢体屈曲的同时，对侧肢体出现伸直的反射活动，称为对侧伸肌反射。其意义在于支持体重，保持身体平衡。

（2）牵张反射（stretch reflex）：牵张反射是指骨骼肌受到外力牵拉时引起受牵拉的同一肌肉收缩的反射活动。牵张反射有腱反射和肌紧张两种类型。

1）腱反射：是指快速牵拉肌腱时发生的牵张反射，它表现为被牵拉肌肉快速明显收缩，故又称为位相性牵张反射。腱反射的潜伏期很短，属单突触反射，主要发生于肌肉收缩较快的快肌纤维成分。

2）肌紧张：是指缓慢持续牵拉肌腱时发生的牵张反射，其表现为受牵拉的肌肉能发生紧张性收缩，阻止被拉长，故又称为紧张性牵张反射。肌紧张属多突触反射，其效应器主要是肌肉内收缩较慢的慢肌纤维成分。肌紧张的主要生理意义在于维持站立姿势。

牵张反射的反射弧：肌梭是感受肌肉长度变化或牵拉刺激的本体感受器。肌梭与梭外肌呈并联关系，与梭内肌呈串联关系。梭外肌收缩时肌梭受牵拉刺激减少，梭内肌收缩成分收缩时，肌梭受牵拉刺激，敏感性增加。梭内肌纤维分两类：核袋纤维和核链纤维。传入神经为Ⅰa类、Ⅱ类纤维。中枢与传出神经分别是脊髓前角 α 运动神经元，发出 α 传出纤维支配梭外肌；γ 运动神经元发出的 γ 传出纤维支配梭内肌。效应器是受牵拉肌肉的梭外肌。

反射过程：牵拉肌肉引起肌梭内螺旋形末梢变形，而导致Ⅰa类纤维传入冲动增加，引起支配同一肌肉的 α 运动神经元兴奋，兴奋沿 α 纤维传出，引起梭外肌收缩。γ 运动神经元兴奋不能引起整块肌肉缩短，但可使梭内肌收缩以增加肌梭的敏感性，并引起Ⅰa类传入纤维放电，导致肌肉收缩。

牵张反射是最简单的姿势反射，肌紧张是维持站立姿势最基本的反射，是姿势反射的基础。

腱器官引起的反射：腱器官分布于肌腱胶原纤维之间，可感受肌肉张力的变化。其传入冲动经Ⅰb类纤维传入，对 α 运动神经元起抑制作用。

（3）节间反射：是指脊髓一个阶段神经元发出的轴突与邻近阶段的神经元发生联系，通过上下节段之间神经元的协同活动所进行的一种反射活动，如搔爬反射。

（二）脑干对肌紧张和姿势的调节

1. 脑干对肌紧张的调节　抑制区是指抑制肌紧张和肌运动的区域。位于延髓网状结构腹内侧部分。

易化区是指加强肌紧张和肌运动的区域。位于延髓网状结构背外侧部分、脑桥被盖、中脑中央灰质及被盖，还有下丘脑和丘脑中线核群等部位。

抑制区和易化区是通过调节脊髓 α、γ 运动神经元的活动，实现对肌紧张的调节。在肌紧张平衡调节中，易化区略占优势。

此外，脑干外也有调节肌紧张的区域：抑制区包括大脑皮层运动区、纹状体和小脑前叶蚓部等。易化区包括小脑前叶两侧部和前庭核等。这些区域的功能可能是通过脑干网状结构内的抑制区和易化区来完成的。

在中脑上、下丘之间切断脑干后，动物出现抗重力肌（伸肌）的肌紧张亢进，表现为四肢伸直，坚硬如柱，头尾昂起，脊柱挺硬，这一现象称为去大脑僵直（decerebrate rigidity）。去大脑僵直是一种增强的牵张反射。

其原因是在中脑上、下丘之间切断脑干后，由于切断了大脑皮层和纹状体等部位与网状结构的功能联系，造成易化区活动明显占优势，而出现去大脑僵直现象。

类型：①α 僵直，是由于高位中枢的下行性作用直接或间接通过脊髓中间神经元提高 α 运动神经元的活动而出现的僵直。②γ 僵直，是高位中枢的下行性作用首先提高 γ 运动神经元的活动，使肌梭的传入冲动增多，转而增强 α 运动神经元的活动而出现的僵直。③去皮层僵直，人类皮层与皮层下失去联系时，可出现明显的下肢伸肌僵直及上肢的半屈曲状态。出现去大脑僵直往往提示病变已严重侵犯脑干，是预后不良的信号。

2. 脑干对姿势的调节　由脑干整合而完成的姿势反射有状态反射、翻正反射、直线和旋转加速度反射等。

（1）状态反射：头部在空间的位置发生改变以及头部与躯干的相对位置改变时，都可反射性地改变躯体肌肉的紧张性，这一反射称状态反射（attitudinal reflex）。包括以下两种反射：

1）迷路紧张反射：内耳迷路的椭圆囊和球囊的传入冲动对躯体伸肌紧张性的调节反射。反射中枢是前庭核。

2）颈紧张反射：颈部扭曲时颈部脊椎关节韧带和肌肉本体感受器的传入冲动引起的四肢肌肉紧张性反射。反射中枢在颈部脊髓。当头向一侧扭转时，下颏所指一侧的伸肌紧张性加强；头后仰时，则前肢伸肌紧张性加强，后肢伸肌紧张性降低；头前俯时，结果相反。

（2）翻正反射：动物被推倒后可翻正过来，恢复正常姿势的反射。

三、躯体运动的中枢调节

（一）大脑皮层的运动调节功能

1. 大脑皮层运动区

（1）主要运动区：中央前回和运动前区。功能特征：①对躯体运动的调节为交叉性支配；②具有精细的功能定位，功能代表区大小与运动精细复杂程度有关；③运动区定位从上到下呈倒置安排。

（2）其他运动区：包括运动辅助区、第一感觉区、第二感觉区等。

2. 运动传导系统及其功能

（1）皮层脊髓束：是由皮层发出，经内囊、脑干下行到脊髓前角运动神经元的传导束。包括：①皮层脊髓侧束：种系发生较新。约占皮层脊髓束纤维的 80%。纤维经延髓锥体交叉，在脊髓外侧索下行，纵贯脊髓全长。其纤维终止于脊髓前角外侧的运动神经元，控制四肢远端的肌肉，与精细的、技巧的运动有关。损伤后可出现巴宾斯基征阳性。②皮层脊髓前束：种系发生古老。约占皮层脊髓束纤维的 20%。一般只到胸部。经白质前联合交叉，在脊髓同侧前索下行，终止于对侧脊髓前角外侧的运动神经元控制躯干和四肢近端的肌肉，主要是屈肌。与姿势的维持和粗大的运动动作有关。

（2）皮层脑干束：由皮层发出，经内囊到达脑干内各脑神经运动神经元的传导束。

（3）其他下行通路：包括顶盖脊髓束、网状脊髓束和前庭脊髓束等，参与近端肌肉有关的粗大运动和姿势的调节；红核脊髓束参与四肢远端肌肉有关的精细运动的调节。

（二）基底神经节的运动调节功能

基底神经节是皮层下一些核团的总称。包括纹状体、丘脑底核和黑质。纹状体又包括尾核、壳核和苍白球。尾核、壳核称为新纹状体，苍白球称为旧纹状体。黑质可分为致密部和网状部两部分。

1. 新纹状体的功能结构和细胞　中型多棘神经元（medium spiny neuron，MSN）是纹状体内主要的信息整合和传出神经元。外源性传入纤维（来自大脑皮层的谷氨酸能纤维和来自黑质致密部的多巴胺能纤维）主要终止于其树突远端；内源性传入纤维（来自新纹状体内 GABA 和 ACh 中间神经元的纤维）主要终止于其胞体和树突的近端。MSN 的轴突构成新纹状体的传出投射，以 GABA 为神经递质。MSN 的作用是整合来自皮肤和黑质的传入信息，并将传出信息输送到苍白球和黑质。

2. 直接通路和间接通路

（1）直接通路：从大脑皮层到新纹状体，再经苍白球内侧部接替后到达丘脑前腹核和外侧腹核，最后返回大脑皮层运动前区和前额叶。大脑皮层对新纹状体起兴奋作用，新纹状体可抑制苍白球内侧部，而苍白球内侧部又抑制丘脑。因此当新纹状体活动增加时，丘脑和大脑皮层的活动增加，这种现象称为去抑制。

（2）间接通路：在直接通路中的新纹状体与苍白球内侧部之间插入苍白球外侧部和丘脑底核两个中间接替过程的通路。该通路可部分抵消直接通路对大脑皮层的兴奋作用。

3. 与基底神经节损害有关的疾病　基底神经节的损害主要表现为肌紧张异常和动作过分增减，临床上主要有两类疾病。

（1）肌紧张过强而运动过少性疾病：典型代表是帕金森病。又称震颤麻痹（paralysis agitans）。

主要症状：肌紧张增高，肌肉僵直，随意运动减少，常伴有静止性震颤。

病因：双侧中脑黑质病变，多巴胺能神经元变性受损，引起直接通路活动减弱而间接通路活动增强，于是运动皮层活动减少。

（2）肌紧张过强而运动过少性疾病：代表病是亨廷顿病（舞蹈病）和手足徐动症。

主要症状：不自主的上肢和头部的舞蹈样动作、伴肌紧张低下。

病因：双侧新纹状体病变，新纹状体内 GABA 能神经元变性或遗传性缺损，引起间接通路活动减弱而直接通路活动增强，于是运动皮层活动增强，导致运动过多症状的出现。

4. 基底神经节的功能 可能参与运动的设计和程序编制，将抽象的设计转换为随意运动。

（三）小脑的运动调节功能

根据小脑的传入、传出纤维联系，可将小脑划分成三个主要的功能部分，即前庭小脑、脊髓小脑和皮层小脑。

1. 前庭小脑（vestibulocerebellum） 主要由绒球小结叶构成。其主要功能为控制躯体的平衡和眼球的运动。切除猫的绒球小结叶后，可出现位置性眼震颤。反射途径：前庭器官（直接或经前庭核）→绒球小结叶→前庭核→脊髓前角运动神经元→肌肉。

2. 脊髓小脑（spinocerebellum） 由小脑蚓部和半球中间部组成。其主要功能是调节正在进行过程中的运动，协助大脑皮层对随意运动进行适时的控制。脊髓小脑受损时，出现意向性震颤。小脑损伤后会出现动作性协调障碍称为小脑性共济失调。

此外，小脑还有调节肌紧张的功能。小脑前叶蚓部起抑制肌紧张作用；小脑前叶两侧部和半球中间部则起易化肌紧张作用。在进化过程中，小脑易化肌紧张的作用逐渐增强。

3. 皮层小脑（corticocerebellum） 是指半球外侧部。不直接接受外周感觉的传入，主要与大脑皮层感觉区、运动区和联络区构成回路。其主要功能为在精巧运动学习中，参与随意运动的设计和程序的编制。

第五节　神经系统对内脏活动、本能行为和情绪的调节

一、自主神经系统的功能

调节内脏活动的神经结构称为自主性神经系统，是由于内脏器官的活动一般不能由意志控制。调节内脏活动的神经包括传入纤维和传出纤维两种，但习惯上自主性神经系统仅指支配内脏器官的传出神经，按结构和功能的不同，分为交感神经（sympathetic nerve）和副交感神经（parasympathetic nerve）两部分。

（一）自主神经的结构特征

自主神经由节前和节后两个神经元组成。节前神经元的胞体位于中枢，其轴突组成节前纤维（preganglionic fiber），从中枢发出后进入外周神经节内交换神经元，节后神经元的轴突组成节后纤维（postganglionic fiber），支配效应器官。支配肾上腺素髓质的交感神经为一例外，相当于交感节前纤维。节前纤维属 B 类纤维，传导速度较快；节后纤维属 C 类纤维，传导速度较慢。交感神经节离效应器官较远，因此节前纤维短而节后纤维长；副交感神经节离效应器官较近，有的神经节就在效应器官壁内，因此节前纤维长而节后纤维短。

（二）自主神经系统的功能特征

自主神经系统的功能在于调节心肌、平滑肌和腺体（消化腺、汗腺、部分内分泌腺）的活动。从总体上看，交感和副交感神经系统的活动具有以下几方面的特征：

1. 紧张性支配。

2. 对同一效应器的双重支配，两者的作用往往相互拮抗（唾液分泌例外）。

3. 自主神经系统的作用与效应器的功能状态有关。

4. 交感和副交感神经系统有不同的活动范围和生理意义。交感神经系统：活动具广泛性，但对不同的刺激表现为不同的整合形式，在紧急情况下占优势。生理意义在于动员机体潜能以适应环境的急变。副交感神经系统：活动较局限，安静时活动占优势。生理意义在于保护机体、休整恢复、积蓄能量以及加强排泄和生殖功能，使机体保持安静时的生命活动。

二、内脏活动的中枢调节

（一）脊髓对内脏活动的调节

脊髓是交感神经和部分副交感神经的发源地，是内脏反射的初级中枢。通过脊髓可以完成血管张力反射、出汗反射、排尿反射、排便反射及勃起反射等，说明脊髓对内脏活动有一定协调能力。但失去高位中枢的控制时，脊髓反射多不能正常进行。

（二）低位脑干对内脏活动的调节

延髓、脑桥和中脑三部分合称脑干。脑干中有许多重要的自主性神经中枢。延髓网状结构中有呼吸中枢、血管运动中枢、心脏活动调节中枢。一旦这些中枢遭受损害，呼吸、心跳就会停止，导致死亡，故延髓有“生命中枢”之称。此外，延髓还有与消化功能有关的中枢，如吞咽、呕吐、消化腺分泌等反射中枢。脑桥有呼吸调整中枢和角膜反射中枢。中脑有瞳孔对光反射中枢。

（三）下丘脑对内脏活动的调节

下丘脑被认为是较高级的内脏活动调节中枢，具有调节体温、摄食行为、水平衡、内分泌、情绪反应、生物节律等生理活动的功能。

1. 体温调节 视前区-下丘脑前部存在温度敏感神经元，既能感受所在部位的温度变化，也能整合传入的温度信息，使体温能保持相对稳定。

2. 水平衡调节 下丘脑通过调节水的摄入与排出，来维持机体水的平衡。下丘脑能调节饮水行为；而视上核、室旁核合成和释放血管升压素，实现对肾排水量的调节；下丘脑前部还存在渗透压感受器，能按血液的渗透压调节血管升压素的分泌。

3. 对腺垂体和神经垂体激素分泌的调节 一方面下丘脑神经分泌小细胞能合成下丘脑调节肽，调节腺垂体激素的分泌；另一方面下丘脑的监察细胞能感受血中一些激素浓度的变化，反馈调节下丘脑调节肽的分泌；此外视上核、室旁核神经分泌大细胞能合成血管升压素和催产素。

4. 生物节律控制 机体的许多活动能按一定的时间顺序发生周期性的变化，称为生物节律（biorhythm）。下丘脑视交叉上核可能是机体昼夜节律活动的重要中枢结构和控制中心。

5. 其他功能 下丘脑能产生某些行为的欲望，能调节相应的本能行为。还参与睡眠、情绪及情绪生理反应等。

（四）大脑皮层对内脏活动的调节

1. 边缘叶和边缘系统 大脑半球内侧面皮质包绕在脑干头端的边缘结构，称为边缘叶，主要包括海马、穹窿、扣带回、海马回等部分。从生物进化角度来看，它们是古老的皮质，曾因与嗅觉有关而名嗅脑，但现在已明确它是调节内脏活动的重要中枢。边缘系统对内脏活动的调节作用复杂而多变。

2. 新皮层 在动物实验中电刺激新皮质，除引起躯体运动外，也可引起内脏活动的变化。例如用电刺激运动区及其周围，可分别发生血压、呼吸、胃肠道、直肠和膀胱收缩等不同变化，说明新皮质对内脏活动有调节作用。

三、本能行为和情绪的神经调节

本能行为（instinctual behavior）：是指动物在进化过程中形成并遗传固定下来的，对个体和种族生存具有重要意义的行为。如摄食、饮水和性行为等。

情绪（emotion）：是指人类和动物对客观环境刺激所表达的一种特殊的心理体验和某种固定形式的躯体行为表现。

本能行为和情绪主要受下丘脑和边缘系统的调节。

（一）本能行为的调节

1. 摄食行为的调节 摄食行为是动物维持个体生存的基本活动。下丘脑外侧区存在摄食中枢（feeding center），而腹内侧核存在饱中枢（satiety center），二者的神经元活动具有相互制约关系；边缘前脑中的杏仁核、隔区可易化饱中枢并抑制摄食中枢的活动。

2. 饮水行为的调节 饮水行为是通过渴觉而引起的。引起渴觉的主要因素是血浆晶体渗透压升高和细胞外液量明显减少。前者经下丘脑前部的脑渗透压感受器而起作用；后者通过肾素-血管紧张素系统介导，血管紧张素Ⅱ可刺激间脑的室周器引起渴觉。

3. 性行为的调节 交媾本身是由一系列的反射在脊髓和低位脑干中进行整合的，但伴随它的行为成分、交媾的欲望、发生在雌性和雄性动物一列协调的顺序性调节，在很大程度上是在边缘系统和下丘脑进行的。此外，杏仁核的活动也与性行为有密切关系。

（二）情绪的调节

1. 恐惧和发怒 恐惧和发怒是本能的防御反应（defense reaction），该反应也称为格斗-逃跑反应（fight-flight response）。防御反应区主要位于下丘脑腹内侧区。动物在间脑水平以上切除大脑可出现假怒。刺激下丘脑外侧区引起攻击行为；刺激下丘脑背侧区引起逃避行为。

2. 愉快和痛苦 愉快是一种积极的情绪，通常由那些能够满足机体需要的刺激所引起；痛苦是一种消极的情绪，一般是由伤害机体和精神的刺激或因需求得不到满足而产生的。

（1）奖赏系统：能够引起自我满足和愉快的脑区。腹侧被盖区到伏隔核多巴胺能通路与之有关。

（2）惩罚系统：能使动物感到嫌恶和痛苦的脑区。主要在下丘脑后部的外侧部分、中脑背侧、内嗅皮层等部位。

3. 情绪生理反应 情绪生理反应(emotional reaction)：在情绪活动中伴随发生的一系列生理变化。它主要由自主神经系统和内分泌系统活动的改变而引起。

（1）自主神经的情绪生理反应：多表现为交感神经系统活动的相对亢进。

（2）内分泌系统的情绪生理反应：涉及的激素种类很多。如促肾上腺皮质激素、糖皮质激素、肾上腺素、去甲肾上腺素、甲状腺激素、生长素、催乳素以及性激素等。

（三）动机和成瘾

1. 动机 一般被认为涉及行为的发端、方向、强度和持续性。作为动词时则常有“激励”的意义。在组织行为学中，激励主要是指激发人的动机的心理过程。通过激发和鼓励，使人们产生一种内在驱动力，使之朝着所期望的目标前进的过程。

2. 成瘾 此概念最初来自于药物依赖。药物依赖性是药物与机体相互作用所造成的一种精神状态，有时也包括身体状态。它表现出一种强迫性连续定期用该药的行为和其他反应，为的是要去感受它的精神效应，或是为了避免由于断药所引起的不舒适。现在成瘾的内涵已经涵盖了物质（药物）成瘾和行为成瘾。成瘾的核心特征是患者明确知道自己的行为有害但却无法自控。一般递质理论认为基于 5-羟色胺（5-HT）、去甲肾上腺素（NE）和多巴胺（DA）这三种主要的神经递质在关键行为过程中的相互联结，认为这三种神经递质与成瘾行为的发病机制相关。降低的 5-HT 浓度(5-HT 与行为触发、行为去抑制有关)、增加的 NE(NE 可以调节机体的觉醒性，并识别出新的刺激）和 DA（DA 与奖赏和强化机制有关）的功能，能够易化成瘾行为。其中最重要的神经递质是 DA。

第六节 觉醒、睡眠与脑电活动

一、脑电活动

大脑皮层的电活动有两种不同的形式，即大脑皮质的电活动有两种形式：一种是在安静状态时大脑皮质未受任何明显刺激的情况下所产生的一种持续的节律性电活动，称为自发脑电活动；另一种是对感受器、传入神经等施以刺激时，在大脑皮质一定部位记录出来的电活动，称为皮质诱发电位。

（一）脑电图

在头皮表面记录到的自发脑电活动称为脑电图（electroencephalogram，EEG）。直接在皮层表面引导的电位变化，称为皮层电图（electrocorticogram，ECoG）。

1. 脑电图的波形 按频率快慢将脑电图分为四种波形：α 波、β 波、θ 波、δ 波。α 波是成年人清醒、安静、闭眼时出现；β 波则为新皮层紧张活动时的脑电波；θ 波可见于成人困倦时；δ 波则常见于成人睡眠、极度疲劳或麻醉状态下。α 波在清醒、安静并闭眼时出现，睁开眼睛或接受其他刺激时，α 波立即消失而呈现快波，这一现象称为 α 波阻断。当再次安静闭目时，则 α 波又重现。

2. 脑电图形成的机制 皮层表面的电位。变化是由大量神经元同步活动发生的突触后电位经总和后形成的。此外，皮层与丘脑非特异投射系统之间的交互作用；一定同步节律的丘脑非特异投射系统的活动，促进了皮层电活动的同步化。

（二）皮层诱发电位

感觉传入系统或脑的某一部位受刺激时，在皮层上某一局限区域引出的形式较为固定的电位变化，称为皮层诱发电位（evoked cortical potential）。

常见的皮层诱发电位有躯体感觉诱发电位、听觉诱发电位、视觉诱发电位等。躯体感觉诱发电位一般可区分出以下三个成分：

1. 主反应 出现在一定潜伏期后先正后负的电位变化，在大脑皮层有特定的投射区域，与刺激有锁时关系。

2. 次反应 主反应之后的扩散性续发反应，在大脑皮层无中心区，与刺激无锁时关系。

3. 后发放 在主反应和次反应之后的一系列正相周期性电位波动。

二、觉醒与睡眠

觉醒和睡眠是人类和哺乳动物最为常见的生物节律，一般情况下，两者可随昼夜周期而互相转化并呈昼夜节律。

（一）觉醒状态的维持

觉醒状态的维持与脑干网状结构上行激动系统的作用有关，上行激动系统主要通过非特异感觉投射系统而到达大脑皮层。

觉醒状态有行为觉醒和脑电觉醒之分。行为觉醒表现为对新异刺激有探究行为。与黑质多巴胺能系统功能有关。脑电觉醒不一定有探究行为，但脑电呈去同步化快波。与蓝斑上部去甲肾上腺素能系统的紧张性作用和脑干网状结构胆碱能系统的位相性调制作用有关。

（二）睡眠的时相

睡眠可分慢波睡眠（slow wave sleep，SWS）和异相睡眠（paradoxical sleep，PS）两个时相。睡眠过程中两个时相互相交替，从两个时相中均可醒来，但在觉醒状态下只能进入慢波睡眠。

1. 非快眼动睡眠 根据脑电波的特点，可将人的非快眼动睡眠分为四个时期。

（1）入睡期（Ⅰ期）：其特征是 α 波逐渐减少，呈现若干 θ 波，脑电波趋于平坦。

（2）浅睡期（Ⅱ期）：在 θ 波的背景上呈现睡眠梭形波和若干 κ-复合波。

（3）中度睡眠期（Ⅲ期）：高幅 δ 波占 20%～50%。

（4）深度睡眠期（Ⅳ期）：呈现连续的高幅 δ 波，数量超过 50%。

2. 快眼动睡眠 脑电波呈不规则的 β 波，与觉醒时很难区别。

（三）觉醒与睡眠的产生机制

1. 觉醒的机制 实验证实脑干网状结构的神经细胞间接的接受来自内脏、躯体和特殊感官的传入冲动，并将这些冲动通过上行投射发送到前脑。脑干网状上行激活系统是维持皮层活动和觉醒行为的基础。觉醒的激活系统除了脑干网状结构以外，还包括前脑基底部、下丘脑后部、底丘脑，它们接受网状结构的上行传入冲动并投射到大脑皮层。前脑基底系统似乎还具有在脑干网状结构长时间无传入冲动的情况下保持大脑皮层兴奋的作用。

2. 睡眠的机制 研究表明，延髓网状结构背侧的神经细胞和孤束核可以产生睡眠，其机制在于对前脑直接整合的影响和对上行激活系统神经细胞的抑制有关。孤束核可以引起睡眠，它接受来自舌咽神经和迷走神经的传入冲动，来自孤束核和延髓网状结构背侧的神经细胞上行投射至脑桥和中脑，终止于臂旁核，后者再投射至丘脑、下丘脑、视前区、杏仁核和眶额部皮质。孤束核最后投射到除皮质以外的这些区域。神经解剖资料显示，孤束核的主要作用不是通过网状激活系统而是通过前脑边缘结构实现，后者也与自律调节和睡眠产生有关。丘脑是睡眠产生的中心，临床上也发现家族致死性失眠与丘脑神经核退化有关。

另外一些损伤表明，眶额部皮质在慢波活动的产生和睡眠行为的产生中尤其重要。研究表明眶额部皮层和前脑基底、视前区和下丘脑前部共同组成前脑睡眠诱导系统。同时，前脑睡眠诱导系统与边缘系统有联系，并且这个大系统与脑干激活系统互相作用。从早期的神经解剖研究中发现视前区和下丘脑前部的神经细胞与前脑边缘结构互相联系，包括隔区、杏仁核和眶额皮质，并下行投射到边缘中脑区域，有人称之为边缘前脑-中脑环路，这个下行投射扩展至中脑内部结构，包括中央灰质和缝核，也终止于中脑网状结构，电刺激脑干基底部显示出中脑网状神经细胞持续活动的破坏，这个结果支持前脑的睡眠产生神经细胞可以部分通过与上行网状激活系统的拮抗神经细胞而起作用。因此，睡眠产生系统应该包括延髓网状结构背侧的神经细胞、孤束核和前脑睡眠诱导系统。

3. 调节觉醒和睡眠的内源性物质

（1）乙酰胆碱激活唤醒系统，而腺苷抑制唤醒系统。基底前脑细胞：在觉醒期间，随着腺苷的积累，刺激抑制性腺苷受体，逐渐抑制基底前脑的唤醒神经元，导致睡眠。睡眠后腺苷积累逐渐下降。

（2）前列腺素是另一种促进睡眠的化学物质，它存在于身体的许多部位，与腺苷相似，白天时逐渐积累直到诱发睡眠，睡眠时含量降低。

（3）生长激素释放常在非快眼动睡眠时相，可促进机体生长发育。

第七节 脑的高级功能

一、学习与记忆

学习和记忆是两个有联系的神经活动过程。学习是指人和动物依赖于经验来改变自身行为以适应环境的神经活动过程。记忆则是学习到的信息的贮存和“读出”的神经活动过程。

（一）学习的形式

1. 非联合型学习（nonassociative learning）不需要在刺激和反应之间形成某种明确的联系。不同形式的刺激使突触发生习惯化和敏感化的可塑性改变就属于这种类型的学习。

2. 联合型学习（associative learning） 是两个事件在时间上很靠近地重复发生，最后在脑内逐渐形成联系，如经典的条件反射和操作式条件反射则属于这种类型的学习。

（1）经典条件反射：在动物实验中，给狗吃食物会引起唾液分泌，这是非条件反射，食物就是非条件刺激；而给狗以铃声刺激则不会引起唾液分泌，因为铃声与食物无关，这种情况下铃声称为无关刺激；但是，如果每次给狗吃食物之前先出现一次铃声，然后再给予食物，这样多次结合以后。当铃声一出现，动物就会出现唾液分泌。铃声本来是无关刺激，现在已成为进食的信号，因此称为信号刺激或条件刺激。可见，条件反射是无关刺激与非条件刺激在时间上的结合而建立起来的。这个过程称为强化（reinforcernent）。条件反射建立后，如反复应用条件刺激而不给予非条件刺激强化，条件反射就会减弱，最后完全不出现，这称为条件反射的消退。

（2）操作式条件反射：操作式条件反射比较复杂，它要求动物完成一定的操作。例如，将大鼠放入实验笼内，当它在走动，扣偶然踩在杠杆上时，即喂以食物，以强化这一操作，如此重复多次，大鼠即学会了自动踩杠杆而得食。然后，在此基础上进一步训练动物只有当出现某一特定的信号（如灯光）后踩杠杆，才能得到食物的强化。训练完成后，动物见到特定的信号，就去踩杠杆而得食。这类条件反射的特点是，动物必须通过自己完成某种运动或操作后才能得到强化，所以称为操作式条件反射（operant conditioning）。

（二）人的条件反射和两种信号系统学说

1. 第一信号系统（first signal system）　现实具体的信号称为第一信号。对第一信号发生反应的大脑皮层功能系统即为第一信号系统。是人和动物所共有的。

2. 第二信号系统（second signal system）　相应的语词称为第二信号。对第二信号发生反应的大脑皮层功能系统称为第二信号系统。为人类所特有，是人类区别于动物的主要特征。

（三）记忆的形式

1. 根据记忆的储存和回忆方式分类　可分为陈述性记忆和非陈述性记忆两类。

2. 以记忆保留时间的长短分类　可分为短时程记忆、中时程记忆和长时程记忆三类。

（四）人类的记忆过程

人类的记忆过程可以细分为四个阶段：

1. 感觉性记忆　由感觉系统获得信息后，首先在脑的感觉区内储存的阶段。历时短暂，不超过1秒。

2. 第一级记忆　由感觉性记忆信息经加工处理（口头表达和非口头表达）转移而来。保留时间平均几秒。

3. 第二级记忆　通过反复学习运用，信息在第一级记忆中循环而转入。第二级记忆是大而持久的储存系统，可持续数分钟至数年不等。由于先前或后来的信息干扰导致遗忘。

4. 第三级记忆　长年累月运用的信息则不易遗忘，转入第三级记忆。

前两个阶段相当于短时程记忆，后两个阶段相当于长时程记忆。

（五）遗忘

遗忘（loss of memory）是指部分或完全失去回忆和再认的能力。遗忘是一种正常的生理现象。产生遗忘的原因一是条件刺激久不予强化引起消退抑制；二是后来信息的干扰。

疾病情况下发生的遗忘称为记忆缺失也称为遗忘症（amnesia）。分两类。顺行性遗忘和逆行性遗忘。前者表现为不能保留新近获得的信息。发生机制可能由于信息不能从第一级记忆转入第二级记忆。多见于慢性酒精中毒；后者表现为不能回忆脑功能障碍发生之前一段时间内的经历，多见于脑震荡。其发生机制可能由于第二级记忆发生紊乱，而第三级记忆未受影响。

（六）学习和记忆的机制

1. 学习和记忆在脑的功能定位　与记忆功能密切相关的脑内结构有：大脑皮层联络区、海马及其临近结构、丘脑和脑干网状结构等。

海马回路：与近期记忆有关。海马通过穹窿与下丘脑乳头体相连，再通过乳头体-丘脑束抵达丘脑前核，后者发出纤维到扣带回，扣带又发出纤维回到海马。

2. 神经生理学机制

（1）感觉记忆：与神经元活动的后作用有关，即刺激停止后，活动仍能继续一段时间。

（2）第一级记忆：神经元间的环路联系的连续活动所致。

（3）习惯化、敏感化以及长时程增强：是突触传递功能发生可塑性改变的结果。

3. 神经生化机制　脑内蛋白质合成可能是第二级记忆的机制。

中枢神经递质也与学习记忆活动有关。ACh、儿茶酚胺、GABA、血管升压素可增强记忆。催产素、脑啡肽等可使记忆减退。

4. 神经解剖学机制　第三级记忆可能与新的突触联系建立有关。

5. 阿尔茨海默病与学习记忆障碍　阿尔茨

海默病（AD）是一种起病隐匿的进行性发展的神经系统退行性疾病。临床上以记忆障碍、失语、失用、失认、视空间技能损害、执行功能障碍以及人格和行为改变等全面性痴呆表现为特征，病因迄今未明。

二、语言和其他认知功能

（一）优势半球和皮层功能的互补性专门化

人类两侧大脑半球的功能是不对等的。人脑的高级功能向一侧半球集中的现象，称一侧优势（laterality of cerebral dominance）。这种一侧优势现象仅见于人类。

1. 左侧皮层在语言活动功能上占优势，故称为优势半球（dominant hemisphere）。

2. 右侧皮层在非语词性认知功能上占优势，如对空间的辨认、深度知觉、触-压觉认识、图像视觉认识、音乐欣赏分辨等。右侧皮层不同部位损伤可分别表现为穿衣失用症、面容失认症、失算症等。

两侧皮层功能优势是相对的。对不同认知功能具有互补性专门化现象。

（二）大脑皮层的语言功能

与语言有关的脑区位于大脑侧裂附近。人类左侧大脑皮层一定区域的损伤将引起特殊的语言活动功能障碍：

1. 流畅失语症（fluent aphasia）　左侧颞叶后部或颞上回后端的 Wemicke 区受损(一种是话语中充满杂乱语和自创词，不能理解别人说话或书写的含义；另一种是对部分词不能很好组织或想不起来)。

2. 运动失语症（motor aphasia）　中央前回底部前方的 Broca 区受损（能看懂文字、听懂谈话，发音器官正常但不会说话）。

3. 失写症（agraphia）　额中回后部接近中央前回手部代表区受损(能听懂谈话、看懂文字、能讲话，手部运动正常但不会书写)。

4. 感觉失语症（sensory phasia）　颞上回后部损伤（能讲话、书写、看懂文字，听力正常但听不懂谈话的含义）。

5. 失读症（alexia）　角回受损（看不懂文字含义，其他语言功能均健全）。

【强化训练题】

一、名词解释

1. 突触（synapse）
2. 胆碱能纤维（cholinergic fiber）
3. 兴奋性突触后电位（excitatory postsynaptic potential，EPSP）
4. 抑制性突触后电位（inhibitory postsynaptic potential，IPSP）
5. 传入侧支性抑制（afferent collateral inhibitor）
6. 回返性抑制（recurrent inhibition）
7. 突触后抑制（postsynaptic inhibition）
8. 突触前抑制（presynaptic inhibition）
9. 中枢延搁（central delay）
10. 突触的可塑性（synaptic plasticity）
11. 突触前受体 presynaptic receptor）
12. 肾上腺素能纤维（adrenergic fiber）
13. 神经递质（neurotransmitter）
14. 突触后电位（postsynaptic potential）
15. 反射（reflex）
16. 特异性投射系统（specific projection system）
17. 非特异性投射系统（nonspecific projection system）
18. 牵涉痛（referred pain）
19. 屈反射（flexor reflex）
20. 痛觉（pain）
21. 皮层诱发电位（evoked cortical potential）
22. α 波阻断（α-block）
23. 异相睡眠（paradoxical sleep）
24. 脑电图（electroencephalogram）
25. 运动单位（motor unit）
26. 牵张反射（stretch reflex）
27. 腱反射（tendon reflex）
28. 肌紧张（muscle tonus）
29. 脊休克（spinal shock）
30. 去大脑僵直（decerebrate rigidity）
31. 生物节律（biorhythm）
32. 本能行为（instinctual behavior）
33. 第一信号系统（first signal system）
34. 第二信号系统（second signal system）
35. 一侧优势（laterality cerebral dominance）
36. 皮质电图（electrocorticogram）

二、填空题

1. 神经系统主要是由______和______两种细胞构成。
2. 神经元根据其功能可分为_____、_____和________三种。
3. 实验中刺激神经纤维上的任何一点都会产生兴奋，该冲动可沿神经纤维向两侧同时传导，称为_____。但在正常机体内，神经冲动是按_____

的一定方向传递的。
4. 当神经纤维传导冲动到达轴突末梢时，轴突末梢释放递质，从而改变所支配组织或器官的功能活动，这一作用称为_____。
5. 神经所支配的组织和星状胶质细胞能产生支持神经元的______，这些因子本质都是蛋白质，它们作用于神经末梢的特异性受体，然后被末梢摄取，经逆向轴浆运输抵达胞体，促进胞体生成有关蛋白质，从而维持神经元的生长发育和功能的______。
6. 神经胶质细胞充填于神经元及其突起间的空隙内，对神经元起______作用。神经胶质细胞还可分隔神经元，起______作用。少突胶质细胞与施万细胞分别形成中枢与周围神经纤维的髓鞘，均可防止神经冲动传导时的电流扩散，以免神经元的活动_____。
7. 曲张体并不与突触后成分形成经典的突触联系，而是沿着分支分布在突触后成分近旁，当神经冲动到达曲张体时，递质从曲张体释放出来，通过周围细胞外液弥散地作用到效应细胞膜上的_____，使效应细胞发生反应。这种无特定突触结构的化学信息传递，称为_____。
8. 中枢神经元之间除了______传递外，还存在电突触传递。
9. 缝隙连接部位的膜阻抗较低，容易发生电紧张性作用，这种结构不存在前膜与后膜的区别，传递是_____。
10. 神经纤维传导兴奋的特征主要有______、______、______、和_____。
11. 神经对其所支配的组织能发挥_____和_____两方面的作用。
12. 化学性突触通常是由_____、_____和______三部分组成。
13. EPSP 的形成是由于突触后膜化学门控通道开放时，对______和______的通透性增加，尤其是对_______的通透性增加，从而导致局部膜的_____。
14. 突触抑制可分为______和______两种类型，与此相反，除了抑制外，还有______易化。
15. 一个神经元的轴突侧支通过与若干中间神经元的联系，又返回到发出侧支的神经元，这种连接方式称_____，它是完成反馈作用的结构基础。
16. 中枢内突触前轴突末梢反复受到较高频率的刺激时，突触后神经元发放冲动的数目便逐渐减少，这一现象称突触传递的疲劳，可能与______耗竭有关。
17. 中枢抑制产生的部位主要在_____，故中枢抑制实际上就是_____。
18. 突触前抑制是通过轴突—轴突式突触活动，使突触前膜的______释放量减少，而引起突触后神经元产生抑制的一种抑制形式。
19. 突触后抑制是由______神经元引起的一种抑制，而突触后膜则表现为______极化。
20. 突触后抑制可分为______和_____。
21. 突触传递的特征是_____、____、____、____、_____和_____。
22. 突触的可塑性可表现为_____、_____和________等形式。
23. 运动神经末梢释放出来的乙酰胆碱可被存在于接头后膜上的______水解而失去活性。
24. 去甲肾上腺素的消除是通过______和_____，_____是其消除的主要方式。
25. 能与肾上腺素和 NA 结合的受体称为_____受体。这种类型的受体又可以分为_____和_____两型，其中______受体与递质结合引起的平滑肌效应以兴奋为主。
26. 阿片样肽包括_____、_____和______三类，已确定的阿片受体有_____、_____和______受体。
27. 中枢神经系统中参与某一反射活动的神经元群称为_____。
28. 感觉投射系统可分为______投射系统和________投射系统。
29. 脊髓前角有三类运动神经元，分别是_____、_____和______神经元。
30. 根据电生理学特性，将哺乳类动物的周围神经分成_____、_____和______三类。
31. 突触后电位可分为______和______两种。
32. 丘脑的核团分为感觉接替核、_____和_____三类。
33. 快痛是一种“______痛”，快痛由______纤维传导；而慢痛是一种“______痛”，由______纤维传导。
34. 成年人的脑电波，分为四种基本波形：_____、_____、_____和______波。其中频率最高、幅度最低的是______波。
35. 觉醒可分为______和______两种状态。
36. 睡眠是由交替出现的两种时相组成，分别称为______和______。
37. 若阻断非特异性投射系统的传导，保留上传的特异性感觉传导通路，动物可处于_____，脑电图呈现同步化慢波；若在中脑水平切断特异性感觉传导通路，而不损坏内侧网状结构，则动物仍处于_____，脑电图呈现去同步化快波。
38. ______枕叶皮质接受左眼颞侧和右眼鼻侧视

网膜的纤维投射，枕叶皮质接受右眼颞侧和左眼鼻侧视网膜的纤维投射。

39. 切割、烧灼等作用于内脏一般不产生疼痛，但内脏对机械性牵拉、______、______、炎症等刺激较为敏感，往往引起剧烈的疼痛。

40. 梭内肌纤维分两类：一类其细胞核在中央部密集成团，称______；另一类其细胞核分散在整个纤维，排列呈链条状，称_____。

41. 通过 Aγ 运动纤维、Ia 类传入纤维和 α 运动神经元而引起相应的梭外肌收缩的通路，称为______。

42. 一般认为，当肌肉受到强烈牵拉时，首先兴奋肌梭内的感受装置，_____纤维传入冲动发放频率增加，对支配同一肌肉的。运动神经元起兴奋作用，引起受牵拉的肌肉主动收缩以对抗牵拉。当肌肉主动收缩达到一定强度时，张力则可兴奋腱器官；_____类纤维传入冲动发放频率增加，对支配同一肌肉的 α 运动神经元起抑制作用，使肌肉收缩停止，转而出现舒张。

43. 由于高位中枢的下行易化作用，首先提高了脊髓前角 α 运动神经元的活动，使肌梭的敏感性提高而传入冲动增多，经后根工，类传入纤维再使脊髓。运动神经元的活动提高，导致肌紧张加强而出现的僵直，称为_______。

44. 皮质小脑与大脑皮质运动区、感觉区、联络区之间存在着联合活动，在该活动过程中，皮质小脑参与______的形成和运动程序的编制。

45. 机体的组织器官一般都接受交感神经和副交感神经的双重支配，交感和副交感神经对同一器官的作用（唾液腺除外）往往是______的。

46. 副交感神经系统往往在安静时活动较强，常伴有______分泌的增多，主要作用是促进消化、储存能量和加强排泄。

47. 大脑皮质的电活动有两种形式：一种是在安静状态时大脑皮质未受任何明显刺激的情况下所产生的一种持续的节律性电活动，称为_____；另一种是对感受器、传入神经等施以刺激时，在大脑皮质一定部位记录出来的电活动，称为_____。

48. 癫痫患者的脑电图可出现特殊形式的_____、尖波、棘-慢综合波；大脑有占位性病变的患者，在清醒状态下，病变区域的脑电图会出现______或 δ 波。

49. 脑桥的蓝斑上部______递质系统参与控制觉醒，主要维持脑电觉醒；中脑黑质-纹状体_____递质系统也控制觉醒，主要维持行为上的觉醒。

50. 客观事物的具体信号，称为_____，如灯光、铃声、食物的性状等。以语言、文字组成的语词代替具体的信号所形成的抽象信号，称为_____。

51. 脊髓前角运动神经元有____、____和____运动神经元，它们末梢释放的递质是_____。____运动神经元的轴突支配骨骼肌的梭外肌，而_____运动神经元的轴突支配梭内肌。

52. 骨骼肌的牵张反射分为______和______两种类型。

53. 肌紧张是______反射的基础，屈肌反射具有______意义。

54. 抑制肌紧张的中枢部位有______、______、______、______；易化肌紧张的中枢部位有_______、______、______。

55. 脑干对肌紧张的调节有______和______作用。动物在中脑上、下丘之间横断脑干后，可以产生______僵直，此僵直属于_____。

56. 临床上基底神经节损害的主要表现可分为______和______两大类。

57. 震颤麻痹患者主要是中脑______病变，脑内______含量下降；舞蹈病患者______中______和______神经元的功能减退。

58. 前庭小脑的功能是_____，脊髓小脑的功能是_____，皮层小脑的功能是_____，并与_____及______的编制有关。

59. 交感神经活动增强时，心率_____，支气管平滑肌_____，瞳孔_____。

60. 下丘脑是机体中较高级的调节内脏活动的中枢，主要调节_____、_____、_____、_____、_____、_____等生理过程。

61. 形成条件反射的基本条件是______刺激与______刺激在时间上的结合而建立起来的。条件反射的建立，实质上就是______刺激转变为______刺激的过程。

62. 学习的形式可分为______和______两种。

63. 人类的记忆过程可细分为四个连续的阶段，即_____、_____、_____和_____。短时记忆主要是神经元生理活动的_____；较长时性记忆与脑内______有关，持久性记忆可能与______的建立有关。

64. 左侧半球常常在______功能上占优势，而右侧半球则多在______功能上占优势。

三、选择题

A 型题

1. 神经系统实现其调节功能的基本方式是
A. 兴奋与抑制　　B. 感受与处理信息
C. 记忆与思维　　D. 条件反射和非条件反射

E. 正反馈和负反馈
2. 神经细胞去极化达到阈电位时，最先产生动作电位的部位是
A. 胞体 B. 树突 C. 轴突始段
D. 轴突 E. 轴突末梢
3. 有髓神经纤维的传导速度
A. 与直径成反比 B. 与直径成正比
C. 与温度无关 D. 与刺激强度成正比
E. 比无髓纤维传导慢
4. 传导速度最快的纤维是
A. B类，自主性神经节前纤维
B. A_δ类，皮肤痛温觉传入纤维
C. A_γ类，支配梭内肌的传出纤维
D. A_β类，皮肤触压觉传入纤维
E. A_α类，初级肌梭传入纤维和支配梭外肌的传出纤维
5. 神经纤维的电生理学分类主要根据是
A. 传导速度和正后电位的差异
B. 直径和负后电位的差异
C. 直径和正后电位的差异
D. 传导速度和电生理学，特性的差异
E. 正后电位和负后电位的差异
6. 神经冲动抵达末梢时，引起递质释放主要有赖于
A. Na^+ B. Cl^- C. Mg^{2+} D. Ca^{2+} E. K^+
7. 脊髓前角闰绍细胞构成的抑制称为
A. 交互性抑制 B. 回返性抑制
C. 侧支性抑制 D. 去极化抑制
E. 突触前抑制
8. 关于突触后电位的特征，错误的叙述是
A. 电位大小随刺激的强度改变
B. 有时间总和 C. 有空间总和
D. 是“全或无”的 E. 以电紧张方式扩布
9. 兴奋性突触后电位突触后膜上发生的电位变化为
A. 极化 B. 超极化 C. 后电位
D. 复极化 E. 去极化
10. 抑制性突触后电位能抑制运动神经元是因为
A. 使膜电位超极化
B. 使兴奋性突触的递质释放减少
C. 改变神经元的阈电位
D. 降低膜电导
E. 缩短动作电位的时程
11. 儿茶酚胺类递质包括
A. 肾上腺素、去甲肾上腺素
B. 肾上腺素、去甲肾上腺素和5-羟色胺
C. 肾上腺素、去甲肾上腺素和多巴胺
D. 5-羟色胺、多巴胺
E. 肾上腺素、去甲肾上腺素和5-羟色胺、多巴胺
12. 关于抑制性突触后电位的产生，正确的叙述是
A. 突触前轴突末梢超极化
B. 对Ca^{2+}、K^+通透性增大
C. 突触后膜出现超极化
D. 突触后膜去极化
E. 突触后膜出现复极化
13. 下列离子的通透性增加会产生抑制性突触后电位，正确的是
A. Na^+、Cl^-、K^+，尤其是K^+
B. K^+、Cl^-，尤其是Cl^-
C. Na^+、K^+，尤其是Na^+
D. Ca^{2+}、K^+、Cl^-，尤其是Ca^{2+}
E. K^+、Ca^{2+}、Na^+，尤其是Ca^{2+}
14. 兴奋性突触后电位与抑制性突触后电位的共同特征是
A. 突触前膜均去极化
B. 突触后膜均去极化
C. 突触前膜释放的递质性质一样
D. 突触后膜对离子通透性一样
E. 产生的突触后电位的最终效应一样
15. 兴奋性突触后电位是
A. 动作电位 B. 静息电位 C. 阈电位
D. 局部电位 E. 负后电位
16. 关于突触前抑制的叙述，正确的是
A. 突触前膜超极化 B. 突触后膜超极化
C. 突触前膜去极化
D. 突触前膜释放抑制性递质
E. 潜伏期较短
17. 交互抑制的本质是
A. 去极化抑制 B. 传入侧支性抑制
C. 回返性抑制 D. 树突-树突性抑制
E. 以上都不是
18. 突触前抑制的特点是
A. 突触前膜超极化
B. 潜伏期长，抑制效应持续时间长
C. 突触后膜的兴奋性降低
D. 突触前膜轴突末梢释放抑制性递质
E. 以上都不对
19. 下列叙述神经胶质细胞的特征，错误的是
A. 有许多突起 B. 有转运代谢物质的作用
C. 具有支持作用 D. 没有轴突
E. 没有细胞分裂能力
20. 突触前抑制的发生是由于
A. 突触前膜兴奋性递质释放量减少
B. 突触前膜释放抑制性递质

C. 突触后膜超极化
D. 中间抑制性神经元兴奋的结果
E. 以上原因综合的结果
21. 传入侧支性抑制和回返性抑制均属于
A. 周围抑制 B. 突触前抑制
C. 交互抑制 D. 突触后抑制
E. 去极化抑制
22. 关于突触传递的叙述，正确的是
A. 双向传递 B. 不易疲劳
C. 突触延搁 D. 不能总和
E. 刺激停止后，传出冲动也立即停止
23. 神经生长因子的分泌细胞是
A. 神经元 B. 神经胶质细胞
C. 结缔组织细胞 D. 内分泌细胞
E. 神经所支配的效应器细胞
24. 交感神经节后纤维的递质是
A. 乙酰胆碱 B. 去甲肾上腺素
C. 5-羟色胺 D. 多巴胺
E. 去甲肾上腺素或乙酰胆碱
25. 闰绍细胞轴突末梢释放的递质是
A. 甘氨酸 B. 谷氨酸 C. γ-氨基丁酸
D. 5-羟色胺 E. 多巴胺
26. 脊髓前角运动神经元轴突末梢释放的递质是
A. 甘氨酸 B. 乙酰胆碱
C. 去甲肾上腺素 D. 多巴胺 E. 5-羟色胺
27. 既可作为突触前抑制，也可作为突触后抑制的递质是
A. 多巴胺 B. 甘氨酸 C. 5-羟色胺
D. γ 氨基丁酸 E. 去甲肾上腺素
28. 下列属于胆碱能受体的是
A. M、α B. M、β
C. M、N_1 和 N_2 D. M、α 和 β_2
E. M、α_1 和 β_1
29. M 型受体的阻断剂是
A. 阿托品 B. 心得安
C. 酚妥拉明 D. 河豚毒 E. 箭毒
30. 神经节细胞突触后膜上的受体为
A. α 受体 B. β_1 受体 C. N_1 受体
D. N_2 受体 E. M 受体
31. 交感和副交感神经节前纤维释放的递质是
A. 肾上腺素 B. 去甲肾上腺素
C. 乙酰胆碱 D. 肾上腺素和去甲肾上腺素
E. 乙酰胆碱和去甲肾上腺素
32. M 受体
A. 位于骨骼肌神经肌肉接头的肌膜上
B. 位于自主神经节细胞膜上
C. 可被酚妥拉明阻断
D. 可被儿茶酚胺激活
E. 位于自主性神经节后纤维支配的效应器上
33. 可被阿托品阻断的受体是
A. α 受体 B. β 受体 C. N 型受体
D. M 型受体 E. H 和 M 型受体
34. 关于儿茶酚胺与 α 受体结合后产生的效应，错误的叙述是
A. 血管收缩 B. 妊娠子宫收缩
C. 扩瞳肌收缩 D. 小肠平滑肌收缩
E. 竖毛肌收缩
35. 关于儿茶酚胺与 β 受体结合后产生的效应，错误的叙述是
A. 血管舒张 B. 子宫舒张
C. 小肠平滑肌舒张 D. 心脏活动减弱
E. 支气管舒张
36. N 型受体的阻断剂是
A. 筒箭毒 B. 阿托品 C. 心得安
D. 酚妥拉明 E. 甲氰咪呱
37. 脑内去甲肾上腺素能神经元胞体比较集中的部位是：
A. 低位脑干 B. 脑干中缝核
C. 纹状体 D. 丘脑底核
E. 黑质、脚间核
38. 下列属于肾上腺素能神经神经纤维是
A. 副交感神经的节前纤维
B. 副交感神经节后纤维
C. 绝大部分交感神经的节后纤维
D. 躯体运动神经纤维
E. 交感神经节前纤维
39. α 受体的阻断剂是
A. 筒箭毒碱 B. 阿托品 C. 普萘洛尔
D. 酚妥拉明 E. 西咪替丁
40. 脑内多巴胺能神经元胞体的主要部位是：
A. 纹状体 B. 正中隆起 C. 中脑
D. 边缘前脑 E. 丘脑底核
41. 反射时的长短主要取决于
A. 感受器的敏感性 B. 感受器的密度
C. 刺激的强度 D. 神经纤维传导速度
E. 中枢突触联系的数量
42. 能产生兴奋总和效应的神经元联系方式为
A. 聚合式原则 B. 辐散式原则
C. 环状联系 D. 链锁状联系
E. 侧枝式联系
43. 在整个反射弧中，最易出现疲劳的部位是
A. 感受器 B. 传入神经元
C. 反射中枢中的突触 D. 传出神经元
E. 效应器

44. 丘脑特异性投射系统的起始核团是：
A. 接替核 B. 联络核
C. 接替核和联络核 D. 髓板内核群
E. 髓板内核群和联络核
45. 非特异性投射系统的主要功能是
A. 引起特定感觉并激发大脑皮层发出神经冲动
B. 维持大脑皮层的兴奋状态
C. 调节内脏功能
D. 维持睡眠状态
E. 协调肌紧张
46. 丘脑中发出特异性投射系统的最大的核团是
A. 内侧膝状体 B. 外侧膝状体
C. 后腹核 D. 外侧腹核 E. 丘脑前核
47. 肌肉本体感觉投射到大脑皮质的代表区为
A. 中央前回 B. 岛回 C. 枕叶皮质
D. 颞叶皮质 E. 额叶皮质
48. 视觉代表区位于
A. 中央前回 B. 中央后回 C. 枕叶皮质
D. 岛叶皮质 E. 颞叶皮质
49. 不经过丘脑换元的感觉是
A. 嗅觉 B. 视觉 C. 听觉 D. 味觉 E. 触觉
50. 关于第一体感区的叙述，错误的是
A. 在中央后回 B. 躯体投射是交叉性的
C. 面部投射是双侧性的
D. 总的安排是直立的
E. 投射区的大小与感觉的灵敏度有关
51. 一侧枕叶皮质接受视网膜的传入纤维投射是
A. 同侧眼 B. 对侧眼 C. 双眼全部
D. 同侧眼颞侧和对侧眼鼻侧
E. 同侧眼鼻侧和对侧眼颞侧
52. 关于痛觉的叙述，错误的是
A. 感受器往往是游离的神经末梢
B. 损伤性刺激引起 C. 快痛定位不清
D. 慢痛伴有情绪反应 E. 不易发生适应
53. 躯体感觉的皮层代表区主要位于
A. 中央前回 B. 中央后回
C. 岛叶皮层 D. 颞叶皮层
E. 边缘系统
54. 非特异性投射系统的主要起始细胞群是
A. 接替核 B. 联络核 C. 髓板内核群
D. 接替核和联络核
E. 髓板内核群、接替核和联络核
55. 第二体感区位于
A. 中央后回 B. 中央前回
C. 额叶 D. 皮质表面 39～40 区
E. 中央前回和岛叶之间
56. 一侧枕叶皮质损伤，将引起视野
A. 双眼全盲 B. 同侧眼全盲
C. 对侧眼全盲 D. 双眼同侧偏盲
E. 双眼对侧同向偏盲
57. 下列对内脏痛的叙述，错误的是
A. 对切割和烧灼刺激不敏感
B. 对缺血、痉挛和炎症较敏感
C. 常伴有牵涉性痛
D. 发生缓慢、持续时间较长、定位不精确
E. 对刺激的分辨能力较强
58. 下列关于屈反射的论述，错误的是
A. 是单突触反射 B. 感受器是皮肤
C. 受刺激侧肢体出现屈曲反应
D. 具有保护性意义
E. 刺激增强时可出现交叉伸肌反射
59. 下列关于腱反射的论述，错误的是
A. 是单突触反射 B. 感受器是腱器官
C. 是快速牵拉肌腱时发生的牵张反射
D. 效应器为同一块肌肉的肌纤维
E. 主要发生于快肌纤维成分
60. 下列关于肌紧张的论述，错误的是
A. 感受器是肌梭
B. 是缓慢持续牵拉肌腱时发生的牵张反射
C. 是维持姿势的最基本反射活动
D. 主要在屈肌表现明显
E. 主要发生于慢肌纤维成分
61. 下列说法正确的是
A. 肌梭是张力感受器
B. 腱器官的传入纤维是Ⅰa 纤维
C. 腱器官与梭外肌呈串联关系
D. 肌梭的传入纤维是Ⅰb 纤维
E. 腱器官的敏感性受 γ 纤维控制
62. 证明去大脑僵直是骨骼肌牵张反射亢进的最好方法是
A. 刺激网状结构易化区可引起僵直
B. 横断脊髓后，断面以下僵直消失
C. 刺激前角运动神经元可引起僵直
D. 切断腹根传出纤维，僵直消失
E. 切断背根传入纤维，僵直消失
63. α 运动神经元兴奋时，不可能出现的现象是
A. 同一肌肉的腱器官兴奋
B. 同一肌肉的梭内肌纤维仍可继续收缩
C. 同节段拮抗肌舒张
D. 支配同一肌肉的 γ 运动神经元停止放电
E. Ⅰa 传入纤维放电减少
64. γ 运动神经元兴奋时，不可能出现的现象是
A. 同一肌肉的梭外肌仍可继续收缩
B. 同一肌肉的腱器官兴奋

C. 同节段拮抗肌舒张
D. Ⅰb 传入纤维放电增加
E. Ⅰa 传入纤维放电减少
65. 产生震颤麻痹的主要原因是
A. 黑质中的 DA 能神经元受损
B. 纹状体内的 ACh 能神经元受损
C. 纹状体内的 γ-氨基丁酸能神经元受损
D. 黑质中的 DA 能神经元功能亢进
E. 以上都不对
66. 舞蹈病与手足徐动症的主要病因是
A. 红核变性 B. 新小脑功能障碍
C. 前庭功能失常 D. 纹状体损伤
E. 丘脑底核受损
67. 左侧大脑皮层中央后回受损后，躯体感觉障碍的部位是
A. 左半身 B. 右半身
C. 左侧头面部 D. 右侧头面部
E. 双侧头面部
68. 右侧枕叶皮层损伤，引起的视觉障碍是
A. 右眼全盲 B. 左眼全盲 C. 双眼全盲
D. 左眼颞侧、右眼鼻侧偏盲
E. 右眼颞侧、左眼鼻侧偏盲
69. 传导快痛的外周神经纤维主要是
A. $A_α$ 纤维 B. C 类纤维 C. $A_δ$ 类纤维
D. B 类纤维 E. $A_γ$ 类纤维
70. 传导慢痛的外周神经纤维主要是
A. $A_α$ 纤维 B. C 类纤维 C. $A_δ$ 类纤维
D. B 类纤维 E. $A_γ$ 类纤维
71. 内脏痛的主要特点是
A. 刺痛 B. 慢痛
C. 必有牵涉痛 D. 定位不精确
E. 对温度、牵拉及化学刺激不敏感
72. 牵涉痛是指
A. 内脏痛引起体表特定部位的疼痛或痛觉过敏
B. 伤害性刺激作用于皮肤痛觉感受器引起的痛觉
C. 伤害性刺激作用于内脏痛觉感受器引起的痛觉
D. 肌肉和肌腱受牵拉时所产生的痛觉
E. 内脏及腹膜受牵拉时产生的感觉
73. 正常人在安静、清醒、闭目状态时，所记录的脑电波形主要是
A. α 波 B. β 波 C. δ 波
D. θ 波 E. α 波和 β 波
74. 关于脑电图的叙述，正确的是
A. 是中枢神经系统各部位的综合电变化图
B. 是皮层的自发电位变化图
C. 正常成人安静、清醒、闭目时出现 β 波
D. 兴奋、觉醒时出现 α 波
E. 由高幅慢波转为低幅快波表示抑制过程发展
75. 快眼动睡眠的生物学意义是
A. 促进生长和体力恢复
B. 促进细胞增殖和成熟
C. 促进记忆和幼儿神经系统发育
D. 促进食欲和消化
E. 促进脑电图的同步化
76. 非快眼动睡眠的特征
A. 脑电图呈现去同步化快波
B. 生长素分泌减少
C. 多梦
D. 心率、呼吸加快，血压升高
E. 对促进生长，体力恢复有利
77. 与睡眠有关的主要神经递质是
A. 去甲肾上腺素和多巴胺
B. 去甲肾上腺素和 5-羟色胺
C. 乙酰胆碱和多巴胺
D. 乙酰胆碱、多巴胺和 5-羟色胺
E. 去甲肾上腺素、多巴胺和 5-羟色胺
78. 脊髓前角运动神经元轴突末梢释放的递质是
A. 乙酰胆碱 B. 多巴胺
C. 去甲肾上腺素 D. 甘氨酸 E. 肾上腺素
79. 自主性神经节前纤维为
A. $A_α$ 纤维 B. $A_β$ 纤维 C. $A_γ$ 纤维
D. B 类纤维 E. C 类纤维
80. 支配梭内肌的传出纤维为
A. $A_α$ B. $A_γ$ C. $A_β$ D. $A_δ$ E. B
81. 肌梭的传入纤维为
A. Ⅰa 类纤维 B. $A_δ$ 纤维 C. α 纤维
D. Ⅰ类和Ⅱ类纤维 E. γ 纤维
82. 支配梭外肌的传出纤维是
A. Ⅲ类纤维 B. $A_δ$ 纤维 C. α 纤维
D. Ⅱ类纤维 E. γ 纤维
83. 根据神经元在反射弧中的地位，可将神经元分类为
A. 胆碱能神经元，肾上腺素能神经元
B. 传入神经元，传出神经元，中间神经元
C. 中枢神经元，外周神经元
D. 多极神经元，单极神经元，假单极神经元
E. Ⅰ类神经元，Ⅱ类神经元，Ⅲ类神经元，Ⅳ类神经元
84. 下列为化学突触结构的叙述，错误的是
A. 前膜较一般的神经元膜厚
B. 后膜具有特异受体
C. 突触间隙内含粘多糖和糖蛋白
D. 前膜内侧有致密突起
E. 突触间隙宽约 90～100nm

85. 下列对电突触的叙述错误的是
A. 突触间隙大约为 2nm
B. 突触前后膜阻抗较低
C. 突触延搁短
D. 突触前动作电位是突触传递的直接因素
E. 通常为单向传递
86. 肌梭感受器的适宜刺激是
A. 梭外肌收缩　B. 梭内肌紧张性降低
C. 纤维传出冲动减少　D. 梭外肌受到牵拉
E. γ梭外肌松弛
87. 叩击跟腱引起与该肌腱相连的肌肉收缩，是由于刺激了
A. 腱器官　B. 痛觉感受器　C. 肌梭
D. 皮肤感受器　E. 触-压觉感受器
88. 肌梭的传入冲动增加时
A. 兴奋支配同一肌肉的 α 运动神经元
B. 抑制支配同一肌肉的运动神经元
C. 抑制支配同一肌肉的运动 γ 神经元
D. 对支配其他关节肌肉的运动神经元起兴奋作用
E. 抑制闰绍细胞的作用
89. 叩击跟腱引起相连的同一块肌肉收缩，属于
A. 肌紧张　B. 腱反射　C. 屈肌反射
D. 姿势反射　E. 多突触反射
90. 优势半球是指
A. 体积较大的一侧半球
B. 运动发达的一侧半球
C. 与语言功能相关的一侧半球
D. 就是右侧半球
E. 与思维逻辑相关的一侧半球
91. 维持躯体姿势的最基本的反射是
A. 屈肌反射　B. 肌紧张　C. 对侧伸肌反射
D. 翻正反射　E. 腱反射
92. 脊髓前角 α 运动神经元传出冲动增加时，可使
A. 梭外肌收缩　B. 梭内肌舒张
C. 肌梭传入冲动增多
D. 梭外肌和梭内肌同时收缩
E. 腱器官传入冲动减少
93. 当 γ 运动神经元的传出冲动增加时，可使
A. 肌梭传入冲动减少　B. 腱器官传入冲动增加
C. 牵张反射加强　D. 梭外肌舒张
E. 梭内肌舒张
94. 腱器官感受器
A. 位于梭内肌的中间部
B. 梭外肌等长收缩时，其传入冲动增加
C. 梭外肌等张收缩时，其传入冲动增加
D. 梭外肌等长收缩时，其传入冲动不变
E. 是感受肌肉长度变化的感受器
95. 腱器官传入冲动增加时
A. 对支配同一肌肉的 α 运动神经元起兴奋作用
B. 对支配同一肌肉的 α 运动神经元起抑制作用
C. 使梭外肌收缩增强
D. 使梭内肌收缩增强
E. 以上都不是
96. 皮层运动区的部位是
A. 中央前回　B. 中央后回　C. 额叶
D. 枕叶　E. 颞叶
97. 脊休克产生的原因是
A. 横断脊髓的损伤性刺激
B. 外伤所致的代谢紊乱
C. 横断脊髓时大量出血
D. 断面以下脊髓丧失高位中枢的调节
E. 失去了脑干网状结构易化区的始动作用
98. 脊髓突然横断后，断面以下的脊髓所支配的骨骼肌紧张性
A. 暂时性增强　B. 不变　C. 永久性减弱
D. 永久性消失　E. 暂时性减弱甚至消失
99. 下列最能说明经典的去大脑僵直属于 γ 僵直的是
A. 刺激脊髓前角运动神经元，引起僵直
B. 横断脊髓后，断面以下僵直消失
C. 横断一侧脊髓，断面以下同侧僵直消失
D. 切断背根传入纤维，僵直消失
E. 切断腹根传出纤维，僵直消失
100. 人出现去大脑僵直现象，意味着病变已严重侵犯
A. 脊髓　B. 延髓　C. 脑干
D. 小脑　E. 大脑皮质
101. 震颤麻痹患者的主要症状是
A. 肌张力降低　B. 静止性震颤
C. 运动共济失调　D. 感觉迟钝
E. 随意运动过多
102. 震颤麻痹病变主要位于
A. 黑质　B. 红核　C. 苍白球
D. 小脑　E. 丘脑底核
103. 人的小脑受损伤后，肌紧张会出现
A. 增强　B. 降低　C. 不变
D. 先增强，后降低　E. 先降低，后增强
104. 绒球小结叶的主要功能是
A. 维持身体平衡　B. 调节肌紧张
C. 协调随意运动　D. 维持站立姿势
E. 发动随意运动
105. 意向性震颤的主要原因是
A. 前庭小脑损伤　B. 小脑的前叶损伤

C. 小脑的后叶中间带损伤
D. 黑质损伤　　E. 苍白球损伤
106. 人类新小脑受损时所特有的症状是
A. 肌张力降低　　B. 偏瘫
C. 静止性震颤　　D. 意向性震颤
E. 眼震颤
107. 静止性震颤的主要原因是
A. 前庭小脑损伤　　B. 脊髓小脑损伤
C. 皮质小脑损伤　　D. 黑质损伤
E. 纹状体损伤
108. 主要运动区位于
A. 中央前回　　B. 中央后回
C. 枕叶皮质　　D. 岛叶皮质
E. 颞叶皮质
109. 交感神经兴奋时可引起
A. 瞳孔缩小　　B. 逼尿肌收缩
C. 消化道括约肌舒张　　D. 汗腺分泌
E. 支气管平滑肌收缩
110. 下列属于副交感神经的作用的是
A. 瞳孔扩大　　B. 糖原分解增加
C. 逼尿肌收缩　　D. 骨骼肌血管舒张
E. 消化道括约肌收缩
111. 大脑皮质在紧张活动状态时的主要脑电活动表现为
A. α 波　B. β 波　C. γ 波　D. δ 波　E. θ 波
112. 大脑皮质角回受损将导致
A. 运动失语症　　B. 感觉失语症
C. 失读症　　D. 失写症
E. 穿衣失用症
113. 副交感神经兴奋的表现是
A. 心跳加快加强　　B. 支气管平滑肌舒张
C. 胃肠运动加强　　D. 瞳孔散大
E. 胰岛素分泌减少
114. 交感神经节前纤维直接支配的器官是
A. 甲状腺　　B. 性腺
C. 肾上腺皮质　　D. 肾上腺髓质　　E. 汗腺
115. 人的基本生命中枢位于
A. 延髓　　B. 脑桥　　C. 下丘脑
D. 丘脑　　E. 大脑皮层
116. 体温调节中枢位于
A. 延髓　　B. 中脑　　C. 脑桥
D. 下丘脑　　E. 丘脑
117. 下列生理活动的中枢不在延髓的是
A. 消化道运动　　B. 呼吸运动
C. 血管运动　　D. 心脏活动
E. 水平衡调节
118. 水平衡调节中枢位于
A. 下丘脑　　B. 中脑网状结构
C. 脑桥　　D. 延髓网状结构
E. 脊髓灰质
119. 摄食中枢位于
A. 延髓　　B. 中脑　　C. 丘脑
D. 下丘脑　　E. 大脑皮层
120. 防御反应区主要位于
A. 延髓　　B. 脊髓　　C. 低位脑干
D. 脑桥　　E. 下丘脑
121. 关于下丘脑功能的叙述，正确的是
A. 皮层下重要的躯体运动中枢
B. 皮层下重要的体表感觉中枢
C. 调节内脏活动的较高级中枢
D. 视、听觉的高级中枢
E. 躯体运动和体表感觉的整合中枢
122. 下列为条件反射的是
A. 吸吮反射　B. 眨眼反射　C. 屈肌反射
D. 见到酸梅引起唾液分泌反射
E. 对侧伸肌反射
123. 关于条件反射的叙述，错误的是
A. 出生后经过训练获得
B. 可以建立和消退
C. 较非条件反射有更大的灵活性
D. 其形成与非条件反射无关
E. 能适应复杂多变的生活环境
124. 人类与动物在条件反射方面的主要区别是
A. 能形成条件反射　　B. 具有第一信号系统
C. 条件反射分化程度　　D. 条件反射消退程度
E. 具有第二信号系统
125. 谈论梅子时引起唾液分泌是
A. 第一信号系统的活动
B. 第二信号系统的活动　　C. 非条件反射
D. 自身调节活动　　E. 应激反应
126. 能够使记忆减退的神经递质是
A. γ-氨基丁酸　　B. 血管升压素
C. 乙酰胆碱　　D. 催产素　　E. 儿茶酚胺
127. 关于神经纤维的论述，不正确的是
A. 具有传导信息的功能
B. 神经纤维主要指轴突而言
C. 传导速度最慢的是 B 类纤维
D. 传导速度最快的是Ⅰ类或 Aα 类纤维
E. 根据纤维直径和来源分为Ⅰ、Ⅱ、Ⅲ和Ⅳ类
128. 当 γ-运动神经元的传出冲动增加时，可使
A. 梭外肌舒张　　B. 梭内肌舒张
C. 牵张反射加强　　D. 肌梭传入冲动减少
E. α-运动神经元传出冲动减少
129. 关于神经纤维轴浆运输的叙述,下列说法错

误的是
A. 具有快速的顺向运输方式
B. 具有慢速的顺向运输方式
C. 具有逆向运输方式
D. 缺氧对轴浆运输无影响
E. 狂犬病病毒可以轴浆运输方式从末梢转运至胞体
130. 关于神经胶质细胞特征，下列说法错误的是
A. 有突起，但无轴突
B. 广泛分布于中枢和周围神经系统中
C. 不产生动作电位
D. 与相邻的细胞形成突触联系
E. 终生都有分裂增殖能力
131. 化学性突触传递的特征中，错误的是
A. 双向性传递 B. 兴奋节律的改变
C. 对内环境变化敏感 D. 总和 E. 后放
132. 形成条件反射的基本条件是
A. 要有非条件刺激 B. 要有适当的无关刺激
C. 非条件刺激出现在无关刺激之后
D. 无关刺激与非条件刺激在时间上的结合
E. 只能进行一两次实验，不宜多次重复强化
133. 突触后抑制时，下列不会出现的是
A. 突触前膜释放神经递质
B. 突触后膜 Cl^-内流
C. 突触后膜超极化
D. 兴奋性突触后电位
E. 突触后膜的兴奋性降低
134. 关于电突触的叙述，错误的是
A. 突触间隙较狭窄
B. 突触前后膜阻抗较低
C. 结构为缝隙连接
D. 传递速度较快
E. 单向传递
135. 关于非突触性化学传递的叙述，错误的是
A. 结构基础为曲张体
B. 曲张体与效应细胞形成突触联系
C. 中枢和外周神经系统内都有该传递方式的存在
D. 单胺类神经纤维都能进行非突触性化学传递
E. 传递时间较长
136. 关于神经递质的叙述，不正确的是
A. 是化学传递的物质基础
B. 由突触前神经元合成
C. 在突触小泡内贮存
D. 其释放与 Ca^{2+}的转移有关
E. 发挥完效应后都经酶解失活
137. 下列判定神经递质的条件中，错误的是
A. 突触前神经元能合成该递质
B. 合成的递质贮存于突触小泡内，兴奋冲动到达神经末梢时，小泡内递质能释放入突触间隙
C. 递质可与突触后膜受体结合而发挥生理作用，并可被相应的酶破坏或被回收
D. 用递质拟似剂或受体阻断剂能加强或阻断该递质的作用
E. 突触前神经末梢只能释放一种递质
138. 对于 M 型受体的叙述，下列错误的是
A. 属于胆碱能受体
B. 能与毒蕈碱发生特异性结合
C. 存在于副交感神经节后纤维的效应器细胞膜上
D. 存在于神经肌肉接头的终板膜上
E. 其阻断剂为阿托品
139. 注射阿托品后，不会出现
A. 心率减慢 B. 胃酸分泌减少
C. 汗腺分泌减少 D. 支气管平滑肌舒张
E. 胆囊舒张
140. 总和的结构基础为
A. 单线式联系 B. 辐散式联系
C. 聚合式联系 D. 环状联系
E. 连锁式联系
141. 关于回返抑制的叙述，错误的是
A. 结构基础为神经元间的环路联系
B. 要经过抑制性中间神经元起作用
C. 闰绍细胞在脊髓回返抑制活动中起作用
D. 中间神经元兴奋引起后膜去极化
E. 可引起脑区神经元的同步化活动
142. 以下哪种感觉不经过特异性投射系统传入
A. 视觉 B. 听觉 C. 嗅觉
D. 味觉 E. 本体感觉
143. 关于丘脑的髓板内核群，下列论述中错误的是
A. 从进化上看，是丘脑的古老部分
B. 弥散地投射到大脑皮层的广泛区域
C. 包括中央中核、束旁核、中央外侧核等
D. 当受到刺激时，可诱发大脑皮层感觉区神经元放电
E. 丘脑束旁核与痛觉有关
144. 下列哪种感觉传入与丘脑感觉接替核无关
A. 视、听觉 B. 触、压觉 C. 痛觉
D. 嗅觉 E. 温觉
145. 下列关于丘脑的感觉接替核的论述，错误的是
A. 是一般经典感觉的第三级神经元
B. 后腹核与躯体感觉、头面部感觉有关
C. 下肢感觉在后腹核内侧，头面部在外侧
D. 内侧膝状体是听觉传导路的换元站

E. 外侧膝状体是视觉传导路的换元站
146. 关于丘脑第二类核群的论述，错误的是
A. 接受来自丘脑感觉接替核的纤维
B. 接受来自其他皮层下中枢的纤维
C. 不直接接受感觉投射纤维
D. 与大脑皮层无特定的投射关系
E. 参与各种感觉的联系功能
147. 关于网状结构上行激动系统的叙述，错误的是
A. 通过丘脑非特异投射系统发挥作用
B. 维持和改变大脑皮层的兴奋状态
C. 电刺激时脑电波呈现去同步化快波
D. 属多突触接替系统
E. 不易发生传导阻滞
148. 对第一感觉区的叙述，错误的是
A. 它主要是全身体表感觉的投射区域
B. 位于中央后回
C. 投射区域有一定的分野，总的安排是倒置的
D. 1 区主要是快适应感觉的投射区
E. 2 区主要是慢适应感觉的投射区
149. 对第二感觉区的叙述，错误的是
A. 位于中央前回与岛叶之间
B. 面积比较小
C. 投射呈正立分布
D. 刺激该区可引起双侧性感觉
E. 人类切除该区可产生明显的感觉障碍
150. 脑电波的形成来自于大脑皮层细胞的
A. 皮质诱发电位　B. 动作电位
C. 抑制性突触后电位　D. 兴奋性突触后电位
E. 突触后电位的总和
151. 关于觉醒状态维持的叙述，下列错误的是
A. 与脑干网状结构上行激动系统的作用有关
B. 行为觉醒与黑质多巴胺递质系统有关
C. 脑电觉醒与脑干网状结构乙酰胆碱递质系统有关
D. 脑电觉醒与蓝斑 NA 递质系统也有关
E. 觉醒状态的维持与感觉冲动的传入无关
152. 对牵张反射的叙述，下列哪一项是错误的
A. 感受器是肌梭　B. 基本中枢位于脊髓
C. 是维持姿势的基本反射
D. 脊髓被横断后，牵张反射永远消失
E. 反射引起的是受牵拉的同一块肌肉收缩
153. 当γ-运动神经元传出冲动增加时，直接引起
A. 梭外肌舒张　B. 梭内肌收缩
C. 梭内肌舒张　D. 梭外肌收缩
E. 肌梭传入冲动减少
154. 人类左侧大脑皮质在语言功能上占优势的现象是
A. 完全由遗传因素决定的
B. 2 岁前就已建立的
C. 与后天生活实践无关的
D. 出生前就已建立的
E. 与习惯用右手劳动有关的
155. 下列有关肌梭感受器的描述，错误的是
A. 感受装置位于肌梭中间部位
B. 肌梭的传入神经为Ⅰa 类和Ⅱ类纤维
C. 肌梭是感受肌纤维长度的感受器
D. 梭内肌收缩时，肌梭的敏感性提高
E. 梭外肌收缩时，肌梭受到的牵拉刺激增加
156. 下列哪一项表现是去大脑动物所没有的
A. 脊髓休克　B. 伸肌紧张亢进
C. 迷路紧张反射　D. 颈紧张反射
E. 牵张反射
157. 关于状态反射的论述，错误的是
A. 属于比较复杂的姿势反射
B. 状态反射在去大脑动物表现最为明显
C. 包括迷路紧张反射和颈紧张反射
D. 颈紧张反射中枢在颈髓部位
E. 人体在正常状态，颈紧张反射明显
158. 脊髓灰质炎患者出现肢体肌肉萎缩，主要是由于肌肉
A. 供血量减少　B. 血管受损
C. 受到病毒的损害
D. 失去了神经的营养作用
E. 神经-肌接头的功能受损
159. 交感神经系统功能活动的意义在于
A. 休整、恢复　B. 保存能量　C. 促进消化
D. 加强排泄　E. 应付环境的急骤变化
160. 小脑受损后出现一些症状，下列不会见到的是
A. 平衡失调　B. 肌张力减弱
C. 运动共济失调　D. 意向性震颤
E. 静止性震颤
161. 自主神经的作用是非拮抗性的器官是
A. 心肌　B. 唾液腺
C. 支气管平滑肌　D. 小肠平滑肌
E. 虹膜平滑肌
162. 刺激视上核可以引起
A. 尿量减少　B. 出现糖尿
C. 瞳孔扩大　D. 生长素释放增多
E. ADH 释放减少
163. 下列生理活动的基本中枢不在延髓的是
A. 心脏活动　B. 血管活动　C. 呼吸运动
D. 消化道运动　E. 水平衡调节

164. 下列关于条件反射的叙述，不正确的是
A. 形成的基本条件是强化
B. 是后天经过学习训练形成的
C. 数量无限
D. 使机体具有更大的适应性
E. 不容易消退
165. 快眼动睡眠的生物学意义是
A. 促进生长和体力的恢复
B. 促进细胞增殖和成熟
C. 促进记忆和幼儿神经系统成熟
D. 促进食欲和消化
E. 促进脑电图的同步化
166. 下列中属于条件反射的是
A. 咀嚼、吞咽食物引起胃液分泌
B. 异物接触眼球，引起眼睑闭合
C. 叩击股四头肌腱，引起小腿前伸
D. 强光刺激视网膜，引起瞳孔缩小
E. 闻到食物香味，引起唾液分泌

B 型题

（167～170）
A. 促进乙酰胆碱水解
B. 与乙酰胆碱争夺 M 受体
C. 抑制胆碱酯酶活性
D. 与乙酰胆碱争夺 N 受体
E. 使胆碱酯酶再激活
167. 筒箭毒作为肌松剂的作用机制是
168. 阿托品的作用机制是
169. 胆碱酯酶的作用是
170. 解磷定的作用是
（171～174）
A. 乙酰胆碱　B. 多巴胺
C. 去甲肾上腺素　D. 5-羟色胺　E. 甘氨酸
171. 主要存在于中脑网状结构的递质是
172. 脑桥的蓝斑和延髓网状结构腹外侧部分的递质是
173. 闰绍细胞释放的递质是
174. 中枢递质中主要由黑质细胞制造的是
（175～176）
A. 谷氨酸、门冬氨酸　B. 乙酰胆碱、多巴胺
C. 甘氨酸、γ-氨基丁酸　D. 5-羟色胺、甘氨酸
E. 肾上腺素、去甲肾上腺素
175. 上述物质中，属于中枢抑制性递质的是
176. 上述物质中，属于中枢兴奋性递质的是
（177～181）
A. 阿托品　B. 六烃季铵　C. 酚妥拉明
D. 十烃季铵　E. 心得安
177. 神经元型烟碱受体的阻断剂是
178. 肌肉型烟碱受体的阻断剂是
179. M 受体的阻断剂是
180. α 受体的阻断剂是
181. β 受体的阻断剂是
（182～185）
A. 单线式联系　B. 辐散式联系
C. 环状联系　D. 聚合式联系
E. 链锁式联系
182. 总和的结构基础为
183. 扩散的结构基础为
184. 反馈的结构基础为
185. 点对点投射的结构基础为
（186～188）
A. α 受体　B. β_1 受体　C. M 受体
D. β_2 受体　E. N 受体
186. 交感神经支配的汗腺上的受体是
187. 交感神经支配的心肌细胞膜上的受体是
188. 使支气管平滑肌舒张的肾上腺素能受体是
（189～192）
A. 丘脑的感觉接替核与联络核
B. 丘脑的髓板内核群
C. 下丘脑外侧
D. 基底神经节
E. 下丘脑视交叉上核神经元
189. 与特异投射系统有关的结构是
190. 与非特异投射系统有关的结构是
191. 与摄水有关的中枢位于
192. 与日节律有关的中枢结构是
（193～196）
A. 去甲肾上腺素　B. 乙酰胆碱
C. 肾上腺素　D. 多巴胺
E. 5-羟色胺
193. 心交感神经末梢释放的递质是
194. 副交感神经节前纤维释放的递质是
195. 交感舒血管纤维末梢释放的递质是
196. 心迷走神经末梢释放的递质是
（197～200）
A. 视上核和室旁核　B. 下丘脑外侧区
C. 下丘脑腹内侧区
D. 下丘脑近中线两旁的腹内侧
E. 视前区—下丘脑前部
197. 饱中枢位于
198. 防御反应区位于
199. 体温调节中枢位于
200. 摄食中枢位于
（201～205）
A. α 波　B. β 波　C. θ 波　D. δ 波　E. α 波阻断

201. 成人在清醒、安静并闭目时的脑电波为
202. 成人在清醒、安静、突然睁眼时的脑电波变化称为
203. 在幼儿时期，脑电波的主要节律是
204. 频率最快的脑电波是
205. 频率最慢的脑电波是
（206～210）
A. 运动失语症 B. 失写症
C. 感觉失语症 D. 失读症
E. 穿衣失用症
206. 额中回后部损伤引起
207. 颞上回后部损伤引起
208. Broca 三角区受损引起
209. 右侧大脑皮层顶叶损伤可引起
210. 角回受损可引起

C 型题

（211～213）
A. α B. β
C. 两者都是 D. 两者都不是
211. 去甲肾上腺素作用较强的受体是
212. 肾上腺素作用的受体是
213. 异丙肾上腺素主要作用的受体是
（214～215）
A. 由神经元胞体向外周 B. 由外周向胞体
C. 两者均有 D. 两者均无
214. 神经冲动在神经纤维上传导的方向是
215. 轴浆的流动是
（216～217）
A. 心得安 B. 心得宁
C. 两者都可 D. 两者都不可
216. 心动过速时可应用
217. 心动过速兼有哮喘者可应用
（218～220）
A. 能传递信息 B. 有生物活性
C. 两者都有 D. 两者都无
218. 神经递质
219. 激素
220. 大多数维生素
（221～222）
A. 由 A_{δ} 纤维向中枢传导
B. 由 C 纤维向中枢传导
C. 两者都有 D. 两者都无
221. 伤害性刺激作用于皮肤引起的痛觉
222. 慢痛
（223～224）
A. 可避免伤害性刺激，具有保护性意义
B. 具有维持姿势的生理意义
C. 两者都有 D. 两者都无
223. 对侧伸肌反射
224. 屈肌反射
（225～226）
A. 快速牵拉肌肉时发生的反射
B. 缓慢持续牵拉肌肉时发生的反射
C. 两者都是 D. 两者都不是
225. 牵张反射是
226. 腱反射是
（227～228）
A. 张力感受器 B. 长度感受器
C. 两者都是 D. 两者都不是
227. 引起牵张反射的感受器是
228. 肌梭属于
（229～230）
A. 尾状核、壳核、苍白球
B. 丘脑底核、黑质、红核
C. 两者都是 D. 两者都不是
229. 纹状体是指
230. 基底神经节包括
（231～234）
A. 交感神经 B. 副交感神经
C. 两者都是 D. 两者都不是
231. 支配肾上腺髓质的神经是
232. 支配唾液腺的神经是
233. 支配瞳孔括约肌的神经是
234. 内脏痛的传入神经纤维是
（235～236）
A. 有第一信号系统 B. 有第二信号系统
C. 两者都有 D. 两者都无
235. 动物
236. 人类
（237～241）
A. 受交感肾上腺纤维控制
B. 受交感胆碱纤维控制
C. 两者都是 D. 两者都不是
237. 多数汗腺活动
238. 骨骼肌的血管活动
239. 肾上腺皮质的分泌
240. 肾上腺髓质的分泌
241. 泪腺分泌

X 型题

242. C 类神经纤维包括
A. 自主神经节后纤维
B. 皮肤触压觉传入纤维
C. 自主神经节前纤维
D. 后根中的痛觉传入纤维

E. 传出到骨骼肌的运动神经纤维
243. 影响神经纤维传导速度的因素有
A. 纤维直径 B. 有无髓鞘
C. 纤维长度 D. 温度 E. 动物进化程度
244. 神经生长因子
A. 由神经元产生 B. 由神经胶质细胞产生
C. 由神经所支配的组织产生
D. 本质是蛋白质
E. 促进神经元胞体生成蛋白质
245. 神经纤维兴奋传导的特征有
A. 生理完整性 B. 绝缘性
C. 相对不疲劳性 D. 单向传导
E. 双向性传导
246. 神经胶质细胞的功能有
A. 支持、修复和再生作用
B. 绝缘和屏障作用
C. 物质代谢和营养性作用
D. 维持合适的离子浓度
E. 摄取和分泌神经递质
247. 轴浆运输是
A. 不断进行的过程 B. 有快慢两种速度
C. 有顺向、逆向两种运输形式
D. 是一种耗能过程
E. 快速顺向运输主要运输含递质的囊泡
248. 构成突触结构的三部分是
A. 突触小体 B. 突触前膜
C. 突触后膜 D. 突触间隙
E. 突触小泡
249. 化学性突触的结构特点是
A. 由突触前膜、突触间隙和突触后膜三部分构成
B. 轴突末梢膨大成突触小体
C. 突触小体中有囊泡
D. 囊泡中含神经递质
E. 突触后膜上有受体
250. 化学性突触传递的过程包括
A. 动作电位传至突触前神经元末梢
B. Ca^{2+}进入末梢，促进递质释放
C. 递质越过突触间隙，与后膜相应受体结合
D. 后膜上化学依从性离子通道开放
E. 产生 EPSP 或 IPSP
251. 递质失活的方式有
A. 酶水解 B. 前膜摄取
C.被细胞外液稀释 D. 后膜摄取
E. 由血液运到肝脏灭活
252. 关于抑制性突触传递的叙述，正确的是
A. 突触后膜产生 IPSP
B. Ca^{2+}由突触间隙进入突触前膜内
C. 突触小泡释放抑制性递质，并与突触后膜受体结合
D. 突触后膜对 Cl^-或 K^+的通透性升高
E. 突触后膜膜电位增大，引起突触后神经元发放冲动
253. 脊髓闰绍细胞构成的抑制属于
A. 突触后抑制 B. 回返性抑制
C. 侧枝性抑制 D. 交互抑制
E. 超极化抑制
254. 突触的可塑性改变的形式有
A. 强直后增强 B. 习惯化
C. 长时程增强 D. 敏感化
E. 长时程抑制
255. 关于兴奋性突触后电位，正确的叙述是
A. 主要由后膜对 Na^+通透性增加而引起
B. 主要由后膜对 Cl^-通透性增加而引起
C. 主要由后膜对 K^+通透性增加而引起
D. 表现为后膜超极化电位变化
E. 表现为后膜去极化电位变化
256. 突触后神经元兴奋或是抑制取决于
A. 突触前膜释放递质的种类
B. 突触前膜释放递质的数量
C. 突触后膜被激动受体的类型
D. 递质和受体结合的数量
E. 突触后电位总和结果
257. 生物胺类递质包括
A. 多巴胺 B. 去甲肾上腺素
C. 前列腺素 D. 组胺 E. 5-羟色胺
258. 下列纤维属于胆碱能纤维的是
A. 交感和副交感神经节前纤维
B. 副交感神经节后纤维
C. 躯体运动神经纤维
D. 支配内脏的所有传出神经
E. 支配汗腺的交感神经节后纤维
259. 反射中枢内兴奋传递的特征有
A. 单向传递 B. 有总和现象
C. 相对不疲劳性 D. 有中枢延搁
E. 双向传递
260. 影响突触前膜递质释放量的主要因素是
A. 动作电位传导速度
B. 进入前膜的 Ca^{2+}数量
C. 递质小泡的大小
D. 后膜的兴奋水平
E. 前膜去极化的幅度
261. 下列具有胆碱能 M 型受体组织器官是
A. 胃肠道平滑肌 B. 膀胱逼尿肌
C. 支气管平滑肌 D. 竖毛肌

E. 汗腺

262. 胆碱能受体的阻断剂有

A. 毒蕈碱　B. 普萘洛尔

C. 酚妥拉明　D. 箭毒　E. 阿托品

263. 属于中枢抑制性递质的是

A. 谷氨酸　B. 甘氨酸

C. γ-氨基丁酸　D. 门冬氨酸　E. 亮氨酸

264. 交感神经的特点是

A. 节前纤维短，节后纤维长

B. 支配几乎所有脏器

C. 在应急反应中活动明显加强

D. 有紧张性活动

E. 刺激节前纤维时反应比较局限

265. 自主性神经系统的特点有

A. 少数器官只接受副交感神经支配

B. 需在外周神经节换元后到达效应器

C. 安静状态时交感神经活动占优势

D. 交感和副交感神经作用往往相互拮抗

E. 绝大多数内脏受交感、副交感神经双重支配

266. 脑内阿片样肽包括

A. γ-内啡肽　B. 脑啡肽　C. 缓激肽

D. 强啡肽　E. 血管活性肠肽

267. 可作为脑内递质的是

A. 胆囊收缩素　B. 胰高血糖素

C. 血管活性肠肽　D. 一氧化氮

E. 一氧化碳

268. 丘脑特异性投射系统

A. 接受特定的感觉冲动

B. 有特定的传导路径，换神经元次数少

C. 都要在丘脑转换核换最后一次神经元

D. 投射到大脑皮层的特定部位，感觉与皮层有点对点的联系

E. 能产生特定感觉，激发大脑皮层发出传出冲动

269. 对大脑皮层感觉柱的正确叙述是

A. 是感觉皮层的最基本功能单位

B. 一个细胞柱兴奋时，其相邻细胞柱受抑制

C. 视区、听区皮层也存在感觉柱

D. 柱内神经元都具有同一种功能

E. 传入冲动先进入第六层细胞

270. 对内脏痛的主要特点的叙述，错误的是

A. 疼痛缓慢、持久　B. 对痛的定位不精确

C. 对机械性牵拉、痉挛、缺血、炎症、切割及烧灼等刺激敏感

D. 可以引起某些皮肤区域发生疼痛或痛觉过敏

E. 与皮肤痛一样，有快痛和慢痛之分

271. 皮层诱发电位

A. 由电刺激而引起　B. 有一定的潜伏期

C. 有一定的波形

D. 由主反应和后发放两部分组成

E. 在皮层出现的部位与接受刺激的部位有神经联系

272. 非快眼动睡眠的特征是

A. 多梦　B. 生长激素分泌明显升高

C. 眼球快速运动　D. 脑电图呈现同步化慢波

E. 血压升高

273. 对牵张反射的叙述，不包括

A. 感受器是肌梭　B. 效应器是梭外肌

C. 肌紧张是单突触反射

D. 传入纤维是 C 类纤维

E. 中枢是脊髓。运动神经元

274. 有关丘脑非特异性投射系统的正确论述有

A. 引起特定的感觉

B. 激发大脑皮质发出传出冲动

C. 维持与改变大脑皮质的兴奋状态

D. 弥散投射到大脑皮质广泛区域

E. 投射到大脑皮质的特定区域

275. 致痛物质有

A. K^+　B. H^+　C. 缓激肽

D. 前列腺素　E. 组胺

276. 内脏痛与皮肤痛相比，前者具有的特征是

A. 缓慢、持续、定位不精确

B. 对刺激的分辨能力差

C. 对切割、烧灼刺激不敏感

D. 常常伴有牵涉痛

E. 对机械牵拉、缺血、痉挛和炎症较敏感

277. 关于牵张反射的叙述正确的是

A. 感受器是肌梭　B. 基本中枢在脊髓

C. 肌紧张属于牵张反射

D. 腱反射属于牵张反射

E. 感受器和效应器在同一块肌肉中

278. 关于脊休克的下列论述，正确的是

A. 脊髓突然被横断后，断面以下的脊髓反射活动即暂时丧失

B. 断面以下的脊髓反射、感觉和随意运动可逐渐恢复

C. 动物进化程度越高，脊髓的反射功能恢复越慢

D. 脊休克的产生，是由于突然失去高位中枢的下行易化作用

E. 反射恢复后，第二次横切脊髓，可再次导致脊休克

279. 对肌紧张的叙述正确的有

A. 是姿势反射基本的反射活动

B. 表现为受牵拉的肌肉发生紧张性收缩

C. 肌紧张不受脑干网状结构的控制

D. 脊休克时该反射的反射弧被破坏
E. 属于牵张反射的一种
280. 关于脑干网状结构对肌紧张的调节，下列叙述正确的有
A. 加强肌紧张的作用
B. 有抑制肌紧张的作用
C. 去大脑后，加强肌紧张作用增强
D. 去大脑后，加强肌紧张作用减弱
E. 去大脑后，伸肌紧张性亢进
281. 脊休克时离断面以下脊髓所支配区域的表现叙述错误的是
A. 随意运动与躯体感觉完全丧失
B. 外周血管扩张，血压下降
C. 大小便失禁
D. 皮肤多汗
E. 肌紧张减退或消失
282. 脊髓休克的表现包括
A. 骨骼肌反射消失
B. 肌紧张减弱或消失　　C. 尿潴留
D. 尿失禁　　E. 血压下降
283. 人类小脑受损后可出现的表现为
A. 运动共济失调　　B. 意向性震颤
C. 肌张力减退　　D. 静止性震颤
E. 平衡失调
284. 下列哪些为腱反射和肌紧张的共同点
A. 都是作用于肌腱所引起
B. 感受器、中枢和传出神经都一样
C. 都使受牵拉的同一肌肉发生收缩
D. 都属于多突触反射
E. 都有位相性运动改变
285. 脊休克后脊髓反射恢复的特征为
A. 低等动物反射恢复快　　B. 人类不能恢复
C. 屈肌反射、腱反射恢复快　D. 发汗反射亢进
E. 随意运动不能恢复
286. 易化肌紧张的中枢部位是
A. 小脑前叶蚓部　　B. 小脑前叶两侧部
C. 前庭核　　D. 大脑皮层运动
E. 延髓网状结构背外侧部
287. 肌梭的传入冲动可直接
A. 兴奋 γ 运动神经元　B. 抑制 γ 运动神经元
C. 兴奋同一肌肉的 α 运动神经元
D. 兴奋抑制拮抗肌的中间神经元
E. 抑制支配拮抗肌的运动神经元
288. 临床上基底神经节损伤的表现可能为
A. 舞蹈病　　B. 震颤麻痹
C. 手足徐动症　　D. 遗忘症
E. 小儿麻痹症
289. 关于小脑对躯体运动的调节作用的叙述，正确的是
A. 维持身体平衡　　B. 调节肌紧张
C. 协调随意运动
D. 小脑受损可出现意向性震颤
E. 参与熟练运动程序的编制和储存
290. 植物性神经支配
A. 骨骼肌　　B. 平滑肌　　C. 心肌
D. 腺体　　E. 脂肪组织
291. 副交感神经系统兴奋时
A. 心率减慢　　B. 瞳孔缩小
C. 胃肠运动加强　　D. 糖原分解增加
E. 促进胰岛素分泌
292. 关于脑干网状结构上行激动系统的正确叙述是
A. 可维持大脑皮质兴奋状态
B. 必须通过丘脑非特异性投射系统而发挥作用
C. 损伤后可导致昏睡
D. 为多突触上行系统
E. 可激发大脑皮质发出传出冲动
293. 只有交感神经支配的器官有
A. 竖毛肌　　B. 皮肤血管
C. 一般的汗腺　　D. 肾上腺髓质
E. 胃肠平滑肌
294. 下丘脑的功能有
A. 调节激素分泌　　B. 参与情绪反应
C. 分泌激素　　D. 调节进食
E. 感觉投射
295. 关于 N 受体的叙述，正确的是
A. 分为 N_1 和 N_2 两个亚型
B. 激动时的效应都表现为兴奋
C. N_1 受体分布在自主神经节细胞膜上
D. N_2 受体分布在骨骼肌终板膜上
E. 作用可被阿托品阻断
296. 基底神经节的主要功能有
A. 发动肌肉运动
B. 调节肌肉运动的稳定
C. 控制肌紧张
D. 维持皮质兴奋状态
E. 与本体感觉传入信息处理有关
297. 边缘前脑的主要功能包括
A. 调节摄食行为　　B. 参与情绪反应
C. 与学习记忆有关　　D. 调节性行为
E. 调节内脏活动
298. 属于边缘系统的结构是
A. 海马　　B. 扣带回　　C. 隔区
D. 下丘脑　　E. 苍白球

299. 脑电图上若出现δ波，其意义可能是
A. 睡眠状态的表现　　B. 困倦状态的表现
C. 婴儿可出现此波
D. 深度麻醉时可有此波
E. 清醒时出现，提示大脑有器质性病变
300. 大脑优势半球
A. 为语言功能占优势的那侧大脑半球
B. 多为左侧大脑半球
C. 与习惯用右手有关
D. 少年时受损可在对侧重建
E. 是在后天形成的
301. 可受下丘脑调节的功能活动有
A. 体温　　B. 摄食行为和水平衡
C. 腺垂体激素的分泌　D. 情绪反应
E. 生物节律
302. 非条件反射的特点有
A. 先天形成　　B. 反射弧固定不变
C. 数量有限　　D. 由非条件刺激引起
E. 使机体具有基本的适应能力
303. 条件反射的特点有
A. 后天形成　　B. 极大的变异性
C. 数量无限　　D. 由条件刺激引起
E. 有预见性，有高度精确的适应能力

四、问答题

1. 简述神经纤维传导兴奋的特征。
2. 试述中枢神经元联系方式及作用。
3. 试比较特异性投射系统和非特异性投射系统。
4. 试述脊休克的表现和产生原因。
5. 试述突触前抑制与突触后抑制的主要区别。
6. 试述自主神经系统功能活动的特征。
7. 试述下丘脑的生理功能。
8. 试述脑电波的分类及各波的意义。
9. 试述去大脑僵直的现象和原因。
10. 试述神经胶质细胞的功能。
11. 试述突触传递的过程及原理。
12. 试比较兴奋性突触和抑制性突触传递的异同。
13. 试述突触后抑制的概念、分类及生理意义。
14. 简述神经递质受体的特点。
15. 条件反射和非条件反射相比有何不同?
16. 何谓牵张反射？试述其类型及产生机理。

【参考答案】

一、名词解释

1. 突触：一个神经元的轴突末梢与其他神经元的胞体或突起相接触，所形成的特殊结构称为突触。
2. 胆碱能纤维:释放乙酰胆碱作为递质的纤维称为胆碱能纤维。
3. 兴奋性突触后电位:突触后膜的膜电位在递质作用下发生去极化改变，使该突触后神经元对其他刺激的兴奋性升高，这种电位变化称为兴奋性突触后电位。
4. 抑制性突触后电位:突触后膜的膜电位在递质作用下发生超极化改变，使该突触后神经元对其他刺激的兴奋性下降，这种电位变化称为抑制性突触后电位。
5. 传入侧支性抑制：传入纤维进入中枢后，一方面直接兴奋与其联系的某一中枢神经元，产生传出效应；另一方面通过其侧支兴奋另一抑制性中间神经元，转而再抑制另一中枢神经元，称为传入侧支性抑制。
6. 回返性抑制：某一中枢的神经元兴奋时，传出冲动沿轴突外传，同时又经轴突侧支传向另一抑制性中间神经元，该抑制性中间神经元兴奋后，冲动经轴突又回到原先发动兴奋的神经元及同一中枢的其他神经元，抑制它们的活动，这种抑制称为回返性抑制。
7. 突触后抑制：抑制性中间神经元兴奋时，末梢释放抑制性递质，使突触后膜产生 IPSP，从而使突触后神经元出现抑制，称为突触后抑制。
8. 突触前抑制：通过改变突触前膜的活动，最终使突触后神经元兴奋性降低，从而引起抑制现象称为突触前抑制。
9. 中枢延搁：兴奋通过中枢部分传递较慢，耽搁时间较长，称为中枢延搁。
10. 突触的可塑性：突触可塑性是指突触的反复活动引致突触的传递功能的增强（易化）或减弱（抑制）。
11. 突触前受体：存在于突触前膜上的受体称为突触前受体。
12. 肾上腺素能纤维：以去甲肾上腺素为递质的神经纤维称为肾上腺素能纤维。
13. 神经递质：指由突触前神经元合成并在末梢释放，经突触间隙扩散，特异性地作用于突触后神经元或效应器细胞上的受体，引致信息从突触前传递到突触后的一些化学物质。
14. 突触后电位：发生在突触后膜上的电位变化称为突触后电位。
15. 反射：在中枢神经系统参与下，机体对内、外环境变化所作出的规律性应答。
16. 特异性投射系统：指经典的感觉传导道（除嗅觉外）上行到丘脑，在丘脑感觉接替核换元后，

向大脑皮层特定区域点对点投射的系统。
17. 非特异性投射系统：从脑干网状结构投射到丘脑第三类细胞群的纤维，经换元后向整个大脑皮层广泛区域弥散投射的系统。
18. 牵涉痛：内脏疾病往往引起身体远隔的体表部位发生疼痛或痛觉过敏的现象，称为牵涉痛。
19. 屈反射：给脊髓动物的四肢皮肤以损伤性刺激，可引起受刺激的肢体屈肌发生反射性收缩，伸肌舒张，肢体屈曲，称为屈反射。
20. 痛觉：是伤害性刺激或潜在伤害性刺激作用于人体产生的一种复杂的感觉，一般认为疼痛包括痛感觉和痛反应两方面。
21. 皮层诱发电位：感觉传入系统受刺激时，在皮层上某一区域引出的形式较为固定的电位变化，称为皮层诱发电位。
22. α 波阻断：睁开眼睛或接受其他刺激时，α 波立即消失而呈现快波，这一现象称为 α 波阻断。
23. 异相睡眠：脑电图呈去同步化快波的睡眠时相称为异相睡眠。
24. 脑电图：将引导电极放在头皮表面，通过脑电图机所记录到的皮质自发电位变化的波形称为脑电图。
25. 运动单位：由一个 α 运动神经元及其所支配的全部肌纤维所组成的功能单位。
26. 牵张反射：有神经支配的骨骼肌在受到外力牵拉时，能引起受牵拉的同一肌肉收缩的反射活动，称牵张反射。
27. 腱反射：指快速牵拉肌腱时发生的牵张反射。
28. 肌紧张：是由缓慢而持续地牵拉肌腱所引起的牵张反射。
29. 脊休克：当脊髓与高位中枢离断后，断面以下的脊髓暂时丧失反射活动的能力，进入无反应状态，这种现象称为脊休克。
30. 去大脑僵直：在中脑上、下丘之间切断脑干的动物，会出现四肢伸直、头尾昂起、脊柱挺硬等主要是伸肌过度紧张的现象称为去大脑僵直。
31. 生物节律：机体内的各种活动按一定的时间顺序发生变化，这种变化的节律称为生物节律。
32. 本能行为：是指动物在进化过程中形成而遗传固定下来的，对个体和种族生存具有重要意义的行为。如摄食、性行为等都属于动物的本能行为。
33. 第一信号系统：对第一信号发生反应的大脑皮层功能系统。
34. 第二信号系统：对第二信号发生反应的大脑皮层功能系统。为人类所特有，是人类区别于动物的主要特征。
35. 一侧优势：指人脑的高级功能向一侧半球集中的现象，左侧大脑皮层在语词活动功能上占优势，右侧皮层在非语词性认知功能上占优势。
36. 皮质电图：在动物实验中将颅骨打开，或在病人进行脑外科手术时，把引导电极直接放在皮质表面所记录出来的皮质自发电位变化波形称为皮质电图。

二、填空题

1. 神经细胞　神经胶质细胞
2. 传入神经元　中间神经元　传出神经元
3. 双向性传导　反射弧
4. 神经纤维的功能性作用
5. 神经营养因子　完整性
6. 支持　绝缘　相互干扰
7. 受体　非突触性化学传递
8. 化学突触
9. 双向性的
10. 完整性　绝缘性　双向性　相对不疲劳性
11. 功能性　营养性
12. 突触前膜　突触间隙　突触后膜
13. Na^+　K^+　Na^+　去极化
14. 突触前抑制　突触后抑制　突触前
15. 环式
16. 中枢递质
17. 突触　突触抑制
18. 兴奋性递质
19. 抑制性中间　超
20. 传入侧支性抑制　回返性抑制
21. 单向传布　突触延搁　总和　兴奋节律的改变　对内环境变化敏感　和易疲劳
22. 强直后增强　习惯化　敏感化
23. 胆碱酯酶
24. 末梢的重摄取　酶解失活　重摄取
25. 肾上腺素能　α　β　α
26. β-内啡肽　脑啡肽　强啡肽　μ　k　δ
27. 反射中枢
28. 特异性　非特异性
29. α　β　γ
30. A　B　C
31. EPSP　IPSP
32. 联络核　髓板内核群
33. 刺　Aα 纤维　烧灼　C 类
34. α　β　θ　δ　β
35. 脑电觉醒　行为觉醒
36. 非快眼动睡眠　快眼动睡眠
37. 昏睡状态　清醒状态
38. 左侧　右侧

39. 缺血　痉挛
40. 核袋纤维　核链纤维
41. γ 环路
42. Ⅰa类　Ⅰb
43. γ 僵直
44. 运动计划
45. 互相拮抗
46. 胰岛素
47. 皮质自发电位　皮质诱发电位
48. 棘波　θ 波
49. 去甲肾上腺素　多巴胺
50. 第一信号　第二信号
51. α　β　γ　乙酰胆碱　α　γ
52. 腱反射　肌紧张
53. 姿势　保护性
54. 大脑皮层运动区　纹状体　小脑前叶蚓部　延髓网状结构抑制区　前庭核　小脑前叶两侧部　脑干网状结构易化区
55. 易化　抑制　去大脑　γ 僵直
56. 震颤麻痹　舞蹈病
57. 黑质　多巴胺　纹状体　胆碱能　γ-氨基丁酸
58. 维持姿势平衡　调节肌紧张　协调和形成随意运动　运动计划的形成运动程序
59. 加快　舒张　扩大
60. 体温　营养摄取　水平衡　内分泌　情绪反应　生物节律
61. 无关　非条件　无关　条件
62. 非联合型学习　联合型学习
63. 感觉性记忆　第一级记忆　第二级记忆　第三级记忆　功能表现　蛋白质的合成　新的突触联系
64. 语词活动　非语词性认知

三、选择题

A 型题

1. D　2. C　3. B　4. E　5. D　6. D
7. B　8. D　9. E　10. A　11. C　12. C
13. B　14. A　15. D　16. C　17. B　18. B
19. E　20. A　21. D　22. C　23. E　24. E
25. A　26. B　27. D　28. C　29. A　30. C
31. C　32. E　33. D　34. D　35. D　36. A
37. A　38. C　39. D　40. C　41. E　42. A
43. C　44. C　45. B　46. C　47. A　48. C
49. A　50. D　51. D　52. C　53. B　54. C
55. E　56. E　57. E　58. A　59. B　60. D
61. C　62. E　63. D　64. E　65. A　66. D
67. B　68. D　69. C　70. B　71. D　72. A
73. A　74. B　75. C　76. E　77. B　78. A
79. D　80. B　81. A　82. C　83. B　84. E
85. E　86. D　87. C　88. A　89. B　90. C
91. B　92. A　93. C　94. B　95. B　96. A
97. D　98. E　99. D　100. C　101. B　102. A
103. B　104. A　105. C　106. D　107. D　108. A
109. D　110. C　111. B　112. C　113. C　114. D
115. A　116. D　117. E　118. A　119. D　120. E
121. C　122. D　123. D　124. E　125. B　126. D
127. C　128. C　129. D　130. D　131. A　132. D
133. D　134. E　135. B　136. E　137. E　138. D
139. A　140. C　141. D　142. C　143. D　144. D
145. C　146. D　147. E　148. E　149. E　150. E
151. E　152. D　153. B　154. E　155. E　156. A
157. E　158. D　159. E　160. E　161. B　162. A
163. E　164. E　165. C　166. E

B 型题

167. D　168. B　169. A　170. E　171. A　172. C
173. E　174. B　175. C　176. A　177. B　178. D
179. A　180. C　181. E　182. D　183. B　184. C
185. A　186. C　187. C　188. D　189. A　190. B
191. C　192. E　193. A　194. B　195. B　196. B
197. C　198. D　199. E　200. B　201. A　202. E
203. C　204. B　205. D　206. B　207. C　208. A
209. E　210. D

C 型题

211. A　212. C　213. B　214. C　215. C　216. C
217. D　218. C　219. C　220. B　221. C　222. B
223. B　224. A　225. C　226. A　227. B　228. B
229. A　230. C　231. A　232. C　233. B　234. C
235. A　236. C　237. B　238. C　239. D　240. B
241. A

X 型题

242. AD　243. ABD　244. BCDE
245. ABCE　246. ABCDE　247. ABCDE
248. BCD　249. ABCDE　250. ABCDE
251. ABCE　252. ABCD　253. ABE
254. ABCDE　255. AE　256. ABCDE
257. ABDE　258. ABCE　259. ABD
260. BE　261. ABCE　262. DE　263. BC
264. ABCD　265. BDE　266. ABD
267. ABCDE　268. ABCDE　269. ABCD
270. CE　271. ABCDE　272. BD　273. CD
274. CD　275. ABCDE　276. ABCDE
277. ABCDE　278. ACD　279. ABE
280. ABCE　281. CD　282. ABCE
283. ABCE　284. ABC　285. ACDE
286. BCE　287. CD　288. ABC

289. ABCDE 290. BCD 291. ABCE
292. ABCD 293. ABCD 294. ABCD
295. ABCD 296. BCE 297. ABCDE
298. ABCD 299. ABCDE 300. ABCDE
301. ABCDE 302. ABCDE 303. ABCDE

四、问答题

1. ①完整性：兴奋在神经纤维上传导，首先要求神经纤维在结构和功能上是完整的。如果神经纤维被切断或被麻醉药作用，均可使兴奋传导受阻。②绝缘性：一条神经干内有许多条神经纤维，但每条纤维传导兴奋一般互不干扰，表现为传导的绝缘性。这是因为局部电流主要在一条纤维上构成回路，加上各纤维间存在结缔组织的缘故。③双向性：神经纤维上任何一点产生的动作电位可同时向两端传导，表现为传导的双向性。这是由于局部电流可在刺激点的两端发生，并继续传向远端。④相对不疲劳性：相对突触传递而言，神经纤维的传导不容易发生疲劳。这是由于神经冲动的传导以局部电流的方式进行，耗能远小于突触传递。

2. 在神经中枢内，神经元之间基本的联系方式有以下几种：①聚合式：是指许多神经元的轴突末梢可与同一神经元建立突触联系，它能使多个神经元的作用集中到同一神经元，从而发生总和。聚合式联系在传出途径中多见。②辐散式：是指一个神经元的轴突通过分支可与多个神经元建立突触联系，它能使一个神经元的兴奋影响到多个神经元同时兴奋或抑制，辐散式联系在感觉传导途径中多见。③链锁式：兴奋通过链锁式联系，可以在空间上加强或扩大作用范围。④环式：它是正负反馈的结构基础。

3. 特异性投射系统是指从丘脑感觉接替核发出的纤维投射到大脑皮质特定区域，具有点对点投射关系的感觉投射系统。经典的感觉传导通路都属于特异性投射系统，每种感觉的投射系统都是专一的。其功能是引起特定的感觉并激发大脑皮质发出传出冲动。非特异性投射系统是指由丘脑的髓板内核群发出的纤维弥散地投射到大脑皮质广泛区域的上行传导系统。经典感觉传导路中第二级神经元的纤维通过脑干时，发出侧支与脑干网状结构内的神经元发生突触联系，经多次换元上行到达髓板内核群，然后发出纤维弥散地投射到大脑皮质广泛区域，所以，非特异性投射系统失去了专一的特异性感觉传导功能，是各种不同感觉的共同上行通路，其功能是提高大脑皮质的兴奋性，保持大脑皮质处于清醒状态，但不产生特定感觉。特异性投射系统传递特异感觉冲动，产生特定感觉，有赖于非特异性投射系统提高皮质的兴奋水平及其所保持的觉醒状态；而非特异性传入冲动又来源于特异性投射系统的感觉传入信息。

4. 脊休克的主要表现是：横断面以下的躯体感觉和随意运动完全丧失；骨骼肌反射消失；肌紧张减弱甚至消失；外周血管扩张，血压下降；发汗反射不出现；直肠和膀胱中粪尿潴留，排便、排尿反射丧失。这些现象可以表明动物的躯体和内脏反射均减弱或消失。脊休克发生的原因是离断的脊髓突然失去了高级中枢的调节，特别是失去了大脑皮质、脑干网状结构和前庭核下行的兴奋冲动，使脊髓内神经元兴奋性明显下降，以致对任何刺激都失去了反应能力的缘故。

5. 突触前抑制与突触后抑制的主要区别在：①结构基础不同：突触前抑制是通过轴突-轴突式突触活动产生抑制，突触后抑制是通过抑制性中间神经元的活动产生抑制；②抑制产生的部位不同：突触前抑制发生在突触前膜，突触后抑制发生在突触后膜；③释放的递质不同：突触前抑制是γ-氨基丁酸，突触后抑制是抑制性递质；④产生的突触后电位不同：突触前抑制产生的是EPSP，又称为去极化抑制；突触后抑制产生的是IPSP，又称为超极化抑制；⑤产生抑制的机制不同：突触前抑制是由于突触前膜先产生的去极化，使膜电位变小，当神经冲动传来时末梢释放的递质量减少，使突触后膜不能发生兴奋而呈现抑制。突触后抑制是通过抑制性中间神经元末梢释放抑制性递质，使突触后膜发生超极化，从而使突触后神经元呈现抑制。

6. 自主性神经系统的功能特点是：①双重支配：机体的组织器官一般都接受交感神经和副交感神经的双重支配，交感和副交感神经对同一器官的作用（唾液腺除外）往往是互相拮抗的。例如，对于心脏，迷走神经具有抑制作用，而交感神经具有兴奋作用，使神经系统能够从正反两个方面调节心脏的活动，从而使调节更迅速精确。一般来说，交感神经中枢和副交感神经中枢是对立的，当交感中枢活动增强时，副交感中枢活动减弱，而对外周效应器作用方面却表现协调一致。这种拮抗作用的对立统一是神经系统对内脏活动调节的特点；②紧张性作用：自主神经对效应器的支配一般具有持久的紧张性作用；③自主性神经对效应器的作用受效应器所处功能状态的影响；④对整体生理功能调节的意义：交感神经系统的活动一般比较广泛，常以整个系统来参加反应。凡机体内、外环境有急剧变化时，都可引起交感神经系统的活动明显加强，同时伴有肾上腺髓质激素的大量分泌，机体出现心跳加快、皮肤血管收缩、血压升高、红细胞数增加、支气管扩张、血糖升高、代谢增强等，其结果是动员体内许多器官的潜在力量，提高机体适应能力，以应付环境的急剧变化，保持机体功能和环境相适应。副交感神经系统的作用与交感神经系统相反，兴奋时引起的活动范围比较局限。副交感神经系统往往在安静时活动较强，常伴有胰岛素分泌的增多，主要作用是促进消化、储存能量和加强排泄。

7. 下丘脑既是调节内脏活动的较高级中枢，又是一个较高级的整合中枢，它把躯体运动功能、自主性功能和内分泌腺的活动联系起来，完成对许多复杂生理功能的控制和调节。①调节内脏活动：实验发现，刺激清醒动物的下丘脑，可引起广泛的自主性功能反应；②调节摄食行为：下丘脑的外侧区是摄食中枢，腹内侧核是饱中枢，两者相互制约调节摄食活动；③调节水平衡：下丘脑外侧区尾侧可能是摄水中枢，控制摄水行为，并通过控制垂体释放抗利尿激素控制水的排出；④调节体温：下丘脑视前区-下丘脑前部是体温调节中枢所在地，参与对体温的调节；⑤影响情绪反应：下丘脑内存在所谓防御反应区，主要位于腹内侧区。切除大脑皮质的猫，可自发出现或给轻微刺激就能引起“假怒”的表现，而去除下丘脑的中脑动物，“假怒”的表现不明显；⑥控制生物节律：下丘脑视交叉上核可能是机体昼夜节律活动的重要中枢结构和控制中心。

8. 人类的脑电图很不规则，通常根据脑电波的频率、振幅的不同，把正常脑电图区分为4种基本波形。①α 波：频率 8～13Hz，振幅为 20～1001μV。正常成年人清醒、安静、闭目时，在头皮各个部位都可记录到 α 波，但在枕叶区更显著；②β 波：频率为 14～30Hz，振幅 5～20μV。人在睁眼视物，或听到突然的声响，或进行思考时，主要出现 β 波，以额叶和顶叶部位最为明显。因此，一般认为声波是大脑皮质兴奋时出现的主要波形；③θ 波：频率 4～7Hz，振幅为 20～150μV。正常成人在困倦时可出现，它是中枢神经系统抑制状态的一种表现。儿童 θ 波较常见；④δ 波：频率 0.5～3Hz，振幅 20～200μV。成人在清醒时无 δ 波，只有在睡眠时出现。但在深度麻醉、缺氧或大脑有占位性病变时也可出现。婴儿常见 δ 波。

9. 在动物中脑上、下叠体之间切断脑干，动物出现四肢僵直、头昂尾翘、脊柱硬挺、全身肌肉特别是伸肌出现肌紧张亢进，这种现象称为去大脑僵直。其原因是在中脑上、下叠体之间横断脑干后，使大脑皮质抑制区和尾状核到脑干网状结构抑制区的通路被切断，网状结构抑制区失去了高位中枢的始动作用，于是下行抑制作用降低甚至消失，而网状结构易化区的活动很少受到这种切断的影响，这就使脑干网状结构的下行易化作用大于下行抑制作用。由于下行易化作用占明显优势，所以导致伸肌的肌紧张亢进，出现去大脑僵直现象。

10. ①支持作用：星形胶质细胞在脊髓和脑内构成支架，支持神经元的胞体和纤维。②修复与再生作用：当神经元变性时，小胶质细胞能够转变为巨噬细胞参与碎片的清除；再由胶质细胞的增生来填充，从而起到修复和再生的作用。③物质代谢和营养作用：星形胶质细胞终足终止于毛细血管壁上，其余突起贴附于神经元的胞体与树突上对神经元起到运输营养物质和排除代谢产物的作用。④绝缘和屏蔽作用：施万细胞、少突胶质细胞可构成神经纤维的髓鞘，防止神经冲动传导时的电流扩散，使神经元活动互不干扰。此外，神经胶质细胞还构成血-脑屏障。⑤维持合适的离子浓度：星形胶质细胞通过泵 K^+活动，缓冲细胞外液中 K^+浓度，使神经元活动正常进行。⑥摄取和分泌神经递质。

11. 突触可分为化学性突触和电突触。①化学性突触的传递：当动作电位扩布到突触前神经末梢时，使膜对 Ca^{2+}通透性增加，Ca^{2+}进入突触小体。进入膜内的 Ca^{2+}可以促进突触小泡向前膜移动，有利于递质释放到突触间隙。如果突触前膜释放的是兴奋性递质，它与突触后膜受体结合，提高了突触后膜对 Na^+、K^+等小离子的通透性（以 Na^+为主），从而导致突触后膜产生 EPSP。当 EPSP 的幅值达到一定值，可引起突触后神经元兴奋。如果前膜释放的是抑制性递质，它与突触后膜受体结合，提高了突触后膜对 Cl^-或（和）K^+的通透性，（主要是 Cl^-），导致突触后膜超极化，发生 IPSP，降低了突触后神经元的兴奋性，呈现抑制效应。神经递质在突触间隙中发挥生理效应后，通过灭活酶的作用而失活，或由突触前膜摄取和进入血液途径终止其作用，保证了突触传递的灵活性。②电突触的传递：因神经元之间接触部位间隙狭窄，膜阻抗低，故与神经纤维的传导原理相同，电突触传递速度快，几乎不存在潜伏期，并且可双向传递。

12. 兴奋性突触与抑制性突触传递时，其相同点是：①动作电位到达突触前神经元的轴突末梢时，引起突触前膜对 Ca^{2+} 通透性增加；②神经递质与特异性受体结合后，导致突触后膜离子通道状态的改变；③突触后电位都是局部电位，该电位经总和达到阈电位时即可引起突触后神经元的活动改变。不同点是：①突触前膜释放的递质性质不同，兴奋性突触前膜释放兴奋性递质；抑制性突触前膜释放的是抑制性递质。②兴奋性递质与受体结合后主要导致突触后膜对 Na^+ 通透性增高；抑制性递质与其受体结合后，使突触后膜主要对 Cl^- 通透性增高。③兴奋性突触传递时，突触后膜产生局部去极化即 EPSP；抑制性突触传递时，突触后膜产生局部超极化即 IPSP。④前者经过总和达到阈电位后使突触后神经元兴奋，IPSP 使突触后神经元不易产生兴奋。

13. 突触后抑制是由抑制性中间神经元活动引起的。抑制性中间神经元兴奋时，末梢释放抑制性递质，使突触后膜产生 IPSP，从而使突触后神经元出现抑制。突触后抑制包括传入侧枝性抑制和回返性抑制两种类型。①传入侧支性抑制：指一个传入纤维进入中枢后，一方面直接兴奋某一中枢的神经元，另一方面发出侧枝，兴奋一个抑制性中间神经元，然后通过抑制性中间神经元释放抑制性递质，转而引起另一中枢神经元产生 IPSP。这种抑制曾被称为交互抑制。其意义在于使不同中枢之间的活动协调起来。②回返性抑制：是指某一中枢神经元兴奋时，其传出冲动沿轴突外传，同时侧枝兴奋另一个抑制性中间神经元，后者的轴突释放抑制性递质，反过来抑制原先发生兴奋的神经元及同一中枢的其他神经元。该抑制属反馈抑制。这是一种负反馈抑制形式，它使神经元的活动及时终止，促使同一中枢内许多神经元的活动协调一致。

14. 神经递质受体除具有特异性、饱和性、可逆性等受体的共性外，还具有以下特点：①神经递质受体对每个配体来说，都有数个受体亚型。②神经递质受体除存在于突触后膜外，还存在于突触前膜，起到调节递质释放作用。③神经递质受体的激活引起突触后神经元产生生物效应的机制来看，神经递质受体可分两大家族：促离子型受体，即化学门控通道；促代谢型受体，即 G-蛋白耦联受体。④可产生脱敏现象：受体较长时间暴露于配体时，大多数受体会失去反应。脱敏现象有两种类型。同源脱敏：只对特异性配体丧失反应，而保持对其他配体的反应。异源脱敏：使细胞对其他配体也无反应。

15. ①非条件反射是生来就有、数量有限、比较固定和形式低级的反射活动，条件反射是通过后天学习和训练形成的，数量无限，可随时建立或消退；②非条件反射是人和动物在长期的种系发展中形成的，条件反射是在非条件反射的基础上不断建立起来的；③非条件反射的建立可无须大脑皮层的参与，通过皮层下各级中枢就可完成，条件反射的主要中枢部位在大脑皮层；④非条件反射使人和动物能够初步适应环境，对于个体生存和种系生存具有重要意义，条件反射大大提高了机体对环境的适应性和预见性。

16. 牵张反射是指有神经支配的骨骼肌受到外力牵拉时，能引起受牵拉的同一肌肉收缩的反射活动。牵张反射的感受器是肌梭，当肌肉受牵拉而兴奋时，经Ⅰa、Ⅱ类传入纤维到脊髓，使脊髓前角 α 运动神经元兴奋，通过 α 纤维传出，使受牵拉的肌肉收缩。脊髓前角 γ 运动神经元兴奋可引起梭内肌收缩以维持肌梭的兴奋传入，使牵张反射加强。牵张反射分为两种类型：腱反射和肌紧张。腱反射也称位相性牵张反射，指快速牵拉肌腱时发生的牵张反射，主要发生于快肌纤维。肌紧张又称紧张性牵张反射，是指缓慢持续牵拉肌腱时发生的牵张反射，主要发生于慢肌纤维。

（冯　敏）

第十一章 内 分 泌

【目 的 要 求】

1. 掌握 ①几种重要激素的生理作用:生长激素、甲状腺激素、胰岛素、糖皮质激素。②甲状腺激素和糖皮质激素的分泌调节。

2. 熟悉 ①生长激素、胰岛素分泌调节。②激素的概念及作用特征。③下丘脑与垂体活动的联系。

3. 了解 ①激素的分类。②催乳素、催产素的作用。③甲状腺激素的合成与代谢。

【教 材 精 要】

第一节 概 述

内分泌系统和神经系统是人体的两个主要的功能调节系统，它们紧密联系，相互协调，共同完成机体的各种功能调节，从而维持内环境的相对稳定。

内分泌系统是由内分泌腺和散在的内分泌细胞组成的一个重要的信息传递系统。

一、激素的概念及作用方式

（一）激素（hormone）

激素是由内分泌腺或散在内分泌细胞所分泌的高效能生物活性物质，是细胞与细胞之间信息传递的化学媒介。

（二）激素作用方式

1. 远距离分泌 多数激素经血液循环，运送至远距离的靶组织或靶细胞发挥作用，称远距离分泌（telecrine）。

2. 旁分泌 某些激素不经过血液运输，仅通过组织液扩散至邻近的细胞发挥作用，称旁分泌（paracrine）。

3. 自分泌 由内分泌细胞所分泌的激素在局部扩散又返回作用于该内分泌细胞而发挥反馈作用，称为自分泌（autocrine）。

4. 神经分泌 神经细胞分泌的激素可沿神经细胞轴突借轴浆流动运送至末梢而释放入血，这种方式称神经分泌（neurocrine）。

二、激素分类

按其化学性质不同分为四类。

（一）含氮激素

1. 蛋白质激素 主要有胰岛素、甲状旁腺激素等。

2. 肽类激素 如下丘脑调节肽、神经垂体激素等。

3. 胺类激素 如甲状腺激素、肾上腺素等。

（二）类固醇激素

1. 肾上腺皮质激素 如皮质醇、醛固酮等。

2. 性激素 如雌二醇、睾酮等。

（三）固醇类激素

包括维生素 D_3、25-羟胆钙化醇等。

（四）脂肪酸衍生物

如前列腺素。

三、激素作用的一般特性

（一）信息传递作用

激素是在细胞与细胞之间进行信息传递。激素既不能添加成分，也不能提供能量，仅仅起将生物信息传递给靶细胞的“信使”作用，从而调节靶细胞固有的生理生化反应。

（二）高效能生物放大作用

各种激素在血中浓度很低，一般在 nmol/L，甚至 pmol/L 数量级。激素与受体结合后，在细胞内发生一系列酶促反应，逐级放大，形成一个效能极高的生物放大系统。

（三）特异性

激素选择性地作用于某些器官、组织和细胞，这种特性为激素作用的特异性。

被激素选择性作用的腺体、器官、组织和细胞，分别称为靶腺、靶器官、靶组织和靶细胞。激素作用的特异性与靶细胞上能与该激素发生特异性结合的受体有关。激素受体可分为：膜受体、胞质受体和核受体。

（四）激素间的相互作用

1. 协同作用

2. 拮抗作用

3. 允许作用 有些激素本身并不能直接对某些组织细胞产生生物效应，但在它存在的条件下，却使另一种激素的作用明显增强，这种现象称允许作用（permissive action）。

四、激素的作用机制

激素作为化学信使物质与靶细胞膜受体或细胞内受体结合后，引起信号转导过程并最终产生生物效应，这一调节过程至少包括三个环节：①激素与受体相互识别与结合；②激素受体复合物的信号转导；③转导信号进一步引起的生物效应。

（一）含氮激素的作用机制

1. 第二信使学说 含氮激素作用于靶细胞，与靶细胞膜上的特异性受体结合，从而激活膜内的腺苷酸环化酶，在有 Mg^{2+}存在的条件下，使胞浆内 ATP 转变为 cAMP，cAMP 激活依赖 cAMP 的蛋白激酶 A，通过催化细胞内蛋白质的磷酸化作用，引起各种生物效应，实现细胞内的信号转导。

2. 激素为第一信使，cAMP 为第二信使。

3. 含氮激素主要通过 G 蛋白耦联受体和酶耦联受体介导的方式发挥作用。

（1）G 蛋白耦联受体途径：根据 G 蛋白激活的效应器酶和生成的第二信使的不同，含氮激素主要通过以下几个途径进行信号转导：①AC-cAMP-PKA 途径；②PLC-IP_3/DG-CaM/PKC 途径；③GC-cGMP-PKG 途径。

（2）酶耦联受体途径。

（二）类固醇激素的作用机制

1. 类固醇激素作用的基因调节机制 类固醇激素分子小，为脂溶性，可通过细胞膜进入细胞内，与胞质受体结合，形成激素-胞质受体复合物。受体蛋白发生变构，使激素-胞质受体复合物获得通过核膜的能力，从而进入核内与核受体结合，激发 DNA 转录过程，生成新的 mRNA，诱导相应蛋白质的合成而产生生物效应。

2. 分子生物学技术的广泛应用，现已知道类固醇激素核受体包括三个功能结构域 ①激素结合结构域：位于受体 C-端；②DNA 结合结构域（核定位信号结构域）：位于受体的中间部分，可使受体与 DNA 结合并调控转录过程，起核定位信号的作用；③转录激活结构域：靠近受体的 N-端，具有激活转录过程的作用。

3. 类固醇激素作用的非基因调节机制 类固醇激素的快速作用，是由细胞膜上的受体介导的，称为类固醇激素的快速非基因效应。

含氮激素主要通过 G 蛋白耦联受体-第二信使途径和酶耦联受体途径进行信号转导，类固醇激素则通过基因调节机制及非基因调节机制发挥作用。但激素的信号转导机制十分复杂，有的激素也可通过多种机制发挥作用。

五、激素的分泌调节

（一）下丘脑-腺垂体-靶腺轴的调节

下丘脑-腺垂体-靶腺轴在甲状腺激素、肾上腺皮质激素和性腺激素分泌的调节中起重要的作用，即构成三级水平的功能调节轴。

（二）反馈调节

在各种激素分泌的调节中，普遍存在反馈调节的形式。激素分泌的反馈调节中，绝大多数是负反馈（negative feedback）调节。在下丘脑-腺垂体-靶腺轴调节中，通常将靶腺（即甲状腺、肾上腺皮质、性腺）分泌的激素对下丘脑和腺垂体的负反馈作用称为长反馈（long-loop feedback），将腺垂体分泌的促激素（tropic hormone）对下丘脑的负反馈作用称为短反馈（short-loop feedback）。下丘脑分泌的某些释放肽还可刺激释放抑制肽的细胞，实现负反馈调节。在少数情况下，激素分泌的调节也可以正反馈（positive feedback）的形式出现。

（三）神经调节

许多内分泌腺的活动都直接或间接地接受中枢神经系统活动的调节。

第二节 下丘脑和垂体的内分泌

下丘脑的一些神经元既能分泌激素，具有分泌细胞的功能，又保持典型的神经细胞的功能，它们可将从在大脑皮层或中枢神经系统其他部位传来的神经信息转变为激素信息，以下丘脑为枢纽，把神经调节和体液调节联系起来。所以，下丘脑与垂体一起组成下丘脑-垂体功能单位（hypothalamus-hypophysis unit）。它包括下丘脑-腺垂体系统和下丘脑-神经垂体系统。

一、下丘脑调节肽

（一）概念

由下丘脑促垂体区肽能神经元分泌的，能调节腺垂体活动的肽类激素统称为下丘脑调节肽（hypothalamic regulatory peptides，HRP）。

（二）种类

共有 10 种。促甲状腺激素释放激素（TRH）、促性腺激素释放激素（GnRH）、促肾上腺皮质激素释放激素（CRH）、生长激素释放激素（GHRH）、生长抑素（GHRIH）、还有促黑激素释放因子

（MRF）、促黑激素释放抑制因子（MIF）、催乳素释放因子（PRF）和催乳素释放抑制因子（PIF）。垂体腺苷酸环化酶激活肽（PACAP）是一种新近发现的下丘脑促垂体激素，具有调节腺垂体细胞的生长发育和分泌功能。

（三）各种下丘脑调节肽的作用机制略有不同

二、腺垂体激素

腺垂体是体内最重要的内分泌腺，主要分泌7种激素，其中促甲状腺激素（TSH）、促肾上腺皮质激素（ACTH）、黄体生成素（LH）和促卵泡激素（FSH）均有各自的靶腺，通过调节靶腺的活动而发挥作用；生长素（GH）、催乳素（PRL）、促黑激素（MSH）不通过靶腺，是直接发挥作用。所以，腺垂体激素的作用极为广泛而复杂。

（一）生长素

1. 生理作用 ①促进生长：机体的生长发育受多种激素调节，而生长素是起关键作用的调节因素。人幼年时缺乏生长素造成身材矮小，生长停滞，但智力发育正常，称为侏儒症；幼年时期GH分泌过多则引起巨人症。成年人如GH分泌过多，将刺激肢端短骨、颌面骨生长，内脏器官如肝、肾等增大现象，称肢端肥大症。②对代谢的作用：促进蛋白质合成，促进脂肪分解和抑制糖的利用，升高血糖的作用。同时，它使机体的能量来源由糖代谢向脂肪代谢转移，促进生长发育和组织修复。

2. 生长素的作用机制 ①直接作用：GH与靶细胞膜上的GH受体结合发生变构，形成二聚体，激活细胞内的多种成分和激酶，经多种途径产生靶细胞效应。②间接作用：GH能诱导靶细胞产生一种具有促进生长作用的肽类物质，称为生长激素介质（SM），也称胰岛素样生长因子（IGF）。

3. 分泌调节 ①下丘脑对GH分泌的调节：受下丘脑生长激素释放激素与生长抑素的双重调节。②反馈调节：胰岛素样生长因子对下丘脑和腺垂体发挥负反馈调节作用。③其他调节：如性别、睡眠、运动、代谢因素和激素等均会影响GH的分泌。

（二）催乳素（prolactin，PRL）

1. 生理作用 ①促进乳腺的生长发育引起并维持泌乳。②对卵巢的作用：小剂量的PRL通过LH对卵巢雌激素与孕激素的合成有促进作用。大剂量的PRL则有抑制作用。③在应激反应中的作用：PRL、ACTH、GH是应激反应中腺垂体分泌的三大激素。④对免疫调节的作用：PRL协同细胞因子共同促进淋巴细胞的增殖，直接或间接地促进B淋巴细胞分泌IgM和IgG，增加抗体量。

2. 分泌调节 ①下丘脑调节肽的调节：PRL受下丘脑催产素释放因子（PRF）和催产素释放抑制因子（PIF）的双重调节。②婴儿吸吮乳头反射性促进PRL分泌。

（三）促黑激素（MSH）

1. 生理作用 MSH是刺激黑色素细胞，使细胞内的酪氨酸转变为黑色素，导致皮肤及毛发的颜色加深。

2. 分泌的调节 主要受下丘脑促黑素细胞释放因子（MRF）和促黑素细胞释放抑制因子（MIF）双重调节。平时以MIF的抑制作用占优势。高浓度的MSH产生负反馈调节。

三、神经垂体激素

神经垂体中不含腺细胞，因此不能合成激素。神经垂体激素实际上是由下丘脑视上核和室旁核的大神经内分泌细胞合成，以轴浆运输的方式经下丘脑垂体束到达神经垂体并贮存在神经垂体内，有血管升压素（vasopressin，VP）和催产素（oxytocin，OXT）。

（一）血管升压素（VP）或称抗利尿激素（ADH）

主要由视上核产生。

1. 生理作用 ①生理剂量的VP可促进肾脏远曲小管和集合管对水的重吸收，发挥抗利尿作用。②脱水和失血等情况下，VP释放量明显增加，能发挥升高和维持血压以及保持体液的作用。

2. 分泌调节 体液晶体渗透压的改变和血容量变化等因素可刺激其分泌，其中最有效的刺激是体液晶体渗透压的升高。

（二）催产素（OXT）

主要由室旁核产生。

1. 生理作用 ①对乳腺作用，使乳腺腺泡周围肌上皮细胞收缩，促进乳汁排出。②对子宫的作用：可促进子宫平滑肌的收缩。对非孕子宫作用较弱，对妊娠子宫作用较强，对分娩后子宫大量使用催产素可使子宫剧烈收缩，减少出血。

2. 分泌调节 属于神经内分泌调节，如射乳反射，当婴儿吸吮乳头时，可引起典型的神经内分泌反射。

第三节 甲状腺内分泌

一、甲状腺激素的合成与代谢

甲状腺激素（thyroid hormone）是由甲状腺腺泡上皮细胞合成和释放的，主要有两种甲状腺激素，即四碘甲腺原氨酸（T_4）和三碘甲腺原氨酸（T_3），甲状腺激素合成的主要原料是甲状腺球蛋白与碘。甲状腺激素的合成有聚碘、活化、碘化和耦联等步骤。

（一）甲状腺腺泡的聚碘

聚碘过程是逆电化学梯度的主动转运过程。

（二）碘的活化

甲状腺细胞从血中摄取碘（I^-）后，被过氧化酶氧化为活化碘（I^0，I_2或与酶的结合物）。

（三）酪氨酸的碘化与甲状腺激素的合成

碘化过程发生在甲状腺球蛋白（TG）结构中的酪氨酸残基上，由活化的碘取代酪氨酸残基上的氢，生成一碘酪氨酸（MIT）和二碘酪酸（DIT）。一个分子 MIT 与一个分子 DIT 耦联生成 T_3，两个分子 DIT 耦联生 T_4。

（四）甲状腺激素的贮存、释放、转运与代谢

1. 贮存 在甲状腺球蛋白上形成的甲状腺激素在腺泡腔内以胶质的形式贮存。有两个特点：①贮存于细胞外（腺泡腔内）；②贮存量大，可供机体利用 50～120 天，在体内各种激素的贮存量上居首位。

2. 释放 腺泡细胞以吞饮的方式将腺泡腔内含有 T_3、T_4的 TG 胶质小滴吞入细胞内，并与溶酶体结合，TG 被水解，释放 T_3、T_4进入血。水解下来的 MIT 和 DIT 在碘化酪氨酸脱碘酶的作用下迅速脱碘，供重新利用。

3. 运输 T_3、T_4释放入血后，99%以上与血浆中甲状腺素结合球蛋白、甲状腺素结合前白蛋白及白蛋白结合。

4. 代谢 甲状腺释放的 T_4大部分在肝及其他组织转变成 T_3，T_3、T_4最后在肝、肾等组织中降解，随粪便排出。

二、甲状腺激素的生物学作用

（一）对代谢的影响

1. 产热效应 甲状腺激素可提高机体绝大多数组织的耗氧量和产热量，尤其以心、肝、骨骼肌和肾脏最为显著。甲状腺激素的产热效应与 Na^+-K^+-ATP 酶的活性升高有关。甲状腺激素也能促进脂肪酸氧化，产生大量热能。甲亢病人，氧耗量和产热量大量增加，基础代谢率增高，体温偏高，怕热，容易出汗。甲低的病人则相反，基础代谢率降低，喜热怕冷。

2. 对物质代谢的影响 ①蛋白质代谢：生理剂量的甲状腺激素可促进蛋白质合成，分泌过多可加速蛋白质分解，使尿氮排出增多。甲亢病人表现肌肉消瘦，乏力。而甲状腺激素分泌不足时，蛋白质合成减少，肌肉无力，但粘蛋白合成增多，使皮下组织间隙积水、水肿，称黏液性水肿。②糖代谢：甲状腺激素可促进小肠黏膜对糖的吸收，增加糖原分解，使血糖升高，加强肾上腺素、胰高血糖素、皮质醇和生长素的升糖的作用，使血糖升高。还可加强外周组织对糖的利用，也有降低血糖的作用。甲亢时，血糖常常升高，可出现尿糖。③脂肪代谢：甲状腺激素能促进胆固醇合成，也能加速胆固醇的分解，但分解的速度超过合成，故甲亢时，血中胆固醇含量低于正常。

3. 对生长发育的影响 甲状腺激素是维持正常生长与发育不可缺少的激素，对脑和骨的发育尤为重要。先天性甲状腺发育不全的婴幼儿，脑的发育明显障碍，智力低下，身材矮小，称呆小症。治疗呆小症应在出身后 3 个月内补充甲状腺激素，过迟则难以奏效。

4. 对神经系统的影响 提高中枢神经系统及交感神经的兴奋性。甲亢病人表现为易激动，烦躁不安，失眠多梦，肌肉震颤等症状。甲低病人，中枢神经兴奋性降低，记忆力减退，说话和行动迟缓，表情淡漠等现象。

5. 对心血管系统的影响 甲状腺激素可使心率加快，心肌收缩加强，心输出量增加，使外周血管扩张，脉压增大。

三、甲状腺激素分泌的调节

（一）下丘脑-腺垂体对甲状腺功能的调节

1. 下丘脑对腺垂体的调节 下丘脑分泌的促甲状腺激素释放激素（TRH）通过垂体门脉系统至腺垂体，有促进 TSH 合成和释放的作用。而下丘脑分泌的生长抑素则抑制 TRH 的合成和释放，进而抑制 TSH 的合成与释放。

2. 腺垂体对甲状腺的调节 腺垂体分泌的促甲状腺激素（TSH）是调节甲状腺功能活动的主要激素：一是促进甲状腺激素的合成与释放，包括增强摄碘、碘的活化、耦联及释放过程，使血中 T_3、T_4 浓度升高。二是促进甲状腺细胞增生，腺体肥大。

3. 甲状腺激素的负反馈调节　血中游离的T_3、T_4浓度升高，将与腺垂体的特异性受体结合，使 TSH 的合成与释放减少，同时，还可降低垂体对 TRH 的反应性，细胞膜上 TRH 受体的数量减少，使血中 T_3、T_4 的浓度降至正常水平。当食物中缺碘或甲状腺摄碘不足时，T_3、T_4 合成释放减少，对腺垂体的负反馈作用减弱，腺垂体合成和释放 TSH 增加，使甲状腺增生肥大，称单纯性甲状腺肿。

（二）甲状腺的自身调节

甲状腺可根据血碘水平调节其自身对摄取碘及合成甲状腺激素的能力，称甲状腺的自身调节。它是一个有限度的缓慢的调节系统。当食物中碘的供应过多时，碘的运转机制发生抑制，同时还能抑制 T_3、T_4 释放。这种过量的碘所产生的抗甲状腺聚碘作用，称为碘阻滞效应 Wolff-Chaikoff 效应。临床上给甲亢病人术前服用碘剂，导致甲状腺腺体减少，变硬，血流减少，并抑制 T_3、T_4 释放，以保证甲状腺手术的安全。当碘量不足时，将出现碘运转机制加强，T_3、T_4 合成与释放增加。

（三）自主神经对甲状腺活动的影响

交感神经促进 T_3、T_4 合成与释放。

第四节　甲状旁腺的内分泌与调节钙、磷代谢的激素

一、甲状旁腺激素

甲状旁腺激素（parathyroid hormone，PTH）是由甲状旁腺主细胞合成和分泌的激素。

（一）生理作用

PTH 主要是升高血钙和降低血磷，是调节血钙和血磷的最重要的激素。

1. PTH 对肾脏的作用　促进远曲小管对 Ca^{2+}的重吸收，抑制近球小管对磷酸盐的重吸收。

2. PTH 对骨的作用　促进骨钙入血，其作用包括快速效应和延迟效应。PTH 能迅速提高骨膜对 Ca^{2+}的通透性，使骨液中 Ca^{2+}进入细胞内，钙泵活动增强，将 Ca^{2+}转运细胞外液中，血钙升高。PTH 刺激破骨细胞的活动，加速骨组织的溶解，使钙、磷进入血液。

3. PTH 对小肠吸收钙的作用　PTH 可激活肾内 1α-羟化酶，促使 25-OH-D_3 转变为有高度活性的 1,25-（OH）$_2$-D_3，促进小肠黏膜对钙、磷的吸收。

（二）PTH 分泌的调节

主要受血钙浓度的调节。

二、降钙素

降钙素（calcitonin，CT）是由甲状腺 C 细胞分泌的肽类激素。主要作用是降低血钙和血磷，其主要靶器官是骨，对肾也有一定的作用。CT 的分泌主要受血钙水平调节。

三、1,25-二羟维生素 D_3

能作用于骨骼、肾脏和小肠，既能增加血钙，又能增加磷。

第五节　胰岛内分泌

胰岛细胞至少可分为五种功能不同的细胞类型：A 细胞约占胰岛细胞的 25%，分泌胰高血糖素；B 细胞数量最多约占 65%，分泌胰岛素；D 细胞占胰岛细胞的 10%左右，分泌生长抑素；D_1 细胞能分泌血管活性肠肽；PP 细胞分泌胰多肽，数量很少。

一、胰岛素

（一）生物学作用

胰岛素是促进合成代谢，维持血糖浓度稳态的主要激素。

1. 对糖代谢的影响　胰岛素促进肝糖原和肌糖原的合成，促进组织对葡萄糖的摄取和利用。抑制肝糖原异生，促进葡萄糖转变为脂肪酸，并贮存于脂肪组织中，从而降低血糖水平。胰岛素缺乏时，血糖升高，如超过肾糖阈，尿中将出现糖，引起糖尿。

2. 对脂肪代谢的影响　促进脂肪合成并抑制其分解。胰岛素缺乏时，糖利用受阻，脂肪分解增强，游离脂肪酸增多，氧化生成大量酮体，可引起酮血症和酸中毒。

3. 对蛋白质代谢的影响　促进蛋白质合成和贮存，并抑制蛋白质分解。

4. 对电解质代谢的作用　促进 K^+、Mg^{2+}及磷酸根离子进入细胞，使血钾降低。

5. 促进生长　需与生长素共同作用，促生长效果才显著。

（二）胰岛素的作用机制

1. 胰岛素受体　是一种跨膜糖蛋白，是由两个 α 亚单位和两个 β 亚单位构成的四聚体。

2. 受体后机制

（三）胰岛素分泌的调节

1. 营养成分的作用

（1）血糖水平：血糖浓度是调节胰岛素分泌的最重要因素，血糖升高刺激 B 细胞释放胰岛素，长期高血糖使胰岛素合成增加甚至 B 细胞增殖。血糖下降至正常水平，胰岛素的分泌，也迅速回到基础水平。

（2）氨基酸和脂肪酸的作用：许多氨基酸都有刺激胰岛素分泌的作用，以精氨酸、赖氨酸的作用最强。脂肪酸和酮体大量增加也可促进胰岛素的分泌。

2. 激素的作用 ①胃肠道激素中促胃液素、促胰液素、缩胆囊素和抑胃肽均有促进胰岛素分泌作用。胃肠激素与胰岛素分泌之间的关系被称为“肠-胰岛轴”。②生长素、皮质醇、甲状腺激素可通过升高血糖浓度，而间接刺激胰岛素分泌，如长期大剂量应用这些激素，有可能使 B 细胞衰竭而导致糖尿病。③胰高血糖素和生长抑制：可分别刺激和抑制 B 细胞分泌胰岛素。④神经肽和递质：多种神经递质和神经肽均可影响胰岛素分泌。

3. 神经调节 刺激迷走神经，可通过乙酰胆碱作用于 M 受体，直接促进胰岛素的分泌，迷走神经还可通过刺激胃肠激素的释放，间接促进胰岛素的分泌。交感神经兴奋时，则通过去甲肾上腺作用于 α 受体，抑制胰岛素分泌。

二、胰高血糖素

（一）生物学作用

1. 对糖代谢的作用 促进糖原分解和葡萄糖异生，使血糖升高。

2. 蛋白质代谢的作用 促进氨基酸转运入肝细胞内，为糖异生提供材料。

3. 对脂肪代谢的作用 促进脂肪的分解，使脂肪酸释放入血并进行氧化。

（二）分泌调节

1. 血糖与氨基酸水平对胰高血糖素分泌的调节。血糖浓度是重要的因素，血糖降低时胰高血糖素分泌增加。

2. 激素调节 胰岛素和生长抑素抑制胰高血糖素分泌，胃肠激素也可调节其分泌。

3. 神经调节 迷走神经可通过 M 受体抑制其分泌。交感神经兴奋时则通过 β 受体促进其分泌。

三、生长抑素和胰多肽

主要通过旁分泌方式抑制胰岛 A、B 和 PP 细胞的分泌活动，参与胰岛激素分泌调节。

第六节 肾上腺内分泌

一、肾上腺皮质激素

肾上腺皮质由外向内可分为球状带、束状带和网状带。球状带分泌盐皮质激素，主要是醛固酮；束状带分泌糖皮质激素，主要是皮质醇（cortisol）；网状带主要分泌性激素。肾上腺皮质激素都属于类固醇激素，原料为胆固醇，合成场所在线粒体。

（一）糖皮质激素

1. 糖皮质激素的生物学作用 作用广泛而复杂。

（1）对物质代谢的作用：①糖代谢：糖皮质激素是体内调节糖代谢的重要激素之一。促进肝糖原异生，增加糖原贮存。具有抗胰岛素作用，降低肌肉和脂肪等组织对胰岛素的反应性，抑制葡萄糖消耗，升高血糖。②蛋白质代谢：促进肝外组织特别是肌肉的蛋白质分解，并加速氨基酸进入肝脏，生成肝糖原。糖皮质激素分泌过多，引起肌肉消瘦，骨质疏松，皮肤变薄等。③脂肪代谢：糖皮质激素促进脂肪分解，增加脂肪酸在肝内的氧化过程，有利于糖异生。它能使体内脂肪的分布发生变化：四肢脂肪减少，面部和躯干脂肪增加，出现向心性肥胖的特殊体形。④对水盐代谢的影响：糖皮质激素可降低肾小球入球小动脉的阻力，增加肾血浆流量，使肾小球滤过率增加，有利于水的排出，还有较弱的保钠排钾作用。肾上腺皮质功能不全的患者，排水能力降低，严重时可出现“水中毒”。

（2）对血液系统的影响：刺激骨髓的造血功能，使红细胞、血小板数量增加；动员附着在血管边缘的中性粒细胞进入血液循环，血液中中性粒细胞增加；糖皮质激素还能抑制胸腺和淋巴组织细胞的有丝分裂，使淋巴细胞减少；还可使嗜酸性粒细胞被收留在脾和肺内，外周血液中的嗜酸性粒细胞数目减少。

（3）对循环系统的影响：糖皮质激素可增强血管平滑肌对儿茶酚胺的敏感性，有利于提高血管的张力和维持血压，称为糖皮质激素的允许作用。

（4）对消化系统的影响：糖皮质激素促进胃酸分泌和胃蛋白酶的生成。

（5）对神经系统的影响：提高中枢神经系统兴奋性。

（6）在应激反应中的作用：当机体受到多种伤害性刺激如缺氧、创伤、手术、饥饿、寒冷及精神紧张等刺激时，腺垂体释放 ACTH 增加，导致血液中糖皮质激素增多，并产生一系列的反应，称应激（stress）。在应激反应中，下丘脑-腺垂体-肾上腺皮质轴的活动增强，可提高机体对应激刺激的耐受和生存能力，同时，交感-肾上腺髓质系统活动也增强。应激反应是以一种 ACTHT 和糖皮质激素分泌增加为主，多种激素参与的使机体抵抗力增强的非特异性反应。

（7）其他：在临床上可使用糖皮质激素来抗炎、抗毒、抗过敏、抗休克、等治疗。

2. 糖皮质激素分泌的调节

（1）下丘脑-腺垂体对肾上腺皮质功能的调节：下丘脑室旁核及促垂体区的 CRH 神经元可合成和释放 CRH，CRH 通过垂体门脉系统被运送到腺垂体促肾上腺皮质激素细胞，使促肾上腺皮质激素（ACTH）分泌和释放。

（2）腺垂体分泌促肾上腺皮质激素调节糖皮质激素的分泌：ACTH 与肾上腺皮质细胞膜上的特异受体结合，激活合成糖皮质激素的各种酶系统，使糖皮质激素的合成与分泌过程加强。ACTH 的分泌具有明显的昼夜节律，因而糖皮质激素的分泌相应的发生波动。

（3）糖皮质激素对下丘脑和腺垂体的反馈调节：当血中糖皮质激素浓度升高时，可反馈性地抑制下丘脑 CRH 神经元和腺垂体 ACTH 神经元的活动，使 CRH 释放减少，ACTH 合成及释放受到抑制。这种反馈称为长反馈。腺垂体分泌的 ACTH 也可反馈性地抑制 CRH 神经元的活动，称为短反馈。

（二）盐皮质激素

以醛固酮为主。

1. 盐皮质激素的生物学作用 醛固酮可促进肾脏远曲小管和集合管对 Na^+、H_2O 的重吸收和排出 K^+，即保 Na^+、保 H_2O 和排 K^+作用。

2. 盐皮质激素的分泌调节 醛固酮的分泌，主要受肾素-血管紧张素-醛固酮系统的调节；血 K^+、血 Na^+浓度的改变也可影响醛固酮的分泌。

二、肾上腺髓质的激素

肾上腺髓质的嗜铬细胞分泌肾上腺素（E）和去甲肾上腺素（NE）。

（一）肾上腺素和去甲肾上腺素的生理作用

1. 参与应急反应 当机体遭遇特殊紧急情况时，如畏惧、焦虑、剧痛、失血等，交感-肾上腺髓质系统兴奋，肾上腺素和去甲肾上腺素的分泌大大增加，引起一系列反应，称为应急反应。提高中枢神经系统的兴奋性，处于警觉状态，使反应灵敏，使心率加快，心输出量增加，每分通气量增加，能促进糖原及脂肪的分解，为机体活动提供更多能源。其意义在于动员机体储备，提高机体的适应能力。引起应急反应的刺激，往往也可以引起应激反应，两者既有区别，又相辅相成。

2. 调节心血管系统的活动

（二）肾上腺素和去甲肾上腺素的分泌调节

1. 交感神经的作用 肾上腺髓质受交感神经胆碱能节前纤维支配。交感神经兴奋时，使肾上腺髓质激素肾上腺素和去甲肾上腺素分泌增加。

2. ACTH 与糖皮质激素的作用 ACTH 可直接或间接通过糖皮质激素促进肾上腺髓质合成儿茶酚胺。

3. 自身反馈调节 当嗜铬细胞内儿茶酚胺浓度增加到一定程度时，可抑制有关合成酶的活性，使合成减少。反之，当胞质中儿茶酚胺减少时，解除上述负反馈抑制，儿茶酚胺的合成增多。

第七节 其他腺体或组织的内分泌

一、前列腺素

前列腺素（prostaglandin，PG）是广泛存在于人和动物内各种组织中的一族重要的组织激素。根据其分子结构不同，可分为 A、B、C、D、E、F、G、H、I 等型。PG 既可与 G 蛋白 耦联受体结合，通过 PKA、PLC、Ca^{2+}等信号转导途径发挥作用，又可通过细胞核受体影响基因的转录而调节靶细胞的功能。前列腺素的生物学作用广泛而复杂，几乎对机体各器官组织的功能活动都有影响。

二、褪黑素

褪黑素（melatonin，MT）是松果体分泌的激素之一，它具有广泛的生物学效应，对生殖，内分泌系统的功能具有明显的影响。`

三、瘦素

瘦素（leptin）是由肥胖基因编码的蛋白质。瘦素主要是由白色脂肪组织合成与分泌，且具有昼夜节律性。体内的脂肪储量是影响瘦素分泌的主要因素。瘦素可直接作用于脂肪细胞，抑制脂肪合成，动员脂肪，避免发生肥胖。

【强化训练题】

一、名词解释

1. 激素（hormone）
2. 远距分泌（telecrine）
3. 旁分泌（paracrine）
4. 自分泌（autocrine）
5. 神经分泌（neurocrine）
6. 允许作用（permissive action）
7. 下丘脑调节肽(hypothalamic regulatory peptides)
8. 应激（stress）

二、填空题

1. 胰岛素缺乏，组织对糖的利用_______，血糖______。
2. 生长激素的分泌受下丘脑分泌的_______和______的双重调节。
3. 糖皮质激素是肾上腺皮质的_____带分泌的，其中可使中性粒细胞、血小板和红细胞的数目_____，使淋巴细胞和嗜酸性粒细胞的数目______。
4. 胰岛 A 细胞分泌______，B 细胞分泌______。
5. 生长激素能诱导肝细胞产生促进软骨生长的肽类物质______；幼年时生长素分泌过少则形成______；成年后分泌过多则导致_______。
6. 生长激素对代谢的作用是促进蛋白质______，加速脂肪的______，______葡萄糖的利用，使血糖______。
7. 神经垂体释放的激素是______和______。
8. 机体在应激反应时，主要有______和______激素分泌明显增加。
9. 长期使用糖皮质激素时，肾上腺皮质将______。
10. 肾上腺髓质受交感神经_______支配，并受 ACTH 和______调节。
11. 血糖浓度升高可引起胰岛素分泌______和胰高血糖素分泌______。
12. 应急反应主要是______系统活动增强。
13. 腺垂体中不通过靶腺而直接发挥调节作用的激素有______、______和______。
14. 甲状腺功能亢进时，患者基础代谢率______，食物摄入量和食欲______，体重______。
15. 甲状腺激素主要以_____的形式贮存于_____中。
16. 激素的传递方式有______、______、______和______，大多数激素的传递方式是______。

三、选择题

A 型题

1. 调节胰岛素分泌的最重要因素是
A. 胃肠激素　　B. 自主神经系统
C. 血糖浓度　　D. 血中游离脂肪酸浓度
E. 血中氨基酸浓度
2. 下列激素中哪种激素不是含氮激素
A. 生长激素　　B. 生长抑素
C. 卵泡刺激素　　D. 雄激素　　E. 催乳素
3. 一天中血液里生长素水平最高是在
A. 清晨　　B. 中午　　C. 傍晚
D. 慢波睡眠　　E. 快波睡眠
4. 成年人生长激素分泌过多将导致
A. 单纯性甲状腺肿　　B. 黏液性水肿
C. 肢端肥大症　　D. 巨人症
E. 甲状腺功能亢进
5. 促进女性青春期乳腺发育的主要激素是
A. 生长素　　B. 催乳素　　C. 雌激素
D. 孕激素　　E. 甲状腺激素
6. 神经垂体激素是
A. 催乳素和生长素　　B. 催产素和催乳素
C. 抗利尿激素与催产素
D. 抗利尿激素与醛固酮
E. 催乳素与血管加压素
7. 分娩前没有乳汁分泌，是因为
A. 血中催乳素浓度过低
B. 缺乏催产素的刺激
C. 血中雌激素和孕激素浓度过高
D. 血中雌激素和孕激素浓度过低
E. 乳腺细胞上催乳素受体发育不足
8. 下列哪一项不属于下丘脑调节肽
A. 促甲状腺激素释放激素
B. 抗利尿激素
C. 促性腺激素释放激素
D. 生长抑素
E. 促肾上腺皮质激素释放激素
9. 下列哪种激素不受腺垂体的控制
A. 糖皮质激素　　B. 甲状腺激素
C. 甲状旁腺素　　D. 雌激素　　E. 孕激素
10. 长期大量使用糖皮质激素可引起
A. 肾上腺皮质高度增生
B. 肾上腺皮质逐渐萎缩
C. 肾上腺髓质萎缩
D. 促肾上腺皮质激素分泌增加
E. 促肾上腺皮质激素释放激素增加
11. 下列哪项不是甲状腺激素的作用
A. 提高神经系统的兴奋性
B. 分泌过多时，蛋白质合成增加
C. 使心跳加快加强
D. 促进骨骼和脑的生长发育

E. 生理剂量时促进蛋白质合成
12. 属于类固醇激素的是
A. 促甲状腺激素　B. 生长素
C. 甲状旁腺素　D. 糖皮质激素
E. 催产素
13. 使胰岛素分泌增加的因素是
A. 血糖浓度升高　B. 血糖浓度降低
C. 血钠浓度升高　D. 血钠浓度降低
E. 血钾浓度升高
14. 肾上腺皮质束状带分泌的激素是
A. 肾上腺素　B. 去甲肾上腺素
C. 糖皮质激素　D. 醛固酮　E. 雄激素
15. 食物中长期缺碘可以引起
A. 侏儒症　B. 肢端肥大症
C. 单纯性甲状腺肿　D. 巨人症
E. 软骨症
16. 切除双侧肾上腺后动物死亡的主要原因是缺乏
A. 肾上腺素　B. 去甲肾上腺素
C. 肾上腺皮质激素　D. 血管紧张素
E. 肾素
17. 影响神经系统发育的最主要激素是
A. 糖皮质激素　B. 生长激素
C. 盐皮质激素　D. 甲状腺激素
E. 肾上腺素
18. 长期大量使用糖皮质激素时，会使血中ACTH
A. 含量升高　B. 含量降低
C. 含量不变　D. 含量先升高后降低
E. 含量时高时低
19. 硫脲类药物治疗甲状腺功能亢进是由于
A. 抑制 T_3、T_4 释放　B. 抑制碘的摄取
C. 抑制过氧化物酶系的活性，使 T_3、T_4 合成减少
D. 使 T_3、T_4 破坏增多
E. 阻止 T_3、T_4 进入细胞
20. 地方性甲状腺肿是由于
A. 糖皮质激素分泌过多
B. 成年人甲状腺功能不足
C. 幼年时甲状腺功能不足
D. 食物中缺碘
E. 幼年时生长素分泌不足
21. 克服“水中毒”应补充
A. 盐皮质激素　B. 糖皮质激素
C. 抗利尿激素　D. 甲状腺激素
E. 胰岛素
22. 不是腺垂体分泌的激素为
A. ACTH　B. TSH　C. ADH　D. PRL　E. GH
23. 胰高血糖素的生理作用没有下列哪项
A. 促进糖原分解，增强糖异生
B. 促进脂肪分解，使酮体生成增多
C. 促进胰岛素分泌
D. 促进胃液分泌
E. 提高心脏兴奋性
24. 关于 ACTH 分泌的调节，错误的是
A. 受下丘脑 CRH 的调节
B. 受糖皮质激素的负反馈调节
C. 受醛固酮的反馈调节
D. 睡眠期间，ACTH 分泌减少
E. 觉醒时，ACTH 分泌增多
25. 胰岛素对糖代谢的作用是
A. 抑制全身组织对葡萄糖的摄取利用
B. 加速糖原的分解
C. 促进全身组织对葡萄糖的摄取利用
D. 促进糖的异生
E. 促进脂肪的分解
26. 糖皮质激素分泌过多会产生
A. 侏儒症　B. 呆小症
C. 肢端肥大症　D. 向心性肥胖
E. 水中毒
27. 血液中生物活性最强的甲状腺激素是
A. T_3　B. T_4　C. MIT　D. DIT　E. I^-
28. 哪项不是生长素的作用
A. 促进蛋白质合成　B. 促进骨骼生长
C. 生理剂量刺激胰岛素分泌
D. 通过允许作用使脂肪分解加快
E. 促进脑发育
29. 神经激素是指
A. 神经细胞分泌的激素
B. 腺垂体分泌的激素
C. 下丘脑调节肽
D. 使神经兴奋的激素
E. 神经系统内存在的激素
30. 机体对伤害刺激产生的应激反应是通过
A. 下丘脑-腺垂体-肾上腺皮质系统
B. 下丘脑-腺垂体-性腺系统
C. 下丘脑-腺垂体-甲状腺系统
D. 交感-肾上腺髓质系统
E. 迷走-胰岛素系统
31. 下丘脑调节肽共有
A. 6 种　B. 7 种　C. 8 种　D. 9 种　E. 10 种
32. 下列物质中哪一个是下丘脑调节肽
A. LH　B. FSH　C. ACTH　D. TRH　E. TSH
33. 呆小症是由于胎儿期

A. 甲状腺激素分泌不足
B. 食物中缺乏蛋白质 C. 生长素分泌不足
D. 食物中缺乏铁 E. 食物中缺乏钙
34. 下列生物活性物质不属于内分泌激素的是
A. 皮质醇 B. 胰岛素 C. 内因子
D. 前列腺素 E. ADH
35. 下列激素中能提高神经系统兴奋性的是
A. 催乳素 B. ADH C. 甲状腺激素
D. 胰岛素 E. 甲状旁腺素
36. 下列激素中，由下丘脑分泌的激素是
A. 抗利尿激素 B. 黄体生成素
C. 卵泡刺激素 D. 催乳素
E. 甲状腺素
37. 成年人甲状腺激素低下，会导致
A. 糖尿病 B. 呆小症 C. 侏儒症
D. 黏液性水肿 E. 向心性肥胖
38. 下列因素中，影响 ACTH 分泌的是
A. 血钙升高 B. 血糖升高
C. 强烈疼痛 D. ADH 分泌减少
E. ADH 分泌增加
39. 胰岛素的作用不包括
A. 促进糖的利用 B. 促进糖原合成
C. 促进蛋白质合成 D. 促进脂肪分解
E. 抑制蛋白质分解
40. 下列关于糖皮质激素的生理作用，叙述错误的是
A. 促进蛋白质合成 B. 加强葡萄糖的异生
C. 增加骨髓的造血功能
D. 具有抗炎作用 E. 具有抗病毒作用
41. 可促进小肠对钙吸收的是
A. 维生素 A B. 维生素 B
C. 维生素 C D. 维生素 D_3
E. 维生素 B_1
42. 下列哪一种激素属于含氮类激素
A. 雌激素 B. 催产素 C. 孕激素
D. 糖皮质激素 E. 醛固酮
43. 下列有关肾上腺髓质激素生理作用的叙述，正确的是
A. 能促进糖原合成 B. 能促进脂肪的合成
C. 降低组织的耗氧量 D. 内脏血管舒张
E. 骨骼肌血管舒张
44. 不影响糖代谢的激素是
A. 甲状腺激素 B. 生长激素
C. 皮质醇 D. 胰岛素
E. 甲状旁腺激素
45. 下列激素中能抑制胰岛素分泌的是
A. 生长素 B. 促胰液素 C. 皮质醇
D. 甲状腺激素 E. 去甲肾上腺素
46. 支配肾上腺髓质细胞的纤维是
A. 交感神经节前纤维
B. 交感神经节后纤维
C. 副交感神经节前纤维
D. 副交感神经节后纤维
E. 躯体运动神经纤维
47. B 细胞在胰岛细胞中占的比例约为
A. 5% B. 20% C. 30% D. 70% E. 80%
48. 治疗呆小症应在出生后何时补充甲状腺激素才有效
A. 3 个月内 B. 6 个月内 C. 8 个月内
D. 10 个月内 E. 12 个月内
49. 下列哪一项不是甲状腺激素的生理作用
A. 抑制糖原合成
B. 促进外周细胞对糖的利用
C. 小剂量时促进蛋白质合成
D. 提高神经系统兴奋性
E. 减弱心肌收缩力
50. 下列哪一种激素属于类固醇激素
A. 肾上腺素 B. 甲状腺激素
C. 甲状旁腺激素 D. 促肾上腺皮质激素
E. 孕激素

B 型题

（51～55）
A. 呆小症 B. 巨人症 C. 侏儒症
D. 糖尿病 E. 向心性肥胖
51. 糖皮质激素分泌过多会出现
52. 婴儿期甲状腺激素分泌不足会出现
53. 胰岛素缺乏会出现
54. 幼年期生长激素分泌过多会出现
55. 幼年期生长激素分泌不足会出现
（56～60）
A. 升高血糖作用
B. 肾脏保钠排钾保水作用
C. 良好睡眠有利于分泌增加
D. 促进黑素细胞产生黑色素
E. 提高集合管对水的通透性
56. MSH 具有
57. 皮质醇具有
58. 生长素
59. 醛固酮具有
60. ADH 具有
（61～65）
A. 甲状旁腺素 B. 降钙素
C. T_4 D. 糖皮质激素
E. 肾上腺髓质素

61. 产热效应
62. 对儿茶酚胺有允许作用的是
63. 抑制内皮素和血管紧张素Ⅱ的是
64. 升高血钙的是
65. 降低血钙的是
（66～69）
A. 促甲状腺激素　B. 胰岛素
C. 抗利尿激素　D. 甲状腺激素
E. 促肾上腺皮质激素释放激素
66. 由甲状腺产生的激素
67. 由腺垂体产生的激素
68. 由下丘脑室旁核产生的激素
69. 由下丘脑促垂体区产生的激素
（70～72）
A. TSH　B. 甲状腺激素　C. ACTH
D. 糖皮质激素　E. 生长激素
70. 影响神经系统发育的激素
71. 缺乏时引起水中毒的激素是
72. 腺垂体中含量最多的激素
（73～75）
A. ADH　B. ACTH　C. 降钙素
D. 生长激素　E. 甲状腺激素
73. 在应激状态下，血中浓度突然增加的激素是
74. 使尿量减少的激素是
75. 对大脑的发育最重要的激素是
（76～80）
A. 胰多肽　B. 胰岛素　C. 胰高血糖
D. 甲状旁腺素　E. 生长抑素
76. 促进糖原分解和糖异生的激素是
77. 胰岛 D 细胞分泌的激素是
78. 胰岛 B 细胞分泌的激素是
79. 胰岛 PP 细胞分泌的激素是
80. 升高血钙的激素是

C 型题

（81～83）
A. 使血糖降低　B. 促进蛋白质合成
C. 两者都是　D. 两者都不是
81. 甲状腺激素的作用
82. 糖皮质激素的作用
83. 胰岛素的作用
（84～85）
A. 促进脂肪分解　B. 促进蛋白质合成
C. 两者均有　D. 两者均无
84. 甲状腺激素
85. 生长激素
（86～87）
A. 甲状腺激素　B. 生长激素
C. 两者都是　D. 两者都不是
86. 促进蛋白质合成作用的是
87. 对心脏有正性变作用的是
（88～90）
A. 催产素　B. 催乳素
C. 两者都是　D. 两者都不是
88. 引起妊娠子宫收缩的是
89. 刺激乳腺腺泡泌乳的是
90. 婴儿吸乳头时分泌增加的是
（91～93）
A. 靶腺激素反馈调节　B. 下丘脑控制
C. 两者均是　D. 两者均不是
91. 腺垂体分泌促肾上腺皮质激素的细胞受
92. 神经垂体分泌催产素的细胞受
93. 分泌胰岛素的 B 细胞受
（94～95）
A. TSH　B. TRH
C. 两者都是　D. 两者都不是
94. 调节甲状腺功能的有
95. 调节性腺功能的有

X 型题

96. 腺垂体分泌的激素有
A. 血管升压素　B. 卵泡刺激素
C. 催乳素　D. 催产素
E. 生长激素释放激素
97. 引起血糖升高的激素有
A. 糖皮质激素　B. 胰岛素
C. 胰高血糖素　D. 盐皮质激素
E. 生长素
98. 生长激素的作用有
A. 促进骨骼和脑的发育
B. 促进蛋白质的合成
C. 促进脂肪分解
D. 促进糖的分解利用
E. 抑制糖的利用
99. 成人甲状腺功能低下时，对机体的影响有
A. 基础代谢升高，产热量增加
B. 皮下黏液性水肿　C. 血糖升高，出现糖尿
D. 基础代谢降低　E. 智力低下
100. 甲状旁腺激素的生理作用有
A. 使破骨细胞增殖，活动加强
B. 使成骨细胞增殖，活动加强
C. 促进肾小管对钙的重吸收
D. 间接促进胃肠道对钙的吸收
E. 使血钙降低
101. 糖皮质激素的作用有
A. 提高机体对有害刺激的耐受性

B. 促进蛋白质分解
C. 使嗜酸粒细胞和淋巴细胞数目减少
D. 具有抗胰岛素作用
E. 红细胞数目增多

102. 神经垂体释放的激素有
A. 催产素 B. 抗利尿激素
C. 催乳素 D. 生长素 E. 黄体生成素

103. 胰岛素的作用有
A. 加速组织摄取利用葡萄糖
B. 抑制糖原合成 C. 促进糖异生
D. 促进脂肪的合成 E. 抑制蛋白质分解

104. 应激状态时，腺垂体分泌增加的激素有
A. 促甲状腺激素 B. 促肾上腺皮质激素
C. 生长素 D. 催乳素 E. 促黑激素

105. 甲状腺激素对代谢的影响有
A. 使 Na^+-K^+-ATP 酶活性升高，增加产热
B. 促进肝糖原的合成
C. 生理剂量时促进蛋白质的合成
D. 加速胆固醇分解
E. 以上均对

106. 关于前列腺素的描述，正确的是
A. 分布广泛 B. 种类繁多
C. 作用复杂 D. 代谢极慢
E. 属于循环激素

107. 调节肾上腺髓质激素分泌的因素有
A. 交感神经 B. ACTH 和糖皮质激素
C. 反馈抑制 D. 肾素-血管紧张素
E. 副交感神经

108. 释放到血液中的甲状腺激素有
A. MIT B. DIT C. T_3
D. T_4 E. 甲状腺球蛋白

109. 肾上腺皮质功能亢进会使病人出现
A. 向心性肥胖 B. 血糖降低
C. 淋巴细胞减少 D. 红细胞减少
E. 红细胞增多

110. 激素的作用方式有
A. 自分泌 B. 外分泌 C. 旁分泌
D. 神经分泌 E. 远距离分泌

111. 下列激素的分泌呈现日周期波动的有
A. ACTH B. ADH C. 生长素
D. 催产素 E. 糖皮质激素

112. 下列激素中能提高神经系统兴奋性的是
A. 催乳素 B. ADH C. 甲状腺激素
D. 肾上腺素 E. 甲状旁腺素

113. 下列激素与血糖调节有关的是
A. 长生素 B. 胰岛素 C. 胰高血糖素
D. 肾上腺素 E. 糖皮质激素

114. 下列激素中与调节血钙有关的是
A. 甲状腺激素 B. 甲状旁腺素
C. 降钙素 D. 肾上腺素
E. 去甲肾上腺素

115. 调节水钠代谢的激素有
A. 醛固酮 B. 胰岛素 C. 皮质醇
D. ADH E. 雄激素

四、简答题

1. 简述下丘脑与垂体之间的功能联系。
2. 试述生长激素的生理作用及其分泌调节。
3. 简述甲状腺激素的生理作用。
4. 试述胰岛素的生理作用及其分泌调节。
5. 肾上腺皮质主要分泌哪些激素，试述糖皮质激素的生理作用。
6. 试述甲状腺激素分泌调节。
7. 试述糖皮质激素分泌调节。
8. 长期大剂量使用糖皮质激素类药物的病人，为什么必须逐渐减量停药？
9. 食物中长期缺碘为什么可以引起甲状腺肿大？试述其机制。

【参考答案】

一、名词解释

1. 激素：是由内分泌腺或散在内分泌细胞所分泌的，在细胞间传递信息的高效能生物活性物质。
2. 远距分泌：激素经血液运输到远距离的靶组织或靶细胞而发挥作用。
3. 旁分泌：激素经组织液扩散作用于邻近细胞，这种方式称旁分泌。
4. 自分泌：内分泌细胞分泌的激素在局部扩散，又返回作用于该细胞自身而发挥反馈作用。
5. 神经分泌：神经内分泌细胞分泌的激素沿轴突借轴浆流动运送至末梢而释放入血。
6. 允许作用：有的激素本身并不能直接对某些器官组织或细胞产生生物效应，但它的存在却是另一种激素发挥作用的必备基础。
7. 下丘脑调节肽：由下丘脑促垂体区肽能神经元分泌的，能调节腺垂体活动的肽类激素。
8. 应激：当机体受到各种有害刺激时，腺垂体释放 ACTH 增加，导致血液中糖皮质激素增多，并产生一系列防御性反应。

二、填空题

1. 减少 升高
2. 生长激素释放激素 生长激素释放抑制激素
3. 束状 增多 减少

4. 胰高血糖素　胰岛素
5. 生长素介质（胰岛素样生长因子）　侏儒症　肢端肥大症
6. 合成　分解　减少　升高
7. ADH　催产素
8. ACTH　糖皮质激素
9. 萎缩
10. 节前纤维　糖皮质激素
11. 增多　减少
12. 交感-肾上腺髓质
13. 生长激素　催乳素 促黑激素
14. 升高　增加　减轻
15. 甲状腺球蛋白　腺泡腔
16. 远距分泌　旁分泌　自分泌　神经分泌　远距分泌

三、选择题

A 型题

1. C　2. D　3. D　4. C　5. C　6. C　7. C
8. B　9. C　10. B　11. B　12. D　13. A　14. C
15. C　16. C　17. D　18. B　19. C　20. D　21. B
22. C　23. D　24. C　25. C　26. D　27. A　28. E
29. A　30. A　31. E　32. D　33. A　34. C　35. C
36. A　37. D　38. C　39. D　40. A　41. D　42. B
43. E　44. E　45. E　46. A　47. D　48. A　49. E
50. E

B 型题

51. E　52. A　53. D　54. B　55. C　56. D　57. A
58. C　59. B　60. E　61. C　62. D　63. E　64. A
65. B　66. D　67. A　68. C　69. E　70. B　71. D
72. E　73. B　74. A　75. E　76. C　77. E　78. B
79. A　80. D

C 型题

81. B　82. D　83. C　84. C　85. C　86. C　87. A
88. A　89. B　90. C　91. C　92. D　93. D　94. C
95. D

X 型题

96. BC　97. ACE　98. BCE　99. BD
100. BCD　101. ABCDE　102. AB　103. ADE
104. BCD　105. ACD　106. ABC　107. ABC
108. CD　109. ACE　110. ACDE　111. ACE
112. CD　113. ABCDE　114. BC　115. ACD

四、简答题

1. ①下丘脑-神经垂体系统是通过下丘脑垂体束联系的。下丘脑的视上核、室旁核的大细胞肽能神经元合成的 ADH 和催产素，经下丘脑垂体束的轴浆运输到达神经垂体贮存。②下丘脑-腺垂体系统是通过垂体门脉系统联系的。下丘脑的“促垂体区”合成和分泌的下丘脑调节肽，沿垂体门脉系统到腺垂体，调节腺垂体激素的合成与释放。

2. ①生理作用：促进机体生长发育，特别是骨骼和肌肉组织的生长。促进机体蛋白质的合成，抑制蛋白质分解。促进脂肪分解，抑制糖的利用，升高血糖。②分泌调节：受下丘脑生长素释放激素和生长抑素双重调控，胰岛素样生长因子 IGF-1 负反馈调节 GH 的分泌，慢波睡眠期内 GH 分泌明显增多，运动、低血糖、高蛋白饮食刺激 GH 的分泌，甲状腺激素、雌激素、睾酮能促进 GH 分泌。

3. ①促进机体新陈代谢，使基础代谢升高，产热量增加，耗氧量增加。②对物质代谢的作用：促进糖的吸收，小剂量促进肝糖原合成，大剂量促进肝糖原分解，加强外周组织对糖的利用。生理剂量促进蛋白质合成，大剂量促进蛋白质分解。促进脂肪氧化分解。③促进机体生长发育，促进神经系统的发育和分化。④其他：兴奋中枢神经系统；使心率加快，心缩力增强，心输出量增加。

4. 生理作用：①对糖代谢的调节：促进组织细胞对葡萄糖的摄取和利用，加速葡萄糖合成糖原，并抑制糖异生，促进葡萄糖转变为脂肪，使血糖水平下降。②促进脂肪合成，减少脂肪分解。③对蛋白质的调节：促进蛋白质的合成过程，抑制蛋白质分解。分泌调节：①血糖浓度升高，血中氨基酸、脂肪酸、酮体升高均可促进胰岛素分泌。②胰高血糖素、生长素、糖皮质激素、甲状腺激素可以通过升高血糖而间接刺激胰岛素分泌，胃肠道激素促进胰岛素分泌。③迷走神经促进胰岛素分泌。

5. ①盐皮质激素（醛固酮）；②糖皮质激素（皮质醇）；③性激素（少量雄激素和雌激素）。
（1）对物质代谢的影响：①促进肝糖原异生，增加糖原贮存；具有抗胰岛素作用，使外周组织对糖的摄取和利用减少，血糖浓度升高。②促进蛋白质分解，抑制蛋白质合成。③促进脂肪分解，增加脂肪酸在肝内的氧化过程，有利于糖异生作用。
（2）对水盐代谢的影响：有较弱的贮钠排钾作用，皮质醇还可以降低肾小球入球血管阻力，增加肾小球血浆流量而使肾小球滤过率增加，有利于水的排出。
（3）糖皮质激素可使血中红细胞、血小板、中性粒细胞的数量增多，而使淋巴细胞和嗜酸性粒细胞减少。

（4）糖皮质激素能增加血管平滑肌对儿茶酚胺的敏感性，有利于提高血管的张力和维持血压。

（5）在应激反应中的作用：应激反应是一种以ACTH和糖皮质激素分泌增加为主，产生一系列非特异性防御性反应，提高机体对应激刺激的耐受能力和生存能力。

6.（1）下丘脑-腺垂体对甲状腺的调节。腺垂体分泌的TSH是调节甲状腺分泌的主要激素。TSH的作用是促进甲状腺激素的合成与释放；刺激甲状腺腺泡细胞增生，腺体增大。腺垂体TSH分泌受下丘脑TRH控制，TRH通过垂体门脉作用于腺垂体，促进TSH释放。

（2）甲状腺激素的反馈调节：当血中游离的T_3、T_4浓度降低时，对腺垂体抑制减弱，使TSH分泌增多，对下丘脑TRH的抑制也减弱，TRH分泌增多，使T_3、T_4合成和释放增多。反之，当血中游离的T_3、T_4浓度增高时，抑制下丘脑、腺垂体，使TSH分泌减少，血中T_3、T_4浓度降至正常水平。

（3）甲状腺的自身调节：甲状腺本身是有适应碘的供应变化而调节自身对碘的摄取以及合成与释放甲状腺激素的能力。

（4）自主神经的影响：交感神经兴奋可使甲状腺激素合成与释放增加，副交感神经兴奋可能抑制甲状腺激素的合成与释放。

7. 糖皮质激素的分泌受腺垂体ACTH的调节，ACTH不但刺激肾上腺皮质束状带分泌糖皮质激素，也刺激束状带与网状带细胞的生长发育。ACTH的分泌受下丘脑CRH的控制与糖皮质激素的反馈调节。CRH作用于腺垂体促肾上腺皮质激素细胞，促进ACTH的合成与释放增多，使糖皮质激素分泌增多。当血中糖皮质激素浓度升高时，又可抑制下丘脑和腺垂体，使下丘脑CRH的释放减少，作用于腺垂体使ACTH合成释放减少，糖皮质激素分泌减少，血中糖皮质激素浓度降至正常水平。所以，下丘脑-腺垂体-肾上腺皮质轴可维持血中糖皮质激素的相对稳定，以适应机体不同状态的变化。

8. 长期使用糖皮质激素时，由于这些激素对腺垂体及下丘脑有强大的抑制作用，ACTH的分泌受到抑制，病人肾上腺皮质渐趋萎缩，肾上腺皮质激素分泌不足。如果骤然停药将引起肾上腺功能不全，引起低血糖、低血钠及血压下降等严重情况，因此，应逐渐减量，使病人的肾上腺皮质功能逐渐恢复正常。

9. 碘是合成甲状腺激素的不可缺少的重要原料，食物中长期缺碘可引起T_3、T_4合成减少。血中T_3、T_4减少，它对腺垂体TSH分泌的反馈抑制作用减弱，使TSH分泌增多，TSH分泌增多就刺激甲状腺腺泡细胞增生，腺体增大。因此，食物中长期缺碘，可以引起甲状腺肿大。

（艾　青）

第十二章　生　　殖

【目的要求】

1. 掌握　①睾酮、雌激素和孕激素的生理作用及分泌的调节；月经周期中垂体-卵巢-子宫内膜变化的关系；月经周期的概念。②雌激素生成的双重细胞学说及精子获能。

2. 熟悉　①睾丸功能和卵巢的功能。②胎盘的内分泌功能。

3. 了解　妊娠与分娩及性生理学。

【教材精要】

生物体随着生长发育成熟，到青春期后，具有产生与自己相似子代个体的能力，称为生殖。在生殖活动中性器官起着非常重要的作用，男性的主性器官是睾丸，附属性器官包括附睾、输精管、精囊、前列腺、尿道球腺等。女性的主性器官是卵巢，附属性器官包括输卵管、子宫、阴道和外阴等。人类的生殖是通过两性生殖器官的活动来完成，而这些活动又受到神经内分泌的调控。

第一节　男性生殖功能与调节

一、睾丸的功能

睾丸是男性的主要器官，由曲细精管和间质细胞组成。其主要功能是产生精子及分泌雄激素。睾丸的功能受下丘脑-腺垂体-睾丸轴活动的调节。

（一）睾丸的生精作用

精子的发生是在睾丸的曲细精管中进行的，曲细精管由生精细胞与支持细胞构成。整个生精过程可分为增殖期、生长期、成熟期和变形期四个阶段，在此过程中精原细胞依次经历了从初级精母细胞、次级精母细胞、精子细胞及精子的过程。

（二）睾丸的内分泌功能

睾丸分泌的激素主要是雄激素，此外还可分泌抑制素及少量的雌激素。

1. 雄激素　由睾丸间质细胞分泌，主要有睾酮、双氢睾酮、脱氢异雄酮和雄烯二酮。其中双氢睾酮的生物活性最强，睾酮次之。

（1）雄激素的合成、运输和代谢：雄激素是在睾丸间质细胞内合成的。胆固醇是合成雄激素的原料，胆固醇经羟化、侧链裂解，生成孕烯醇酮；孕烯醇酮在异构酶的作用下转化为孕酮。孕烯醇酮和孕酮分别再经过一系列生物转化，逐步转变为睾酮。睾酮可经 5α-还原酶作用形成双氢睾酮后再发挥作用。血液中 98%的睾酮以结合的形式存在。其中，30%的睾酮与性激素结合球蛋白（SHBG）结合，68%的睾酮则与血浆白蛋白及其他血浆蛋白质结合，只有 2%的睾酮呈游离状态且具有生物活性。结合型与游离形式的睾酮之间处于动态平衡。睾酮主要在肝脏内灭活，经还原、氧化及侧链裂解转变成 17-酮类固醇，这些代谢产物再与再与葡萄糖醛酸或硫酸结合而随尿液排出，少数代谢产物经粪便排出。

（2）睾酮的主要生理作用：①影响胚胎的性分化：在雄激素诱导下，含有 Y 染色体的胚胎向男性方面分化，促进男性内生殖器的发育，而双氢睾酮则主要刺激男性外生殖器官的发育。②维持生精：睾酮经雄激素结合蛋白转运进入曲细精管，维持生精过程。③刺激生殖器官的生长和维持性欲，促进男性副性征的出现并维持正常状态。④促进蛋白质的合成，特别是肌肉和生殖器官的蛋白质合成；骨骼中钙、磷沉积增加；刺激红细胞的生成增多。

2. 抑制素　由睾丸支持细胞分泌的糖蛋白激素。抑制素可选择性的抑制腺垂体合成分泌 FSH，对 FSH 的释放具有负反馈调节作用，而生理剂量的抑制素对 LH 的分泌却无明显的影响。此外，睾丸中还存在激活素（activin），它与抑制素结构相似，功能相反，可刺激 FSH 分泌。

二、睾丸功能的调节

（一）下丘脑-腺垂体对睾丸活动的调节

下丘脑合成和分泌的促性腺激素释放激素（GnRH）经垂体门脉系统直接作用于腺垂体，使腺垂体合成与分泌促卵泡激素（FSH）和黄体生成素（LH）。对睾丸的生精作用以及支持细胞和间质细胞的活动进行调节。

1. 腺垂体对生精作用的调节　生精过程直接受到 FSH 和睾酮的调节，FSH 对生精过程有启动作用，而睾酮对生精过程有维持效应。LH 则通过刺激睾丸的间质细胞分泌睾酮而间接的对生精活动进行调节。

2. 腺垂体对间质细胞睾酮分泌的调节　腺

垂体分泌的 LH 可促进间质细胞合成与分泌睾酮，因此，LH 又称间质细胞刺激素（ICSH）。LH 与间质细胞膜上的受体结合，通过受体-G 蛋白-腺苷酸环化酶途径，促进睾酮的合成。LH 还可增加间质细胞膜对钙离子的通透性，使细胞内钙离子的浓度升高，促进睾酮的分泌。腺垂体分泌的 FSH 具有增强 LH 刺激睾酮分泌的作用。

（二）睾丸激素对下丘脑-腺垂体的反馈调节

睾丸分泌的雄激素和抑制素对下丘脑 GnRH 和腺垂体的 FSH 和 LH 的分泌起着负反馈的调节作用。

1. 雄激素 血中睾酮浓度达到一定水平后，可作用于下丘脑和腺垂体，通过负反馈机制抑制 GnRH 和 LH 的分泌，而对 FSH 分泌并无影响。

2. 抑制素 FSH 可促进抑制素的分泌，而抑制素对腺垂体 FSH 的合成和分泌起选择性抑制作用。

（三）睾丸内的局部调节

在睾丸局部，特别是在支持细胞与间质细胞和生精细胞之间存在复杂的局部调节机制，同时在睾丸的局部通过旁分泌或自分泌的方式参与睾丸功能的局部调节。

第二节 女性生殖功能与调节

卵巢是女性的主性器官，它的主要功能是：产生卵细胞、分泌激素。下丘脑腺垂体可调节卵巢的活动，使之发生周期性变化，称卵巢周期（ovarian cycle）。而卵巢分泌的甾体激素，又使子宫内膜发生周期性变化，称月经周期（menstrual cycle）。

一、卵巢的功能

（一）卵巢的生卵作用

卵巢的生卵作用是成熟女性最基本的生殖功能。从青春期开始，随着下丘脑促性腺激素释放激素（gonadotropin-releasing hormone，GnRH）神经元发育成熟，GnRH 的分泌增加，作用于腺垂体使其分泌促性腺激素。卵巢在促性腺激素的作用下，生卵功能出现周期性变化，一般分为三个阶段，即卵泡期、排卵期和黄体期。

1. 卵泡期（follicular phase） 卵泡期又称为排卵前期，是卵巢周期的开始阶段。在此期中原始卵泡经初级卵泡和次级卵泡的发育阶段，最终发育为成熟卵泡。

2. 排卵期（ovulation phase） 成熟卵泡在 LH 等多种因素作用下，卵母细胞及围绕它的卵丘颗粒细胞一起自卵泡排出，此过程称排卵（ovulation）。一般每 28～35 天排卵 1 次，两个卵巢轮流排卵，绝大多数人每次排一个卵，偶尔可排 2 个卵。正常排卵出现在下次月经前的第 14 天。

3. 黄体期（luteal phase）又称排卵后期 排卵后，卵泡液流出，卵泡壁内陷，颗粒细胞与内膜细胞在 LH 作用下黄素化，分别形成颗粒黄体细胞和卵泡膜黄体细胞，外观为黄色，称黄体（月经黄体）。若卵子受精成功，胚胎可分泌人绒毛膜促性腺激素（HCG），使黄体继续发育为妊娠黄体。

若卵子未受精，由于高水平的孕激素与雌激素对下丘脑垂体系统的抑制，LH 与 FSH 分泌减少，排卵后 9～10 天黄体逐渐萎缩退化，周围的结缔组织及成纤维细胞侵入黄体，逐渐由结缔组织所替代，组织纤维化，失去分泌功能，外观色白称白体。

二、卵巢的内分泌功能

卵巢合成分泌的激素主要是雌激素、孕激素及少量的雄激素等甾体激素。其中雌激素主要为雌二醇，孕激素主要为孕酮。

（一）雌、孕激素的合成、代谢和降解

卵泡的内膜细胞和颗粒细胞共同参与雌激素的合成，即雌激素合成的双重细胞学说。内膜细胞在 LH 作用下以胆固醇为原料，首先合成孕酮，再生成雄激素，雄激素通过弥散转运至颗粒细胞。颗粒细胞内存在有将雄激素转化为雌激素的芳香化酶，在 FSH 作用下芳香化酶的活性增强，把雄激素转变为雌激素。此外，在 LH 的作用下颗粒细胞也能够促进胆固醇转运并将其转变为孕酮，但由于细胞内缺乏将孕酮转变为雄激素所需的酶，雌激素的合成依赖于内膜细胞雄激素的供应。

卵巢中合成的雌激素包括雌二醇、雌酮和和雌三醇，其中主要为雌二醇，生物活性也最强。血中雌二醇 70%与血浆中的性激素结合球蛋白结合，25%与白蛋白结合，其余为游离型；孕酮约 48%与血浆皮质类固醇结合球蛋白结合，50%与白蛋白结合，其余为游离型。雌二醇和孕酮主要在肝脏降解，雌三醇是雌二醇的主要代谢产物，而孕二醇是孕酮的主要降解产物。这些代谢产物以葡萄糖酸盐或硫酸盐的形式，随尿排出体外。

（二）雌激素的生理作用

雌激素主要的生理作用是促进女性生殖器官的发育和副性征的出现，并维持在正常状态。此外，雌激素对代谢也有明显的影响。

1. 对生殖器官的作用 雌激素协同 FSH 促进卵泡发育，诱导排卵前 LH 峰出现，从而促进排卵；促进子宫发育，肌层增厚，收缩力增强，使内膜发生增生期的变化。增加子宫颈黏液的分泌；促进输卵管管壁肌层发育，并可促进输卵管的分泌与运动，有利于精子与卵子的运行；使阴道上皮细胞增生、角化，糖原含量增加，并加速其分解使阴道分泌物呈酸性（pH4～5），增强阴道的抗菌能力。

2. 对乳腺和副性征的作用 雌激素促进乳腺导管和结缔组织增生，乳腺发育；促进女性附属性器官的发育和副性征的发育，并维持女性第二性征。

3. 对代谢的作用 雌激素对代谢有较为广泛的作用，主要有：促进蛋白质合成，促进生长发育；刺激成骨细胞的活动，抑制破骨细胞的活动，促进骨中钙的沉积，加速骨的生长；降低血胆固醇的浓度，抗动脉硬化；高浓度的雌激素有导致水、钠潴留的趋势，这可能是由于促进醛固酮分泌所引起的。

（三）孕激素的生理作用

孕激素主要有孕酮和 17α-羟孕酮，以孕酮的生物活性最强。排卵前颗粒细胞和卵泡膜可分泌少量孕酮；排卵后黄体细胞分泌大量孕酮，在排卵后 1～10 天达高峰，以后逐渐降低。妊娠 2 个月后胎盘开始合成孕酮。

孕激素主要作用于子宫内膜与子宫肌，保证孕卵着床与妊娠维持。

1. 对子宫的作用 促使在雌激素作用下增生期的子宫内膜转化为分泌期内膜，有利于孕卵在子宫腔内的生存和着床；可降低子宫肌的兴奋性，抑制子宫肌层的收缩，抑制母体对胎儿的排斥反应，所以孕酮具有安宫保胎的作用；孕酮还可使宫口闭合，宫颈黏液分泌减少而变稠，不利于精子穿透。

2. 对乳腺的作用 在雌激素促进乳腺腺管发育基础上，孕酮主要促进乳腺腺泡发育，并在妊娠后为泌乳做好准备。

3. 产热作用 使女子基础体温在排卵后升高 0.3～0.5℃，并在黄体期一直维持在此水平。

4. 对腺垂体激素的分泌起调节作用 排卵前，孕酮可协同雌激素诱发 LH 分泌出现高峰，排卵后则对腺垂体激素的分泌起负反馈调节作用。

三、卵巢功能的调节

卵巢的活动受下丘脑-腺垂体的调节呈现周期性变化，而卵巢分泌激素又使子宫内膜发生周期性的变化，同时对下丘脑-腺垂体具有反馈调节作用。

在青春期前，下丘脑的 GnRH 神经元未发育成熟，下丘脑对卵巢激素的负反馈作用比较敏感，GnRH 分泌很少，腺垂体促性腺激素和卵巢激素的分泌处于低水平状态。从青春期开始，由于下丘脑 GnRH 神经元发育成熟，GnRH 的分泌增加，腺垂体 FSH 和 LH 分泌也随之增加，卵巢功能开始活跃，呈现周期性变化，称为卵巢周期，并逐渐建立周期性的反馈机制，形成下丘脑-腺垂体-卵巢轴，受三者的相互影响，表现为月经周期和其他生殖器官形态与功能的周期性变化。这种生殖活动的周期性变化一般持续 30 年左右，45～50 岁以后，卵巢功能开始衰退，对 FSH 和 LH 的反应性下降，雌激素分泌减少，子宫内膜不再呈现周期性变化，进入绝症期（更年期）以后卵巢功能进一步衰退，丧失生殖功能，最后进入老年期。

（一）月经周期

从青春期开始，子宫内膜功能层在卵巢雌、孕激素的序贯作用下出现周期性的剥脱和阴道流血现象，称月经。女性生殖周期称为月经周期，又称子宫周期。正常一个月经周期以 28 天为例，子宫内膜周期性改变可分为 3 期，即月经期、增生期和分泌期。月经期一般持续 3～5 天。

1. 月经期 M1～5 天，相当于卵泡早期。该期由于子宫内膜缺乏雌、孕激素的支持，使内膜功能层螺旋动脉收缩、痉挛，造成内膜缺血、缺氧而剥脱、出血，经阴道流出，即为经血。

2. 增生期 M6～14 天，相当于卵泡晚期。该期在雌激素的作用下，子宫内膜增厚，腺体增多并不断增长弯曲，螺旋动脉也增长并弯曲。

3. 分泌期 M15～28 天，相当于黄体期。子宫内膜在雌激素作用的基础上受到孕激素的作用使内膜细胞体积增大，糖原含量增加，腺体继续增长弯曲，分泌含糖原的黏液，进入分泌期。该期为受精卵的植入做好准备。

（二）卵巢周期的激素调节

卵巢的周期性变化是在下丘脑-腺垂体-卵巢轴的调控下完成的。下丘脑分泌的 GnRH 作用于腺垂体使其分泌促性腺激素即 FSH 和 LH。在

FSH、LH 的作用下卵巢功能呈现周期性变化，该周期称为卵巢周期，每月一次。可分为三个阶段，即卵泡期、排卵期和黄体期。同时卵巢分泌的雌、孕激素对下丘脑-腺垂体的活动也有反馈性调节作用。

1. 卵泡期 卵泡期开始，由于卵泡尚未发育成熟，血中雌激素和孕激素浓度较低，对 FSH 和 LH 分泌的负反馈作用较弱，使血中 GnRH、FSH 和 LH 的浓度开始上升，在 FSH 作用下，卵泡细胞合成的雌激素明显增多，对腺垂体负反馈调节作用增强，使血中 GnRH、FSH 分泌减少，LH 则缓慢上升。至排卵前一天，血中雌激素浓度达高峰（此为卵巢周期中雌激素的第一个高峰），此时的雌激素起正反馈调节作用，使 GnRH 分泌增多，LH 和 FSH 分泌增多，以 LH 的分泌增加更为明显，形成 LH 峰。

2. 排卵期 LH 峰是引起排卵的关键因素。在 LH 峰出现前，卵母细胞已基本发育成熟，但由于卵母细胞成熟抑制因子（OMI）的作用，使卵母细胞的成熟分裂停止在初级卵母细胞阶段。高浓度的 LH 可抵消 OMI 的抑制作用，促使卵母细胞分裂、成熟。在 LH 与孕酮、前列腺素的共同配合下，促使排卵。

3. 黄体期 排卵后残存的卵泡壁内陷，颗粒细胞呈黄体化，形成黄体。受 LH 的作用，促使黄体细胞分泌大量孕激素和雌激素，此时孕激素与雌激素的分泌达高峰（雌激素是卵巢周期中出现的第二个高峰，稍低于排卵前的第一个高峰），抑制 GnRH 和 LH 及 FSH 的分泌，血中 GnRH、FSH 和 LH 的浓度下降。在黄体期，由于子宫内膜在增生期基础上又受到孕激素的刺激，使子宫内膜呈分泌期变化，为接受受精卵和妊娠作准备。若受孕，胎盘分泌 HCG，月经黄体变成妊娠黄体。若未受孕则黄体退化，使血中雌激素、孕激素的浓度下降，引起子宫内膜血管发生痉挛性收缩，内膜脱落，流血形成月经。雌激素和孕激素分泌减少，使 FSH、LH 分泌又增加，开始下一个活动周期。

第三节 妊娠与分娩

妊娠是新个体产生和孕育的过程，包括受精、着床、妊娠的维持及胎儿的生长。分娩是成熟胎儿及其附属物从母体子宫娩出体外的过程。

一、妊娠

（一）受精

受精是指获能的精子穿入成熟的卵母细胞，最后发生雌性原核与雄性原核的形成与融合的过程。

1. 精子的运行 精液射入阴道后通过阴道、宫颈、宫体到达输卵管的壶腹部与卵子结合受精。

2. 精子的获能 精子必须在子宫或输卵管中停留几个小时，才能获得使卵子受精的能力。

3. 顶体反应 获能后的精子在输卵管壶腹部与次级卵母细胞的放射冠接触后，精子的顶体外膜与精子头部细胞膜融合，破裂，形成许多小孔，释放出顶体酶，使卵子外围的放射冠及透明带溶解。

（二）着床

胚胎与子宫内膜相互作用进而侵入到子宫内膜的过程称着床或植入。包括定位、粘着和穿透三个阶段。一般认为，它始于受精后的 6～7 天，第 11～12 天完成。着床成功的关键在于胚胎与子宫内膜的同步发育与相互配合。

（三）妊娠的维持与激素调节

正常妊娠的维持主要依赖于垂体、卵巢和胎盘分泌的各种激素相互配合。胎盘是妊娠期重要的内分泌器官，可分泌大量的蛋白质激素、肽类激素和类固醇激素，这些激素对妊娠的维持及胎儿的生长发育是必不可少的。

1. 人绒毛膜促性腺激素（HCG） 是胎盘中最早发现的一种激素，由胎盘绒毛组织的合体滋养层细胞分泌的一种糖蛋白激素，妊娠早期合体滋养层细胞分泌大量的 HCG，妊娠 8～10 周达高峰，到妊娠 20 周左右降到较低水平，并一直维持到妊娠末期。HCG 最重要的功能是在妊娠早期支持黄体，使月经黄体转变为妊娠黄体，继续产生大量的雌、孕激素以维持妊娠。测定母体中 HCG 的浓度（血或尿中）是诊断早期妊娠的一个指标。

2. 其他蛋白质激素和肽类激素 胎盘还可分泌人绒毛膜生长激素（hCS）、绒毛膜促甲状腺激素、ACTH、TRH、GnRH 等。人绒毛膜生长素（hCS）具有生长激素的作用，可调节母体与胎儿的糖、脂肪和蛋白质代谢，促进胎儿生长。

3. 类固醇激素 胎盘能分泌大量的孕激素和雌激素雌、孕激素为维持妊娠所必需的激素，在整个妊娠期间雌、孕激素在母血中一直维持在较高的水平，对下丘脑-腺垂体起着负反馈调节作用，可抑制卵巢内卵泡的发育与排卵，故妊娠期间无月经产生。其中雌激素主要是雌三醇，由胎儿和胎盘共同参与合成，检测孕妇尿中的雌三醇可以反映胎儿在子宫内的情况。

二、分娩

妊娠 28 周及以后的胎儿及附属物从母体子宫经阴道排出体外的过程称为分娩。

（一）分娩的三个阶段

1. 宫颈扩张期　子宫底部向子宫颈的收缩波频繁发生，推动胎儿头部紧抵子宫颈，此阶段可长达数小时。

2. 胎儿娩出期　子宫颈变软并开放完全，胎儿由宫腔经子宫颈和阴道娩出体外，大约需 1～2 小时。

3. 胎盘娩出期　胎儿娩出后 10 分钟左右，胎盘与子宫分离并排出母体，同时子宫肌强烈收缩，压迫血管以防止过量出血。

（二）分娩中的反馈调节

胎儿对子宫颈的刺激可引起 OXT 的释放和子宫底部肌肉收缩增强，迫使胎儿对子宫颈的刺激更强，从而引起更多的 OXT 分泌及子宫进一步收缩直至胎儿完全分娩出为止。

（三）分娩的动力

子宫肌节律性的收缩是分娩的主要动力。

第四节　性生理与避孕

一、性成熟

（一）男性性成熟的表现

1. 男性生殖器官的发育　睾丸增大是男孩青春期发育的最初征象，主要是曲细精管发育所致。

（1）第一期：大约在 9～12 岁，为青春期的开始。生精细胞仅有精原细胞和精母细胞，睾丸间质细胞可分泌少量睾酮，附属性器官仍处于幼稚阶段。

（2）第二期：大约在 12～15 岁，睾丸体积迅速增大，曲细精管明显发育，出现精子细胞和精子，但精子数量少，附属性器官快速生长。

（3）第三期：大约在 15 岁以后，曲细精管管壁的分化更加完善，支持细胞增多，生精细胞排列整齐，间质细胞数量也大量增加，精子生成的数量和质量、血浆睾酮水平也接近成人。

2. 男性第二性征的出现　男性的第二性征主要表现为喉结突起、肌肉发达，皮下脂肪少，皮肤粗糙，音调变低，阴毛、腋毛先后出现，长出胡须并出现遗精。开始遗精是男性性成熟的重要特征之一，健康的男性进入青春期均会发生。

（二）女性性成熟的表现

1. 女性生殖器官的发育　春期前卵巢增长速度较慢，进入青春期后，开始迅速增长并开始排卵，同时有了性激素的分泌。在卵巢激素的作用下附性器官迅速生长，主要表现为子宫变大，内膜开始增殖，子宫内膜在卵巢激素的作用下呈现周期性的变化，并形成月经。

2. 女性第二性征的出现　女性青春发育的最早征象为乳房发育，随后阴毛、腋毛开始生长，此外，身高、体重、胸围等生长发育也显著加速。其中身高突增在一年达到高峰以后渐慢。

（三）性成熟的调节

青春期启动受多种因素影响，是从两个独立的发育过程开始即性腺功能初现和肾上腺皮质功能初现。前者指女性进入青春期后下丘脑-垂体-卵巢轴被激活，卵巢内卵泡发育成熟、排卵，产生雌激素，临床上表现为乳房发育和月经初潮。后者指在青春期前 1～2 年，腺垂体 ACTH 分泌增多，使肾上腺皮质雄激素分泌增加，表现为阴毛、腋毛出现。两个过程相互独立。对女性而言，青春期启动主要指卵巢功能的激活。

（四）青春期性发育的异常

1. 性早熟　指儿童超前出现青春期发育，进一步发育到性成熟的状态。

2. 青春期延迟　青春期较正常儿童晚 2～3 年或更长。

二、性兴奋与性行为

当人在精神上或肉体上受到有关性的刺激时，性器官和身体其他一些部位出现一系列生理变化，称为性兴奋。而性行为是指为满足性欲和获得性快感而出现的动作和活动，包括性交、手淫、接吻及拥抱等。但通常所说的性行为主要是指男女两性性器官的接触或交媾，即性交过程。

（一）男性的性兴奋和性行为

阴茎勃起和射精。

1. 阴茎勃起　指由于受到性刺激，阴茎海绵体快速充血，阴茎迅速胀大、变硬并挺伸的现象。

2. 射精　指男性性行为时将精液射出体外的过程，包括移精和排精两步。

（二）女性的性兴奋和性行为

女性的性兴奋反应主要包括：阴道润滑和阴蒂勃起及性高潮。

（三）性行为的调节

性行为的神经调节和性行为的激素调节。

（四）性功能障碍

性功能障碍指不能进行正常的性行为或在正常性行为中不能得到性满足的一类障碍。

三、避孕

避孕指采用一定的方法使妇女暂时不受孕。常用方法有：避孕药、屏障避孕法、宫内节育器、自然避孕法及绝育。

【强化训练题】

一、名词解释

1. 生殖（reproduction）
2. 血-睾屏障（blood-testis barrier）
3. 雄激素结合蛋白（androgen-binding protein，ABP）
4. 卵巢周期（ovarian cycle）
5. 黄体（corpus luteum）
6. 人绒毛膜促性腺激素 hCG（human chorionic gonadotropin，hCG）
7. 月经周期（menstrual cycle）
8. 基础体温（basal body temperature）
9. 受精（fertilization）
10. 妊娠（pregnancy）
11. 分娩（parturition）
12. 精子获能（capacitation of spermatozoa）
13. 顶体反应（acrosomal reaction）
14. 着床（implantation）
15. 性成熟（sexual mature）
16. 性兴奋（sexual excitation）
17. 性成熟（sexual mature）
18. 性腺功能初现（gonadarche）
19. 肾上腺（皮质）功能初现（adrenarche）

二、填空题

1. 睾丸间质细胞分泌的睾酮主要受腺垂体分泌的______调节；______与睾酮都刺激支持细胞产生______。
2. 卵巢的主要功能是______和______。
3. 在女性的育龄期，卵巢的周期性活动主要受______轴的调节；雌激素对子宫的作用是促进和______的生长。
4. 月经周期可分为 3 个时期，即______、______和______。
5. 卵受精的部位一般发生在输卵管的______，受精卵由输卵管运输的同时进行______，约第 5 天形成______到达子宫进行______。
6. 月经的产生主要是由于血中______和______浓度下降，导致子宫内膜脱落、出血。
7. 睾丸具有______和______的双重功能。
8. 非怀孕期间女性体内主要的雌激素是______。怀孕期间，胎盘大量产生的雌激素是______。
9. 排卵后基础体温______，这主要与______作用于下丘脑体温调节中枢有关。
10. 妊娠 10 周以前，妊娠的维持主要靠胎盘分泌______，而妊娠 10 周后则主要靠胎盘分泌的______。
11. 妊娠后期黄体退化，此时黄体的内分泌功能由______替代。
12. 卵泡的发育是在腺垂体分泌的______作用下开始的；排卵是在腺垂体分泌______达高峰 16～24 小时后进行。
13. 卵巢周期分为______、______和______。
14. 切除双侧卵巢后，月经______（a. 仍可；b. 不再）出现。这时如果单纯给予病人足够量的孕激素或雌激素______（c. 能；d. 不能）引起子宫内膜发生周期性变化。
15. 孕卵种植或着床是______（a.滋养层；b.卵丘细胞）与______（c.子宫内膜；d.输卵管）相互作用的结果。
16. 在每次女性性周期中，除一个卵泡成熟外，其他的卵泡均退化。后一过程称为______（a. 闭锁；b. 黄体化；）。一般认为这是由于这个成熟卵泡分泌大量的______（c. 雌激素；d. 孕激素；），不仅刺激它自己继续生长，而且通过抑制______（e. 卵泡刺激素；f. 黄体生成素；）的分泌而促使其他卵泡退化。

三、选择题

A 型题

1. 在月经周期中子宫内膜分泌期变化主要与哪种激素有关？
A. 孕激素　B. 促性腺激素释放激素
C. 孕激素和雌激素　D. 促性腺激素
E. 促性腺激素抑制激素
2. 在一次月经周期中能发育成熟的卵泡有
A. 1～2 个　B. 4 个　C. 10 个
D. 15～20 个　E. 30 个以上
3. 在为时 35 天的卵巢周期中，排卵大约发生在
A. 第 7 天　B. 21 天　C. 第 10 天
D. 第 14 天　E. 第 16 天
4. 下列关于孕激素作用的叙述，错误的是

A. 刺激子宫内膜呈增生期变化
B. 降低母体免疫排斥反应
C. 使子宫肌活动减弱
D. 刺激乳腺腺泡的发育
E. 使基础体温升高
5. 睾丸支持细胞分泌
A. 睾酮 B. 抑制素 C. 雌激素
D. LH E. 促性腺激素
6. 下列哪种激素出现高峰可作为排卵的标志
A. 催乳素 B. 孕激素 C. LH
D. 催乳素释放因子 E. FSH
7. 在妊娠期最早出现,可诊断早妊的是测定血或尿中的
A. 雌激素 B. FSH C. ACTH
D. 孕激素 E. HCG
8. 月经血通常不会发生凝固主要是因为
A. 子宫内有大量的肝素
B. 孕激素阻止血液凝固
C. 子宫分泌前列腺素阻止血液凝固
D. 子宫内有丰富的纤溶酶原激活物
E. 雌激素阻止血液凝固
9. 月经周期中雌激素分泌出现第二高峰主要是由于
A. 雌激素的负反馈作用
B. 黄体生成素的作用
C. 雌激素的正反馈作用
D. 卵泡刺激素的作用
E. 孕激素的正反馈作用
10. 胎盘分泌的雌激素主要是
A. 雌酮 B. 雌三醇 C. 孕酮
D. HCG E. 雌二醇
11. 无排卵月经通常是由于缺少
A. 雌激素 B. LH C. FSH
D. 孕激素 E. 雌激素和孕激素
12. 怀孕期间 HCG 分泌达高峰的时间是
A. 妊娠 8～10 周 B. 在妊娠 10 周后
C. 妊娠 6 天左右 D. 妊娠 4 个月
E. 妊娠 20 周
13. 妊娠时维持黄体功能的主要激素是
A. 孕激素 B. 卵泡刺激素
C. HCG D. LH E. 雌激素
14. 孕妇血中哪种激素突然降低，预示胎儿危险或发生宫内死亡
A. 孕激素 B. 雌二醇 C. 催乳素
D. 雌三醇 E. 黄体生成素
15. 妊娠期内不排卵的原因是由于下列哪种激素的作用
A. 雌激素 B. 催乳素 C. HCG
D. 孕激素 E. 雌激素和孕激素
16. 月经发生是由于
A. 雌激素和孕激素减少
B. 雌激素减少 C. 催乳素减少
D. 孕激素减少 E. 黄体生成素减少
17. 睾丸间质细胞主要分泌
A. 睾酮 B. 抑制素 C. 雌激素
D. 雄激素结合蛋白 E. 促性腺激素
18. 血液中 LH 高峰出现在
A. 排卵后 24 小时左右
B. 排卵前 24 小时左右
C. 排卵后 12 小时左右
D. 排卵前 12 小时左右
E. 排卵后 10 小时左右
19. 女性体内分泌雄性激素的器官是
A. 卵巢和肾上腺皮质 B. 子宫
C. 甲状腺 D. 松果体
E. 腺垂体
20. 卵细胞恢复减数分裂的时间是
A. 受精时 B. 成熟卵泡期
C. 黄体期期 D. 排卵后期
E. LII 高峰出现时
21. 排卵前血液中 LH 出现高峰的原因是
A. 血中雌激素和孕激素的共同作用
B. 血中高水平雌激素对腺垂体的正反馈作用
C. 少量 LH 本身的短反馈作用
D. 卵泡刺激素的作用
E. 血中孕激素对腺垂体的正反馈作用
22. 着床成功的关键在于
A. 前列腺素的足够浓度
B. 胚泡与子宫内膜同步发育相互配合
C. 孕酮的安宫作用
D. 雌激素对识别胚泡
E. 足够的孕激素浓度
23. 卵巢分泌大量孕酮的细胞是
A. 阴道上皮细胞 B. 颗粒细胞
C. 内膜细胞 D. 黄体细胞
E. 间质细胞
24. 有关女子基础体温的叙述，错误的是
A. 主要与孕激素有关
B. 随雌激素水平的波动而变化
C. 在排卵前短暂降低
D. 在黄体期一直维持在高水平上
E. 排卵后升高 0.5℃左右
25. 关于睾丸功能的叙述，下列哪项是错误的?
A. 具有产生精子与雄激素的双重功能

B. 支持细胞对精子起营养作用
C. 间质细胞产生睾酮
D. 生精过程是在曲细精管上皮进行
E. 睾丸的生精功能与内分泌功能互不影响

B 型题

（26～29）
A. 睾丸　B. 肾上腺皮质
C. 胎盘　D. 卵巢　E. 附睾
26. 男性血中睾酮主要来源于
27. 非怀孕期妇女血中的雌、孕激素主要来源于：
28. 妊娠期母体中的 HCG 主要来源于
29. 妊娠 12 周以后血中的孕激素主要来源于
（30～33）
A. 睾酮的作用　B. 雌激素的作用
C. 孕激素的作用
D. 卵巢和肾上腺皮质分泌的雄激素的作用
E. FSH 的作用
30. 男性生殖器官及副性征的发育是
31. 促进输卵管发育和节律性收缩是
32. 乳腺腺泡发育主要是
33. 月经周期中能使基础体温呈双相变化的是
（34～36）
A. 在肝内灭活　B. 在肾内灭活
C. 在肠内灭活　D. 在血浆灭活
E. 在脑内灭活
34. 睾酮
35. 雌激素
36. 孕激素
（37～40）
A. 蜕膜细胞　B. 附睾
C. 支持细胞　D. 间质细胞
E. 合体滋养层细胞
37. 雄激素来源于
38. 人绒毛膜促生长激素来源于
39. 妊娠 3 个月后的雌、孕激素来源于
40. 雄激素结合蛋白的分泌是

C 型题

（41～45）
A. 雌激素　B. 孕激素
C. 两者均是　D. 两者均不是
41. 促使子宫内膜发生增生期变化的是
42. 促使子宫内膜发生分泌期变化的是
43. 黄体细胞可分泌大量的
44. 刺激阴道上皮细胞分化，表面细胞发生角化的是
45. 间质细胞可合成与分泌
（46～48）
A. 胎盘　B. 卵巢
C. 两者均可　D. 两者均不可
46. 催乳素的分泌
47. HCG
48. 孕酮的分泌是由
（49～50）
A. 卵巢颗粒细胞　B. 睾丸间质细胞
C. 两者均可　D. 两者均不可
49. 分泌抑制素的细胞是
50. 分泌雄激素的细胞是

X 型题

51. 产生雄激素的器官包括
A. 肾上腺皮质球状带　B. 卵巢
C. 胎盘　D. 肾上腺皮质网状带
E. 睾丸
52. 睾酮的生理作用包括
A. 刺激附属性器官的生长发育
B. 提高性欲
C. 促进男性第二性征的出现
D. 促进蛋白质的合成，抑制其分解
E. 促进蛋白质分解，呈负氮平衡
53. 雌激素主要生理功能是
A. 促进女性生殖器官发育和成熟
B. 促进乳腺发育，维持女性的第二性征
C. 抑制排卵
D. 使阴道上皮细胞增生角化
E. 促进青春期骨的成熟及骨骺愈合
54. 胎盘分泌的激素有
A. 雌激素　B. 孕激素
C. 人绒毛膜促性腺激素
D. 绒毛膜促甲状腺激素
E. 人绒毛膜生长激素
55. 孕激素的主要生理功能包括
A. 使子宫内膜呈现分泌期变化
B. 降低子宫肌细胞的兴奋性，安胎作用
C. 促进乳腺腺泡的发育
D. 产热作用
E. 促进水钠潴留
56. 腺垂体分泌的促性腺激素是
A. 卵泡刺激素　B. 催产素
C. 促性腺激素释放激素　D. 黄体生成素
E. 绒毛膜促甲状腺激素
57. 性腺的主要功能为：
A. 促进生长　B. 产生生殖细胞
C. 完成受精过程　D. 输送生殖细胞
E. 分泌性激素

58. 月经周期中使子宫内膜发生分泌期变化的激素是
A. 雌激素 B. 孕激素 C. GnRH
D. LH E. FSH
59. 卵巢分泌的雌激素主要包括
A. 雌酮 B. 雌二醇 C. 雌三醇
D. 孕激素 E. 松弛素
60. 调节睾酮分泌有关的激素
A. LH B. GnRH C. FSH
D. 睾酮 E. 雌激素
61. 关于精子与受精的描述,下列哪些是正确的?
A. 每次射精的精子数少于2000万,即不易使卵受精
B. 在男子体内,精子由于"去获能因子"的影响而处于抑制状态
C. 在女性生殖道内精子获能
D. 月经周期的中期,由于孕激素的作用,宫颈黏液变得稀薄,精子容易通过宫颈
E. 精子与卵一般是在输卵管内结合
62. 月经周期中,排卵前一天
A. 血中孕激素最低 B. 血中LH最高
C. 血中雌激素最低 D. 血中FSH最高
E. 血中雌激素最高
63. 支持细胞的功能包括以下哪些?
A. 生成血-睾屏障
B. 为精细胞提供营养
C. 将精子排入曲细精管
D. 具有旺盛的分泌功能
E. 分泌雄激素
64. 关于睾丸功能的调节,下列哪些是正确的?
A. FSH对生精过程有刺激作用
B. LH刺激间质细胞分泌睾酮
C. FSH对生精有始动作用
D. 睾酮与雄激素结合球蛋白结合,促进精母细胞减数分裂
E. 睾酮对腺垂体FSH的分泌起负反馈作用
65. 睾丸的生理作用有
A. 产生精液浆 B. 产生精子
C. 分泌雄激素 D. 分泌孕激素
E. 分泌抑制素

四、问答题

1. 试述睾酮分泌的调节。
2. 试述生精过程的调控。
3. 简述雄激素的生理功能。
4. 简述雌激素的生理功能。
5. 试述卵巢周期中垂体、卵巢激素的变化和子宫内膜的变化。
6. 女性出生时卵巢里就有初级卵母细胞,为什么只有进入青春期以后才能发育到比较成熟的次级级卵母细胞?
7. 试述月经周期的形成机制。
8. 一个月经周期中血液雌激素出现几次高峰?如何形成的?有何作用?
9. 何谓精子获能,获能精子的结构和功能的变化?
10. 目前常用避孕药的避孕机制是怎样的?
11. 受孕后,有哪些机制可继续维持妊娠?
12. 根据生殖生理学的原理,试述控制生育的可能途径。

【参考答案】

一、名词解释

1. 生殖:生物体具有产生与自己相似子代个体的能力。
2. 血-睾屏障:由支持细胞之间的紧密连接组成。其作用:①使近管腔部处于一个有利于生精细胞分化、发育的微环境;②避免生精细胞发生自身免疫反应。
3. 雄激素结合蛋白:由支持细胞分泌的一种生物活性物质,可与雄激素结合,为生精细胞提供高浓度的雄激素环境,有利于精子生成。
4. 卵巢周期:青春期开始后,在下丘脑-腺垂体-性腺轴的调控下,原始卵泡开始发育,卵巢的形态和功能发生周期性的变化。
5. 黄体:排卵后,残存的卵泡壁内陷,留下的颗粒细胞与内膜细胞增生,胞浆含有黄色颗粒,逐渐形成黄体。
6. 人绒毛膜促性腺激素:由胎盘绒毛组织的合体滋养层细胞分泌的一种糖蛋白激素,其主要作用是在妊娠早期刺激母体的月经黄体转变成妊娠黄体,持续分泌雌激素和孕激素,以维持妊娠。
7. 月经周期:妇女性成熟后由于周期性的子宫内膜剥脱所出现的规律性的阴道出血。
8. 基础体温:清晨醒后不活动时所测得的体温称基础体温。该体温在排卵前一直较低,排卵后即明显升高约0.2～0.5℃,一直持续到月经来临才下降。有排卵妇女的月经周期中基础体温呈双相,若基础体温呈单相,提示可能无排卵。排卵后基础体温升高与孕激素有关,排卵前的LH峰可促使黄体形成而分泌孕激素,它可作用于下丘脑体温调节中枢而引起基础体温升高。
9. 受精:获能的精子穿入成熟的卵母细胞,最后

发生雄性原核与雌性原核融合的过程称。受精的部位在输卵管壶腹部。

10. 妊娠：子代新个体的产生和孕育的过程，包括受精、着床、妊娠的维持及胎儿的生长。

11. 分娩：是成熟的胎儿自子宫娩出体外的过程。

12. 精子获能：人类和大多数哺乳动物的精子必须在雌性生殖道内停留一段时间，才能获能得使卵子受精的能力。

13. 顶体反应：获能的精子与卵子在输卵管壶腹部相遇后，精子头部的顶体外膜与精子细胞膜融合、破裂，形成许多小孔，将顶体酶释放出来，溶解卵子外周的放射冠和透明带的过程。

14. 着床：是指胚泡植入子宫内膜的过程，包括定位、粘着和穿透三个阶段。

15. 性成熟：指生殖器官的形态、功能已发育成熟以及第二性征的发育成熟，且基本具备正常的生育能力。

16. 性兴奋：当人在精神或肉体上受到有关的性刺激时，性器官和其他部位将出现一系列生理变化。

17. 性成熟：指生殖器官的形态、功能已发育成熟以及第二性征的发育成熟，且基本具备正常的生育能力。

18. 性腺功能初现：指女性进入青春期后下丘脑-垂体-卵巢轴被激活，卵巢内卵泡发育成熟、排卵，产生雌激素，临床上表现为乳房发育和月经初潮。

19. 肾上腺皮质功能初现：指在青春期前 1～2 年，腺垂体 ACTH 分泌增多，使肾上腺皮质雄激素分泌增加，表现为阴毛、腋毛出现。

二、填空题

1. LH　FSH　性激素结合球蛋白
2. 生卵　分泌性激素
3. 下丘脑-腺垂体-卵巢轴　平滑肌　子宫内膜腺体
4. 月经期　增生期　分泌期
5. 壶腹部　卵裂　胚泡　着床
6. 雌激素　孕激素
7. 产生精子　内分泌
8. 雌二醇　雌三醇
9. 升高　孕激素
10. HCG　孕酮
11. 胎盘
12. FSH　LH
13. 卵泡期（排卵前期）排卵期　黄体期（排卵后期）
14. b　d
15. a　c
16. a　c　e

三、选择题

A 型题

1. C　2. A　3. B　4. A　5. B　6. C　7. E　8. D　9. B　10. B　11. D　12. A　13. C　14. D　15. E　16. A　17. A　18. B　19. A　20. E　21. B　22. B　23. D　24. B　25. E

B 型题

26. A　27. D　28. C　29. C　30. A　31. B　32. C　33. C　34. A　35. A　36. A　37. D　38. E　39. E　40. C

C 型题

41. A　42. C　43. C　44. A　45. D　46. D　47. A　48. C　49. D　50. B

X 型题

51. BDE　52. ABCD　53. ABDE　54. ABCDE　55. ABCD　56. AD　57. BE　58. AB　59. ABC　60. ABCD　61. ABCE　62. BDE　63. ABCD　64. ABCE　65. BCE

四、问答题

1. 睾酮的分泌调节：主要受下丘脑-腺垂体的调节，下丘脑释放的 GnRH 促进腺垂体 LH 和 FSH 的分泌，LH 与间质细胞膜上的受体结合，促进睾酮合成。血中睾酮达一定浓度时，又可抑制下丘脑-腺垂体分泌 GnRH 和 LH，从而使血液中激素水平保持相对的稳定。

2. LH、FSH 和睾酮都参与了精子生成的调节。其中 LH 通过促进睾丸间质细胞合成和分泌睾酮，间接发挥作用。生精过程直接受到 FSH 和睾酮的调节，FSH 起到启动生精的作用，而睾酮则有维持生精的功能，两种激素协同控制生精过程。FSH 与支持细胞膜上的相应受体结合后，可促进支持细胞内雄激素结合蛋白的合成。ABP 与睾酮结合后转运至曲细精管，维持曲细精管局部睾酮的高浓度，从而促进生精过程。FSH 还可刺激支持细胞分泌抑制素，抑制素对 FSH 的分泌具有负反馈调节作用，对生精过程产生抑制。

此外，精子发生还受到睾丸内细胞间相互作用的影响。睾丸内各种细胞都可分泌一些生物活性物质，发挥旁分泌或自分泌调节作用，参与生精过程的调控。

3. 雄激素的生理功能主要有以下几方面。

（1）对胚胎性分化的影响：在胚胎发育时期，雄激素对男性胎儿生殖器的分化起着重要影响，它诱导副中肾管退化，中肾管、尿生殖窦及生殖结节分别分化为男性内、外生殖器。因此，胚胎期由于任何原因使雄激素含量过低，则胚胎不能进行正常的性分化。

（2）对生精的影响：睾酮自间质细胞分泌后，经雄激素结合蛋白转运进入曲细精管，维持生精过程。

（3）对男性生殖器官的发育及副性征的影响：刺激男性生殖器官的生长发育，促进男性副性征出现并维持其正常状态。

（4）对蛋白质合成及骨骼生长的影响：能促进肌肉和生殖器官蛋白质合成，同时还能促进骨骼生长与钙、磷沉积，刺激红细胞生成。

（5）对性欲的影响：可增强和维持男性性欲，也能增强女性的性欲，维持性快感。

4. 雌激素的生理功能主要有：①促进女性生殖器官的发育：促进子宫发育，内膜发生增生期的变化。促进输卵管上皮细胞增生、分泌及运动，有利于精子和卵子的运行。促进卵泡发育和排卵。②促进乳腺发育并维持女性第二性征；③影响机体的代谢活动：促进生长发育，加速肌肉、骨骼中蛋白质的合成。增加骨骼生长，促进骨骺愈合。降低血浆胆固醇含量；④促进肾小管对水、钠重吸收，增加细胞外液量。

5. 卵巢的周期性变化分为卵泡期（排卵前期）、排卵期和黄体期（排卵后期）。

（1）卵泡期：在 FSH、雌激素的协同作用下，诱发颗粒细胞和内膜细胞上出现 LH 受体，且受体的数量随卵泡的发育不断增加，对 LH 的敏感性越来越高；卵泡在 FSH、LH 作用下产生雌激素，雌激素又使得卵泡摄取更多的 FSH 得以不断发育，分泌的雌激素随之逐渐增加。当雌激素增加到一定程度，对腺垂体 FSH 分泌起着负反馈调节，此时 FSH 分泌减少，大多数卵泡发育停止，只有少数卵泡继续发育成为优势卵泡，优势卵泡可分泌大量的雌激素形成排卵前雌激素高峰。此高峰对腺垂体 LH 的分泌起着正反馈作用，形成排卵前的 LH 峰。此时子宫内膜在雌激素的作用下，出现增殖期的变化。

（2）排卵期：在 LH 峰作用下，卵泡破裂排卵。一般每 28～35 天排卵 1 次，两个卵巢轮流排卵。

（3）黄体期：排卵后颗粒细胞、内膜细胞在 LH 作用下形成黄体，黄体可分泌大量雌、孕激素，通常在排卵后 7～8 天，血中出现雌、孕激素高峰（E 的第二个高峰，略低于第一个高峰）。此时子宫内膜在雌激素作用的基础上出现分泌期的变化，为受精卵的植入做好准备。若没受精，血中高浓度的雌、孕激素对下丘脑、腺垂体起着负反馈调节作用，使 FSH、LH 分泌减少。黄体得不到 LH 支持，变成白体，没有分泌功能，血中雌、孕激素浓度降低，对下丘脑腺垂体抑制作用减弱，FSH、LH 又继续分泌进入下一周期。

在此期间，由于血中雌、孕激素浓度降低，内膜得不到支持，使之萎缩、缺血、坏死、脱落进入月经期。

6. 为什么卵母细胞到青春期才能发育到比较成熟，在此以前长期维持在休止状态，这与卵母细胞成熟抑制因子（OMI）有关。OMI 为颗粒细胞分泌的一种肽类物质，它可通过卵母细胞与周围颗粒细胞之间的缝隙连接作用于卵母细胞而抑制其成熟。

进入青春期后，卵巢出现周期性变化，在卵巢的卵泡后期，颗粒细胞上 LH 受体越来越多，LH 高峰时，LH 的作用可使缝隙连接消失，使 OMI 无法再发挥作用，卵母细胞得以发育到比较成熟而排出。

7. ①下丘脑分泌 GnRH 促使腺垂体分泌 FSH 和 LH，使卵泡生长发育分泌雌激素，雌激素使子宫内膜进入增生期，它在血中浓度达高峰，通过正反馈形成 LH 峰，促进排卵。②排卵后卵泡在 LH 的作用下生成黄体，并分泌大量雌激素和孕激素，使子宫内膜进入分泌期。由于雌、孕激素增多又对下丘脑和腺垂体发挥负反馈作用，使 GnRH、FSH 和 LH 的水平下降，使黄体退化，雌激素和孕激素降低，子宫内膜失去激素的支持剥落、出血形成月经。

8. 有 2 次高峰。①第 1 次：排卵前由成熟卵泡分泌的雌激素形成了雌激素的第一个高峰，此高峰对下丘脑-垂体产生正反馈。作用：可诱发 LH 峰，促进排卵。②第 2 次：排卵后，黄体分泌大量的雌、孕激素（此为雌激素的第二次高峰，低于第一次），协同作用，对下丘脑-垂体产生负反馈。作用：使 FSH、LH 分泌减少，黄体萎缩，分泌功能减退。

9. 在生理条件下，精子必须先经过雌性生殖管道并停留一段时间，才具备使卵子受精的能力，这一过程称为精子获能，部位主要在子宫和输卵管。

获能后精子的变化：精子超活化，表现为强有力的鞭打运动，增强精子能顺利地在输卵管管腔内前行的能力，是精子穿透放射冠和透明带的力学基础；膜的流动性增加，利于精卵融合。

10. 目前常用的避孕药主要以孕激素为主，其主要作用是抑制下丘脑分泌 GnRH，从而阻断腺垂体 LH 和 FSH 的分泌，使卵巢排卵功能受到抑制；同时孕激素使宫颈黏液分泌减少，黏稠度增加，不利于精子穿过。而大剂量孕激素还可使子宫内膜的发育与受精卵发育不同步，所以不利于受精卵着床，达到避孕的目的。

11. 受孕后，黄体继续存在，继续分泌孕酮和雌激素。两周后，腺垂体促性腺激素停止刺激黄体，但是胚泡的部分滋养层细胞与母体细胞组成胎盘，能分泌大量甾体和肽类激素，以取代垂体促性腺激素。①HCG：妊娠 8～10 周分泌达高峰，以后浓度下降；②人绒毛膜生长素：有促进生长的作用。③雌三醇、孕酮等协同作用共同维持妊娠。

12. 从理论上讲，凡是能打断生殖过程任一个（或几个）环节的措施，都能达到控制生育的目的，大致可分为以下几个方面：①影响生殖细胞的生成和成熟；②影响受精或着床；③使胚胎由子宫排出。

（杨　戎）